妇产科学

Obstetrics and Gynecology

谢晓英　徐小琴　朱亚飞　主编

化学工业出版社

·北京·

本书共 35 章，章节编排与规划教材基本一致。每章先列出学习目的，强调本章重点掌握、熟悉和了解的内容；内容精讲对本章的学习内容和知识点进行了提炼、归纳和总结，突出重点、要点和核心内容；章后设同步练习，题型包括选择题、名词解释、填空题、简答题，并附有参考答案，力求贴近执业医师考试、毕业考试等各种实战。书后附两套综合测试题，以供学习者检查自己对知识的掌握程度。

本书适于高等医学院校临床医学、预防医学、麻醉学、儿科学、口腔医学等各专业本科学生使用，也可作为报考研究生的专业课复习用书及教师教学、临床医师的参考用书。

图书在版编目（CIP）数据

妇产科学/谢晓英，徐小琴，朱亚飞主编. —北京：
化学工业出版社，2020.6
全国高等医学院校规划教材精讲与习题
ISBN 978-7-122-36554-5

Ⅰ.①妇… Ⅱ.①谢… ②徐… ③朱… Ⅲ.①妇产科
学-医学院校-教学参考资料 Ⅳ.①R71

中国版本图书馆 CIP 数据核字（2020）第 052534 号

责任编辑：邱飞婵 满孝涵 文字编辑：吴开亮
责任校对：刘 颖 装帧设计：刘丽华

出版发行：化学工业出版社（北京市东城区青年湖南街 13 号 邮政编码 100011）
印 装：三河市延风印装有限公司
787mm×1092mm 1/16 印张 20¼ 字数 558 千字 2020 年 8 月北京第 1 版第 1 次印刷

购书咨询：010-64518888 售后服务：010-64518899
网 址：http://www.cip.com.cn
凡购买本书，如有缺损质量问题，本社销售中心负责调换。

定 价：64.00 元

编写人员名单

主　　编	谢晓英	徐小琴	朱亚飞		
副 主 编	周洁莉	曾韶英	施　伟	王茂淮	
编　　者	谢晓英	韩文玲	李　峰	姚细保	徐小琴
	唐海璐	谢小青	施　伟	唐海珍	马晓霞
	朱亚飞	周洁莉	宋春花	曾韶英	曾　银
	张雷英	王茂淮	蔡钰峰	刘　婷	廖凌芸
	宁　莉	姚　琴	叶称连	丁俊敏	叶　萍
	徐　玲	赖凤娣	刘　欣	赵　颖	谢小红
	温华英				

前言

　　最近，国家卫生健康委员会"十三五"规划教材《妇产科学》（第9版）已与大家见面，这版教材增加了新进展，例如产科范畴中新产程的定义，妊娠高血压疾病、羊水栓塞的处理等，妇科中妇科肿瘤诊治的新进展。

　　为了帮助医学生系统掌握妇产科学的知识，激发学生学习兴趣，减轻学生的学习负担，提高学习效率，用较少的时间掌握和记住教材的基本内容，轻松学好该课程并取得良好成绩，我们组织了有丰富一线教学经验和深厚学术功底的教师，经过谨慎遴选、探讨、分析、总结、归纳、整理、精简，编写了本书，作为第9版教材之压缩（精髓）版，尽可能多地汲取新理论、新技术、新成果。全书共35章，内容编排根据妇产科亚学科分类，每一章节及第一级标题的名称与第9版规划教材基本一致，每章开始列出本章重点掌握内容、熟悉内容、了解内容。大量增加了每章后的同步练习题，题型包括选择题、名词解释、填空题、简答题，并附有参考答案，力求贴近执业医师考试、毕业考试等各种实战。该书后附两套综合测试题。

　　本书以培养妇产科医师临床和实习为拓展目标，重视与国际著名教科书及我国长学制教材相衔接，充分反映了国内外最新的和成熟的研究成果，并致力于医学生理论联系实际及临床思维和能力的培养。编排合理、内容精选、深浅适宜、详略有度、文字通畅、便于教学。

　　由于时间仓促，本书中的内容和编排肯定还会有些不妥之处，殷切希望各位读者给予指正，以便再次修订时纠正和改进。

谢晓英　徐小琴　朱亚飞

2020 年 3 月

目录

综合测试题

第一章　绪　论

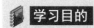

学习目的

了解　妇产科学的概念、特点、发展史。

内容精讲

妇产科学是临床医学学科组成部分之一，已逐渐发展成为一门独立的学科，是临床医学本科生的主干课程之一。

一、妇产科学的范畴

妇产科学（obstetrics and gynecology）分产科学（obstetrics）和妇科学（gynecology）两部分，主要研究女性特有的生理、病理变化及生育调控。

产科学包括产科学基础、生理产科学、病理产科学及胎儿医学四部分，主要研究女性在妊娠期、分娩期及产褥期全过程中孕产妇、胚胎及胎儿所发生的生理与病理变化，并对病理改变进行预防、诊断和处理。

妇科学包括妇科学基础、女性生殖器炎症、女性生殖器损伤及发育异常、女性生殖器肿瘤、女性生殖内分泌异常等部分，主要研究女性在非妊娠期生殖系统的病理生理变化，并对其进行预防、诊断和处理。

生育调控包括生育时期的选择、生育数量和间隔的调控及非意愿妊娠的预防和处理等。

二、妇产科学的发展与展望

公元前 500 年左右，Hippocrates 第一次对女性生殖器官进行了描述。古罗马医学家 Soranus（公元 98—138 年）对月经、分娩、胎儿护理等作了详细论述，被誉为妇产科学的创始人。意大利解剖学家 Fallopio 首次发现了输卵管病，完整描述了女性内生殖器官。解剖学的发展推动了产科学的进步。1609 年 Bourgeois 出版了最早的助产术专著。18 世纪产钳的应用极大地降低了孕产妇及新生儿死亡率。1774 年 Hunter 的《图解人类妊娠子宫解剖》描述了胎儿发育的各个阶段，标志着独立的产科学基本形成。

与此同时妇科学也在飞速发展。1801 年窥阴器的使用使妇科检查发生了重大改变。1813 年完成阴式子宫切除术。1853 年成功完成经腹子宫切除术。1878 年始采用手术治疗宫颈癌。1957 年，华裔美国医师李敏求成功应用甲氨蝶呤治愈绒癌，开创了实体瘤化疗的先河。1960 年口服避孕药的上市通过控制生育极大地改变了妇女的生活。1967 年第一部腹腔镜手术专著出版，使得这一技术在世界上广泛传播，迄今绝大多数妇科手术均能在腹腔镜下完成。1978 年英国医师 Edwards 等采用体外受精和胚胎移植的方法诞生了第一例"试管婴儿"，促进了人类辅助生殖技术发展。20 世纪 80~90 年代，以德国学者 Hausen 为代表的科学家确立了人乳头瘤病毒与子宫颈癌之间的因果关系，使子宫颈癌成为第一个病因明确的恶性肿瘤。2006 年人类第一个肿瘤疫苗（HPV 疫苗）问世。20 世纪 50 年代的大规模子宫颈癌普查普治和"两病"（子宫脱垂和尿瘘）防治，极大地提高了我国妇女的健康水平。在以林巧稚为代表的广大妇产科工作者的长期努力下，我国妇产科学发展迅猛发展。宋鸿钊等在 20 世纪 50 年代开始对妊娠滋养细胞肿瘤的系列研究引领了世界潮流，他所制定的临床分期在 20 世纪 60 年代被世界卫生组织（WHO）采纳，其基本框架仍被国际妇产科联盟（FIGO）沿用至今。

现代医学和生物技术的进步将改变妇产科疾病的诊治模式。医学终将迈入"4P"时代：个体化（personalized）、预测性（predictive）、预防性（preventive）及参与性（participative）。

三、妇产科学课程的特点与学习要点

妇产科学是一门独立且特殊的学科。妇产科学虽然主要涉及女性生殖系统，但其与其他系统密不可分。其次，妇产科学的产科学与妇科学两部分有着共同的基础即女性生殖系统，许多产科疾病与妇科疾病互为因果。最后，妇产科学不仅是临床科学，同时也是预防医学。

学习妇产科学课程，要充分认清理论学习和临床实习两个阶段学习的重要性，牢固掌握理论知识，积极进入临床实践，坚持为妇女健康服务的理念，同时具备高尚的医德医风，努力成为一名合格的妇产科医师。

同步练习

填空题

1. 我国传统的妇产科学由和_____、_____组成。_____是新兴学科。
2. 医学终将迈入"4P"时代，是指_____、_____、_____及_____。
3. 产科学以母亲为中心的观念，现逐渐被_____所取代，后者致力于母婴健康。
4. 世界上第一例"试管婴儿"诞生在_____。
5. 20世纪50年代我国开展的"两病"防治指的是_____和_____防治。
6. 20世纪50年代，国内教授_____（人名）制定的滋养细胞肿瘤分期被世界公认，现在国内临床应用广泛。
7. 1957年，_____（人名）成功应用甲氨蝶呤治疗绒癌，开创了实体瘤化疗的先河。
8. FIGO的全称是_____。
9. _____是具有我国特色的妇产科学内容之一，包括指导生育时期的选择、生育数量和间隔的调控及非意愿妊娠的预防和处理等。
10. 20世纪80～90年代，以德国学者Hausen为代表的科学家确立了_____和_____之间的因果关系，使其成为第一个病因明确的恶性肿瘤。

参考答案

填空题

1. 妇科学　产科学　生殖医学
2. 个体化（personalized）　预测性（predictive）预防性（preventive）　参与性（participative）
3. 母胎医学
4. 英国
5. 子宫脱垂　尿瘘
6. 宋鸿钊
7. 李敏求
8. 国际妇产科联盟
9. 计划生育学
10. 人乳头瘤病毒（HPV）　子宫颈癌

（谢晓英）

第二章 女性生殖系统解剖

 学习目的

1. **掌握** 女性外、内生殖器官解剖及与临近器官的关系。
2. **熟悉** 女性骨盆的形态，与分娩有关的解剖特点。
3. **了解** 女性骨盆的特点，重要径线及其生理病理意义；女性内、外生殖器及盆底结构的位置关系及相关临床联系；女性生殖系统血管、淋巴、神经的分布及临床意义。

内容精讲

第一节 外生殖器

女性外生殖器是指两股内侧从耻骨联合到会阴之间的组织，包括阴阜、大小阴唇、阴蒂和阴道前庭。

1. 阴阜 外观呈皮肤隆起，位于耻骨联合前方，皮下脂肪丰富，青春期始阴毛生长。

2. 大阴唇 两股内侧纵形隆起的皮肤皱襞，外侧面为皮肤，内侧面湿润如黏膜。大阴唇皮下含丰富血管，外伤后易形成血肿。

3. 小阴唇 大阴唇内侧的薄皮肤皱襞，表面湿润、无毛、色褐。

4. 阴蒂 位于两侧小阴唇顶端下方，由海绵体构成。小阴唇和阴蒂富含神经末梢，对性刺激敏感。

5. 阴道前庭 前方为阴蒂，后方为阴唇系带，两侧为小阴唇之间形成的菱形区域，此区域内包括前庭球、前庭大腺、尿道外口、阴道口及处女膜。前庭大腺若腺管口闭塞，可形成囊肿或脓肿。阴道口周缘覆盖的薄黏膜皱襞称处女膜，性交或剧烈运动可致破裂。

第二节 内生殖器

女性内生殖器包括阴道、子宫、输卵管及卵巢。阴道后穹隆与盆腔直肠子宫陷凹紧密相邻，可经此穿刺，引流或手术。子宫峡部是子宫体和子宫颈的交界处，在妊娠期形成子宫下段，是剖宫产术常用的切口部位。子宫的四对韧带是维持其正常位置的重要解剖结构。输卵管为受精场所及运送受精卵的通道。卵巢是性腺器官，皮质是其主体，由各级发育卵泡及黄体等组成。

1. 阴道 为性交器官，也是月经血排出及胎儿娩出的通道，上宽下窄，前壁7～9cm，后壁10～12cm。环绕宫颈周围的部分称阴道穹隆，按其位置分为前、后、左、右4部分，其中后穹隆最深，与直肠子宫陷凹紧密相邻，为盆腔最低部位，临床上可经此处穿刺或引流。阴道壁因富有静脉丛，局部受损伤易出血或形成血肿。

2. 子宫 孕育胚胎、胎儿和产生月经的肌性器官，重约50～70g，容量约5ml，分为宫体及宫颈两部分。子宫体由浆膜层、肌层及子宫内膜层构成。子宫内膜层分致密层、海绵层和基底层3层。致密层和海绵层为功能层，可受卵巢性激素影响，发生周期性变化而脱落。基底层靠近子宫肌层不受卵巢激素影响，不发生周期性变化。子宫颈由结缔组织构成，宫颈管覆盖单层高柱状上皮，可分泌碱性黏液，形成黏液栓，预防宫腔感染。宫颈阴道部覆盖复层鳞状上皮，宫颈外口为柱状上皮与鳞状上皮交界处，是宫颈癌的好发部位。子宫峡部是子宫体和子宫颈的交界处，在妊娠期形成子宫下段，是剖宫产术常用的切口部位。子宫体与宫颈之间的交接部最狭窄，为子宫峡部，非孕期长约 1cm，妊娠后峡部可逐渐伸展拉长，末期长约 7~10cm，形成子宫下段，成为软产道一部分。

子宫位于盆腔中央，前为膀胱，后为直肠，下端接阴道，宫颈外口位于坐骨棘水平上方。子宫韧带、骨盆底肌及筋膜共同支托，使成人子宫大多呈轻度前倾前屈位。子宫韧带共有 4 对：圆韧带、阔韧带、主韧带及宫骶韧带。

3. 输卵管　为一对细长、弯曲的管道，是卵子与精子相遇的场所，也是运送受精卵的管道。输卵管全长 8~14cm，由内向外可分为 4 部分：间质部、峡部、壶腹部、伞部。间质部管腔最窄；峡部细而直，管腔窄；壶腹部管腔宽大，为受精场所；伞端管口处有许多指状凸起，有"拾卵"作用。输卵管壁由 3 层构成：由外至内依次为浆膜层、平滑肌层、黏膜层。

4. 卵巢　呈扁椭圆形，是排卵及分泌性激素的器官。育龄期妇女卵巢大小约 4cm×3cm×1cm，表面无腹膜，由单层立方上皮覆盖。卵巢分皮质与髓质，外层为皮质，有数以万计的始基卵泡和发育程度不同的囊状卵泡。髓质与卵巢门连接，含疏松结缔组织及丰富血管、神经、淋巴管。

第三节　血管、淋巴及神经

(一) 动脉

女性内外生殖器官的血液供应主要来自卵巢动脉、子宫动脉、阴道动脉及阴部内动脉。

1. 卵巢动脉　自腹主动脉分出（左侧可来自左肾动脉）。

2. 子宫动脉　为髂内动脉前干分支，于子宫外侧（相当于宫颈内口水平）约 2cm 处横跨输尿管至子宫侧缘，此后分为上、下两支。上支较粗，由宫体支、宫底支、卵巢支及输卵管支组成；下支较细，称宫颈-阴道支。

3. 阴道动脉　为髂内动脉前干分支，有许多小分支分布于阴道中下段的前后面及膀胱顶及膀胱颈。

4. 阴部内动脉　为髂内动脉前干终支，分出 4 支：痔下动脉、会阴动脉、阴唇动脉、阴蒂动脉。

(二) 静脉

盆腔静脉均与同名动脉伴行，并在相应器官及其周围形成静脉丛，且互相吻合，故盆腔静脉感染容易蔓延。卵巢静脉与同名动脉伴行，右侧汇入下腔静脉，左侧汇入左肾静脉，故左侧盆腔静脉曲张较多。

(三) 淋巴分布

女性盆部具有丰富的淋巴系统，淋巴结一般沿相应的血管排列，其数目、大小和位置均不恒定。主要分为外生殖器淋巴与盆腔淋巴两组。

1. 外生殖器淋巴　分为腹股沟浅、深淋巴结两部分。

2. 盆腔淋巴　分为 3 组：髂淋巴组、骶前淋巴组、腰淋巴组。

当内、外生殖器官发生感染或癌瘤时，往往沿各部回流的淋巴管扩散或转移，导致相应淋巴结肿大。

内生殖器淋巴引流：子宫底、输卵管、卵巢淋巴部分汇入腰淋巴结，部分汇入髂内外淋巴结。子宫体前后壁淋巴可分别回流至膀胱淋巴结和直肠淋巴结。子宫体两侧淋巴沿圆韧带汇入腹股沟浅淋巴结。阴道下段淋巴主要汇入腹股沟浅淋巴结。阴道上段淋巴回流基本与子宫颈淋巴回流相同，大部汇入髂内及闭孔淋巴结，小部汇入髂外淋巴结，经髂总淋巴结汇入腰淋巴结和（或）骶前淋巴结。

（四）神经

女性内、外生殖器由躯体神经和自主神经共同支配。

1. 外生殖器的神经支配　主要由阴部神经支配。由第Ⅱ、Ⅲ、Ⅳ骶神经分支组成，分成 3 支：会阴神经、阴蒂背神经及肛门神经。

2. 内生殖器的神经支配　主要由交感神经与副交感神经所支配。交感神经纤维自腹主动脉前神经丛分出，下行入盆腔分为两部分：卵巢神经丛、骶前神经丛。骨盆神经丛中有来自第Ⅱ、Ⅲ、Ⅳ骶神经的副交感神经纤维及向心传导的感觉神经纤维。子宫平滑肌有自主节律活动，完全切除其神经后仍能有节律收缩，还能完成分娩活动。临床上可见下半身截瘫的产妇能顺利自然分娩。

第四节　骨　盆

女性骨盆是胎儿阴道娩出时必经的骨性产道。其大小、形状对分娩有直接影响。

（一）骨盆的类型

根据骨盆形状分为 4 种：女型、扁平型、类人猿型、男型。女型骨盆入口呈横椭圆形，髂骨翼宽而浅，入口横径较前后径稍长，耻骨弓较宽，两侧坐骨棘间径≥10cm。

（二）骨盆的组成

骨盆由骶骨、尾骨及左右髋骨组成，每块髋骨由髂骨、坐骨及耻骨融合而成。骨盆的关节中骶尾关节有一定的活动度，骨盆的韧带中有两对重要的韧带，一对是骶结节韧带，另一对是骶棘韧带。骶棘韧带宽度即坐骨切迹宽度，是判断中骨盆是否狭窄的重要指标。妊娠期受激素影响，韧带较松弛，各关节的活动性亦稍有增加，有利于分娩时胎儿通过骨产道。

（三）骨盆的分界

以耻骨联合上缘、髂耻缘及骶岬上缘的连线（即髂耻线）为界，将骨盆分为假骨盆和真骨盆两部分。真骨盆又称小骨盆，位于骨盆分界线之下，又称骨产道，是胎儿娩出的骨产道。坐骨棘位于真骨盆中部，在分娩过程中是衡量胎先露部下降程度的重要标志。

第五节　骨盆底

骨盆底由多层肌肉和筋膜所组成，封闭骨盆出口；承载盆腔脏器并保持其正常位置。在骨盆底肌肉中，肛提肌起最重要的支持作用；若骨盆底结构和功能发生异常，可导致盆腔脏器膨出、脱垂或引起功能障碍。分娩处理不当可损伤骨盆底。

骨盆底有 3 层组织。

（一）外层

外层由会阴浅层筋膜与 3 对肌肉和一括约肌组成。肌肉包括：球海绵体肌、坐骨海绵体肌、会阴浅横肌及肛门外括约肌浅层。

（二）中层

中层为泌尿生殖膈。由上、下两层坚韧筋膜及其间的一对会阴深横肌及尿道括约肌组成。

（三）内层

内层即盆膈，为骨盆底最坚韧层，由肛提肌及其内、外面各覆一层筋膜所组成，自前向后依次有尿道、阴道及直肠通过。肛提肌由前内向后外由3部分组成：耻尾肌、髂尾肌、坐尾肌。肛提肌起最重要的支持作用，部分肌纤维在阴道及直肠周围密切交织，还有加强肛门与阴道括约肌的作用。

骨盆腔从垂直方向可分为前、中、后3部分，当骨盆底组织支持作用减弱时，容易发生相应部位器官松弛脱垂或功能缺陷。在前骨盆腔可发生膀胱和阴道前壁脱垂，在中骨盆腔可发生子宫和阴道穹隆脱垂，在后骨盆腔可发生直肠和阴道后壁脱垂。

会阴（perineum）有广义与狭义之分。广义的会阴是指封闭骨盆出口的所有软组织，前起自耻骨联合下缘，后至尾骨尖，两侧为耻骨降支、坐骨升支、坐骨结节和骶结节韧带。狭义的会阴是指位于阴道口和肛门之间的楔形软组织，厚3～4cm，又称为会阴体（perineal body），由表及里为皮肤、皮下脂肪、筋膜、部分肛提肌和会阴中心腱。会阴中心腱由部分肛提肌及其筋膜和会阴浅横肌、会阴深横肌、球海绵体肌及肛门外括约肌的肌腱共同交织而成。

第六节　邻近器官

女性生殖器官与骨盆腔其他器官不仅在位置上互相邻接，而且血管、淋巴及神经也相互有密切联系。子宫的前方有尿道、膀胱；两侧有输尿管；后方为直肠；右侧附件区有阑尾。当某一器官有病变时，如创伤、感染、肿瘤等，易累及邻近器官。女性尿道短而直，接近阴道，易引起泌尿系统感染。结扎子宫动脉时应避免损伤输尿管，妇科手术及分娩处理时应避免损伤直肠。

同步练习

一、选择题

1. 幼女自高处摔下伤及外阴部，最容易发生血肿的部位是（　　）
   A. 阴阜　　　　　　　　　B. 大阴唇　　　　　　　C. 小阴唇
   D. 阴蒂　　　　　　　　　E. 处女膜

2. 成年妇女子宫形态正确的是（　　）
   A. 子宫重约150g　　　　　B. 宫腔容量15ml　　　　C. 长度7～8cm
   D. 子宫上部较子宫下部稍窄　E. 宫体与宫颈之比为1∶3

3. 正常成年妇女的子宫大小及容积为（　　）
   A. 7cm×5cm×4cm，5ml　　B. 7cm×6cm×4cm，8ml　C. 7cm×4cm×3cm，5ml
   D. 8cm×4cm×2cm，2ml　　E. 7cm×5cm×3cm，5ml

4. 位于阔韧带内的一组韧带是（　　）
   A. 主韧带　　　　　　　　B. 阔韧带　　　　　　　C. 骨盆漏斗韧带
   D. 圆韧带　　　　　　　　E. 宫骶韧带

5. 产程中行肛门检查了解先露部下降程度应以哪项作标记（　　）
   A. 耻骨联合下缘　　　　　B. 坐骨棘　　　　　　　C. 坐骨结节
   D. 骶岬　　　　　　　　　E. 骶尾关节

6. 输卵管的解剖正确的是（　　）
   A. 全长8～14cm　　　　　B. 位于阔韧带下缘外　　C. 输卵管分为2部分
   D. 峡部在壶腹部外侧　　　E. 峡部管腔最宽

7. 产程中行内诊检查了中骨盆平面的重要骨性标志物（　　）
   A. 耻骨联合下缘　　　　　B. 坐骨棘　　　　　　　C. 坐骨结节
   D. 骶岬　　　　　　　　　E. 骶尾关节

8. 子宫动脉来自（　　）
  A. 髂总动脉　　　　　　　　B. 腹主动脉　　　　　　　　C. 髂内动脉
  D. 髂外动脉　　　　　　　　E. 肾动脉

9. 膀胱上动脉来自（　　）
  A. 腹主动脉　　　　　　　　B. 髂总动脉　　　　　　　　C. 髂外动脉
  D. 髂内动脉　　　　　　　　E. 肾动脉

10. 女性生殖器的淋巴流向错误的是（　　）
  A. 阴道下端淋巴主要汇入腹股沟浅淋巴结
  B. 子宫底、输卵管卵巢淋巴大部分汇入腰淋巴结
  C. 阴道上段淋巴注入髂内及闭孔淋巴结
  D. 子宫体前后壁淋巴可分别回流至膀胱淋巴结和直肠淋巴结
  E. 阴道下端淋巴主要汇入腹股沟深淋巴结

11. 我国妇女最少见的骨盆类型（　　）
  A. 漏斗型骨盆　　　　　　　B. 女型骨盆　　　　　　　　C. 扁平骨盆
  D. 类人猿型骨盆　　　　　　E. 男型骨盆

12. 关于子宫峡部，下列哪项正确（　　）
  A. 为子宫颈的一部分　　　　B. 妊娠期变软不明显　　　　C. 上端为组织学内口
  D. 非孕时长度约1cm　　　　E. 妊娠末期形成子宫下段达脐平

13. 卵巢动静脉经哪个韧带进入卵巢门（　　）
  A. 圆韧带　　　　　　　　　B. 骨盆漏斗韧带　　　　　　C. 主韧带
  D. 子宫骶韧带　　　　　　　E. 卵巢固有韧带

14. 育龄女性，骑自行车摔倒，外阴疼痛难忍并肿胀来诊。根据女性外阴解剖学特点，本例可能
  发生的是（　　）
  A. 小阴唇裂伤　　　　　　　B. 处女膜破裂　　　　　　　C. 大阴唇血肿
  D. 阴道前庭损伤　　　　　　E. 前庭大腺肿大

15. 30岁妇女，外阴部发现肿块，3日前出现疼痛。检查：体温38.5℃，在大阴唇后有一囊性肿
  物，约5cm×3cm大，表面红、肿、热，触痛明显，有波动感。根据女性外阴解剖特点，本
  例最可能的诊断是（　　）
  A. 前庭大腺炎　　　　　　　B. 外阴囊肿　　　　　　　　C. 前庭大腺囊肿
  D. 外阴肿瘤　　　　　　　　E. 前庭大腺脓肿

16. 起自宫角前面、输卵管近端下方，止于大阴唇前端的韧带为（　　）
  A. 主韧带　　　　　　　　　B. 宫骶韧带　　　　　　　　C. 圆韧带
  D. 阔韧带　　　　　　　　　E. 骨盆漏斗韧带

17. 供应阴道下段的动脉是（　　）
  A. 会阴动脉　　　　　　　　B. 痔下动脉　　　　　　　　C. 阴道动脉
  D. 子宫动脉宫颈支　　　　　E. 阴部内动脉和痔中动脉

18. 位于子宫两端呈翼状的双层腹膜皱襞，由覆盖子宫前后壁的腹膜自子宫侧缘向两侧延伸达盆
  壁而成（　　）
  A. 宫骶韧带　　　　　　　　B. 圆韧带　　　　　　　　　C. 主韧带
  D. 阔韧带　　　　　　　　　E. 骨盆漏斗韧带

19. 覆盖前庭球及前庭大腺，向后与肛门外括约肌互相交叉而混合的肌肉是（　　）
  A. 坐骨海绵体肌　　　　　　B. 球海绵体肌　　　　　　　C. 会阴浅横肌
  D. 肛提肌　　　　　　　　　E. 会阴深横肌

20. 自两侧坐骨结节内侧面中线汇合于中心腱的肌肉是（   ）
    A. 会阴深横肌   B. 肛提肌   C. 会阴浅横肌
    D. 球海绵体肌   E. 坐骨海绵体肌

21. 关于阴道壁的描述，下列哪项是正确的（   ）
    A. 阴道黏膜由复层鳞状上皮覆盖   B. 阴道壁富有动脉丛
    C. 阴道黏膜不受雌激素影响   D. 阴道黏膜有丰富腺体
    E. 阴道黏膜呈鲜红色

22. 关于阴道的描述，下列哪项是错误的（   ）
    A. 阴道前壁较后壁长   B. 阴道前方与膀胱及尿道相邻
    C. 阴道后方与直肠贴近   D. 阴道为一上宽下窄的通道
    E. 阴道后穹隆与子宫直肠陷凹紧密相邻

23. 关于卵巢的描述，下列哪项是正确的（   ）
    A. 卵巢由单层立方上皮覆盖   B. 是一对圆形的性腺
    C. 卵巢外侧以卵巢固有韧带连于骨盆壁   D. 卵巢表面有腹膜包裹
    E. 卵巢髓质是卵巢主体

24. 关于尿道的描述，下列哪项是正确的（   ）
    A. 尿道穿过泌尿生殖膈   B. 尿道内括约肌为随意肌
    C. 尿道长度6～8cm，直径为1cm   D. 女性尿道不易引起泌尿系统感染
    E. 尿道口位于阴道口下方

二、名词解释

1. 会阴体

2. 子宫峡部

三、简答题

简述内生殖器的淋巴引流途径。

参考答案

一、选择题

1.B 2.C 3.C 4.D 5.B 6.A 7.B 8.C
9.D 10.E 11.E 12.D 13.B 14.C 15.E
16.C 17.E 18.D 19.B 20.C 21.A
22.A 23.A 24.A

二、名词解释

1. 会阴体：狭义的会阴是指位于阴道口和肛门之间的楔形软组织，厚3～4cm，又称为会阴体，由表及里为皮肤、皮下脂肪、筋膜、部分肛提肌和会阴中心腱。

2. 子宫峡部：是子宫体和子宫颈的交界处，在妊娠期形成子宫下段，是剖宫产术常用的切口部位。

子宫体与宫颈之间的交接部最狭窄，为子宫峡部，非孕期长约1cm，妊娠后峡部可逐渐伸展拉长，末期长约7～10cm，形成子宫下段，成为软产道一部分。

三、简答题

答：内生殖器淋巴引流：子宫底、输卵管、卵巢淋巴部分汇入腰淋巴结，部分汇入髂内外淋巴结。子宫体前后壁淋巴可分别回流至膀胱淋巴结和直肠淋巴结。子宫体两侧淋巴沿圆韧带汇入腹股沟浅淋巴结。阴道下段淋巴主要汇入腹股沟浅淋巴结。阴道上段淋巴回流基本与子宫颈淋巴回流相同，大部汇入髂内及闭孔淋巴结，小部汇入髂外淋巴结，经髂总淋巴结汇入腰淋巴结和（或）骶前淋巴结。

（朱亚飞）

第三章 女性生殖系统生理

学习目的

1. **掌握** 卵巢功能与卵巢周期性变化；月经周期的调节。
2. **熟悉** 女性青春期、性成熟期、绝经过渡期、绝经后期各阶段的生理特点；月经及月经期的临床表现；子宫内膜及生殖器其他部位的周期性变化。
3. **了解** 其他内分泌腺功能对月经周期的影响。

内容精讲

第一节 妇女一生各阶段的生理特点

女性从新生儿到老年，是一个渐进的生理过程。虽可按年龄划分为 7 个时期，但并无截然的界限，可因遗传、环境、营养等条件影响而有个体上的差异。

（一）胎儿期

性腺分化。

（二）新生儿期

出生后 4 周内称新生儿期。

（三）儿童期

从出生 4 周到 12 岁称儿童期。

（四）青春期

10～19 岁，从月经初潮至生殖器官逐渐发育成熟的时期称青春期。这一时期的生理特点是身体及生殖器官发育迅速，第二性征形成，开始出现月经。

1. 乳房萌发 随着青春期的到来，全身成长迅速，逐步向成熟过渡。

2. 肾上腺功能初现 下丘脑与垂体促性腺激素分泌量的增加及作用的加强，使卵巢发育与性激素分泌逐渐增加，内、外生殖器亦有明显变化，称第一性征。

3. 生长加速 除生殖器官以外，女性所特有的征象称第二性征。此时女孩的音调变高；乳房丰满而隆起；出现阴毛及腋毛；骨盆横径的发育大于前后径；胸、肩部的皮下脂肪更多，显现女性特有的体态。

4. 月经初潮 是青春期开始的一个重要标志。由于卵巢功能尚不健全，故初潮后月经周期也多无一定规律，须经逐步调整方能接近正常。

（五）性成熟期

卵巢功能成熟并有性激素分泌及周期性排卵的时期称性成熟期。一般自 18 岁左右开始逐渐成熟，持续约 30 年。在性成熟期，生殖器各部和乳房也都有不同程度的周期性改变。此期妇女生育活动最旺盛，故又称生育期。

（六）绝经过渡期

女性卵巢功能逐渐衰退，生殖器官开始萎缩向衰退过渡的时期称绝经过渡期。

（七）绝经后期

卵巢功能进一步衰退、老化。

第二节　月经及月经期的临床表现

（一）月经的定义

月经是指伴随卵巢周期性变化而出现的子宫内膜周期性脱落及出血。规律月经的出现是生殖功能成熟的重要标志。月经初潮（menarche）是月经第一次来潮，年龄多在 13～14 岁之间，但可能早在 11 岁或迟至 16 岁。其早晚主要受遗传因素控制，其他因素如营养、体重亦起着重要作用。近年来，月经初潮年龄有提前趋势。

（二）月经血的特征

月经血呈暗红色，除血液外，还有子宫内膜碎片、宫颈黏液及脱落的阴道上皮细胞。月经血中含有前列腺素及来自子宫内膜的大量纤维蛋白溶酶。由于纤维蛋白溶酶对纤维蛋白的溶解作用，故月经血不凝，在出血量多或速度快的情况下可出现血凝块。

（三）正常月经的临床表现

正常月经具有周期性及自限性。出血的第 1 日为月经周期的开始，两次月经第 1 日的间隔时间称一个月经周期（menstrual cycle）。一般为 21～35 日，平均 28 日。每次月经持续时间称经期，一般为 2～8 日，平均 4～6 日。经量为一次月经的总失血量，正常月经量为 20～60ml，超过 80ml 为月经过多。一般月经期无特殊症状，但经期由于盆腔充血以及前列腺素的作用，有些妇女出现下腹及腰骶部下坠不适或子宫收缩痛，并可出现腹泻等胃肠功能紊乱症状。

第三节　卵巢功能与卵巢周期性变化

（一）卵巢的生理功能

卵巢为女性的性腺，其主要功能为排卵及分泌女性激素，这两种功能分别称为卵巢的生殖功能和卵巢的内分泌功能。

（二）卵巢发育、黄体形成的周期改变

1. 卵泡的发育及成熟　未发育的卵泡称原始卵泡。在新生儿卵巢内约有 10 万个以上的原始卵泡，但在妇女一生中仅 400～500 个卵泡发育成熟，其余的卵泡发育到一定程度即自行退化，这个过程称卵泡闭锁。临近青春期，原始卵泡开始发育，在卵细胞成长的同时，周围的梭形细胞变为方形，并由单层增生成复层，因其细胞浆内含有颗粒称颗粒细胞。颗粒细胞增生很快，卵细胞最后被多层无血管的颗粒细胞群所围绕，并可出现含有液体的空腔，这时卵泡周围的间质细胞亦环绕卵泡排列，并逐渐增厚形成两层卵泡膜，即卵泡内膜与卵泡外膜，这时的卵泡称生长卵泡。在上述许多生长卵泡中，每一月经周期一般只有一个卵泡达到成熟程度，称成熟卵泡。成熟卵泡直径可达 10～20mm。

2. 排卵　排卵多发生在两次月经中间，一般在下次月经来潮前 14 日左右。

3. 黄体形成　排卵后 7～8 日（相当于月经周期第 22 日左右）黄体发育达最高峰，称成熟黄体，它的大小差异很大，其直径一般为 1～2cm，程度不等地突出于卵巢表面，外观色黄。

4. 黄体退化　若卵子未受精，在排卵 9～10 日黄体开始萎缩，血管减少，细胞呈脂肪变性，

黄色消退，一般黄体寿命为 12～16 日，平均 14 日。

（三）卵巢的内分泌功能

卵巢主要合成及分泌两种女性激素，即雌激素和孕激素，同时亦合成与分泌少量雄激素。除卵巢外，肾上腺皮质亦能分泌少量雌激素和孕激素。

1. 雌、孕激素的周期性变化

（1）雌激素　卵巢主要合成雌二醇及雌酮两种雌激素，在卵泡开始发育时，雌激素分泌量很少，随着卵泡渐趋成熟，雌激素分泌也逐渐增加，于排卵前形成一高峰，排卵后分泌稍减少，在排卵后 7～8 日黄体成熟时，形成又一高峰，但第二高峰较平坦，峰的均值低于第一高峰。黄体萎缩时，雌激素水平急剧下降，在月经前达最低水平。

（2）孕激素　孕酮是卵巢分泌具有生物活性的主要孕激素，于排卵后孕激素的分泌量开始增加，在排卵后 7～8 日黄体成熟时，分泌量达最高峰，以后逐渐下降，到月经来潮时回复到排卵前水平。

2. 雌、孕激素的生理作用

（1）雌激素的生理作用　①促使子宫发育，肌层变厚，血运增加，并使子宫收缩力增强以及增加子宫平滑肌对催产素的敏感性；②使子宫内膜增生；③使宫颈口松弛，宫颈黏液分泌增加，质变稀薄，易拉成丝状；④促进输卵管发育，加强输卵管节律性收缩的振幅；⑤使阴道上皮细胞增生和角化，阴唇发育、丰满；⑥使乳腺管增生，乳头、乳晕着色，促进其他第二性征的发育；⑦雌激素对卵巢的卵泡发育是必需的，从原始卵泡发育到成熟卵泡，均起一定的作用；有助于卵巢积储胆固醇；⑧雌激素通过对下丘脑的正负反馈调节，控制脑垂体促性腺激素的分泌；⑨促进钠与水的潴留；⑩促进骨中钙的沉积，青春期在雌激素影响下可使骨骺闭合；绝经期后由于雌激素缺乏而发生骨质疏松。

（2）孕激素的生理作用　①使子宫肌松弛，活动能力降低，对外界刺激的反应能力低落；降低妊娠子宫对催产素的敏感性，有利于受精卵在子宫腔内生长发育；②使增生期子宫内膜转化为分泌期内膜，为受精卵着床作好准备；③使宫颈口闭合，黏液减少、变稠，拉丝度减少；④抑制输卵管节律性收缩的振幅；⑤使阴道上皮细胞脱落加快；⑥在已有雌激素影响的基础上，促进乳腺腺泡发育；⑦孕激素通过对下丘脑的负反馈作用，影响脑垂体促性腺激素的分泌；⑧孕激素通过中枢神经系统有升温作用，正常妇女在排卵后基础体温可升高 0.3～0.5℃，这种基础体温的改变，可作为排卵的重要指标，亦即排卵前基础体温低，排卵后由于孕激素作用基础体温升高；⑨孕激素能促进水与钠的排泄。

（3）孕激素与雌激素的协同和拮抗作用　雌激素的作用主要在于促使女性生殖器和乳房的发育，而孕激素则在雌激素作用的基础上，进一步促使它们的发育，为妊娠准备条件，可见二者有协同作用；另一方面，雌激素和孕激素又有拮抗作用，表现在子宫的收缩、输卵管的蠕动、宫颈黏液的变化、阴道上皮细胞角化和脱落以及钠和水的潴留与排泄等。

3. 雄激素　卵巢能分泌少量雄激素——睾酮，它不仅是合成雌激素的前体，而且是维持女性正常生殖功能的重要激素，能促进阴毛和腋毛的生长。雄激素还与性欲有关。

第四节　子宫内膜及生殖器其他部位的周期性变化

（一）子宫内膜的周期性变化

在卵巢周期的卵泡期雌激素作用下，子宫内膜上皮与间质细胞呈增生状态，称增生期；至黄体形成后孕激素作用下，使子宫内膜呈分泌反应，称分泌期。

1. 增生期　行经时功能层子宫内膜剥脱，随月经血排出，仅留下基底层。在雌激素影响下，内膜很快修复，逐渐生长变厚，细胞增生。增生期又可分早、中、晚 3 期。

（1）增生期早期　内膜的增生与修复在月经期已开始，在月经周期的第 5～7 日。

（2）增生期中期　在月经周期的第 8～10 日。

（3）增生期晚期　在月经周期的第 11～14 日。

2. 分泌期　分泌期占月经周期的后一半。排卵后，卵巢内形成黄体，分泌雌激素与孕激素，能使子宫内膜继续增厚，腺体增大。分泌期也分早、中、晚期 3 期。

（1）分泌期早期　在月经周期的第 15～19 日。此期内膜腺体更长，弯曲更明显。腺上皮细胞的核下开始出现含糖原的小泡，间质水肿，螺旋小动脉继续增生。

（2）分泌期中期　在月经周期的第 20～23 日。

（3）分泌期晚期　在月经周期的第 24～28 日。

（二）生殖器其他部位的周期性变化

1. 阴道黏膜的周期性变化　在月经周期中，阴道黏膜呈现周期性改变，这种改变在阴道上段最明显。

2. 宫颈黏液的周期性变化　在卵巢性激素的影响下，宫颈腺细胞分泌黏液，其物理、化学性状及其分泌量均有明显的周期性改变。排卵期宫颈黏液最适宜精子通过。雌、孕激素的作用使宫颈在月经周期中对精子穿透发挥着生物阀作用。

3. 输卵管的周期性变化　输卵管的周期性变化包括形态和功能两方面。

第五节　月经周期的调节

卵巢功能受垂体控制，垂体的活动受下丘脑的调节，下丘脑又接受大脑皮质的支配。但卵巢所产生的激素还可以反过来影响下丘脑与垂体的功能，即所谓反馈作用。通常将三者合称为下丘脑-垂体-卵巢轴。

卵巢具有排卵与产生激素两种功能。卵巢周期性变化可分为卵泡成熟期、排卵期及黄体期。

卵巢分泌的性激素作用于子宫内膜，使其发生周期性变化。卵巢性激素不断升高则反过来影响下丘脑的分泌功能，这种作用称为反馈作用。使下丘脑兴奋，分泌性激素增多者称为正反馈；反之，使下丘脑抑制，分泌性激素减少者称为负反馈。大量雌激素抑制下丘脑分泌 FSH-GnRH（负反馈）；同时又兴奋下丘脑分泌 LH-GnRH（正反馈）。大量孕激素对 LH-GnRH 呈抑制作用（负反馈）。

垂体在下丘脑所产生的激素控制下，分泌 FSH 与 LH，二者直接控制卵巢的周期性变化。FSH 在整个月经周期中亦都有产生，但在排卵前 1～2 日水平最高，形成高峰，能刺激成熟的卵泡排卵，促使排卵后的卵泡变成黄体，并产生孕激素与雌激素。

腺垂体嗜酸粒细胞能分泌一种纯蛋白质，称为催乳素（prolactin，PRL），其功能与刺激泌乳有关；其分泌的调节与下丘脑有关：下丘脑分泌的催乳素抑制激素（PIH）能抑制催乳素的分泌，而促甲状腺素释放激素（TRH）除能促使垂体分泌甲状腺激素外，还能刺激催乳素的分泌。PIH 与 GnRH 对同一刺激或抑制作用常同时发生效应，因此，GnRH 受到抑制可出现促性腺激素水平下降，而催乳素水平上升。临床上所见闭经泌乳综合征，其原因可能即在于此。而某些甲状腺功能减退的妇女，由于 TRH 的升高，也可能出现乳汁分泌现象。

第六节　其他内分泌腺功能对月经周期的影响

下丘脑-垂体-卵巢轴之外的内分泌腺功能也对月经有影响。甲状腺、肾上腺及胰腺等功能异常可导致月经失调。

下丘脑-垂体-卵巢轴也受其他内分泌腺功能的影响，如甲状腺、肾上腺及胰腺的功能异常，均可导致月经失调，甚至闭经。

（一）甲状腺

甲状腺分泌甲状腺素（thyroxine，T_4）和三碘甲状腺原氨酸（triiodothyronine，T_3），对性腺的发育成熟、维持正常月经和生殖功能具有重要影响。青春期以前发生甲状腺功能减退者可有性发育障碍，使青春期延迟。生育期则出现月经失调，临床表现月经过少、稀发，甚至闭经。可合并不孕，自然流产、早产、胎儿畸形等。甲状腺功能轻度亢进时甲状腺素分泌与释放增加，子宫内膜过度增生，临床表现月经过多、过频，重度甲状腺功能亢进反而出现月经稀发、月经减少，甚至闭经。

（二）肾上腺

肾上腺不仅具有合成和分泌糖皮质激素、盐皮质激素的功能，还能合成和分泌少量雄激素和极微量雌激素、孕激素。肾上腺皮质是女性雄激素的主要来源。若雄激素分泌过多，可抑制下丘脑分泌 GnRH，并对抗雌激素，使卵巢功能受到抑制而出现闭经，甚至男性化表现。先天性肾上腺皮质增生症患者由于存在 21-羟化酶缺陷，导致皮质激素合成不足，引起促肾上腺皮质激素（ACTH）代偿性增加，促使肾上腺皮质网状带雄激素分泌过多，临床上导致女性假两性畸形（女性男性化）的表现。

（三）胰腺

胰岛分泌的胰岛素不仅参与糖代谢，而且对维持正常的卵巢功能有重要影响。胰岛素依赖型糖尿病患者常伴有卵巢功能低下。在胰岛素拮抗的高胰岛素血症患者，过多的胰岛素将促进卵巢产生过多雄激素，从而发生高雄激素血症，导致月经失调，甚至闭经。

同步练习

一、选择题

1. 月经周期为 33 天的女性，其排卵日应在月经来潮后的（ ）
   A. 第 12 天　　　　　　　　B. 第 16 天　　　　　　　　C. 第 14 天
   D. 第 19 天　　　　　　　　E. 第 23 天

2. 卵子排出后未受精，黄体开始萎缩是在排卵后的（ ）
   A. 4～5 天　　　　　　　　B. 9～10 天　　　　　　　　C. 11～12 天
   D. 13～14 天　　　　　　　E. 15～16

3. 排卵后，女性体温升高（ ）
   A. 0.1～0.2℃　　　　　　　B. 0.1～0.3℃　　　　　　　C. 0.2～0.4℃
   D. 0.3～0.5℃　　　　　　　E. 0.1～0.5℃

4. 雌、孕激素的周期性变化，正确的是（ ）
   A. 雌激素在周期中有一个分泌高峰　　　B. 孕激素在周期中有两个分泌高峰
   C. 雌激素于排卵后 7～8 天出现高峰　　　D. 月经来潮时孕激素水平开始下降
   E. 雌、孕激素出现高峰的时间并不吻合

5. 子宫内膜腺上皮细胞的核下开始出现含糖原小泡，相当于月经周期的（ ）
   A. 增生期早期　　　　　　　B. 增生期中期　　　　　　　C. 增生期晚期
   D. 分泌期早期　　　　　　　E. 分泌期晚期

6. 不随月经周期发生周期性变化的组织是（ ）
   A. 阴道黏膜上皮　　　　　　B. 宫颈黏膜　　　　　　　　C. 卵巢生发上皮
   D. 子宫内膜　　　　　　　　E. 输卵管黏膜

7. 下列哪一项不是雌激素的生理作用（　　　）

    A. 增强子宫收缩力，增强子宫平滑肌对催产素（缩宫素）的敏感性

    B. 使宫颈口闭合、黏液减少，变稠，拉丝度减少

    C. 使阴道上皮增生和角化

    D. 使乳腺管增生，乳头、乳晕着色

    E. 加强输卵管节律性收缩的振幅

8. 关于妇女各阶段的生理特点错误的是（　　　）

    A. 新生儿期为出生后 4 周　　　　　　B. 儿童早期无卵泡发育

    C. 性成熟期也称生育期　　　　　　　D. 更年期始于 40～45 岁

    E. 青春期的开始以初次月经来潮为标志

9. 女性青春期开始的重要标志是（　　　）

    A. 第一性征的发育　　　　　B. 第二性征的出现　　　　　C. 月经初潮

    D. 卵泡发育　　　　　　　　E. 出现周期性排卵

10. 月经初潮的年龄多在（　　　）

    A. 13～14 岁　　　　　　　B. 10～12 岁　　　　　　　C. 10～13 岁

    D. 11～12 岁　　　　　　　E. 17～18 岁

11. 月经周期一般为（　　　）

    A. 26～28 日　　　　　　　B. 21～35 日　　　　　　　C. 28～35 日

    D. 28 日　　　　　　　　　E. 30 日

12. 月经血的主要特点是（　　　）

    A. 暗红色，不凝固　　　　　B. 凝固　　　　　　　　　　C. 血凝块

    D. 含子宫内膜碎片　　　　　E. 宫颈黏液及脱落的阴道上皮细胞

13. 宫颈黏液呈典型羊齿状结晶出现在月经周期为 28 天的女性的周期中第（　　　）天

    A. 第 6～7 天　　　　　　　B. 第 8～9 天　　　　　　　C. 第 13～14 天

    D. 第 18～20 天　　　　　　E. 第 23～25 天

14. 下列哪项检查不能反映雌激素分泌水平的是（　　　）

    A. 宫颈黏液干燥后形成羊齿叶状结晶

    B. 尿雌三醇测定

    C. 子宫内膜呈增生期变化

    D. 阴道脱落细胞中大部分为角化细胞

    E. 出现基础体温高温相

15. 卵巢功能检查方法中，哪个准确性最高（　　　）

    A. B 超检查　　　　　　　　B. 阴道细胞学检查　　　　　C. 基础体温测定

    D. 子宫内膜病理检查　　　　E. X 线检查

二、名词解释

1. 月经周期

2. 下丘脑-垂体-卵巢轴

3. 排卵

三、简答题

1. 简述 FSH 的生理作用。

2. 简述雌激素的生理作用。

3. 简述孕激素的生理作用。

参考答案

一、选择题

1.D 2.B 3.D 4.C 5.D 6.B 7.B 8.A
9.C 10.A 11.B 12.A 13.C 14.E 15.D

二、名词解释

1. 月经周期：出血的第 1 日为月经周期的开始，两次月经第 1 日间隔时间称一个月经周期。

2. 下丘脑-垂体-卵巢轴：卵巢功能受垂体控制，垂体的活动受下丘脑的调节，下丘脑又接受大脑皮质的支配。但卵巢所产生的激素还可以反过来影响下丘脑与垂体的功能，即所谓反馈作用。通常将三者合称为下丘脑-垂体-卵巢轴。

3. 排卵：卵细胞和它周围的卵丘颗粒细胞一起被排出的过程。

三、简答题

1. 答：①直接促进窦前卵泡及窦状卵泡颗粒细胞增殖与分化，分泌卵泡液，使卵泡生长发育；②激活颗粒细胞芳香化酶，合成与分泌雌二醇；③前一周期的黄体晚期及卵泡早期，促使卵巢内窦状卵泡群的募集；④促使颗粒细胞合成分泌 IGF 及其受体、抑制素激活素等物质，并与这些物质协同作用，调节优势卵泡的选择与非优势的卵泡的闭锁退化；⑤在卵泡晚期与雌激素协同，诱导颗粒细胞生成 LH 受体，为排卵及黄素化作准备。

2. 答：①子宫肌：促使子宫肌细胞增生和肥大，使肌层增厚，血运增加，促进和维持子宫发育；增加子宫平滑肌对催产素的敏感性。

②子宫内膜：使子宫内膜腺体和间质增生、修复。

③宫颈：使子宫颈口松弛、扩张，宫颈黏液分泌增加，质变稀薄，富有弹性，易拉成丝状。

④输卵管：促进输卵管肌层发育及上皮的分泌活动，加强输卵管节律性收缩的振幅。

⑤阴道上皮：使阴道上皮细胞增生和角化，黏膜变厚，并增加细胞内糖原含量，使阴道维持酸性环境。

⑥外生殖器：使阴唇发育、丰满、色素加深。

⑦第二性征：使乳腺管增生，乳头、乳晕着色。促进其他第二性征的发育。

⑧卵巢：协同 FSH 促进卵泡发育。

⑨下丘脑、垂体：通过对丘脑下部的正负反馈调节，控制脑垂体促性腺激素的分泌。

⑩代谢作用：促进水钠潴留；促进肝脏高密度脂蛋白合成，抑制低密度脂蛋白合成，降低循环中的胆固醇水平，维持和促进骨基质代谢。

3. 答：①子宫肌：降低子宫平滑肌兴奋性及其对缩宫素的敏感性，抑制子宫收缩，有利于胚胎及胎儿在宫内生长发育。

②子宫内膜：使子宫内膜从增生期转化为分泌期，为受精卵着床做准备。

③宫颈：使宫颈口闭合，黏液分泌减少，性状变黏稠。

④输卵管：抑制输卵管平滑肌节律性收缩频率和振幅。

⑤阴道上皮：加快阴道上皮细胞脱落。

⑥下丘脑、垂体：孕激素在月经中期具有增强雌激素对垂体 LH 排卵峰释放的正反馈作用；在黄体期对下丘脑、垂体有负反馈作用，抑制促性腺激素分泌。

⑦乳房：促进乳腺小叶及腺泡发育。

⑧体温：对下丘脑体温调节中枢有兴奋作用，可使基础体温在排卵后升高 0.3～0.5℃。临床上可以此作为判定排卵日期的标志之一。

⑨代谢作用：促进水钠排泄。

（朱亚飞 徐小琴）

第四章　妊娠生理

学习目的

1. **掌握**　受精、着床的定义；胎儿附属物的结构及功能。
2. **熟悉**　妊娠期母体的生殖系统、乳房、血液、循环系统及泌尿系统的变化特点。
3. **了解**　受精的过程；胎儿的生长发育及其生理特点。

内容精讲

　　受精过程需精子获能和发生顶体反应。囊胚表面滋养细胞和子宫内膜同步发育且功能协调是受精卵着床重要条件。受精卵形成并着床是胚胎早期发育的两个重要过程，任何干扰该过程的因素均可导致不孕或早期流产。

第一节　受精及受精卵发育、输送与着床

　　获能的精子与次级卵母细胞相遇于输卵管，结合形成受精卵的过程称为受精（fertilization）。晚期囊胚种植于子宫内膜的过程称受精卵着床（implantation）。

（一）受精卵形成

　　精子获能（capacitation）：精液射入阴道后，精子离开精液经子宫颈管、子宫腔进入输卵管腔，在此过程中精子顶体表面糖蛋白被生殖道分泌物中的淀粉酶降解，同时顶体膜结构中胆固醇与磷脂比率和膜电位发生变化，降低顶体膜的稳定性。

　　顶体反应（acrosome reaction）：卵子（次级卵母细胞）从卵巢排出，经输卵管伞部进入输卵管，在输卵管内与获能的精子相遇，精子头部顶体外膜破裂，释放出顶体酶（含顶体素、玻璃酸酶、酯酶等），溶解卵子外围的放射冠和透明带。借助酶的作用，精子穿过放射冠和透明带。只有发生顶体反应的精子才能与次级卵母细胞融合。

　　透明带反应（zona reaction）：精子头部与卵子表面接触，卵子细胞质内的皮质颗粒释放溶酶体酶，引起透明带结构改变，精子受体分子变性，阻止其他精子进入透明带。

　　穿过透明带的精子外膜与卵子胞膜接触并融合，精子进入卵子内。随后卵子迅即完成第二次减数分裂形成卵原核，卵原核与精原核融合，核膜消失，染色体相互混合，形成二倍体的受精卵（zygote），完成受精过程。

　　卵裂（cleavage）：受精后30h，受精卵借助输卵管蠕动和输卵管上皮纤毛推动向宫腔方向移动。同时开始有丝分裂，即卵裂（cleavage），形成多个子细胞，称为分裂球（blastomere）。受精后50h为8细胞阶段，至受精后72h分裂为16个细胞的实心胚，称为桑椹胚（morula），随后细胞继续分裂并在细胞间隙集聚来自宫腔的液体形成早期囊胚（early blastocyst）。受精后第4日早期囊胚进入宫腔。

（二）着床

　　受精卵着床：大约在受精6～7日后胚胎植入子宫内膜的过程称着床。受精卵着床经过定位（apposition）、黏附（adhesion）和侵入（invasion）3个过程：①定位：透明带消失，晚期囊胚以

其内细胞团端接触子宫内膜；②黏附：晚期囊胚黏附在子宫内膜，囊胚表面滋养细胞分化为两层，外层为合体滋养细胞，内层为细胞滋养细胞；③侵入：滋养细胞穿透侵入子宫内膜、内 1/3 肌层及血管，囊胚完全埋入子宫内膜中且被内膜覆盖。

受精卵着床必须具备的条件有：①透明带消失；②囊胚细胞滋养细胞分化出合体滋养细胞；③囊胚和子宫内膜同步发育且功能协调；④体内分泌足量的雌激素和孕酮。

窗口期：子宫仅在极短的窗口期允许受精卵着床，雌、孕激素支持的子宫内膜具有容受性。子宫内膜的容受性仅在月经周期第 20～24 日之间才具有，也即窗口期。

第二节　胚胎、胎儿发育特征及胎儿生理特点

孕周从末次月经第一天算起，全过程约 280 天，40 周。孕 10 周（受精后 8 周）内的人胚称胚胎，是器官分化、形成的时期。自孕 11 周（受精第 9 周）起称胎儿，是生长、成熟的时期。

一、胚胎、胎儿发育特征

以 4 周为一孕龄单位进行描述，描述胚胎及胎儿发育特征。8 周末：胚胎初具人形，心脏形成。12 周末：外生殖器可初辨性别，四肢可活动。以后胎儿各项器官逐渐发育成熟，出现呼吸运动、吞咽、排尿功能等。妊娠 24 周后胎儿出生可能存活，但生存力极差。28 周后生存力逐渐增强。37～42 周为足月成熟儿。

二、胎儿生理特点

胎儿体内无纯动脉血，来自胎盘的血液进入右心房后绝大部分经卵圆孔进入左心房。胎儿肺循环阻力较大，肺动脉血绝大部分经动脉导管流入主动脉。肺表面活性物质的形成决定肺成熟度，与新生儿出生后生存能力密切相关。

（一）循环系统

1. 胎儿血循环特点　①来自胎盘的血液进入胎儿体内后分为 3 支：一支直接入肝，一支与门静脉汇合入肝，此两支血液经肝静脉入下腔静脉；另一支经静脉导管直接入下腔静脉。下腔静脉血是混合血，有来自脐静脉含氧量较高的血液，也有来自胎儿身体下半部含氧量较低的血液。②卵圆孔位于左右心房之间，其开口处正对下腔静脉入口，下腔静脉进入右心房的血液绝大部分经卵圆孔进入左心房。上腔静脉进入右心房的血液流向右心室，进入肺动脉。③肺循环阻力较大，肺动脉血液绝大部分经动脉导管流入主动脉，仅部分血液经肺静脉进入左心房。左心房血液进入左心室，继而进入主动脉直至全身，然后经腹下动脉再经脐动脉进入胎盘，与母血进行气体及物质交换。

胎儿体内无纯动脉血，而是动静脉混合血。进入肝、心、头部及上肢的血液含氧量较高及营养较丰富以适应需要。注入肺及身体下半部的血液含氧量及营养相对较少。

2. 新生儿血循环特点　胎儿出生后，胎盘脐带循环中断，肺开始呼吸，肺循环阻力降低，脐静脉和脐动脉分别闭锁成肝圆韧带和腹下韧带，动脉导管 2～3 个月闭锁成动脉韧带，卵圆孔在出生后 6 个月完全关闭。

（二）血液系统

妊娠 8～10 周始，胎儿红细胞、血红蛋白、白细胞逐渐产生。

（三）呼吸系统

母儿气体交换通过胎盘完成。妊娠 16 周，胎儿开始出现呼吸运动。新生儿出生后肺泡扩张，开始呼吸，若肺表面活性物质少，影响肺成熟，可导致呼吸窘迫综合征。糖皮质激素可刺激肺表面活性物质产生。

（四）神经系统

胎儿大脑随妊娠逐渐发育长大。妊娠 24～26 周胎儿在宫内能听见一些声音，28 周眼睛对光出现反应。

（五）消化系统

妊娠 16 周胎儿胃肠功能建立，能吞咽羊水，吸收营养。

（六）泌尿系统

妊娠 14 周胎儿肾有排尿功能，膀胱内有尿液，并通过排尿参与羊水循环。

（七）内分泌系统

妊娠 12 周始，胎儿甲状腺能合成甲状腺激素；胰腺分泌胰岛素；肾上腺产生甾体激素，与胎儿肝、胎盘、母体共同完成雌三醇的合成。

（八）生殖系统

胎儿性别由性染色体决定。Y 染色体作用下，睾丸发育，促使中肾管发育，副中肾管退化，男性生殖器形成。缺乏 Y 染色体，则卵巢发育，促使副中肾管发育形成阴道、子宫、输卵管，外生殖器向女性分化。

第三节　胎儿附属物形成与功能

胎儿附属物包括胎盘、胎膜、脐带和羊水，它们对维持胎儿宫内的生命及生长发育起重要作用。胎儿-胎盘循环是母胎之间物质交换的基础。胎盘合成多种激素、酶和细胞因子等，以维持正常妊娠，但胎盘屏障作用有限。胎膜保持羊膜腔完整性，对胎儿起保护作用。脐带内脐动脉、脐静脉血流是母儿之间物质交换的通道。羊水对胎儿和母体有保护作用，通过羊膜腔内母儿间液体交换，保持量的相对恒定。

一、胎盘

（一）胎盘结构

胎盘由胎儿部分的羊膜、叶状绒毛膜及母体部分的底蜕膜构成。羊膜光滑、半透明，无血管、神经及淋巴。叶状绒毛膜为胎盘的主要结构，构成单位为绒毛干。脐动脉和脐静脉随着绒毛干分支逐渐变细，形成毛细血管网与绒毛交织，建立胎儿-胎盘循环。妊娠足月胎盘绒毛表面积相当于成人肠道总面积，约 12～14m^2，可满足母儿间交换。胎儿血和母血不直接相通，脐动脉将胎儿体内含氧量低、代谢废物高的血液流至绒毛毛细血管，与母血进行交换；脐静脉将含氧量高、营养丰富的血液送至胎儿体内。底蜕膜构成蜕膜板，将胎盘母体面分成 20 个左右母体叶。

妊娠足月胎盘呈盘状，为圆形或椭圆形，中间厚，边缘薄，重 450～650g，直径 16～20cm，厚 1～3cm。胎盘分胎儿面和母体面，胎儿面被覆羊膜，呈灰白色，脐带动静脉从附着处分支向四周呈放射状分布直达胎盘边缘，进入绒毛干及分支。母体面呈暗红色。

（二）胎盘的功能

胎盘是胎儿与母体之间进行物质交换、维持胎儿宫内生长发育的重要器官。

1. 物质交换功能　物质交换包括气体交换、营养物质供应和排出胎儿代谢产物。一些疾病，如心功能不全、贫血、肺功能不良、子痫前期等，母血 PO_2 降低，胎儿获得 O_2 不足，易致胎儿宫内生长受限或胎儿窘迫。

2. 防御功能　胎盘的屏障作用极为有限，各种病毒（巨细胞病毒、风疹病毒等）及大部分药物可通过胎盘，影响胎儿。

3. 合成功能　胎盘能合成多种激素、酶和细胞因子，维持正常妊娠。激素有蛋白激素、多肽和甾体激素，如人绒毛膜促性腺激素（hCG）、人胎盘生乳素（hPL）、雌激素、孕激素；酶有缩宫素酶、耐热性碱性磷酸酶等。还能合成前列腺素、多种神经递质和细胞因子。受精后第六天滋养细胞开始分泌 hCG，受精后 10 天可自母血中检测出，成为诊断早孕的最敏感方法。

4. 免疫功能　胎儿是同种半异体移植物，但正常妊娠母体能容受、不排斥胎儿。

二、胎膜

胎膜由外层的平滑绒毛膜和内层的羊膜组成。羊膜与覆盖胎盘、脐带的羊膜层相连，维持羊膜腔的完整，保护胎儿。胎膜含大量花生四烯酸的磷脂及催化磷脂生成游离花生四烯酸的溶酶体，与分娩发动有一定作用。

三、脐带

脐带是连接胎儿与胎盘的条索状结构，表面覆盖羊膜，内有一条脐静脉、两条脐动脉，血管周围有华通胶，可保护血管。足月妊娠的脐带长约 30～100cm，平均 55cm，直径 0.8～2.0cm，若脐带受压，可致胎儿缺氧甚至危及生命。

四、羊水

充满在羊膜腔内的液体称羊水。妊娠早期羊水来源主要是母体血浆透过胎膜的透析液，中晚期以后主要是胎儿的尿液。羊水的吸收 50% 由胎膜完成，妊娠中期后胎儿可吞咽羊水保持羊水量相对恒定。羊水呈中性或弱碱性，妊娠期羊水量逐渐增加，妊娠 38 周约 1000ml，此后羊水量逐渐减少。至妊娠 40 周羊水量约 800ml。过期妊娠羊水量明显减少，可减少至 300ml 以下。

第四节　妊娠期母体变化

妊娠期母体各系统和器官会发生一系列生理变化。变化最大的器官是子宫，主要表现为体积增大、血流量增加和子宫下段形成，以利于容受妊娠物并为分娩做准备。血容量及心排出量均明显增加，有基础心脏病者易在妊娠期和分娩期发生心力衰竭。在胎盘产生激素的参与和神经内分泌的影响下，孕妇体内各系统发生一系列生理变化以适应胎儿生长发育的需要并为分娩做准备。

一、生殖系统的变化

生殖系统中子宫的变化最为明显。子宫肌细胞肥大、延长使子宫逐渐增大，孕足月时宫腔容量约 5000ml，重量约 1100g。细胞质内储存大量肌动蛋白和肌球蛋白，为临产子宫收缩提供物质基础。

Braxton Hicks 收缩：自妊娠早期开始，子宫可出现不规律无痛性收缩。其特点为稀发、不规律和不对称，随妊娠进展而逐渐增加，但宫缩时宫腔内压力通常为 5～25mmHg，持续时间不足 30s，不伴子宫颈扩张，这种生理性无痛性宫缩称为 Braxton Hicks 收缩。

妊娠期子宫血流量增加，以满足妊娠需要。宫缩时，走行于子宫肌纤维间的螺旋血管被紧压，可导致子宫血流量减少，若宫缩过强，可致胎儿宫内缺氧。

子宫峡部位于子宫体与子宫颈之间最狭窄的组织结构。非孕时长约 1cm，妊娠后子宫峡部变软，逐渐伸展拉长变薄，扩展成宫腔的一部分，临产后伸展至 7～10cm，成为产道的一部分，称为子宫下段。

二、乳房的变化

妊娠期乳腺发育，为泌乳做准备，雌激素刺激乳腺腺管发育，孕激素刺激乳腺腺泡发育。随着乳腺腺泡增生导致乳腺增大并出现结节。乳头增大变黑，易勃起。乳晕颜色加深，其外围皮脂腺肥大形成散在结节状隆起，称蒙氏结节（Montgomery's tubercles）。妊娠末期，尤其在接近分娩期时挤压乳房，可有少量淡黄色稀薄液体溢出称初乳（colostrum）。

三、循环系统的变化

妊娠期增大的子宫使膈肌升高，心脏向左、上、前方移位，心脏沿纵轴顺时针方向扭转，加之血流量增加及血流速度加快，心浊音界稍扩大，心尖搏动左移 1～2cm。部分孕妇可闻及心尖区Ⅰ～Ⅱ级柔和吹风样收缩期杂音。

孕妇体位影响血压，妊娠晚期仰卧位时增大子宫压迫下腔静脉，回心血量减少、心排出量减少使血压下降，形成仰卧位低血压综合征（supine hypotensive syndrome）。侧卧位能解除子宫压迫，改善血液回流。因此，妊娠中、晚期鼓励孕妇侧卧位休息。

妊娠期下肢静脉压显著升高，加之增大子宫压迫下腔静脉，导致下肢水肿、静脉曲张和痔疮的发生率增加，同时也增加深部静脉血栓（deep venous thrombosis，DVT）的发生风险。

四、血液的改变

血容量于妊娠 6～8 周开始增加，32～34 周达高峰，增加约 1450ml，维持至分娩。其中血浆量的增加多于红细胞增加，出现生理性血液稀释，血红蛋白约 110g/L。妊娠期白细胞计数轻度增加，有时可达 $15×10^9/L$，主要为中性粒细胞增多。凝血因子Ⅱ、Ⅴ、Ⅶ、Ⅷ、Ⅸ、Ⅹ及血浆纤维蛋白原增加，血液呈高凝状态，有利于产后胎盘剥离面血管内形成血栓，减少出血。

五、泌尿系统的变化

妊娠期肾略增大，肾血流量、肾小球滤过率均增加，且仰卧位明显，故孕妇夜尿量多于日尿量。妊娠期肾小球滤过率增加，但肾小管重吸收葡萄糖能力未相应增加，约 15% 孕妇饭后可出现生理性糖尿。孕期输尿管蠕动减弱，右侧输尿管受右旋子宫压迫易致肾盂积水，出现急性肾盂肾炎，且右侧居多。

六、呼吸系统的变化

妊娠晚期子宫增大，膈肌活动幅度减小，胸廓活动加大，以胸式呼吸为主，气体交换保持不变。

七、消化系统的变化

妊娠期受雌激素影响，齿龈肥厚，易充血、水肿、出血。受孕激素影响，平滑肌张力降低，肌肉松弛，易出现上腹部饱胀、食物反流致胃烧灼感、痔疮出现或加重。

八、内分泌系统的变化

1. 垂体　妊娠期垂体增大。尤其在妊娠末期，腺垂体增大明显。嗜酸细胞肥大增多，形成"妊娠细胞"。

（1）促性腺激素（gonadotropin，Gn）　妊娠黄体及胎盘分泌的大量雌、孕激素，对下丘脑及腺垂体的负反馈作用使 FSH 及 LH 分泌减少，故妊娠期间卵巢内的卵泡不再发育成熟，也无排卵。

（2）催乳素（prolactin，PRL）　妊娠 7 周开始增多，随妊娠进展逐渐增加，妊娠足月分娩前达高峰（约 150μg/L），为非孕妇女 10 倍。催乳素促进乳腺发育，为产后泌乳做准备。

2. 肾上腺皮质　妊娠期促肾上腺皮质激素（ACTH）分泌增加，受妊娠期雌激素大量分泌的影响，中层束状带分泌糖皮质醇增多 3 倍，进入血液循环约 75% 与球蛋白结合，15% 与白蛋白结合，具有活性作用的游离糖皮质醇仅为 10%，故孕妇无肾上腺皮质功能亢进表现。妊娠期外层球状带分泌的醛固酮增多 4 倍，具有活性作用的游离醛固酮仅为 30%～40%，不致引起过多的水钠潴留。内层网状带分泌睾酮略增加，一些孕妇阴毛、腋毛增多增粗。

3. 甲状腺　妊娠期受促甲状腺激素（TSH）和 hCG 的作用，甲状腺呈中度增大。TSH 在妊娠早期短暂降低，至妊娠早期末回升至孕前水平，之后保持稳定。妊娠早期甲状腺素结合球蛋白（TBG）水平上升，使血清中甲状腺素（T_4）和三碘甲状腺原氨酸（T_3）增加，但不影响具有重要生理功能的游离 FT_4 和 FT_3。妊娠 10～12 周之前胎儿甲状腺不能聚集碘。近 20 周时胎儿在垂体分泌的 TSH 作用下合成和分泌甲状腺素，在此之前胎儿的任何需求都依赖母体供给。

4. 甲状旁腺　妊娠早期孕妇血清甲状旁腺素水平降低。随妊娠期血容量和肾小球滤过率的增加以及钙的胎儿运输，导致孕妇钙浓度缓慢降低，造成甲状旁腺素在妊娠中晚期逐渐升高，有利于为胎儿提供钙。

九、皮肤的变化

妊娠期促黑素细胞刺激激素（MSH）分泌增多，加之大量雌、孕激素有黑色素细胞刺激效应，使黑色素增加，导致孕妇乳头、乳晕、腹白线、外阴等处出现色素沉着。色素沉着于颧颊部并累及眶周、前额、上唇和鼻部，边缘较明显，呈蝶状褐色斑，称为妊娠黄褐斑，产后自行消退。

妊娠期间肾上腺皮质分泌的糖皮质激素增多，该激素分解弹力纤维蛋白，使弹力纤维变性，加之子宫增大使孕妇腹壁皮肤张力加大，皮肤弹力纤维断裂，多呈紫色或淡红色不规律平行略凹陷的条纹，称为妊娠纹。

十、新陈代谢的变化

基础代谢率在妊娠中晚期增加。妊娠期能量消耗多，母体储存脂肪、蛋白质、电解质，满足自身及胎儿的生长发育，妊娠中晚期应当补充铁剂、钙剂。孕期平均体重增加 12.5kg。

十一、骨骼、关节及韧带的变化

妊娠期间骨质通常无改变，仅在妊娠次数过多、过密又不注意补充维生素 D 及钙时，引起骨质疏松。部分孕妇自觉腰骶部及肢体疼痛不适，可能与胎盘分泌松弛素使骨盆韧带及椎骨间关节、韧带松弛有关。部分孕妇耻骨联合松弛、分离致明显疼痛、活动受限，产后往往消失。

➤ 同步练习 ➤

一、选择题

1. 卵子受精过程通常是在哪个部位完成（　　　）

    A. 输卵管伞部 　　　　　　　B. 输卵管壶腹部 　　　　　C. 输卵管峡部

    D. 输卵管间质部 　　　　　　E. 子宫腔

2. 关于受精过程，下列哪项是正确的（　　　）

    A. 卵子排出后，在输卵管峡部等待受精

    B. 精子获能的过程在阴道内完成

    C. 经过精子获能后的精子即可与次级卵母细胞融合

    D. 受精过程的完成需 48h

    E. 精原核和卵原核融合，形成受精卵，标志受精过程完成

3. 受精与着床过程中，下列哪项是错误的（　　　）

    A. 受精后 72h，受精卵分裂成 16 个细胞的桑椹胚

    B. 经过透明带反应后，其他精子将不能再与卵子胞膜接触

    C. 受精后第六天，早期囊胚进入宫腔

    D. 孕妇体内须有足够量的孕酮是受精卵着床的条件之一

    E. 顶体反应是卵子的放射冠和透明带溶解的过程

4. 脐带中的血管有（　　　）

    A. 5 根 　　　　　　　　　　B. 4 根 　　　　　　　　　C. 3 根

    D. 2 根 　　　　　　　　　　E. 1 根

5. 脐带中的脐静脉有（　　　）

    A. 1 根 　　　　　　　　　　B. 2 根 　　　　　　　　　C. 3 根

D. 4 根   E. 5 根

6. 胎儿血液循环特点正确的是（　　）

  A. 脐动脉血含氧量高于脐静脉血

  B. 肺动脉血液小部分经动脉导管流入主动脉

  C. 下腔静脉血进入右心房后经卵圆孔进入左心房

  D. 卵圆孔出生后即可完全关闭

  E. 脐动脉出生后闭锁成为肝圆韧带

7. 关于胎儿发育过程错误的是（　　）

  A. 妊娠 8 周末，从外观可分辨男女

  B. 妊娠 16 周末，胎儿开始出现呼吸运动

  C. 妊娠 20 周末，胎儿出现吞咽、排尿功能

  D. 妊娠 36 周末，胎儿指甲可达指端

  E. 妊娠 40 周末，男性胎儿睾丸降至阴囊内

8. 胎儿血液含氧量最高的血管是（　　）

  A. 主动脉   B. 脐动脉   C. 下腔静脉

  D. 肺静脉   E. 静脉导管

9. 胎儿血液含氧量最低的血管是（　　）

  A. 主动脉   B. 脐动脉   C. 下腔静脉

  D. 肺静脉   E. 静脉导管

10. 关于受精卵错误的是（　　）

  A. 借助输卵管蠕动及管腔上皮纤毛推动送入宫腔

  B. 在输卵管运送期间分裂成为晚期囊胚

  C. 透明带消失后与子宫内膜接触

  D. 滋养细胞分化为 2 层

  E. 受精卵着床在子宫内膜功能层

二、名词解释

1. Braxton Hicks 收缩

2. 顶体反应

3. 仰卧位低血压综合征

4. 子宫下段

5. 蒙氏结节

三、简答题

1. 何谓受精卵着床的必备条件？

2. 简述胎儿血循环的基本特点。

参考答案

一、选择题

  1.B   2.E   3.C   4.C   5.A   6.C   7.A   8.E

  9.B   10.B

二、名词解释

  1.Braxton Hicks 收缩：自妊娠早期开始，子宫可出现不规律无痛性收缩。其特点为稀发、不规律和不对称，随妊娠进展而逐渐增加，但宫缩时宫腔内压力通常为 5～25mmHg，持续时间不足 30s，不伴子宫颈扩张，这种生理性无痛性宫缩称为 Braxton Hicks 收缩。

  2.顶体反应：卵子（次级卵母细胞）从卵巢排出，经输卵管伞部进入输卵管，在输卵管内与获能的精子相遇，精子头部顶体外膜破裂，释放出顶体酶（含顶体素、玻璃酸酶、酯酶等），溶解卵子外围

的放射冠和透明带。借助酶的作用，精子穿过放射冠和透明带。只有发生顶体反应的精子才能与次级卵母细胞融合。

3. 仰卧位低血压综合征：孕妇体位影响血压，妊娠晚期仰卧位时增大子宫压迫下腔静脉，回心血量减少、心排出量减少使血压下降，形成仰卧位低血压综合征。侧卧位能解除子宫压迫，改善血液回流。因此，妊娠中、晚期鼓励孕妇侧卧位休息。

4. 子宫下段：子宫峡部位于子宫体与子宫颈之间最狭窄的组织结构。非孕时长约1cm，妊娠后子宫峡部变软，逐渐伸展拉长变薄，扩展成宫腔的一部分，临产后伸展至7～10cm，成为产道的一部分，称为子宫下段。

5. 蒙氏结节：妊娠期乳腺发育，为泌乳做准备，雌激素刺激乳腺腺管发育，孕激素刺激乳腺腺泡发育。随着乳腺腺泡增生导致乳腺增大并出现结节。乳头增大变黑，易勃起。乳晕颜色加深，其外围皮脂腺肥大形成散在结节状隆起，称蒙氏结节。

三、简答题

1. 答：受精卵着床必须具备的条件有：①透明带消失；②囊胚细胞滋养细胞分化出合体滋养细胞；③囊胚和子宫内膜同步发育且功能协调；④体内分泌足量的雌激素和孕酮。

2. 答：胎儿血循环的特点：①来自胎盘的血液进入胎儿体内后分为3支：一支直接入肝，一支与门静脉汇合入肝，此两支血液经肝静脉入下腔静脉；另一支经静脉导管直接入下腔静脉。下腔静脉血是混合血，有来自脐静脉含氧量较高的血液，也有来自胎儿身体下半部含氧量较低的血液。②卵圆孔位于左右心房之间，其开口处正对下腔静脉入口，下腔静脉进入右心房的血液绝大部分经卵圆孔进入左心房。上腔静脉进入右心房的血液流向右心室，进入肺动脉。③肺循环阻力较大，肺动脉血液绝大部分经动脉导管流入主动脉，仅部分血液经肺静脉进入左心房。左心房血液进入左心室，继而进入主动脉直至全身，然后经腹下动脉再经脐动脉进入胎盘，与母血进行气体及物质交换。

胎儿体内无纯动脉血，而是动静脉混合血。进入肝、心、头部及上肢的血液含氧量较高及营养较丰富以适应需要。注入肺及身体下半部的血液含氧量及营养相对较少。

（韩文玲　朱亚飞）

第五章　妊娠诊断

 学习目的

1. **掌握**　早期、中期及晚期妊娠的诊断要点。
2. **熟悉**　胎产式、胎先露和胎方位的定义及判定。

内容精讲

　　妊娠期从末次月经的第一日开始计算，约为 280 日（40 周）。临床上分为 3 个时期：妊娠未达 14 周称为早期妊娠（first trimester），第 $14\sim27^{+6}$ 周称为中期妊娠（second trimester），第 28 周及其后称为晚期妊娠（third trimester）。

第一节　早期妊娠的诊断

　　早期妊娠也称早孕，是胚胎形成、胎儿器官分化的重要时期。主要症状为停经和早孕反应。血、尿人绒毛膜促性腺激素水平升高是确定妊娠的主要指标。超声检查是确定宫内妊娠的"金标准"。

一、症状与体征

　　1. 停经　生育期、有性生活史的健康妇女，平时月经周期规则，一旦月经过期，应考虑到妊娠，停经 10 日以上，尤应高度怀疑妊娠。

　　2. 早孕反应（morning sickness）　在停经 6 周左右出现畏寒、头晕、流涎、乏力、嗜睡、食欲缺乏、喜食酸物、厌恶油腻、恶心、晨起呕吐等症状，称为早孕反应，部分患者有情绪改变。多在停经 12 周左右自行消失。

　　3. 尿频　由前倾增大的子宫在盆腔内压迫膀胱所致，当子宫增大超出盆腔后，尿频症状自然消失。

　　4. 乳房变化　自觉乳房胀痛。检查乳房体积逐渐增大，有明显的静脉显露，乳头增大，乳头乳晕着色加深。乳晕周围皮脂腺增生出现深褐色结节，称为蒙氏结节。哺乳妇女妊娠后乳汁明显减少。

　　5. 妇科检查　阴道黏膜和宫颈阴道部充血呈紫蓝色。妊娠 6～8 周时，双合诊检查子宫峡部极软，感觉宫颈与宫体之间似不相连，称为黑加征（Hegar sign）。子宫逐渐增大变软，呈球形。妊娠 8 周时，子宫为非孕时的 2 倍，妊娠 12 周时为非孕时的 3 倍，宫底超出盆腔，可在耻骨联合上方触及。

　　6. 其他　部分患者出现雌激素增多的表现，如蜘蛛痣、肝掌、皮肤色素沉着（面部、腹白线、乳晕等）。部分患者出现不伴有子宫出血的子宫收缩痛或不适、腹胀、便秘等不适。

二、辅助检查

　　1. 妊娠试验（pregnancy test）　受精卵着床后不久，即可用放射免疫法测出受检者血液中 hCG 水平升高。临床上多用早早孕试纸法检测受检者尿液，结果阳性结合临床表现可诊断妊娠。但要确定是否为宫内妊娠，尚需超声检查。

2. 超声检查　妊娠早期超声检查的主要目的是确定宫内妊娠，排除异位妊娠、滋养细胞疾病、盆腔肿块等。确定胎数，若为多胎，可通过胚囊数目和形态判断绒毛膜性。估计孕龄，停经35日时，宫腔内见到圆形或椭圆形妊娠囊。妊娠 6 周时，可见到胚芽和原始心管搏动。妊娠 $11\sim13^{+6}$ 周测量胎儿头臀长度（crown-rump length，CRL）能较准确地估计孕周，校正预产期。

第二节　中、晚期妊娠的诊断

临床表现主要有子宫增大和胎动，通过多普勒仪监测胎心率、定期超声监测胎儿生长发育。超声检查能在妊娠 $20\sim24$ 周筛查胎儿结构畸形。彩色多普勒超声可检测子宫动脉、脐动脉和胎儿动脉的血流速度波形。

一、病史与症状

经过早期妊娠后，自觉腹部逐渐增大，孕 20 周后自觉胎动。

二、体征与检查

1. 子宫增大　随妊娠月份增加，子宫逐渐增大，可通过手测宫底高度及尺测耻上子宫长度来衡量胎儿大小及孕周。

2. 胎动　胎动是胎儿的躯体活动，孕妇在妊娠 $18\sim20$ 周始自觉胎动，随妊娠发展，胎动逐渐增多并明显。

3. 胎心音　妊娠 $18\sim20$ 周经孕妇腹壁用听诊器可听到胎心音，呈双音，如钟表"滴答"声，每分钟约 $110\sim160$ 次。听到胎心音可确诊为妊娠、活胎。

4. 胎体　妊娠 20 周后，可经孕妇腹壁触及胎体。孕 24 周后，可区分胎头、胎臀、胎背及胎儿四肢。

三、辅助检查

超声检查可显示胎儿数目、胎心搏动、胎体、胎动及胎盘等，彩超还可检测子宫及胎儿动脉血流，了解胎儿生长发育情况。妊娠 $18\sim24$ 周常规行四维超声检查筛查胎儿畸形。

第三节　胎姿势、胎产式、胎先露、胎方位

正常的胎姿势为胎头俯屈，颏部贴近胸壁，脊柱略前弯，四肢屈曲交叉于胸腹前。胎产式包括纵产式和横产式，纵产式有头先露和臀先露，横产式为肩先露。枕先露以枕骨、面先露以颏骨、臀先露以骶骨、肩先露以肩胛骨为指示点，每个指示点与母体骨盆入口的不同位置构成不同胎位。

1. 胎姿势（fetal attitude）　指胎儿在子宫内的姿势。正常胎姿势为胎头俯屈，颏部贴近胸壁，脊柱略前弯，四肢屈曲交叉于胸腹前，其体积及体表面积均明显缩小，整个胎体成为头端小、臀端大的椭圆形。

2. 胎产式（fetal lie）　指胎体纵轴与母体纵轴的关系。胎体纵轴与母体纵轴平行者，称为纵产式（longitudinal lie），占足月妊娠分娩总数的 99.75%；胎体纵轴与母体纵轴垂直者，称为横产式（transverse lie），仅占足月分娩总数的 0.25%；胎体纵轴与母体纵轴交叉者，称为斜产式。斜产式是暂时的，在分娩过程中多转为纵产式，偶尔转成横产式。

3. 胎先露（fetal presentation）　指最先进入骨盆入口的胎儿部分。纵产式有头先露和臀先露。

4. 胎方位（fetal position）　指胎儿先露部的指示点与母体骨盆的关系。枕先露以枕骨、面先露以颏骨、臀先露以骶骨、肩先露以肩胛骨为指示点。每个指示点与母体骨盆入口左、右、前、后、横的不同位置构成不同胎位。

同步练习

一、选择题

1. 以下最能确诊早孕的是（　　）

    A. 停经伴厌油恶心　　　　　　　B. 尿频　　　　　　　　C. 尿妊娠试验阳性

    D. 子宫增大伴阴道宫颈着色　　　E. B超探及宫内妊娠囊回声

2. 以下不属于早期妊娠的改变的是（　　）

    A. 尿频，当子宫增大超出盆腔后，尿频症状自然消失

    B. 哺乳妇女妊娠后乳汁明显减少

    C. 子宫峡部极软，感觉宫颈与宫体似不相连

    D. 双向型体温的已婚妇女出现高温相 10 日持续不降，早孕可能性大

    E. 宫颈黏液涂片后见到排列成行的朱豆状椭圆体

3. 早期妊娠是指（　　）

    A. 妊娠 8 周以内　　　　　　　B. 妊娠 10 周以内　　　　　C. 妊娠 12 周以内

    D. 妊娠 14 周以内　　　　　　　E. 妊娠 16 周以内

4. 初产妇自觉胎动的时间通常为（　　）

    A. 12～14 周　　　　　　　　　B. 14～16 周　　　　　　　C. 16～18 周

    D. 18～20 周　　　　　　　　　E. 20～22 周

5. 头先露的孕妇胎心音在何处听得最清楚（　　）

    A. 耻骨联合处　　　　　　　　　B. 脐下　　　　　　　　　C. 脐周

    D. 脐上　　　　　　　　　　　　E. 剑突下

6. 左肩前位的指示点是（　　）

    A. 顶骨　　　　　　　　　　　　B. 颌骨　　　　　　　　　C. 枕骨

    D. 肩胛骨　　　　　　　　　　　E. 骶骨

7. 下列不属于臀先露的是（　　）

    A. 单臀先露　　　　　　　　　　B. 单足先露　　　　　　　C. 双足先露

    D. 复合臀先露　　　　　　　　　E. 混合臀先露

8. 以下对黑加征的描述对的是（　　）

    A. 妊娠 6～8 周，双合诊检查子宫峡部极软，宫颈与宫体似不相连

    B. 乳晕着色加深，周围出现深褐色结节

    C. 阴道及宫颈充血呈紫蓝色

    D. 胚胎着床处局部变软

    E. 妊娠 8 周后，宫颈变软

9. 关于早孕的鉴别诊断哪项不正确（　　）

    A. 尿潴留　　　　　　　　　　　B. 子宫肌瘤　　　　　　　C. 卵巢囊肿

    D. 子宫内膜癌　　　　　　　　　E. 假孕

10. 不能确诊中期妊娠的是哪一项（　　）

    A. 腹部逐渐增大　　　　　　　　　　　　　　B. 腹部听到胎心音

    C. 腹部可触及胎体，触及胎头时有浮球感　　　D. A 型超声显示胎心及胎动反射波

    E. B 型超声显示胎儿大小及胎方位

A. 胎头俯屈，颏部接近胸壁，脊柱略弯曲，四肢屈曲交叉胸前

B. 胎体纵轴与母体纵轴的关系

C. 最先进入骨盆入口的胎儿部分

D. 胎儿位置与母体骨盆的关系

E. 胎儿先露部的指示点与母体骨盆的关系

11. 胎姿势是指（　　）

12. 胎产式是指（　　）

13. 胎先露是指（　　）

14. 胎方位是指（　　）

A. 宫底高度在剑突下 2 横指　　B. 宫底高度在脐与剑突之间　　C. 宫底高度在脐上 3 横指

D. 宫底高度在脐上 1 横指　　E. 宫底高度在脐耻之间

15. 妊娠 36 周末（　　）

16. 妊娠 32 周末（　　）

17. 妊娠 28 周末（　　）

18. 妊娠 16 周末（　　）

A. 妊娠 5 周时　　　　　　　B. 妊娠 6 周开始　　　　　　C. 妊娠 18～20 周时

D. 妊娠 20 周后　　　　　　E. 妊娠 24 周

19. 自觉胎动在（　　）

20. 宫底在脐上 1 横指在（　　）

二、名词解释

1. 早期妊娠

2. 早孕反应

3. 黑加征

4. 胎方位

参考答案

一、选择题

1.E　2.D　3.D　4.D　5.B　6.D　7.D　8.A

9.D　10.A　11.A　12.B　13.C　14.E　15.A

16.B　17.C　18.E　19.C　20.E

二、名词解释

1. 早期妊娠：妊娠未达 14 周称为早期妊娠。

2. 早孕反应：在停经 6 周左右出现畏寒、头晕、流涎、乏力、嗜睡、食欲缺乏、喜食酸物、厌恶油腻、恶心、晨起呕吐等症状，称为早孕反应，部分患者有情绪改变。多在停经 12 周左右自行消失。

3. 黑加征：妊娠 6～8 周时，双合诊检查子宫峡部极软，感觉宫颈与宫体之间似不相连，称为黑加征。

4. 胎方位：指胎儿先露部的指示点与母体骨盆的关系。枕先露以枕骨、面先露以颏骨、臀先露以骶骨、肩先露以肩胛骨为指示点。每个指示点与母体骨盆入口左、右、前、后、横的不同位置构成不同胎位。

（朱亚飞　李　峰）

第六章　产前检查与孕期保健

 内容精讲

产前检查与孕期保健包括对孕妇进行规范的产前检查、健康教育与指导、胎儿健康的监护与评估、孕期营养及体重管理和用药指导等，是降低孕产妇和围生儿并发症的发生率及死亡率、减少出生缺陷的重要措施。

我国现阶段围生期（perinatal period）指从妊娠满 28 周（即胎儿体重≥1000g 或身长≥35cm）至产后 1 周。

第一节　产前检查

规范的产前检查能够及早防治妊娠并发症或合并症，及时发现胎儿异常，评估孕妇及胎儿的安危，确定分娩时机和分娩方式，保障母儿安全。

一、产前检查的时间、次数及孕周

首次产前检查时间应从确诊妊娠早期开始，应在 6～8 周为宜。目前我国推荐的产前检查孕周分别是：妊娠 6～13^{+6}周，14～19^{+6}周，20～24 周，25～28 周，29～32 周，33～36 周，37～41 周（每周 1 次）。高危孕妇应酌情增加产前检查次数。

二、产前检查的内容

应详细询问病史，包括现病史、月经史、孕产史、既往史、家族史等，并进行系统的全身检查、产科检查、必要的辅助检查和健康教育指导。

（一）病史

1. 年龄　＜18 岁或≥35 岁妊娠为高危因素。

2. 职业　从事接触有毒物质或放射线等工作的孕妇，建议计划妊娠前或妊娠后调离工作岗位。

3. 本次妊娠的情况　了解妊娠早期有无早孕反应、病毒感染及用药史；饮食，睡眠和运动情况；有无阴道流血、头痛、眼花、心悸、下肢水肿等症状。

4. 推算预产期（expected date of confinement，EDC）　按末次月经（1ast menstrual period，LMP）第一日算起，月份减 3 或加 9，日数加 7。有条件者根据妊娠早期超声来核对预产期。末次月经记不清或哺乳期无月经来潮而受孕者，应采用超声来协助推算预产期。若根据末次月经推算孕周与妊娠早期超声检查推算孕周相差 5 日及以上，应根据超声结果校正预产期；超声检测的胎儿头臀长（CRL）是估计孕周最准确的指标［孕周＝头臀长（cm）＋6.5］。也可根据早孕反应开始出现时间、胎动开始时间、子宫底高度和超声检查的胎囊大小（GS）、胎头双顶径（BPD）及股骨长度（FL）值等推算出预产期。

5. 月经史及既往孕产史　询问平时月经是否规律。有无难产史死胎死产史、分娩方式、新生儿情况及有无产后出血史，了解末次分娩或流产的时间及转归。

6. 既往史及手术史　了解有无高血压、心脏病、结核病、糖尿病、血液病、肝肾疾病等，注意其发病时间及治疗情况，并了解做过何种手术。

7. 家族史　有无结核病、高血压、糖尿病、双胎及其他与遗传相关的疾病。

8. 丈夫健康状况　有无遗传性疾病等

（二）全身检查

观察孕妇一般情况；测量体重、身高，计算体重指数（body mass index，BMI），BMI＝体重（kg）／［身高（m）］²。测量血压；注意有无水肿。注意心脏有无病变；检查乳房发育情况；注意脊柱及下肢有无畸形；注意身材矮小（＜145cm）者常伴有骨盆狭窄。

（三）产科检查

包括腹部检查、骨盆测量、产道检查、阴道检查及胎儿情况等。

1. 腹部检查　孕妇排尿后仰卧在检查床上，头部稍垫高，暴露腹部，双腿略屈曲稍分开，使腹肌放松。检查者应站在孕妇的右侧。

（1）视诊　注意腹部形状和大小。有无妊娠纹、手术瘢痕及水肿等情况

（2）触诊　妊娠中晚期应通过进行四步触诊法（four maneuvers of Leopold）检查子宫大小、胎式式、胎先露、胎方位及胎先露是否衔接。在作前三步手法时，检查者面向孕妇头部，作第四步手法时，检查者面向孕妇足端。软尺测子宫高度（耻骨联合上缘至子宫底的距离）及腹围（绕脐周一圈）。宫高异常者，需进一步检查如核对预产期、超声等。腹部向下悬垂（悬垂腹）要考虑可能伴有骨盆狭窄。

第一步：检查者两手置于宫底部，手测宫底高度，估计胎儿大小与妊娠周期是否相符。然后以两手指腹相对交替轻推，判断在宫底部的胎儿部分。胎头硬而圆且有浮球感，胎臀软而宽且形状不规则。

第二步：检查者两手掌分别置于腹部左右侧，一手固定，另一手轻轻深按检查，触及平坦饱满者为胎背，可变形的高低不平部位是胎儿肢体。

第三步：检查者右手拇指与其他4指分开，置于耻骨联合上方握住胎先露部，进一步查清是胎头或胎臀，左右推动确定是否入盆。若已衔接，则胎先露部不能推动。

第四步：检查者左右手分别置于胎先露部的两侧，沿骨盆入口向下深按，进一步核实胎先露部的诊断是否正确，并确定胎先露部入盆程度。

（3）听诊　胎心在靠近胎背上方的孕妇腹壁上听得最清楚。枕先露时在脐右（左）下方，臀先露时在脐右（左）上方，肩先露时在靠近脐部下方听最清楚。

2. 骨盆测量

（1）骨盆内测量（internal pelvimetry）　阴道分娩前或产时，需要确定骨产道情况时可以进行骨盆内测量。孕妇取仰卧截石位。主要测量的径线有：

① 对角径（diagonal conjugate，DC）：为骶岬前缘中点到耻骨联合下缘的距离，正常值为12.5～13cm，此值减去1.5～2cm为骨盆入口前后径的长度，称为真结合径（true conjugate），正常值为11cm。检查者将一手的示、中指伸入阴道，用中指尖触到骶岬上缘中点，示指上缘紧贴耻骨联合下缘，另一手示指固定标记接触点，抽出阴道内的手指，测量中指尖到此接触点距离即为对角径。测量时若中指指尖触不到骶岬上缘，表示对角径值＞12.5cm。

② 坐骨棘间径（bi-ischial diameter）：测量两坐骨棘间的距离，正常值为10cm。一手示指中

指放入阴道内，分别触及两侧坐骨棘，估计其间的距离。

③ 坐骨切迹（incisura ischiadica）宽度：代表中骨盆后矢状径，其宽度为坐骨棘与骶骨下部间的距离，即骶棘韧带宽度。将阴道内的示指置于韧带上移动，若能容纳 3 横指（5.5～6cm）为正常。

④ 出口后矢状径（posterior sagittal diameter of outlet）：为坐骨结节间径中点至骶骨尖端的长度。检查者戴指套的右手示指伸入孕妇肛门向骶骨方向，拇指置于孕妇体外骶尾部，两指共同找到骶骨尖端，将骨盆出口测量器一端放在坐骨结节间径的中点，另一端放在骶骨尖端处，测量器标出的数字即为出口后矢状径。正常值为 8～9cm。

（2）骨盆外测量（external pelvimetry）　包括髂棘间径（正常值为 23～26cm）、髂嵴间径（正常值为 25～28cm）、骶耻外径（正常值为 18～20cm）、坐骨结节间径或称出口横径（transverse outlet，TO）。已有充分的证据表明测量髂棘间径、髂嵴间径、骶耻外径并不能预测产时头盆不称，无需常规测量。但怀疑骨盆出口狭窄时，可测量坐骨结节间径和耻骨弓角度。

① 坐骨结节间径（intertuberous diameter，IT）或称出口横径（TO）：孕妇取仰卧位，两腿向腹部弯曲，双手抱双膝，测量两坐骨结节内侧缘的距离，正常值为 8.5～9.5cm。出口后矢状径与坐骨结节间径值之和＞15cm，表示骨盆出口狭窄不明显。

② 耻骨弓角度（angle of pubic arch）：两手拇指指尖斜着对拢放置在耻骨联合下缘，左右两拇指平放在耻骨降支上，测量所得的两拇指间角度为耻骨弓角度，正常值为 90°，小于 80°为不正常。此角度反映骨盆出口横径的宽度。

3. 阴道检查　特别有阴道流血和分泌物异常时需做阴道检查。分娩前阴道检查可协助确定骨盆大小，宫颈容受和宫颈口开大程度，进行宫颈 Bishop 评分。

4. 辅助检查及健康教育　每次产前检查应进行相应的辅助检查，参照我国《孕前和孕期保健指南（2018 年）》，不同的孕周推荐相应的孕期保健内容。其中常规保健内容、健康教育及指导和辅助检查中的必查项目适用于所有孕妇，有条件的医院或有指征时可开展备查项目。

第二节　评估胎儿健康的技术

评估胎儿健康包括确定是否为高危儿和监测胎儿宫内状况。

一、确定是否为高危儿

高危儿包括：①孕龄＜37 周或≥42 周；②出生体重＜2500g；③小于孕龄儿或大于孕龄儿；④出生后 1min 内 Apgar 评分 0～3 分；⑤产时感染；⑥高危妊娠产妇的新生儿；⑦手术产儿；⑧新生儿的兄姐有严重的新生儿病史或新生儿期死亡等。

二、胎儿宫内状况的监测

1. 妊娠早期　妇科检查确定子宫大小及是否与妊娠周数相符；超声检查最早在妊娠第 6 周即可见到妊娠囊和原始心管搏动；有条件时，妊娠 11～13^{+6} 周超声测量胎儿颈项透明层（nuchal translucency，NT）厚度和胎儿发育情况。

2. 妊娠中期　每次产前检查测宫底高度并监测胎心率。超声检测判断胎儿生长状况和筛查胎儿结构有无异常。四维彩超 22～26 周进行。

3. 妊娠晚期

（1）测量宫高并听取胎心音。超声检查判断胎儿生长状况的同时判断胎位、胎盘位置、羊水量和胎盘成熟度。

（2）胎动监测　胎动监测是通过孕妇自测评价胎儿宫内情况最简便有效的方法之一。一般孕 18～20 周开始有胎动，夜间和下午较活跃。胎动常在胎儿睡眠周期消失，持续 20～40min。妊娠 28 周以后，若胎动计数＜10 次/2h 或减少 50％者提示胎儿缺氧可能。

（3）电子胎心监护　电子胎心监护仪在临床广泛应用，能够连续观察和记录胎心率（fetal heart rate，FHR）的动态变化，也可了解胎心与胎动及宫缩之间的关系，评估胎儿宫内安危情况。其中基线变异是重要的评价指标。监护可在妊娠 32～34 周开始，高危妊娠孕妇酌情提前。

监测胎心率：

① 胎心率基线（FHR baseline，BFHR）：指任何 10min 内胎心率平均水平（除外胎心加速、减速和显著变异的部分），至少观察 2min 以上的图形，该图形可以是不连续的。正常 FHR 为 110～160 次/分；FHR＞160 次/分或＜110 次/分，历时 10min，称为心动过速（tachycardia）或心动过缓（bradycardia）。

② 基线变异：指每分钟胎心率自波峰到波谷的振幅改变。振幅波动完全消失称变异消失；振幅波动≤5 次/分称微小变异；振幅波动 6～25 次/分称正常变异；振幅波动≥25 次/分称显著变异。

③ 胎心率一过性变化：受胎动、宫缩、触诊及声响等刺激，胎心率发生暂时性加快或减慢，随后又能恢复到基线水平，称为胎心率一过性变化，是判断胎儿安危的重要指标。

a. 加速（acceleration）：指胎心率基线突然显著暂增加，开始到波峰时间＜30s。从胎心率开始加速至恢复到基线胎心率水平的时间为加速时间。

妊娠≥32 周胎心率加速标准：胎心加速≥15 次/分，持续时间＞15s，但不超过 2min。

妊娠＜32 周胎心率加速标准：胎心加速≥10 次/分，持续时间＞10s，但不超过 2min。

延长加速：胎心加速持续 2～10min。胎心加速≥10min 则考虑胎心率基线变化。

b. 早期减速（early deceleration，ED）：指伴随宫缩出现的减速，对称性地、缓慢地下降到最低点再恢复到基线。减速的开始到胎心率最低点的时间≥30s，减速最低点常与宫缩的峰值同时出现；一般来说，减速的开始、最低值及恢复与宫缩的起始、峰值及结束同步。

c. 晚期减速（late deceleration，LD）：指伴随宫缩出现的减速，对称性地、缓慢地下降到最低点再恢复到基线。减速的开始到胎心率最低点的时间≥30s，减速最低点常晚于宫缩峰值；一般来说，减速的开始、最低值及恢复分别延后于宫缩的起始、峰值及结束。

d. 变异减速（variable deceleration，VD）：指突发的显著的胎心率急速下降。减速的开始到胎心率最低点的时间＜30s，胎心率下降≥15 次/分，持续时间≥15s，但＜2min。当变异减速伴宫缩时，减速的起始、深度和持续时间与宫缩之间无固定规律。典型的变异减速是先有一初始加速的肩峰，紧接一快速的减速，之后快速恢复到正常基线伴一继发性加速（双肩峰）。

e. 延长减速：指明显低于基线的胎心率下降。减速程度≥15 次/分，持续时间≥2min，但不超过 10min。胎心减速≥10min 则考虑胎心率基线变化。

f. 反复性减速：指 20min 观察时间内，≥50% 的宫缩均伴发减速。

g. 间歇性减速：指 20min 观察时间内，＜50% 的宫缩伴发减速。

h. 正弦波形：胎心率基线呈现平滑的类似正弦波样摆动，频率固定，3～5 次/分，持续≥20min。

i. 宫缩：正常宫缩：观察 30min，10min 内有 5 次或者 5 次以下宫缩。宫缩过频：观察 30min，10min 内有 5 次以上宫缩。当宫缩过频时应记录有无伴随胎心率变化。

（4）预测胎儿宫内储备能力

① 无应激试验（non-stress test，NST）：用于产前监护。指在无宫缩、无外界负荷刺激下，对胎儿进行胎心率的观察和记录，以了解胎儿储备能力。

② 缩宫素激惹试验（oxytocin challenge test，OCT）：又称为宫缩应激试验（contraction stresstest，CST），其原理为用缩宫素诱发宫缩并用胎心监护仪记录胎心率变化，了解胎盘于宫缩时一过性缺氧的负荷变化，测定胎儿的储备能力。可用于产前监护及引产时胎盘功能的评价。

（5）NST 的判读　参照 2007 年加拿大妇产科医师学会指南。需注意 NST 假阳性率较高，异常 NST 需要复查，延长监护时间，必要时行生物物理评分。

（6）OCT 的判读　主要基于是否出现晚期减速和变异减速。①阴性：没有晚期减速或重度变异减速；②可疑（有下述任一种表现）：间断出现晚期减速或重度变异减速；宫缩过频（＞5 次/10 分）；宫缩伴胎心减速，时间＞90s；出现无法解释的监护图形；③阳性：≥50% 的宫缩伴随晚期减速。

（7）产时胎心监护图形判读　产程过程中，为了避免不必要的产时剖宫产，推荐采用产时胎心监护图形的三级判读系统。该判读系统参照 2009 年美国妇产科医师学会指南及 2015 年中华医学会围产医学会制定的《电子胎心监护应用专家共识》。

（8）胎儿生物物理监测（BPP）　利用电子胎心监护和超声检查所示某些生理活动，联合检测胎儿宫内有无急、慢性缺氧的一种产前监护方法，可供临床参考。常用 Manning 评分法。满分为 10 分，10～8 分无急慢性缺氧，8～6 分可能有急或慢性缺氧，6～4 分有急或慢性缺氧，4～2 分有急性缺氧伴慢性缺氧，0 分有急慢性缺氧。但由于 BPP 评分较费时，且受诸多主观因素的影响，故临床应用日趋减少。

（9）彩色多普勒超声胎儿血流监测　应用该技术监测胎儿血流动力学，可以对有高危因素的胎儿状况做出客观判断，为临床选择适宜的终止妊娠时机提供有力的证据。常用指标包括脐动脉和大脑中动脉的 S/D 比值 [收缩期峰值流速（S）/舒张期峰值流速（D）]、RI 值 [阻力指数，为（S－D）/S]、PI 值 [搏动指数，为（S－D）/平均流速]，脐静脉和静脉导管的血流波形等。不同孕周各值不同。较公认的判断胎儿血流异常的标准如下：①脐动脉血流指数大于各孕周的第 95 百分位数或超过平均值 2 个标准差，预示胎儿缺氧；②脐动脉的舒张末期血流频谱消失或倒置，预示胎儿缺氧严重；③胎儿大脑中动脉的 S/D 比值降低，提示血流在胎儿体内重新分布，预示胎儿缺氧；④出现脐静脉或静脉导管搏动、静脉导管血流 α 波反向均预示胎儿处于濒死状态。

三、胎肺成熟度的监测

1. 孕周　妊娠满 34 周（经妊娠早期超声核对）胎儿肺发育基本成熟。

2. 卵磷脂/鞘磷脂（1ecithin/sphingomyelin，L/S）比值　该值≥2，提示胎儿肺成熟。也可用羊水震荡试验（泡沫试验）（foam stability test）。

3. 磷脂酰甘油（PG）　PG 阳性，提示胎肺成熟。

四、胎盘功能检查

1. 胎动　与胎盘功能状态关系密切，胎盘功能低下时，胎动较前有所减少。

2. 孕妇尿雌三醇值　用于评估胎儿胎盘单位功能。

3. 孕妇血清人胎盘生乳素（human placental lactogen，hPL）测定　足月妊娠 hPL 为 4～11mg/L。

第三节　孕期营养和体重管理

一、孕期营养的重要性

指导孕妇合理摄入蛋白质、脂肪、碳水化合物、维生素和矿物质、摄入由多样化食物组成的营养均衡膳食，均对改善母儿结局十分重要。

二、孕妇营养的需要

妊娠期需增加营养，所进食物应含有丰富蛋白质、脂肪、糖类、微量元素和维生素，但要注意避免营养过剩（引起巨大儿和微量元素过剩引起的中毒反应）。

1. 热能　妊娠早期不需要额外增加，妊娠 4 个月后至分娩，在原基础上每日增加 200kcal。我国居民主要热能来源是主食，孕妇每日应摄入主食 200～450g。

2. 蛋白质　妊娠早期不需要额外增加，在妊娠 4～6 个月期间，孕妇进食蛋白质每日应增加 15g，在妊娠 7～9 个月期间，每日应增加 25g。蛋白质的主要来源是动物性食物如鱼、禽、蛋、瘦肉和奶制品等。

3. 碳水化合物　是提供能量的主要物质，宜占总能量的 $50\% \sim 60\%$。孕中晚期每日增加大约 35g 的主食类即可。

4. 脂肪　脂肪摄入过多会导致超重，易引起妊娠并发症，但长链不饱和脂肪酸已经证实对胎儿大脑和视网膜发育有帮助，所以适当多吃鱼类水产品尤其是深海鱼类、核桃等。

5. 无机盐和微量元素　无机盐、微量元素也是整个孕期都必需增加摄入的。

6. 维生素　整个孕期都需要增加维生素的摄入。

7. 膳食纤维　膳食纤维虽然不被人体吸收，但可降低糖、脂肪的吸收和减缓血糖的升高，预防和改善便秘和肠道功能，妊娠期应多食含膳食纤维丰富的食物如蔬菜、低糖水果和粗粮类。

三、孕妇膳食指南

根据 2016 年中国营养学会发布《孕期妇女膳食指南》，建议孕妇在一般人群膳食指南的基础上，增加以下 5 条内容：①补充叶酸；②妊娠呕吐严重者，可少量多餐，保证摄入含必要量碳水化合物的食物；③妊娠中晚期适量增加奶、鱼、禽、蛋、瘦肉的摄入；④适量身体活动，维持孕期适宜增重；⑤禁烟酒，积极准备母乳喂养。

四、孕妇体重管理

1. 孕妇体重增长　可以影响母儿的近远期健康。近年来超重与肥胖孕妇的增加，孕妇体重增长过多增加了大于胎龄儿、难产、产伤、妊娠期糖尿病等的风险；孕妇体重增长不足与胎儿生长受限、早产儿、低出生体重等不良妊娠结局有关。因此要重视孕妇体重管理。2009 年美国医学研究所发布了孕前不同体重指数的孕妇体重增长推荐，应当在第一次产检时确定孕前 BMI，提供个体化的孕妇增重、饮食和运动指导。

2. 运动指导　根据个人喜好可选择一般的家务劳动、散步、漫步跳舞、步行上班、孕妇体操、游泳、骑车、瑜伽和凯格尔运动等形式。但不适宜开展跳跃、震动、球类、登高、长途旅行、长时间站立、潜水、滑雪、骑马等具有一定风险的运动。

第四节　产科合理用药

一、孕妇用药的基本原则

①必须有明确指征，避免不必要的用药；②根据病情在医师指导下选用有效且对胎儿相对安全的药物；③应选择单独用药、避免联合用药；④应选用疗效较肯定的药物，避免用尚难确定对胎儿有无不良影响的新药；⑤严格掌握药物剂量和用药持续时间，注意及时停药；⑥妊娠早期若病情允许，尽量推迟到妊娠中晚期再用药。

二、药物的妊娠分类

药物对胎儿的危害性等级：美国 FDA 曾根据药物对胎儿的致畸情况，将药物对胎儿的危害性等级分为 5 类。

A 类：经临床对照研究，未发现药物对妊娠早期、中期及晚期的胎儿有损害，其危险性极小。

B 类：临床对照研究中，药物对妊娠早期、中期及晚期胎儿危害证据不足或不能证实。

C 类：动物实验发现药物造成胎仔畸形或死亡，但无人类对照研究，使用时必须谨慎权衡药物对胎儿的影响。

D 类：药物对人类胎儿有危害，但临床非常需要，又无替代药物，应充分权衡利弊后使用。

X 类：对动物和人类均具有明显的致畸作用，这类药物在妊娠期禁用。

三、用药时的胎龄

用药时胎龄与损害性质有密切关系：①受精后 2 周内，孕卵着床前后，药物对胚胎影响为"全"或"无"："全"表现为胚胎早期死亡导致流产；"无"则为胚胎继续发育，不出现异常。②受精后 3~8 周之间，是胚胎器官分化发育阶段，胚胎开始定向分化发育，受到有害药物作用后，即可产生形态上的异常而出现畸形，称为致畸高度敏感期，具体地说，如神经组织于受精后 15~25 日，心脏于 21~40 日，肢体和眼睛于 24~46 日易受药物影响。③受精后 9 周~足月是胎儿生长、器官发育、功能完善阶段，仅有神经系统、生殖器和牙齿仍在继续分化，特别是神经系统分化、发育和增生是在妊娠晚期和新生儿期达最高峰。在此期间受到药物作用后，由于肝酶结合功能差及血脑通透性高，易使胎儿受损，还可表现为胎儿生长受限、低出生体重和功能行为异常。

第五节　孕期常见症状及其处理

1. 消化系统症状　妊娠早期恶心、晨起呕吐者，可给予维生素 B_6 10~20mg/次，每日 3 次口服。若妊娠剧吐，则按该病处理。

2. 贫血　孕妇于妊娠后半期对铁需求量增多，仅靠饮食补充明显不足，应适当地补充铁剂。

3. 腰背痛　妊娠期间关节韧带松弛，增大妊娠子宫向前突使躯体重心后移，腰椎向前突，使背肌处于持续紧张状态，孕妇出现轻微腰背痛。若腰背痛明显者，应及时查找原因，按病因处理。必要时卧床休息、局部热敷及药物治疗。

4. 下肢及外阴静脉曲张　静脉曲张因增大子宫压迫下腔静脉使股静脉压力增高，随妊娠次数增多逐渐加重。于妊娠末期应尽量避免长时间站立，可穿有压力梯度的弹力袜，晚间睡眠时应适当抬高下肢利于静脉回流。分娩时应防止外阴部曲张的静脉破裂。

5. 下肢肌肉痉挛　孕妇缺钙的表现，应当补充钙剂。随着孕周增加，钙剂补充量应增多，600~1500mg/d。

6. 下肢水肿　孕妇于妊娠晚期常有踝部及小腿下半部轻度水肿，经休息后消退，属正常现象。若水肿明显且无法消退者，应警惕妊娠期高血压疾病、合并肾脏疾病或其他合并症，及时查明病因并给予治疗。

7. 便秘　妊娠期间肠蠕动及肠张力减弱，加之孕妇运动量少，容易发生便秘。应养成每日按时排便的良好习惯，并多吃纤维素含量高的新鲜蔬菜和水果，必要时使用缓泻剂或乳果糖，慎用开塞露、甘油栓，但禁用硫酸镁，也不应灌肠，以免引起流产或早产。

8. 痔疮　因增大妊娠子宫压迫和腹压增高，使痔静脉回流受阻和压力增高导致痔静脉曲张。应多吃蔬菜，少吃辛辣食物，必要时服缓泻剂软化大便，纠正便秘。

9. 仰卧位低血压　妊娠晚期孕妇若长时间取仰卧位，由于增大的妊娠子宫压迫下腔静脉，使回心血量及心排出量减少，出现低血压症状。此时若改为侧卧位，使下腔静脉血流通畅，血压迅速恢复正常，症状即可消失。

同步练习

一、选择题

1. 目前国内采用的围生期是指（　　　）
   A. 妊娠 28 周至产后 4 周　　　B. 妊娠 20 周至产后 2 周　　　C. 妊娠 20 周至产后 1 周
   D. 妊娠 28 周至产后 1 周　　　E. 妊娠 28 周至产后 3 周

2. 以下哪项检查结果说明胎儿储备能力正常（　　　）

A. 胎儿头皮血 pH 值为 7.0　　　B. FHR 基线静止型　　　C. 缩宫素激惹试验阳性

D. 胎动 24h 6 次　　　E. 无激惹试验反应型

3. 首次产前检查的时间是（　　　）

A. 自觉胎动时　　　B. 出现早孕反应　　　C. 确诊早孕时

D. 孕 16 周时　　　E. 孕 12 周时

4. 胎心监护反应胎儿缺氧是指出现（　　　）

A. 加速　　　B. 晚期减速　　　C. 变异减速

D. 早期减速　　　E. OCT 阴性

5. 用于反映胎盘功能的孕妇尿中甾体激素是（　　　）

A. 皮质醇　　　B. 孕二醇　　　C. 雌二醇

D. 雌三醇　　　E. 醛固酮

6. 一般自觉胎动开始于（　　　）

A. 孕 12～14 周　　　B. 孕 18～20 周　　　C. 孕 24～28 周

D. 孕 30～32 周　　　E. 孕 32 周以后

7. 如骨盆出口横径小于 8cm，应进一步检查的径线是（　　　）

A. 髂嵴间径　　　B. 坐骨棘间径　　　C. 骶耻外径

D. 骨盆出口后矢状径　　　E. 骨盆出口前矢状径

8. 胎儿成熟度的判定正确的是（　　　）

A. 超声测定胎头双顶径＞7.5cm，提示胎儿成熟

B. 羊水脂肪细胞出现率＞40%，提示胎儿皮肤成熟

C. 羊水胆红素类物质△OD405＞0.02，提示胎儿肝成熟

D. 羊水卵磷脂与鞘磷脂比值可了解胎儿肾成熟度

E. 羊水肌酐值测定，一般＞2mg 提示胎儿肾成熟

9. 下列哪项检查能提示胎盘功能正常（　　　）

A. 胎动 12h 小于 10 次

B. 妊娠晚期孕妇 24h 尿中雌三醇值＜15mg

C. NST 试验反应型

D. 妊娠足月时孕妇血清中胎盘生乳素＞4mg/L

E. 胎儿生物物理评分 4 分

10. 检查胎位的四步触诊法正确的是（　　　）

A. 可了解子宫的大小、胎先露、胎方位等

B. 第一步是双手置于子宫先露部，判断是胎头还是胎臀

C. 第二步是双手置于宫底部侧，了解先露是头还是臀

D. 第三步是双手置于腹部两侧，辨别胎背方向

E. 第四步是单手握住胎先露部，核实先露部入盆程度

11. 可以诊断为胎儿窘迫的是（　　　）

A. 臀位临产后羊水Ⅰ度

B. 宫缩时胎心减慢，少于 120 次/分，宫缩间歇可恢复

C. 胎心监护出现早期减速

D. 孕妇持续高热时，胎心加快大于 140 次/分

E. 出现晚期减速

12. 关于胎儿电子监测正确的是（　　　）

A. 胎心率基线 110～130 次/分为正常范围

B. 变异减速提示胎儿缺氧的表现

C. 无应激试验阳性提示胎儿宫内储备能力良好

D. 早期减速是胎儿缺氧的表现

E. OCT 阴性提示胎儿窘迫

13. 骨盆测量径线正常的是（　　　）

  A. 髂棘间径 20cm   B. 髂嵴间径 22cm   C. 骶耻外径 17cm

  D. 坐骨结节间径 9cm   E. 对角径 10cm

14. 关于骨盆径线错误的是（　　　）

  A. 对角径小于 12cm 提示骨盆入口前后径狭窄

  B. 坐骨结节间径与后矢状径值之和小于 15cm 时为出口狭窄

  C. 坐骨棘间径小于 10cm 提示中骨盆狭窄

  D. 测量髂棘间径，可以间接推测中骨盆横径

  E. 耻骨弓角度可反映骨盆出口横径的宽度

15. 关于骶耻外径正确的是（　　　）

  A. 测量时孕妇取右侧卧位，右腿伸直，左腿屈曲

  B. 测量第 5 腰椎棘突下至耻骨联合下缘中点的距离

  C. 正常值为 18～20cm

  D. 与骨质厚薄无关

  E. 此径线可间接推测骨盆入口横径长度

16. 骨盆出口横径为（　　　）

  A. 坐骨结节间的距离   B. 坐骨结节外侧缘的距离

  C. 坐骨结节内侧缘的距离   D. 坐骨切迹的宽度

  E. 坐骨棘间的距离

17. 如末次月经是 2013 年 3 月 1 日，推算预产期是（　　　）

  A. 2013 年 12 月 8 日   B. 2013 年 12 月 31 日   C. 2014 年 1 月 2 日

  D. 2014 年 1 月 10 日   E. 2014 年 1 月 29 日

18. 孕 37 周孕妇的胎盘功能应如何测定（　　　）

  A. AFP 值   B. 血清 hCG 值   C. E/C 比值

  D. 羊水肌酐值   E. 羊水中卵磷脂/鞘磷脂比值

19. 下列哪种现象对早期妊娠的诊断最准确（　　　）

  A. 停经伴恶心呕吐   B. 阴道充血变软，呈紫蓝色

  C. 子宫增大   D. 自觉有胎动

  E. 超声多普勒检查有孕囊及心管搏动

20. 先露为头，胎背在左后方，右下腹触到胎肢，右下腹近中线处胎心最清晰，最可能的胎方位是（　　　）

  A. 正枕后   B. 右枕后   C. 右枕前

  D. 左枕前   E. 左枕后

21. 抽取羊水做细胞染色体检查的最合适时期是（　　　）

  A. 妊娠 12～16 周   B. 妊娠 36～40 周   C. 妊娠 24～36 周

  D. 妊娠 30～32 周   E. 妊娠 16～20 周

22. NT 筛查的最佳孕周是（　　　）

  A. 妊娠 $11～13^{+6}$ 周   B. 妊娠 $10～12^{+6}$ 周   C. 妊娠 8～10 周

  D. 妊娠 14～16 周   E. 妊娠 16～20 周

23. 四维彩超检查的最佳孕周是（　　）
    A. 妊娠 11～13 周　　　　B. 妊娠 32～36 周　　　　C. 妊娠 22～26 周
    D. 妊娠 24～28 周　　　　E. 妊娠 16～20 周

24. 提示胎儿肺成熟的指标是（　　）
    A. 含脂肪细胞出现率　　　B. 胆红素类物质　　　　C. 卵磷脂/鞘磷脂比值
    D. 肌酐　　　　　　　　　E. 淀粉酶

25. 下列哪项胎动计数提示胎儿缺氧（　　）
    A. 胎动<10 次/12h　　　B. 胎动<20 次/12h　　　C. 胎动<25 次/12h
    D. 胎动<15 次/12h　　　E. 胎动<30 次/12h

26. 胎儿电子监护中提示脐带受压的是（　　）
    A. 早期减速　　　　　　　B. 晚期减速　　　　　　C. 变异减速
    D. 胎心加速　　　　　　　E. NST 无反应型

27. 胎儿电子监护中提示胎儿头受压的是（　　）
    A. 晚期减速　　　　　　　B. 变异减速　　　　　　C. 早期减速
    D. 胎心加速　　　　　　　E. NST 无反应型

28. 最简单而准确的监测胎儿宫内安危的方法为（　　）
    A. 羊膜镜检查　　　　　　B. OCT 试验　　　　　C. NST
    D. 尿液 E_3 测定　　　　　E. 胎动计数

29. 月经周期规律女性用于推算预产期的方法为（　　）
    A. 早孕反应开始的时间　　B. 末次月经第一日开始计算
    C. 末次月经干净之日　　　D. 自觉胎动开始时间
    E. B 超确诊宫内早孕之日开始计算

30. 下列哪项检查能帮助确诊胎儿先天性心脏病（　　）
    A. 经皮脐静脉穿刺取胎血检测　　B. 羊膜腔内胎儿造影
    C. 胎儿镜检查　　　　　　　　　D. 羊膜腔穿刺行羊水检查
    E. 胎儿心动图检查

二、名词解释
1. 围生期
2. 缩宫素激惹试验
3. 晚期减速
4. 仰卧位低血压
5. 预产期

三、简答题
1. 简述产前检查四步触诊法的内容及每一步的目的。
2. 如何了解胎儿肺成熟度？
3. 简述孕产妇用药原则。

参考答案

一、选择题
1. D　2. E　3. C　4. B　5. D　6. B　7. D　8. E
9. C　10. A　11. E　12. C　13. D　14. D　15. C
16. C　17. A　18. C　19. E　20. C　21. E　22. A
23. C　24. C　25. A　26. C　27. C　28. E　29. B
30. E

二、名词解释
1. 围生期：我国现阶段围生期指从妊娠满 28 周（即胎儿体重≥1000g 或身长≥35cm）至产后 1 周。
2. 缩宫素激惹试验：又称为宫缩应激试验，其原理为用缩宫素诱发宫缩并用胎心监护仪记录胎心率变化，了解胎盘于宫缩时一过性缺氧的负荷变化，测定胎儿的储备能力。可用于产前监护及引产时胎盘功能的评价。

3. 晚期减速：指伴随宫缩出现的减速，对称性地、缓慢地下降到最低点再恢复到基线。减速的开始到胎心率最低点的时间≥30s，减速最低点常晚于宫缩峰值；一般来说，减速的开始、最低值及恢复分别延后于宫缩的起始、峰值及结束。

4. 仰卧位低血压：妊娠晚期孕妇若长时间取仰卧位，由于增大的妊娠子宫压迫下腔静脉，使回心血量及心排出量减少，出现低血压症状。此时若改为侧卧位，使下腔静脉血流通畅，血压迅速恢复正常，症状即可消失。

5. 预产期：按末次月经第一日算起，月份减3或加9，日数加7。有条件者根据妊娠早期超声来核对预产期。末次月经记不清或哺乳期无月经来潮而受孕者，应采用超声来协助推算预产期。

三、简答题

1. 答：第一步：检查者两手置于宫底部，手测宫底高度，估计胎儿大小与妊娠周期是否相符。然后以两手指腹相对交替轻推，判断在宫底部的胎儿部分。

第二步：确定胎产式后，检查者两手掌分别置于腹部左右侧，一手固定，另一手轻轻深按检查，触及平坦饱满者为胎背，可变形的高低不平部位是胎儿肢体。

第三步：检查者右手拇指与其他4指分开，置于耻骨联合上方握住胎先露部，进一步查清是胎头或胎臀，左右推动以确定是否衔接。

第四步：检查者左右手分别置于胎先露部的两侧，沿骨盆入口向下深按，进一步核实胎先露部的诊断是否正确，并确定胎先露部入盆程度。

2. 答：①孕周满34周（经妊娠早期超声核对）；②卵磷脂/鞘磷脂（L/S）比值≥2；③羊水震荡试验（泡沫试验）；④磷脂酰甘油（PG）阳性。

3. 答：①必须有明确指征，避免不必要的用药；②根据病情在医师指导下选用有效且对胎儿相对安全的药物；③应选择单独用药、避免联合用药；④应选用疗效较肯定的药物，避免用尚难确定对胎儿有无不良影响的新药；⑤严格掌握药物剂量和用药持续时间，注意及时停药；⑥妊娠早期若病情允许，尽量推迟到妊娠中晚期再用药。

（姚 琴 马晓霞）

第七章 遗传咨询、产前筛查、产前诊断与胎儿手术

📖 **内容精讲**

出生缺陷指婴儿出生前发生的身体结构、功能或代谢异常。出生缺陷可由染色体异常、基因突变等遗传因素或环境因素引起，也可由这两种因素交互作用或其他不明原因所致。出生缺陷可以非常轻微，以至于出生时难以发现，也可以非常严重，甚至危及生命。通常表现为先天性结构异常、发育异常或功能异常。

出生缺陷的防治可分三级：一级预防是孕前干预，防止出生缺陷胎儿的发生。二级预防是产前干预，包括产前筛查、诊断及可能的宫内干预。三级预防是产后干预，包括早期诊断和早期治疗，防止严重的致残。遗传咨询、产前遗传学筛查和产前诊断及宫内干预是出生缺陷一级和二级防治的主要方法。三级防治不在本章讨论的范畴。

第一节 遗传咨询

一、遗传咨询的定义

遗传咨询是由从事医学遗传的专业人员或咨询医师，对咨询对象就其提出的家庭中遗传性疾病的相关问题予以解答，并就咨询对象提出的婚育问题给出医学建议，具体内容包括帮助患者及其家庭成员梳理家族史及病史，选择合理的遗传学检测方案，解读遗传检测结果，获取详细的临床表型，分析遗传机制，告知患者可能的预后和治疗方法，评估下一代再发风险并制定生育计划，包括产前诊断或植入前诊断等。

二、遗传咨询的对象

咨询对象为遗传性疾病的高风险人群，包括：①夫妇双方或一方家庭成员中有遗传病、出生缺陷、不明原因的癫痫、智力低下、肿瘤及其他与遗传因素密切相关的患者，曾生育过明确遗传病或出生缺陷儿的夫妇；②夫妻双方或之一本身罹患智力低下或出生缺陷；③不明原因的反复流产或有死胎、死产等病史的夫妇；④孕期接触不良环境因素及患有某些慢性病的夫妇；⑤常规检查或常见遗传病筛查发现异常者；⑥其他需要咨询者，如婚后多年不育的夫妇，或35岁以上的高龄孕妇；近亲婚配。

三、遗传咨询的类别

根据咨询的主题和咨询对象的不同，遗传咨询主要分为：婚前咨询、孕前咨询、产前咨询、儿科相关遗传病咨询、肿瘤遗传咨询及其他专科咨询（如神经遗传病咨询、血液病咨询等）。

四、遗传咨询的原则

在遗传咨询过程中，必须遵循以下伦理和道德原则。

1. 自主原则 尊重咨询对象的意愿和决定，确保任何决策的选择均不受任何压力的胁迫和暗示，尤其对于妊娠方式、妊娠结局的选择以及遗传学检测。尊重来咨询者的宗教信仰和社会背景而产生的不同态度及观点。

2. 知情同意原则 遗传咨询过程中，应确保咨询对象对于所有涉及自身及家庭成员的健康状态及疾病风险、遗传学检测可能出现的临床意义不明的基因变异、不同诊疗计划的利弊均有充分的理解，并完全自主地进行医疗方案的选择。

3. 无倾向性原则 在遗传咨询的选择中，医务人员的角色是帮助来咨询者了解不同方案的利弊，而不是替来咨询者做出选择。非指令性原则一直是医学遗传咨询遵循的原则，同时也被世界卫生组织遗传咨询专家委员会认可。

4. 守密和尊重隐私原则 保守秘密是遗传咨询的一种职业道德。遗传学检测有可能发现某些家庭的隐私（如亲缘关系不符等），遗传咨询中应依照来咨询者的意愿，保护其隐私。

5. 公平原则 理想的状态是所有遗传学服务（包括咨询与检测）应该被平等地提供给所有需要的人。

五、遗传咨询的内容及基本流程

遗传咨询是一项提供信息的服务，内容应当包含下述5个方面：

① 帮助患者及家庭成员了解疾病的表型，即疾病的临床症状，比如认知障碍、生理缺陷等。

② 以通俗易懂的语言向患者及家庭成员普及疾病的遗传机制，即由何种遗传物质异常导致疾病发生的机制。

③ 提供疾病治疗方案信息，即针对该疾病所能够采取的治疗手段及预后，使患者通过遗传诊断而受益。此外还应提供疾病相关协助机构方面的信息。

④ 提供再发风险的咨询，即患者所患的遗传性疾病在家系亲属中再发生的风险率。在明确诊断的基础上判断其遗传方式，同时也应当考虑基因型和表型可能的差异，作出遗传风险的评估，说明子代再发风险。

⑤ 提供家庭再生育计划咨询，即告知患者及家庭下一胎生育时应该采取的措施及生育方式上的可能选择，如自然受孕直接进行产前诊断、植入前胚胎遗传学诊断、捐精、供卵等。

六、人类遗传病的类型

人类遗传性疾病可分为6类：①染色体疾病；②基因组疾病；③单基因遗传病；④多基因遗传病；⑤线粒体遗传病；⑥体细胞遗传病。

1. 染色体疾病 是导致新生儿出生缺陷最多的一类遗传学疾病。染色体异常包括染色体数目异常和结构异常两类。染色体数目异常包括整倍体和非整倍体异常；结构异常包括染色体部分缺失、重复、易位、倒位、插入、等臂以及环形染色体等。目前对先天性染色体疾病尚无有效的治疗方法，因此应争取早期诊断，达到优生优育的目的。

2. 基因组疾病 是由基因组DNA的异常重组而导致的微缺失与微重复，或基因结构的彻底破坏而引起异常临床表型的一类疾病。

3. 单基因遗传病 是由单个位点或者等位基因变异引起的疾病，也称孟德尔遗传病。其中包括符合经典孟德尔遗传方式的常染色体显性遗传、常染色体隐性遗传、X-连锁遗传和Y-连锁遗传。其他的单基因遗传方式有基因组印记、遗传早现、单亲二倍体、假常染色体显性遗传等。只有不到1‰的单基因遗传病有治疗方法，因此单基因遗传病患者应争取早期诊断、治疗，做好出生缺陷的三级预防。

4. 多基因遗传病 其遗传基础是多个致病基因或者易感基因与环境因素协同调控，发病机制复杂，且人种间存在差异。若干对基因作用积累之后，形成一个明显的表型效应，称为累加效应（additive effect）。在微效基因中可能存在一些起主要作用的基因，称为主基因（major gene），主基因对了解多基因疾病的发生、诊断、治疗和预防均有十分重要的意义。

5. 线粒体遗传病 是由于线粒体环 DNA（mtDNA）异常引起的遗传疾病。核基因组中也有与编码线粒体组分相关的基因（nDNA），这部分基因变异引起的线粒体异常疾病遵循单基因遗传病的遗传模式，大部分为隐性遗传模式，发病较早。线粒体环 DNA 变异时引起线粒体遗传病，其遗传模式为母系遗传，一般发病较晚。

6. 体细胞遗传病 是除生殖细胞外的体细胞内的基因发生变异，由于该变异的累加效应导致疾病发生。该变异不会遗传给子代，最典型病例是各种散发性癌症。

第二节 产前筛查

遗传筛查包括对成人、胎儿及新生儿遗传性疾病筛查三部分，对胎儿的筛查又称产前筛查，为本节主要内容。产前筛查是通过可行的方法，对一般低风险孕妇进行一系列的检查，发现子代具有患遗传性疾病高风险的可疑人群。

一、非整倍体染色体异常

大约有 8% 的受精卵是非整倍体染色体异常的胎儿，其中 50% 在妊娠早期流产，存活下来但伴有缺陷的染色体异常占新生儿的 0.64%。以唐氏综合征为代表的非整倍体染色体异常是产前筛查的重点。

1. 妊娠早期联合筛查 包括超声测定胎儿颈项透明层（NT）厚度和孕妇血清学检查两类，血清学检测指标包括妊娠相关血浆蛋白-A 和游离 β-hCG。联合应用血清学和 NT 的方法，唐氏综合征的检出率在 85%。

2. 妊娠中期筛查 妊娠中期的血清学筛查通常采用三联法，即甲胎蛋白（AFP）、人绒毛膜促性腺激素（hCG）和游离雌三醇（E_3），或增加抑制素 A，形成四联筛查。唐氏综合征患者 AFP 降低、hCG 升高、E_3 降低，根据三者的变化，结合孕妇年龄、孕龄等情况，计算发病风险。

3. 妊娠早、中期整合筛查 整合妊娠早期和中期的筛查指标，可提高检出率，降低假阳性率。整合方式有三种：

（1）整合产前筛查 首先在妊娠 $10 \sim 13^{+6}$ 周检测血清 PAPP-A、β-hCG 和 $11 \sim 13^{+6}$ 周超声检查 NT；妊娠 15～20 周行血清学四联试验。

（2）血清序贯筛查 为在整合产前筛查中去除 NT 检查，该方法可达到妊娠早期联合筛查相同的效果。

（3）酌情筛查 首先进行妊娠早期筛查，筛查结果为胎儿风险极高者（唐氏综合征风险率大于等于 1/50），建议绒毛穿刺取样。

4. 超声遗传学标志物筛查 超声检查发现的遗传学标志物又称为软指标，包括妊娠早期的 NT 增厚、鼻骨缺失，妊娠中期的颈部皮肤皱褶增厚、肠管回声增强、肾盂扩张、长骨短缩、心室内强光点、脉络丛囊肿等。另外，超声发现结构性畸形的胎儿也可提示染色体异常的风险增高，但何种风险取决于具体的畸形和发现的时机。超声软指标异常应注意是否存在其他结构畸形，并根据特定软指标的风险度，决定是否需要进一步产前诊断。

5. 无创产前检测技术（NIPT） NIPT 技术是根据孕妇血浆中胎儿来源的游离 DNA 信息筛查常见的非整倍体染色体异常的方法。NIPT 目前仅用于高危人群的次级筛查，但是否可用于低危人群的一级筛查，还需要卫生经济学的进一步评价。

二、神经管畸形

1. 血清学筛查 约 95% 的神经管畸形（NTDs）患儿无家族史，但 90% 孕妇的血清和羊水中的 AFP 水平升高，因此血清的 AFP 可作为 NTDs 的筛查指标。筛查应在妊娠 15～20 周进行。

2. 超声筛查 99％的 NTDs 可通过妊娠中期的超声检查获得诊断，而且 3％～5％的 NTDs 患者因为非开放性畸形，羊水 AFP 水平在正常范围，因此孕妇血清 AFP 升高但超声检查正常的患者不必羊水检测 AFP。

三、胎儿结构畸形筛查

对于出生缺陷的低危人群，可在妊娠 20～24 周期间，通过超声对胎儿的各器官进行系统的筛查，目的是发现严重致死性畸形。建议所有孕妇在此时期均进行一次系统胎儿超声检查，胎儿畸形的产前超声检出率约为 50％～70％。

第三节　产前诊断

产前诊断又称宫内诊断或出生前诊断，指对可疑出生缺陷的胎儿在出生前应用各种检测手段，如影像学、生物化学、细胞遗传学及分子生物学等技术，全面评估胎儿在宫内的发育状况，对先天性和遗传性疾病作出诊断，为胎儿宫内治疗（手术、药物、基因治疗等）及选择性流产提供依据。本节重点介绍胎儿遗传学诊断技术和影像学诊断技术。

一、产前诊断的对象

产前诊断的对象为出生缺陷的高危人群。除了产前筛查检出的高风险人群外，还需要根据病史和其他检查确定的高风险人群。建议其进行产前诊断检查的指征：

① 羊水过多或者过少。

② 筛查发现染色体核型异常的高危人群、胎儿发育异常或可疑结构畸形。

③ 妊娠早期时接触过可能导致胎儿先天缺陷的物质。

④ 夫妇一方患有先天性疾病或遗传性疾病，或有遗传病家族史。

⑤ 曾经分娩过先天性严重缺陷婴儿。

⑥ 年龄达到或超过 35 周岁。

二、产前诊断的疾病

1. 染色体异常 包括染色体数目异常和结构异常两类。染色体数目异常包括整倍体和非整倍体；结构异常包括染色体部分缺失、易位、倒位、环形染色体等。

2. 性连锁遗传病 以 X 连锁隐性遗传病居多，如红绿色盲、血友病等。

3. 遗传性代谢缺陷病 多为常染色体隐性遗传病。因基因突变导致某种酶的缺失引起代谢抑制，代谢中间产物积累而出现临床表现。

4. 先天性结构畸形 其特点是有明显结构改变，如无脑儿、脊柱裂、唇腭裂、先天性心脏病、髋关节脱白等。

三、产前诊断方法

产前诊断的策略是综合各种方法获得胎儿疾病的诊断。首先利用超声、磁共振检查等观察胎儿的结构是否存在畸形；然后利用羊水、绒毛、胎儿细胞培养，获得胎儿染色体疾病的诊断；再采用染色体核型分析和分子生物学方法作出染色体或基因疾病的诊断；最后部分代谢性疾病患儿可以利用羊水、羊水细胞、绒毛细胞或胎儿血液，进行蛋白质、酶和代谢产物检测获得诊断。

胎儿染色体和基因疾病的产前诊断均可以通过绒毛穿刺取样（chorionic villus sampling，CVS）、羊膜腔穿刺术（amniocentesis）或脐血管穿刺取样等介入性方法获得绒毛或胎儿细胞。

四、实验室诊断技术

除传统的 G 显带核型分析外，目前用于胎儿染色体核型分析或基因诊断的技术有以下几种。

1. 荧光原位杂交技术（FISH）　采用 FISH 技术或荧光定量聚合酶链反应技术检查 21、18 和 13 号常染色体三体、性染色体非整倍体及三倍体，具有高检出率和检查时间短（通常在 24～48h 之间）的优点。

2. 染色体微阵列分析（CMA）　可以检测到较小的（10～100kb）、不能被传统的核型分析所识别的遗传物质增加和丢失。当胎儿超声检查有一个或多个严重结构畸形时，推荐进行 CMA。

3. 靶向基因测序　可检测已知与遗传疾病有关的一个或多个特定基因。当临床高度怀疑有遗传学改变，但染色体分析结果正常时，可采用该方法寻找特定的基因问题。

4. 全外显子测序（WES）　利用二代测序技术对外显子进行测序。在临床上用于评估可能有遗传疾病，而针对相关表型已进行的特定基因检测未能作出诊断的胎儿。但该技术在产前诊断中应用有一定的局限性，包括检查时间长，并且假阳性率和假阴性率高，以及发现不能确定临床意义的基因突变。

五、超声产前诊断

产前诊断性超声检查是针对临床或产前超声筛查发现的胎儿异常，围绕可能的疾病，进行有针对性的、全面的检查，并作出影像学诊断。超声检查诊断出生缺陷存在以下局限性：①出生缺陷必须存在解剖异常，而且该异常必须明显到足以让超声影像所分辨和显现；②超声检查必须在合适时间进行，可在妊娠早期获得诊断的疾病如脊柱裂、全前脑、右位心、联体双胎等，需在妊娠晚期才能诊断的疾病如脑积水、肾盂积水、多囊肾等，还有些异常的影像学改变可在妊娠早期出现，以后随访时消失；③超声发现与染色体疾病有关的结构畸形，需行胎儿核型分析。

六、磁共振产前诊断

磁共振不作为常规筛查方法，只对超声检查发现异常、但不能明确诊断的胎儿，选择磁共振检查。磁共振检查可以诊断的胎儿结构异常有：①中枢神经系统异常；②颈部结构异常；③胸部病变；④腹部结构异常。磁共振检查安全性较高，目前尚未发现有磁场对胎儿造成危害的报道。但为确保胎儿安全，对妊娠 3 个月以内的胎儿尽可能避免磁共振检查。

第四节　胎儿手术

随着产前诊断技术的日益成熟，胎儿宫内手术的应用范围也越来越广。根据手术路径又可分为微创胎儿手术和开放性胎儿手术。根据手术部位又可分为针对胎儿的手术和针对胎盘、脐带及胎膜的手术。

一、微创胎儿手术

（一）胎儿镜手术

胎儿镜经母体腹壁和子宫壁进入羊膜腔内，可以直接观察胎儿外观并进行胎儿组织活检，最初用于诊断，如对进行性退行性肌营养不良或白化病进行产前诊断。目前开展的胎儿镜手术主要有胎儿胸腔积液羊膜腔胸腔引流术、脊髓脊膜膨出的宫内修补、严重先天性膈疝的气管球囊堵塞术、胎儿后尿道瓣膜膀胱镜切割术、胎盘吻合血管激光电凝术、羊膜束带综合征松解术、单绒双胎选择性减胎的血管凝固技术以及胎盘绒毛膜血管瘤的激光治疗。

（二）宫内分流手术

对严重胸腔积液的胎儿行胸腔羊膜腔引流术，可使胎儿胸腔持续减压利于肺部扩张，降低因肺发育不全导致的新生儿死亡。对于肾功能正常，尿路梗阻患儿采用宫内膀胱羊膜腔引流术，可能可使婴儿存活率升高，羊水量恢复正常，肺发育不良的比例降低。但其临床疗效和近远期并发症有待于进一步评估。

（三）宫内输血术

对于各种原因引起的胎儿贫血，特别是母胎血型不合的免疫性贫血可在 34~35 周前给胎儿宫内输血，防止胎儿水肿的发生，改善胎儿预后。宫内输血可通过脐静脉、肝静脉和腹腔输血进行。备血要求较高，通常需要供血为 O 型 Rh 阴性血型，且血细胞比容达到 75%~85%，经过 γ 射线照射，巨细胞病毒检测阴性。

（四）严重的胎儿先天性心脏病手术

严重的主动脉狭窄或胎儿室间隔完整的肺动脉闭锁，可导致血流受阻，进而影响胎儿肺循环或体循环发育。理论上讲，宫内解除结构梗阻可能有利于心脏正常发育，使得出生后单心室修补变为双心室修补。有研究在宫内尝试行胎儿球囊瓣膜成形术，其临床疗效仍需进一步评估。

二、产时子宫外处理

产时子宫外处理（EXIT）的核心技术是在进行胎儿治疗的同时保持子宫低张状态和子宫胎盘循环。其应用指征包括：①产时子宫外开放呼吸道：主要应用于颈部肿块引起的气道梗阻；先天性的气道梗阻综合征。②产时子宫外体外膜肺。③产时子宫外切除术。④产时子宫外分离术。

以下情况不是做 EXIT 的指征：腹壁缺损、肺部病变、无须 ECMO 的先天性膈疝。

三、开放性胎儿手术

可行开放性胎儿手术的胎儿异常包括后尿道瓣膜、严重先天性膈疝、骶尾部畸胎瘤、胎儿颈部肿块、脊髓脊膜膨出等。目前唯一经过随机对照研究证实开放性手术疗效的是胎儿脊髓脊膜膨出。子宫开放性手术对于孕妇和胎儿均有很大风险，需谨慎选择。

同步练习

简答题

1. 试述产前诊断的定义和对象。
2. 试述在遗传咨询过程中，必须遵循的伦理和道德原则。

参考答案

简答题

1. 答：产前诊断又称宫内诊断或出生前诊断，指对可疑出生缺陷的胎儿在出生前应用各种检测手段，如影像学、生物化学、细胞遗传学及分子生物学等技术，全面评估胎儿在宫内的发育状况，对先天性和遗传性疾病作出诊断，为胎儿宫内治疗（手术、药物、基因治疗等）及选择性流产提供依据。

产前诊断的对象为出生缺陷的高危人群。除了产前筛查检出的高风险人群外，还需要根据病史和其他检查确定的高风险人群。建议其进行产前诊断检查的指征：①羊水过多或者过少；②筛查发现染色体核型异常的高危人群、胎儿发育异常或可疑结构畸形；③妊娠早期时接触过可能导致胎儿先天缺陷的物质；④夫妇一方患有先天性疾病或遗传性疾

病，或有遗传病家族史；⑤曾经分娩过先天性严重缺陷婴儿；⑥年龄达到或超过 35 周岁。

2. 答：在遗传咨询过程中，必须遵循以下伦理和道德原则。

①自主原则：尊重咨询对象的意愿和决定，确保任何决策的选择均不受任何压力的胁迫和暗示，尤其对于妊娠方式、妊娠结局的选择以及遗传学检测。尊重来咨询者的宗教信仰和社会背景而产生的不同态度及观点。

②知情同意原则：遗传咨询过程中，应确保咨询对象对于所有涉及自身及家庭成员的健康状态及疾病风险、遗传学检测可能出现的临床意义不明的基因变异、不同诊疗计划的利弊均有充分的理解，并完全自主地进行医疗方案的选择。

③ 无倾向性原则：在遗传咨询的选择中，医务人员的角色是帮助来咨询者了解不同方案的利弊，而不是替来咨询者做出选择。非指令性原则一直是医学遗传咨询遵循的原则，同时也被世界卫生组织遗传咨询专家委员会认可。

④ 守密和尊重隐私原则：保守秘密是遗传咨询的一种职业道德。遗传学检测有可能发现某些家庭的隐私（如亲缘关系不符等），遗传咨询中应依照来咨询者的意愿，保护其隐私。

⑤ 公平原则：理想的状态是所有遗传学服务（包括咨询与检测）应该被平等地提供给所有需要的人。

（曾韶英）

第八章 妊娠并发症

 学习目的

1. 掌握 流产的临床表现；输卵管妊娠、早产的临床表现、诊断及治疗；妊娠期高血压疾病的基本病理生理改变、分类及临床表现和诊断方法，妊娠期高血压疾病的治疗原则、解痉药硫酸镁的应用、降压药物治疗的原则和产科处理原则。

2. 熟悉 流产各种类型的诊断及处理，流产的鉴别诊断；异位妊娠的定义和分类；早产的病因；过期妊娠的处理；妊娠期高血压疾病、妊娠期肝内胆汁淤积症、妊娠期糖尿病、妊娠剧吐的临床特点及处理。

3. 了解 妊娠期高血压疾病的病因、对母儿的影响；流产的原因；早产的预防；过期妊娠的病理。

内容精讲

第一节 自然流产

妊娠不足 28 周、胎儿体重不足 1000 克而终止者，称为流产。发生在妊娠 12 周前者，称为早期流产，而发生在妊娠 12 周或之后者，称为晚期流产。流产分为自然流产和人工流产。

【病因】

病因包括胚胎因素、母体因素、父亲因素和环境因素。

1. 胚胎因素 胚胎或胎儿染色体异常是早期流产最常见的原因，约占 50%～60%。

2. 母体因素

（1）全身性疾病 孕妇患全身性疾病，有可能导致流产。

（2）生殖器官异常。

（3）内分泌异常。

（4）强烈应激与不良习惯。

（5）免疫功能异常。

3. 父亲因素 有研究证实精子的染色体异常可以导致自然流产。

4. 环境因素 过多接触放射线和某些化学物质，均可能引起流产。

【临床表现】

主要为停经后阴道流血和腹痛。

1. 早期流产 流产过程表现为先出现阴道流血，后出现腹痛。

2. 晚期流产 表现为先出现腹痛，后出现阴道流血。

【临床类型】

按自然流产发展的不同阶段，分为以下临床类型。

1. 先兆流产 指妊娠 28 周前先出现少量阴道流血，随后出现阵发性下腹痛或腰背痛。妇科检查宫颈口未开，胎膜未破，子宫大小与停经周数相符。经休息及治疗后症状消失，可继续妊娠；若阴道流血量增多或下腹痛加剧，可发展为难免流产。

2. 难免流产 指流产不可避免。在先兆流产基础上，阴道流血量增多，阵发性下腹痛加剧，或出现阴道流液。妇科检查宫颈口已扩张，有时可见胚胎组织或胎囊堵塞于宫颈口内，子宫大小与停经周数基本相符或略小。

3. 不全流产　难免流产继续发展，部分妊娠物排出宫腔，部分残留于宫腔内或嵌顿于宫颈口处，或胎儿排出后胎盘滞留宫腔或嵌顿于宫颈口，影响子宫收缩，导致大量出血，甚至发生休克。妇科检查见宫颈口已扩张，宫颈口有妊娠物堵塞及持续性血液流出，子宫小于停经周数。

4. 完全流产　指妊娠物已全部排出，阴道流血逐渐停止，腹痛逐渐消失。妇科检查宫口已关闭，子宫接近正常大小。

此外，流产有 3 种特殊情况：①稽留流产：指胚胎或胎儿已死亡滞留宫腔内未能及时自然排出者。②复发性流产：指同一性伴侣连续发生 3 次及 3 次以上的自然流产。③流产合并感染：多见于阴道流血时间较长的流产患者。

【诊断】

诊断自然流产一般并不困难，根据病史及临床表现多能确诊，仅少数需行辅助检查。确诊自然流产后，还需确定其临床类型，决定相应的处理方法。

1. 病史　询问患者有无停经史和反复流产史；有无早孕反应、阴道流血，阴道流血量及持续时间；有无阴道排液及妊娠物排出等。

2. 体格检查　注意有无贫血及感染征象。消毒外阴后行妇科检查，注意宫颈口是否扩张，羊膜囊是否膨出，有无妊娠物堵塞宫颈口；子宫大小与停经周数是否相符等。

3. 辅助检查

（1）超声检查　可明确妊娠囊的位置、形态及有无胎心搏动，确定妊娠部位和胚胎是否存活。

（2）尿、血 hCG 测定　采用胶体金法 hCG 检测试纸条检测尿液，可快速明确是否妊娠。为进一步判断妊娠转归，多采用血 hCG 水平动态测定。

（3）孕酮测定　血孕酮的测定值波动程度很大，对临床的指导意义不大。

4. 宫颈机能不全的诊断　因宫颈先天发育异常或后天损失所造成的宫颈机能异常而无法维持妊娠，最终导致流产，称之为宫颈机能不全。主要根据病史、超声检查和临床表现做出诊断。

【鉴别诊断】

首先，应鉴别流产的类型，鉴别诊断要点见表 8-1。早期自然流产应与异位妊娠、葡萄胎及子宫肌瘤等相鉴别。

表 8-1　各型流产的临床表现

类型	出血量	下腹痛	组织排出	宫颈口	子宫大小
先兆流产	少	无或轻	无	闭合	与妊娠周数相符
难免流产	中→多	加剧	无	扩张	相符或略小
不全流产	少→多	减轻	部分排出	扩张或有组织物堵塞	小于妊娠周数
完全流产	少→无	无	全部排出	闭合	正常或略大

【处理】

应根据自然流产的不同类型进行相应处理。

1. 先兆流产　卧床休息，禁性生活，必要时给予对胎儿危害小的镇静剂。黄体功能不全者可肌内注射黄体酮注射液，口服维生素 E 等保胎治疗；甲状腺功能减退者可口服小剂量甲状腺片。经治疗 2 周，若阴道流血停止，B 超检查提示胚胎成活，可继续妊娠。若临床症状加重，B 超检查发现胚胎发育不良，hCG 持续不升或下降，表明流产不可避免，应终止妊娠。

2. 难免流产 一旦确诊，应尽早使胚胎及胎盘组织完全排出。早期流产应及时行清宫术。晚期流产时，可用缩宫素 10～20U 于 5％葡萄糖注射液 500ml 中静脉滴注，促进子宫收缩。必要时刮宫以清除宫腔内残留的妊娠物。应给予抗生素预防感染。

3. 不全流产 一经确诊，应尽快行刮宫术或钳刮术，清除宫腔内残留组织。

4. 完全流产 流产症状消失，B 超检查证实宫腔内无残留物，若无感染征象，不需特殊处理。

5. 稽留流产 处理较困难。处理前应查血常规及凝血功能，并做好输血准备。若凝血功能正常，先口服炔雌醇或肌内注射苯甲酸雌二醇。子宫＜12 孕周者，可行刮宫术，术中肌内注射缩宫素，一次不能刮净，于 5～7 日后再行刮宫术。子宫＞12 孕周者，可使用米非司酮加米索前列醇，或静脉滴注缩宫素，促使胎儿胎盘排出。若出现凝血功能障碍，应尽早使用肝素、纤维蛋白原及输新鲜血、或新鲜冰冻血浆等，待凝血功能好转后，再行刮宫。

6. 复发性流产 染色体异常夫妇，应于孕前进行遗传咨询，确定是否可以妊娠。有子宫肌瘤、子宫纵隔、宫腔粘连应行相应手术治疗。宫颈功能不全应在孕 14～18 周行宫颈环扎术。抗磷脂抗体阳性患者可在确定妊娠以后使用小剂量阿司匹林和（或）低分子肝素。黄体功能不全者，应肌内注射黄体酮或口服黄体酮。甲状腺功能减退者应在孕前及整个孕期补充甲状腺素。

7. 流产合并感染 治疗原则为控制感染的同时尽快清除宫内残留物。

第二节 异位妊娠

受精卵在子宫体外着床称为异位妊娠。异位妊娠依受精卵在子宫体腔外种植部位不同而分为：输卵管妊娠、卵巢妊娠、腹腔妊娠、宫颈妊娠等。此外，剖宫产瘢痕妊娠近年在国内明显增多；子宫残角妊娠因其临床表现与异位妊娠类似，故也附于本章内简述。

一、输卵管妊娠

输卵管妊娠占异位妊娠 95％左右，其中壶腹部妊娠最多见，约占 78％，其次为峡部、伞部，间质部妊娠较少见。

【病因】

（1）输卵管炎症 是输卵管妊娠的主要病因。

（2）输卵管妊娠史或手术史。

（3）输卵管发育不良或功能异常。

（4）辅助生殖技术。

（5）避孕失败。

（6）其他 子宫肌瘤或卵巢肿瘤压迫输卵管，影响输卵管管腔的通畅性，使受精卵运行受阻。输卵管子宫内膜异位可增加受精卵着床于输卵管的可能性。

【病理】

1. 输卵管的特点 输卵管管腔狭小，管壁薄且缺乏黏膜下组织，其肌层远不如子宫肌壁厚与坚韧，妊娠时不能形成完好的蜕膜，不利于胚胎的生长发育，常发生以下结局。

（1）输卵管妊娠流产 多见于妊娠 8～12 周输卵管壶腹部妊娠。

（2）输卵管妊娠破裂 多见于妊娠 6 周左右输卵管峡部妊娠。

（3）输卵管妊娠胚胎停止发育并吸收。

（4）陈旧性宫外孕。

（5）继发性腹腔妊娠。

2. 子宫的变化 输卵管妊娠和正常妊娠一样，合体滋养细胞产生 hCG 维持黄体生长，使宫体激素分泌增加，致使月经停止来潮，子宫增大变软，子宫内膜出现蜕膜反应。可发生阴道流血，排出的组织中见不到绒毛。

【临床表现】

输卵管妊娠的临床表现与受精卵着床部位，有无流产或破裂以及出血量多少和时间长短等有关。在输卵管妊娠早期，若尚未发生流产或破裂，常无特殊的临床表现，其过程与早孕或先兆流产相似。

1. 症状　典型症状为停经后腹痛与阴道流血。

（1）停经　多有6～8周停经史，还有20%～30%患者无停经史，可有不规则阴道流血。

（2）腹痛　是输卵管妊娠患者的主要症状，占95%。

（3）阴道流血　常有不规则阴道流血。阴道流血可伴有蜕膜管型或蜕膜碎片排出，是子宫蜕膜剥离所致。阴道流血常常在病灶去除后方能停止。

（4）晕厥与休克　由于腹腔内出血及剧烈腹痛，轻者出现晕厥，严重者出现失血性休克。

（5）腹部包块。

2. 体征

（1）一般情况　当腹腔出血不多时，血压可代偿性轻度升高；当腹腔出血较多时，可出现面色苍白、脉搏快而细弱、心率增快和血压下降等休克表现。

（2）腹部检查　下腹有明显压痛及反跳痛，尤以患侧为著，但腹肌紧张轻微。出血较多时，叩诊有移动性浊音。有些患者下腹可触及包块，若反复出血并积聚，包块可不断增大变硬。

（3）盆腔检查　阴道内常有来自宫腔的少许血液。输卵管妊娠流产或破裂者，阴道后穹隆饱满，有触痛。可有宫颈举痛或摇摆痛，此为输卵管妊娠的主要体征之一。内出血多时，检查子宫有漂浮感。子宫一侧或其后方可触及肿块，触痛明显。输卵管间质部妊娠时，子宫大小与停经月份基本符合，但子宫不对称，一侧角部突出，破裂所致的征象与子宫破裂极相似。

【诊断】

输卵管妊娠未发生流产或破裂时，临床表现不明显，诊断较困难，需采用辅助检查方能确诊。

输卵管妊娠流产或破裂后，诊断多无困难。若阴道流血淋漓不断，腹痛加剧，盆腔包块增大以及血红蛋白呈下降趋势等，有助于确诊。必要时可采用下列检查方法协助诊断。

（1）hCG测定。

（2）孕酮测定。

（3）超声检查　超声检查对异位妊娠诊断必不可少，还有助于明确异位妊娠部位和大小，经阴道超声检查较经腹部超声检查准确性高。将血hCG测定与超声检查相结合，对异位妊娠的诊断帮助很大。

（4）腹腔镜检查　腹腔镜检查是异位妊娠诊断的金标准，而且可以在确诊的同时行镜下手术治疗。

（5）阴道后穹隆穿刺　是一种简单可靠的诊断方法，适用于疑有腹腔内出血的患者。

（6）诊断性刮宫　适用于不能存活宫内妊娠的鉴别诊断和超声检查不能确定妊娠部位者。

【鉴别诊断】

输卵管妊娠应与流产、急性输卵管炎、急性阑尾炎、黄体破裂及卵巢囊肿蒂扭转鉴别。

【治疗】

异位妊娠的治疗包括药物治疗和手术治疗。

1. 药物治疗　采用化学药物治疗，主要适用于病情稳定的输卵管妊娠患者及保守性手术后发生持续性异位妊娠者。符合下列条件可采用此法：①无药物治疗的禁忌证；②输卵管妊娠未发生破裂；③妊娠囊直径＜4cm；④血 hCG＜2000U/L；⑤无明显内出血。化疗一般采用全身用药，亦可采用局部用药。全身用药常用甲氨蝶呤（MTX）。在 MTX 治疗期间，应用 B 超和血 hCG 进行严密监护，并注意患者的病情变化及药物毒副反应。若用药后 14 日血 hCG 下降并连续 3 次直至阴性，腹痛缓解或消失，阴道流血减少或停止者为显效。若病情无改善，甚至发生急性腹痛或输卵管破裂症状，则应立即进行手术治疗。局部用药可采用在超声引导下穿刺或在腹腔镜下将 MTX 直接注入输卵管的妊娠囊内。

2. 手术治疗 分为保守手术和根治手术。保守手术为保留患侧输卵管，根治手术为切除患侧输卵管。

（1）保守手术 适用于有生育要求的年轻妇女。可采取输卵管造口术、输卵管切开术及输卵管伞部压出术。输卵管妊娠行保守手术后，残余滋养细胞有可能继续生长，再次发生出血，引起腹痛等，称为持续性异位妊娠。诊断为持续性异位妊娠者，应及时给予甲氨蝶呤治疗，必要时需再次手术。

（2）根治手术 适用于无生育要求、内出血并发休克的急症输卵管妊娠患者。

输卵管间质部妊娠，应争取在破裂前手术，避免可能威胁生命的大量出血。

输卵管妊娠手术可经腹或经腹腔镜完成，其中腹腔镜手术是治疗异位妊娠的主要方法。

二、其他部位妊娠

（一）卵巢妊娠

卵巢妊娠指受精卵在卵巢着床和发育。卵巢妊娠的诊断标准为：①双侧输卵管正常；②胚泡位于卵巢组织内；③卵巢及胚泡以卵巢固有韧带与子宫相连；④胚泡壁上有卵巢组织。

卵巢妊娠的临床表现为与输卵管妊娠极相似，主要症状为停经、腹痛及阴道流血。术前往往诊断为输卵管妊娠或误诊为卵巢黄体破裂。

治疗方法为手术治疗，手术应根据病灶范围作卵巢部分切除、卵巢楔形切除、卵巢切除术或患侧附件切除术，腹腔镜手术是治疗卵巢妊娠的主要方法。

（二）腹腔妊娠

腹腔妊娠指胚胎或胎儿位于输卵管、卵巢及阔韧带以外的腹腔内。

腹腔妊娠分为原发性和继发性两类。原发性腹腔妊娠指受精卵直接种植于腹膜、肠系膜、大网膜等处，极少见。继发性腹腔妊娠往往发生于输卵管妊娠流产或破裂后，偶可继发于卵巢妊娠或子宫内妊娠而子宫存在缺陷破裂后。

患者有停经及早孕反应，且病史中多有输卵管妊娠流产或破裂症状，或孕早期出现不明原因的短期贫血症状，伴有腹痛及阴道流血，以后逐渐缓解。随后阴道流血停止，腹部逐渐增大。腹部检查发现子宫轮廓不清，但胎儿肢体极易触及，胎位异常，肩先露或臀先露，先露高浮，胎心异常清晰，胎盘杂音响亮。盆腔检查发现宫颈位置上移，子宫比妊娠月份小并偏于一侧，但有时不易触及，胎儿位于子宫另一侧。B 超检查发现宫腔内空虚，胎儿与子宫分离；在胎儿与膀胱间未见子宫肌壁层；胎儿与子宫关系异常或胎位异常；子宫外可见胎盘组织。MRI、CT 对诊断也有一定帮助。

腹腔妊娠确诊后，应即行剖腹手术取出胎儿。胎盘的处理要特别慎重，任意剥离将致大量出血，应根据其附着部位、胎儿存活及死亡时间决定。

（三）宫颈妊娠

受精卵着床和发育在宫颈管内者称为宫颈妊娠，有停经及早孕反应。主要症状为无痛性阴道流血或血性分泌物，流血量一般由少到多，也可为间歇性阴道大量流血。检查发现宫颈显著膨大呈桶状，变软变蓝，宫颈外口扩张边缘很薄，内口紧闭，子宫体大小正常或稍大。宫颈妊娠的诊断标准：①妇科检查发现在膨大的宫颈上方为正常大小的子宫；②妊娠产物完全在宫颈管内；

③分段刮宫，宫腔内未发现任何妊娠产物。

确诊后可行搔刮宫颈管术或行吸刮宫颈管术，或直视下切开宫颈剥除胚胎，术前应做好输血准备或于术前行子宫动脉栓塞术以减少术中出血。

为减少刮宫时出血并避免切除子宫，近年采用术前给予 MTX 治疗。

【附 1】 子宫残角妊娠

子宫残角妊娠指受精卵于子宫残角内着床并生长发育，多发生于初产妇。表现为除正常子宫外，尚可见一较小子宫，宫腔内有时可见内膜线。症状与输卵管间质部妊娠破裂相似。子宫残角妊娠确诊后应及早手术，切除残角子宫，若为活胎，应先行剖宫产，然后切除残角子宫。

【附 2】 剖宫产瘢痕部位妊娠

剖宫产瘢痕部位妊娠（CSP）指有剖宫产史孕妇，胚胎着床于子宫下段剖宫产切口瘢痕处，是一种特殊部位的异位妊娠，为剖宫产的远期并发症之一。

临床表现为既往有子宫下段剖宫产史，此次停经后伴不规则阴道出血。早期诊断可避免子宫大出血及子宫破裂等并发症的发生。经阴道 B 型超声是诊断 CSP 的主要手段。一旦确诊必须立即住院治疗，治疗方案依据个体化原则。

第三节 妊娠剧吐

妊娠剧吐指妊娠早期孕妇出现严重持续的恶心、呕吐，并引起脱水、酮症甚至酸中毒，需要住院治疗者。

【病因】

1. 内分泌因素

（1）hCG 水平升高。

（2）甲状腺功能改变。

2. 其他 如精神过度紧张、焦虑、忧虑及生活环境和经济状况差。

【临床表现】

大多数妊娠剧吐发生于妊娠 10 周以前。典型表现为妊娠 6 周左右出现恶心、呕吐并随妊娠进展逐渐加重，至妊娠 8 周左右发展为持续性呕吐，不能进食，导致孕妇脱水、电解质紊乱甚至酸中毒。孕妇体重下降。孕妇肝肾功能受损出现黄疸、血胆红素和转氨酶升高、尿素氮和肌酐增高、尿蛋白和管型。

【诊断及鉴别诊断】

妊娠剧吐为排除性诊断，根据病史、临床表现及妇科检查，诊断并不困难。对妊娠剧吐患者还应进行尿液和血液检查了解有无血液浓缩、酸碱平衡、电解质紊乱，肝肾功能及甲状腺功能检查；必要时行眼底及神经系统检查。

妊娠剧吐主要与葡萄胎及可能引起呕吐的疾病如肝炎、胃肠炎等相鉴别。

【并发症】

1. 甲状腺功能亢进症 妊娠后 hCG 水平升高，由于 hCG 与促甲状腺激素（TSH）的 β 亚单位化学结构相似，可刺激甲状腺分泌甲状腺激素，继而反馈性抑制 TSH 水平，故 $60\% \sim 70\%$ 的妊娠剧吐孕妇可出现短暂的甲状腺功能亢进。

2. Wernicke 脑病 妊娠剧吐导致维生素 B_1 严重缺乏，出现 Wernicke 脑病，临床表现为眼球震颤、视力障碍、步态和站立姿势受影响，可发生木僵或昏迷甚至死亡。

【治疗】

1. 一般处理及心理支持治疗 对妊娠剧吐者，应给予心理治疗。

2. 纠正脱水及电解质紊乱 酌情补充水分和电解质，每日补液量不少于 3000ml，尿量维持每日 1000ml 以上。输液中加入氯化钾、维生素 C 及维生素 B_6，同时肌内注射维生素 B_1。经治疗后，病情多迅速好转；呕吐停止后，可以试进少量流质饮食。

3. 止吐治疗 ①维生素 B_6 或维生素 B_6-多西拉敏复合制剂；②甲氧氯普胺；③昂丹司琼：使用时仍需权衡利弊；④异丙嗪；⑤糖皮质激素：甲泼尼龙可缓解妊娠剧吐的症状，但鉴于妊娠早期应用与胎儿唇裂相关，应避免在孕 10 周前作为一线用药，且仅作为顽固性妊娠剧吐患者的最后止吐方案。

第四节　妊娠期高血压疾病

妊娠期高血压疾病是妊娠与血压升高并存的一组疾病，是孕产妇及围生儿病死率升高的主要原因，严重影响母婴健康。

【分类与临床表现】

妊娠期高血压疾病的分类及临床表现见表 8-2。

表 8-2　妊娠期高血压疾病的分类及临床表现

分类	临床表现
妊娠期高血压	妊娠 20 周后出现高血压，收缩压≥140mmHg 和（或）舒张压≥90mmHg，于产后 12 周内恢复正常；尿蛋白（－）；产后方可确诊
子痫前期	妊娠 20 周后出现收缩压≥140mmHg 和（或）舒张压≥90mmHg，伴尿蛋白≥0.3g/24h，或随机尿蛋白（＋） 或无蛋白尿，但合并下列任何一项者： ① 血小板减少（血小板<$100×10^9$/L） ② 肝功能损害（血清转氨酶水平为正常值 2 倍以上） ③ 肾功能损害（血肌酐水平大于 1.1mg/dl 或为正常值 2 倍以上） ④ 肺水肿 ⑤ 新发生的中枢神经系统异常或视觉障碍
子痫	子痫前期基础上发生不能用其他原因解释的抽搐
慢性高血压并发子痫前期	慢性高血压孕妇妊娠前无蛋白尿，妊娠 20 周后出现蛋白尿；或妊娠前有蛋白尿，妊娠后尿蛋白明显增加，或血压进一步升高，或出现血小板减少<$100×10^9$/L，或出现其他肝肾功能损害、肺水肿、神经系统异常或视觉障碍等严重表现
妊娠合并慢性高血压	妊娠 20 周前收缩压≥140mmHg 和（或）舒张压≥90mmHg（除外滋养细胞疾病），妊娠期无明显加重；或妊娠 20 周后首次诊断高血压并持续到产后 12 周以后

一、子痫前期-子痫

子痫前期-子痫是妊娠期特有的疾病，在妊娠 20 周之后发生。本病是一种动态性疾病，病情可呈持续性进展，这就是子痫前期-子痫严重程度的延续性。将伴有严重表现的子痫前期诊断为"重度"子痫前期，以引起临床重视（表 8-3）。

表 8-3　重度子痫前期的诊断标准

子痫前期伴有下面任何一种表现：
① 收缩压≥160mmHg 和（或）舒张压≥110mmHg（卧床休息，两次测量间隔至少 4h）
② 血小板减少（血小板＜100×10⁹/L）
③ 肝功能损害（血清转氨酶水平为正常值 2 倍以上），持续性右上腹或上腹部疼痛，不能用其他疾病解释，或二者均存在
④ 肾功能损害（血肌酐＞1.1mg/dl 或无其他肾脏疾病时肌酐浓度为正常值 2 倍以上）
⑤ 肺水肿
⑥ 新发生的中枢神经系统异常或视觉障碍

（一）子痫前期

【诊断】

根据病史、临床表现、体征及辅助检查即可作出诊断，应注意有无并发症及凝血机制障碍。

1. 病史　有本病高危因素及临床表现者，特别注意有无头痛、视力改变、上腹不适等。

2. 高血压　高血压的定义为：同一手臂至少 2 次测量收缩压≥140mmHg 或舒张压≥90mmHg。

3. 尿蛋白　尿蛋白检查应取中段尿。对可疑子痫前期孕妇应测 24h 尿蛋白定量。尿蛋白≥0.3g/24h 或随机尿蛋白≥3.0g/L 或尿蛋白定性（＋）定义为蛋白尿。尿蛋白的出现及量的多少，反映肾小动脉痉挛造成肾小管细胞缺氧及其功能受损的程度。泌尿系感染、严重贫血、心力衰竭和难产时导致蛋白尿。

4. 辅助检查　妊娠期高血压应进行以下常规检查：①血常规；②尿常规；③肝功能、血脂；④肾功能、尿酸；⑤凝血功能；⑥心电图；⑦胎心监测；⑧B超检查胎儿、胎盘、羊水。视病情发展、诊治需要应酌情增加以下有关检查项目：① 眼底检查；②超声等影像学检查肝、胆、胰、脾、肾等脏器；③血电解质；④动脉血气分析；⑤心脏彩超及心功能测定；⑥超声检查胎儿发育、脐动脉、子宫动脉等血流指数；⑦必要时头颅 CT 或 MRI 检查；⑧有条件的单位可检查自身免疫性疾病相关指标。

【鉴别诊断】

子痫前期主要与慢性肾炎相鉴别。妊娠前已存在慢性肾炎病变者，妊娠期常可发现蛋白尿，重者可发现管型及肾功能损害，伴有持续性血压升高，眼底可有肾炎性视网膜病变。隐匿型肾炎较难鉴别，需仔细询问相关病史，应进一步做肾小球及肾小管功能检查。还应与妊娠合并慢性高血压相鉴别，后者在妊娠前已存在高血压疾病。

【病因及发病机制】

（1）子宫螺旋小动脉重铸不足。
（2）炎症免疫过度激活。
（3）血管内皮细胞受损。
（4）遗传因素。
（5）营养缺乏。

【病理生理变化及对母儿影响】

本病的基本病理生理变化是全身小血管痉挛和内皮损伤。全身各系统各脏器灌流减少，对母儿造成危害，甚至导致母儿死亡。

（1）脑　脑血管痉挛，通透性增加，导致脑水肿、充血、局部缺血、血栓形成及出血等。
（2）肾脏　肾血流量及肾小球滤过量下降，导致血尿酸和肌酐水平升高。
（3）肝脏　肝损害，甚至发生肝破裂危及母儿生命。

（4）心血管　严重时导致心力衰竭。

（5）血液　贫血或红细胞受损或溶血。

（6）内分泌及代谢改变。

（7）子宫胎盘血流灌注　胎儿生长受限，胎儿窘迫，若胎盘血管床破裂可导致胎盘早剥，严重时母儿死亡。

【预测及预防】

1. 高危因素　年龄>40岁、初次产检时BMI≥35kg/m²、子痫前期病史等。

2. 生化指标　可溶性酪氨酸激酶-1（sFlt-1）、胎盘生长因子（PLGF）、胎盘蛋白13（PP13）、可溶性内皮因子（sEng）等。

3. 子宫动脉多普勒血流检测　20～24周时进行，如子宫动脉搏动指数和阻力指数持续升高或出现子宫动脉舒张早期切迹等病理波形，有助于预测子痫前期的发生。

对低危人群目前尚无有效的预防方法。对预测发现的高危人群，可能有效的预防措施有：①适度锻炼；②合理饮食；③补钙；④阿司匹林。

【治疗】

妊娠期高血压疾病的治疗目的是控制病情、延长孕周、确保母儿安全。应根据病情轻重分类，进行个体化治疗。基本原则如下：

（1）妊娠期高血压　休息、镇静、监测母胎情况，酌情降压治疗。

（2）子痫前期　镇静、解痉，有指征的降压、利尿，密切监测母胎情况，适时终止妊娠。

（3）子痫　控制抽搐，病情稳定后终止妊娠。

（4）妊娠合并慢性高血压　以降压治疗为主，注意子痫前期的发生。

（5）慢性高血压并发子痫前期　同时兼顾慢性高血压和子痫前期的治疗。

1. 评估和监测　子痫前期病情复杂、变化快，分娩和产后生理变化及各种不良刺激均可能导致病情加重。因此，对产前、产时和产后的病情进行密切评估和监测十分重要。了解病情轻重和进展情况，及时合理干预，早防早治，避免不良临床结局发生。

① 症状：了解头痛、胸闷、眼花、上腹部疼痛等自觉症状。检查血压、血尿常规。注意体重、尿量、胎心、胎动、胎心监护。

② 辅助检查：包括眼底检查、凝血指标、心肝肾功能、血脂、血尿酸及电解质等检查。包括胎儿发育情况、B超和胎心监护监测胎儿宫内状况和脐动脉血流等。

2. 一般处理

（1）妊娠期高血压和子痫前期患者可门诊治疗，重度子痫前期患者应住院治疗。

（2）应注意休息，保证充足的蛋白质和热量。不建议限制食盐摄入。

（3）为保证充足睡眠，必要时可睡前口服地西泮2.5～5mg。

3. 降压　降压治疗的目的：预防子痫、心脑血管意外和胎盘早剥等严重母胎并发症。收缩压≥160mmHg和（或）舒张压≥110mmHg的高血压孕妇应降压治疗；收缩压≥140mmHg和（或）舒张压≥90mmHg的高血压患者可使用降压治疗。妊娠前已用降压药治疗的孕妇应继续降压治疗。

目标血压：未并发脏器功能损伤者，收缩压应控制在130～155mmHg，舒张压应控制在80～105mmHg；并发脏器功能损伤，则收缩压应控制在130～139mmHg，舒张压应控制在80～89mmHg。降压过程力求下降平稳，不可波动过大，且血压不可低于130/80mmHg，以保证子宫胎盘血流灌注。

常用的口服降压药物有：拉贝洛尔、硝苯地平短效或缓释片、肼屈嗪。如口服药物血压控制不理想，可使用静脉用药：拉贝洛尔、尼卡地平、酚妥拉明、肼屈嗪。孕期一般不使用利尿药降压，以防血液浓缩、有效循环血量减少和高凝倾向。不推荐使用阿替洛尔和哌唑嗪。硫酸镁不可作为降压药使用。禁止使用血管紧张素转换酶抑制剂（ACEI）和血管紧张素Ⅱ受体拮抗剂（ARB）。

4. 解痉 硫酸镁是子痫治疗的一线药物，也是重度子痫前期预防子痫发作的预防用药。硫酸镁控制子痫再次发作的效果优于地西泮、苯巴比妥和冬眠合剂等镇静药物。除非存在硫酸镁应用禁忌或硫酸镁治疗效果不佳，否则不推荐使用苯妥英钠和苯二氮䓬类（如地西泮）用于子痫的预防或治疗。

（1）作用机制 ①镁离子抑制运动神经末梢释放乙酰胆碱，阻断神经肌肉接头间的信息传导，使骨骼肌松弛；②镁离子刺激血管内皮细胞合成前列环素，抑制内皮素合成，降低机体对血管紧张素Ⅱ的反应，缓解血管痉挛状态；③镁离子通过阻断谷氨酸通道钙离子内流，解除血管痉挛、减少血管内皮损伤；④镁离子可提高孕妇和胎儿血红蛋白的亲和力，改善氧代谢。

（2）用药指征 ①控制子痫抽搐及防止再抽搐；②预防重度子痫前期发展成为子痫；③子痫前期临产前用药预防抽搐。

（3）用药原则 ①预防和治疗子痫的硫酸镁用药方案相同；②预防重度子痫前期发展成为子痫；③子痫前期临产前用药预防抽搐。

（4）用药方案 静脉用药结合肌内注射。静脉用药：负荷剂量硫酸镁4~6g，溶于25%葡萄糖20ml静推（15~20min），或者溶于5%葡萄糖100ml快速静滴，继而1~2g/h静滴维持。或者夜间睡眠前停用静脉给药，改为肌内注射，用法：25%硫酸镁20ml+2%利多卡因2ml臀部肌内注射。24h硫酸镁总量一般不超过25g，用药时限一般不超过5日。

（5）注意事项 血清镁离子有效治疗浓度为1.8~3.0mmol/L，超过3.5mmol/L即可出现中毒症状。使用硫酸镁必备条件：①膝腱反射存在；②呼吸≥16次/分；③尿量≥17ml/h或≥400ml/24h；④备有10%葡萄糖酸钙。如患者同时合并肾功能不全、心肌病、重症肌无力等，则硫酸镁应慎用或减量使用。条件许可，用药期间可监测血清镁离子浓度。

5. 镇静 应用镇静药物的目的是缓解孕产妇精神紧张、焦虑症状，改善睡眠，当应用硫酸镁无效或有禁忌证时，可使用镇静药物来预防并控制子痫。

（1）地西泮（安定） 口服2.5~5.0mg，2~3次/天，或者睡前服用，可缓解患者的精神紧张、失眠等症状，保证患者获得足够的休息。地西泮10mg肌内注射或者静脉注射（>2min）可用于预防子痫发作和再次抽搐。

（2）苯巴比妥 镇静时口服剂量为30mg/次，3次/天。控制子痫时肌内注射0.1g。

（3）冬眠合剂 冬眠合剂由氯丙嗪（50mg）、哌替啶（100mg）和异丙嗪（50mg）三种药物组成，可抑制中枢神经系统，有助于解痉、降压、控制子痫抽搐。通常以1/3~1/2量肌内注射，或以半量加入5%葡萄糖溶液250ml，静脉滴注。由于氯丙嗪可使血压急剧下降，导致肾及胎盘血流量降低，且对母胎肝脏有一定损害，故仅应用于硫酸镁治疗效果不佳者。

6. 利尿 子痫前期患者不主张常规使用利尿药，仅当患者出现全身性水肿、肺水肿、脑水肿、肾功能不全、急性心力衰竭时，可根据病情使用呋塞米等快速利尿药。甘露醇主要用于脑水肿，患者心力衰竭或潜在心力衰竭时禁用。严重低蛋白血症有胸腹腔积液者应补充白蛋白后使用利尿药效果较好。

7. 促胎肺成熟 妊娠<35周子痫前患者，预计1周内有可能分娩的孕妇，应使用糖皮质激素促胎儿肺成熟治疗。

8. 分娩时机和方式 子痫前期患者经积极治疗母胎状况无改善或者病情持续进展时，终止妊娠是唯一有效的治疗措施。

（1）终止妊娠时机 ①妊娠期高血压、子痫前期的孕妇可期待治疗至37周终止妊娠。②重度子痫前期患者：<孕24周经治疗病情不稳定者建议终止妊娠；孕24~28周，根据母儿情况及当地医疗条件和医疗水平决定是否期待治疗；孕28~34周，若病情不稳定，经积极治疗24~

48h病情仍加重,促胎肺成熟后应终止妊娠;若病情稳定,可以考虑继续期待治疗,并建议转至具备早产儿救治能力的医疗机构;妊娠≥34周患者,可考虑终止妊娠。

(2)终止妊娠的方式 如无产科剖宫产指征,原则上考虑阴道试产。如不能短时间内阴道分娩、病情有可能加重,可放宽剖宫产指征。

(3)分娩期间注意事项 注意自觉症状;监测血压并降压治疗,将血压控制在≤160/110mmHg;监测胎心变化;预防产后出血;产时不使用麦角新碱类药物。

9. 产后处理 妊娠期高血压可延续至产后;但也可在产后首次高血压、子痫前期甚至子痫。产后新发生的高血压称为产后高血压,虽然其未被归类为妊娠期高血压疾病,但仍需重视。

10. 早发型重度子痫前期的处理 重度子痫前期发生于妊娠34周之前者称为早发型,发生于妊娠34周及之后者为晚发型。对于早发型重度子痫前期,建议住院治疗,充分评估病情以明确有无严重的脏器损害,从而决定是否终止妊娠。当出现以下情况时建议终止妊娠:①患者出现持续不适症状或严重高血压;②子痫、肺水肿、HEELP综合征;③发生严重肾功能不全或凝血功能障碍;④胎盘早剥;⑤孕周太小无法存活的胎儿;⑥胎儿窘迫。

(二)子痫

子痫是子痫前期-子痫最严重的阶段,发作前可有不断加重的严重表现,也可发生于无血压升高或升高不显著,尿蛋白阴性的病例。

【临床表现】

前驱症状短暂,表现为抽搐、面部充血、口吐白沫、深昏迷;随之深部肌肉僵硬。

【诊断及鉴别诊断】

子痫通常在子痫前期的基础上发生抽搐,但应与癫痫、脑炎、脑肿瘤、脑血管畸形破裂出血、糖尿病高渗性昏迷、低血糖昏迷相鉴别。

【治疗】

1. 一般急诊处理 子痫发作时需保持气道通畅,维持呼吸、循环功能稳定,密切观察生命体征、尿量等。避免声、光等刺激。预防坠地外伤、唇舌咬伤。

2. 控制抽搐 硫酸镁是治疗子痫及预防复发的首选药物。当患者存在硫酸镁应用禁忌或硫酸镁治疗无效时,可考虑应用地西泮、苯妥英钠或冬眠合剂控制抽搐。

3. 降低颅压 可以20%甘露醇250ml快速静脉滴注降低颅压。

4. 控制血压 当收缩压持续≥160mmHg,舒张压≥110mmHg时要积极降压以预防心脑血管并发症。

5. 纠正缺氧和酸中毒 吸氧,适量给予碳酸氢钠纠正酸中毒。

6. 终止妊娠 一旦抽搐控制后可考虑终止妊娠。

二、其他类型的高血压

除了妊娠期高血压、子痫前期-子痫,妊娠期高血压疾病还包括妊娠合并慢性高血压及慢性高血压并发子痫前期。

(一)妊娠合并慢性高血压

【评估与监测】

①对已知或疑有慢性高血压的孕妇进行初步评估。②若出现顽固性高血压、血钾水平<3.0mmol/l、血清肌酐水平>97.2μmol/l或有肾脏疾病家族史,建议转诊至高血压疾病专科门诊。③对于血压控制不佳者,应加强血压监测;对疑有"白大衣高血压"者,建议动态监测血压后再开始降压治疗。④监测胎儿生长发育和宫内状况,及时发现胎儿生长受限并进行临床干预。

【治疗】

治疗目标主要是为了预防高血压对母儿带来的风险，尽可能延长妊娠时间。治疗原则：降压目标和降压药物的选择原则同子痫前期；终止妊娠的时机取决于有无其他并发症，若无其他并发症，妊娠 38～39 周应终止妊娠。

（二）慢性高血压病发子痫前期

【评估与监测】

慢性高血压容易并发子痫前期，同时对母儿带来更高的风险，因此，慢性高血压患者应严密监测是否并发重度子痫前期，一旦并发重度子痫前期则按照子痫前期进行管理。

【治疗】

慢性高血压并发子痫前期的患者，母儿情况稳定，可在严密监测下期待至 37 周终止妊娠，若慢性高血压并发重度子痫前期，则按照前述的重度子痫前期的处理方案进行。

【附】 HELLP 综合征

HELLP 综合征以溶血、肝酶升高及血小板减少为特点，常危及母儿生命。

【病因及发病机制】

本病的主要病理改变与子痫前期的相同。HELLP 综合征的发生可能与自身免疫机制有关。

【对母儿的影响】

1. 对母体的影响 HELLP 综合征孕妇可并发肺水肿、胎盘早剥、体腔积液、产后出血、弥散性血管内凝血（DIC）、肾衰竭、肝破裂等，剖宫产率高，死亡率明显增高。多器官功能衰竭及 DIC 是 HELLP 综合征最主要的死亡原因。

2. 对胎儿的影响 因胎盘供血、供氧不足，胎盘功能减退，导致胎儿生长受限、死胎、死产、早产。

【临床表现】

常见主诉为右上腹或上腹部疼痛、恶心、呕吐、全身不适等非特异性症状。

【诊断】

1. 血管内溶血 外周血涂片见破碎红细胞、球形红细胞，胆红素$\geqslant 20.5\mu mol/L$，血清结合珠蛋白$< 250mg/L$。

2. 肝酶升高 $ALT\geqslant 40U/L$ 或 $AST\geqslant 70U/L$，LDH 水平升高。

3. 血小板减少 血小板计数$< 100\times 10^9/L$。

LDH 升高和血清结合珠蛋白降低是诊断 HELLP 综合征的敏感指标，常在血清未结合胆红素升高和血红蛋白降低前出现。HELLP 综合征应注意与血栓性疾病、血小板减少性紫癜、溶血性尿毒症性综合征、妊娠急性脂肪肝等鉴别。

【治疗】

HELLP 综合征必须住院治疗。在按重度子痫前期治疗的基础上，其他治疗措施包括：

1. 糖皮质激素 血小板$< 50\times 10^9/L$ 可考虑糖皮质激素治疗。

2. 输注血小板 血小板$< 50\times 10^9/L$ 且血小板数量迅速下降或者存在凝血功能障碍时应考虑备血及血小板；血小板$< 20\times 10^9/L$ 时阴道分娩前强烈建议输注血小板，剖宫产前建议输注血小板。

3. 产科处理

（1）终止妊娠的时机 孕龄$\geqslant 34$ 周或胎肺已成熟、胎儿窘迫、先兆肝破裂及病情恶化者，应立即终止妊娠；病情稳定、妊娠<34周、胎肺不成熟及胎儿情况良好者，可延长48h，以完成糖皮质激素促胎肺成熟，然后终止妊娠。

（2）分娩方式　HELLP综合征不是剖宫产指征，但可酌情放宽剖宫产指征。

（3）麻醉选择　因血小板减少，有局部出血危险，故阴部阻滞和硬膜外麻醉禁忌，阴道分娩宜采用局部浸润麻醉，剖宫产采用局部浸润麻醉或全身麻醉。

第五节　妊娠期肝内胆汁淤积症

妊娠期肝内胆汁淤积症（ICP）是妊娠中、晚期特有的并发症，临床上以皮肤瘙痒，生化检测血清总胆汁酸升高为特征，对围生儿可能造成严重的不良影响。

【病因】

目前尚不清楚，可能与女性激素、遗传及环境等因素有关。

【对母儿的影响】

1. 对孕妇的影响　患者脂溶性维生素K的吸收减少，使凝血功能异常，导致产后出血。

2. 对胎儿及新生儿的影响　胆汁酸毒性作用使围生儿发病率和死亡率明显增高。

【临床表现】

1. 瘙痒　妊娠中、晚期发生的无皮肤损伤的瘙痒。呈持续性，白昼轻，夜间加剧，一般始于手掌和脚掌。分娩后消失。

2. 黄疸　部分患者出现轻度黄疸，不随孕周增加而加重。

3. 皮肤抓痕　四肢皮肤出现因瘙痒所致条状抓痕。

4. 其他　一般无明显消化道症状，严重瘙痒时可引起失眠和疲劳、恶心、呕吐、食欲减退及脂肪痢。

【诊断】

根据典型临床症状和实验室检查结果，诊断并不困难。

1. 临床表现　妊娠晚期出现瘙痒、黄疸等不适。

2. 实验室检查

（1）血清胆汁酸测定　是早期诊断最敏感的方法，对判断病情、监护和处理均有参考价值。

（2）肝功能测定　大部分患者ALT、AST升高，为正常水平的2～10倍；部分患者胆红素轻中度升高，很少超过$85.5\mu mol/L$，其中直接胆红素占50%以上。

（3）病毒学检查　诊断ICP应排除病毒感染，需检查肝炎病毒、EB病毒及巨细胞病毒感染等。

（4）肝脏超声　ICP患者肝脏无特异性改变，但建议检查肝脏超声排除有无肝脏及胆囊的基础疾病。

3. ICP分度

（1）轻度　血清总胆汁酸$10～39.9\mu mol/L$，主要症状为瘙痒，无其他明显症状。

（2）重度　血清总胆汁酸$\geqslant 40\mu mol/L$，症状严重伴其他情况，如多胎妊娠、妊娠期高血压疾病、复发性ICP、既往有因ICP的死胎史或新生儿窒息死亡史等。满足以上任何一条即为重度。

【治疗】

1. 一般处理　休息差者夜间可给予镇静药物。定期复查肝功能。

2. 胎儿监测　通过胎动、电子胎心监护及超声检查等密切监测胎儿情况。

3. 降胆酸治疗　熊去氧胆酸、S-腺苷蛋氨酸。

4. 辅助治疗　地塞米松促胎肺成熟；改善瘙痒症状；预防产后出血。

5. 产科处理

（1）病情严重程度　对于早期发病、病程较长的重度 ICP，期待治疗的时间不宜过久。

（2）终止妊娠的时机　轻度 ICP 患者终止妊娠的时机在孕 38～39 周左右；重度 ICP 患者在孕 34～37 周之间，但需结合患者的治疗效果、胎儿状况及是否有其他合并症等综合评估。

（3）终止妊娠的方式　①阴道分娩：轻度 ICP、无产科和其他剖宫产指征、孕周＜40 周者，可考虑阴道试产。②剖宫产：重度 ICP；既往有 ICP 病史并存在与之相关的死胎死产及新生儿窒息或死亡病史；高度怀疑胎儿窘迫或存在其他阴道分娩禁忌证者，应行剖宫产终止妊娠。

第六节　妊娠期急性脂肪肝

妊娠期急性脂肪肝（acute fatty liver of pregnancy，AFLP）是妊娠期最常见的导致急性肝功能衰竭的疾病，发病率低，约 1/10000，多发生于妊娠晚期，以明显的消化道症状、肝功能异常和凝血功能障碍为主要特征，起病急、病情重、进展快，严重危及母体及围生儿生命。

【病因】

AFLP 发病的确切机制不明。目前 AFLP 发病的主导学说认为，该病是胎源性疾病，由胎儿线粒体脂肪酸氧化异常所致。研究发现，病毒感染、某些药物、遗传因素及营养情况等均可能损害胎儿线粒体脂肪酸 β-氧化导致 AFLP 发生。妊娠期妇女雌激素、肾上腺皮质激素及生长激素的升高也可使脂肪酸代谢障碍，游离脂肪酸的堆积可能引起 AFLP。此外，初产妇、多胎妊娠及男性胎儿的孕妇中发病风险增加。

【临床表现】

1. 症状　多发于妊娠晚期，表现为持续的消化道症状，如恶心、呕吐，可伴有不同程度的厌食、疲倦、上腹痛、进行性黄疸等。病情继续进展可累及多器官系统，出现低血糖、凝血功能异常、肝肾衰竭、腹腔积液、肺水肿、意识障碍、肝性脑病等。可发生胎儿窘迫甚至死胎。

2. 辅助检查

（1）实验室检查　转氨酶轻到中度升高，但碱性磷酸酶及胆红素明显升高，出现胆酶分离现象，低血糖，高血氨，可伴有肾功能异常；凝血时间延长，纤维蛋白原降低；白细胞显著升高，血小板减少。

（2）影像学检查　超声可发现弥漫性肝实质回声增强，CT 检查提示密度降低，脂肪变性。影像学检查有一定假阴性率，其主要意义在于排除其他肝脏疾病。

（3）肝穿刺活检　表现为弥漫性的肝细胞小泡样脂肪变性，炎症及坏死不明显。

【诊断】

根据症状及实验室检查可做出 AFLP 的诊断，但需排除重型肝炎、药物性肝损伤等。肝穿刺活检是诊断 AFLP 的标准，但为有创性操作，临床很少使用。

【鉴别诊断】

1. 病毒性肝炎　血清病毒标志物为阳性，转氨酶水平更高。

2. HELLP 综合征　有子痫前期史，且无明显氮质血症的表现。

3. 妊娠期肝内胆汁淤积症　以皮肤瘙痒为主要表现，血清胆汁酸升高，但无明显消化道症状及凝血功能障碍。

【处理】

一旦确诊，尽快终止妊娠，加强支持治疗，维持内环境稳定。

1. 产科处理　尽快终止妊娠是改善母儿预后的关键。若估计短时间内无法经阴道分娩，应在改善凝血功能后尽快剖宫产终止妊娠。

2. 对症支持处理 维持内环境稳定，补充能量及蛋白质；监测血糖情况，防止低血糖发生；纠正凝血功能异常，预防产后出血；预防感染，合理使用肝肾毒性低的抗生素。

【预后】

由于 AFLP 是一种胎源性疾病，妊娠终止前病情无法缓解。若发生多器官功能衰竭，预后不良。AFLP 患者产后完全恢复需要数周时间，一般不留后遗症。

第七节 早 产

早产指妊娠满 28 周至不足 37 周间分娩者。此时娩出的新生儿为早产儿。早产儿各器官发育尚不够健全，出生孕周越小，体重越轻，其预后越差。

【早产的分类及原因】

早产按原因可分为 3 类：自发性早产和治疗性早产。前者又分为胎膜完整早产和未足月胎膜早破。

1. 胎膜完整早产 最常见的类型，约占 45%。发生的机制主要为：①宫腔过度扩张；②母胎应激反应；③宫内感染。

2. 胎膜早破早产 病因及高危因素包括：PPROM 史、BMI<19.8kg/m²、营养不良、吸烟、宫颈功能不全、子宫畸形、宫内感染、细菌性阴道病、子宫过度膨胀、辅助生殖技术受孕等。

3. 治疗性早产 由于母体或胎儿的健康原因不允许继续妊娠，在未足 37 周时采取引产或剖宫产终止妊娠，即为治疗性早产。

【预测】

1. 经阴道超声宫颈长度测定 妊娠 24 周前宫颈长度<25mm，或宫颈内口漏斗形成伴有宫颈缩短，提示早产风险增大。

2. 宫颈分泌物生化检测 超声检测宫颈长度对早产的预测价值还不确定，可进一步做宫颈分泌物的生化指标检测。

【临床表现及诊断】

早产的主要临床表现是子宫收缩，最初为不规则宫缩，常伴有少许阴道流血或血性分泌物，以后可发展为规则宫缩，其过程与足月临产相似，胎膜早破较足月临产多。临床上，早产可分为先兆早产和早产临产两个阶段。先兆早产指有规则或不规则宫缩，伴有宫颈管的进行性缩短。早产临产需符合下列条件：①出现规则宫缩，伴有宫颈的进行性改变；②宫颈扩张 1cm 以上；③宫颈容受≥80%。

【治疗】

治疗原则：若胎膜完整，在母胎情况允许时尽量保胎至 34 周。

1. 适当休息 宫缩较频繁，但宫颈无改变，不必卧床和住院；宫颈已有改变的先兆早产者，可住院并注意休息；已早产临产，需住院治疗，应卧床休息。

2. 促胎肺成熟治疗 妊娠<35 周，1 周内有可能分娩的孕妇，应使用糖皮质激素促胎儿肺成熟。方法：地塞米松注射液 6mg 肌内注射，每 12h 1 次，共 4 次。妊娠 32 周后选用单疗程治疗。

3. 抑制宫缩治疗

（1）钙通道阻滞剂 常用药物为硝苯地平，其抗早产的作用安全、更有效。用法：10mg 口服，每 6～8h1 次，起始剂量为 20mg。应密切注意孕妇心率及血压变化。已用硫酸镁者慎用，以防血压急剧下降。

（2）前列腺素合成酶抑制剂 因其可通过胎盘，故此类药物仅在孕 32 周前短期（1 周内）

选用。常用药物为吲哚美辛。

（3）β-肾上腺素能受体激动剂 常用药物有利托君。用药期间需密切观察孕妇主诉及心率、血压、宫缩变化，并限制静脉输液量，以防肺水肿。

（4）阿托西班 是一种缩宫素的衍生物，通过竞争子宫平滑肌细胞膜上的缩宫素受体，抑制由缩宫素所诱发的子宫收缩，其抗早产的效果与利托君相似。

（5）硫酸镁 硫酸镁可以降低妊娠 32 周前早产儿的脑瘫风险和严重程度，推荐 32 周前早产者常规应用硫酸镁作为胎儿中枢神经系统保护剂。

4. 控制感染 感染是早产的重要原因之一，特别适用于阴道分泌物培养 B 族链球菌阳性或羊水细菌培养阳性及泌尿道感染者。

5. 适时停止早产的治疗 下列情况，需终止早产治疗：①宫缩进行性增强，经过治疗无法控制者；②有宫内感染者；③衡量利弊，继续妊娠对母胎的危害大于胎肺成熟对胎儿的好处；④孕周≥34周，如无母胎并发症，应停用抗早产药，顺其自然，不必干预，只需密切监测胎儿情况即可。

6. 产时处理与分娩方式

（1）早产儿尤其是＜32 周的早产儿需要良好的新生儿救治条件，有条件时应提早转运到有早产儿救治能力的医院分娩。

（2）大部分早产儿可经阴道分娩，临产后慎用吗啡、哌替啶等抑制新生儿呼吸中枢的药物；产程中应密切观察胎心变化。

（3）早产儿应延长至分娩 60s 后断脐，可减少新生儿输血的需要和脑室内出血的发生率。

【预防】

积极预防早产是降低围生儿死亡率的重要措施之一。

1. 加强产前保健系统 尽早就诊、建围生保健卡、定期产前检查；尽早发现高危因素，并对存在的高危因素进行评估和处理；指导孕期卫生。

2. 几种特殊预防措施

（1）宫颈环扎术 宫颈功能不全者，应于妊娠 14～18 周行宫颈环扎术。

（2）孕酮制剂。

（3）子宫颈托。

各种预防措施主要针对单胎妊娠，对多胎妊娠尚缺乏充足的循证医学依据。

第八节　过期妊娠

平时月经周期规则，妊娠达到或超过 42 周尚未分娩者，称为过期妊娠。

【病理】

1. 胎盘 过期妊娠的胎盘病理有两种类型。一种是胎盘功能正常，另一种是胎盘功能减退。

2. 羊水 妊娠 42 周后羊水迅速减少，羊水粪染率明显增高。

3. 胎儿 过期妊娠胎儿生长模式与胎盘功能有关，可分为以下 3 种：①正常生长及巨大儿；②胎儿过熟综合征；③胎儿生长受限。

【对母儿影响】

1. 对围生儿影响 除上述胎儿过熟综合征外，胎儿窘迫、胎粪吸入综合征、新生儿窒息及巨大儿等围生儿发病率及死亡率均明显增高。

2. 对母体影响 产程延长和难产率增高，使手术产率及母体产伤明显增加。

【诊断】

准确核实孕周，确定胎盘功能是否正常是关键。

1. 核实妊娠周数

（1）病史　①以末次月经第一日计算：平时月经规则、周期为 28～30 日的孕妇停经≥42 周尚未分娩，可诊断为过期妊娠。若月经周期超过 30 日，应酌情顺延。②根据排卵日推算：若排卵后≥280 日仍未分娩者可诊断为过期妊娠。③根据性交日期推算预产期。④根据辅助生殖技术的日期推算预产期。

（2）临床表现　早孕反应开始出现时间、胎动开始出现时间以及早孕期妇科检查发现的子宫大小，均有助于推算孕周。

（3）实验室检查　①根据 B 超检查确定孕周；②根据妊娠早期血、尿 hCG 增高的时间推算孕周。

2. 判断胎儿安危状况　①胎动情况；②电子胎心监护；③B 超检查。

【处理】

妊娠 40 周以后胎盘功能逐渐下降，42 周以后明显下降，因此，在妊娠 41 周以后，即应考虑终止妊娠，尽量避免过期妊娠。

1. 促宫颈成熟　评价宫颈成熟度的主要方法是 Bishop 评分，Bishop 评分≥7 分者，可直接引产；Bishop 评分<7 分者，引产前先促宫颈成熟。目前，常用的促宫颈成熟的方法主要有 PGE_2 阴道抑制剂和宫颈扩张球囊。

2. 引产术　常用静脉滴注缩宫素。胎头已衔接者，通常先人工破膜，1h 后开始滴注缩宫素引产。

3. 产程处理　进入产程后，应鼓励产妇左侧卧位、吸氧。产程中最好连续监测胎心，注意羊水性状，及早发现胎儿窘迫，并及时处理。过期妊娠时，常伴有胎儿窘迫、羊水粪染，分娩时应做相应准备。胎儿娩出后应立即在直接喉镜指引下行气管插管吸出气管内容物，以减少胎粪吸入综合征的发生。

4. 剖宫产术　过期妊娠时，胎盘功能减退，胎儿储备能力下降，需适当放宽剖宫产指征。

同步练习

一、名词解释

1. 稽留流产
2. 剖宫产瘢痕部位妊娠
3. Wernicke 脑病

二、简答题

1. 妊娠期高血压疾病的基本病理生理变化有哪些？
2. 妊娠期高血压疾病的治疗目的和治疗基本原则是什么？
3. 简述子痫前期患者的终止妊娠时机。
4. 简述过期妊娠对胎儿的危害性。
5. 简述硫酸镁控制子痫的药物作用机制。

参考答案

一、名词解释

1. 稽留流产：指胚胎或胎儿已死亡滞留宫腔内未能及时自然排出者。

2. 剖宫产瘢痕部位妊娠：指有剖宫产史孕妇，胚胎着床于子宫下段剖宫产切口瘢痕处，是一种特殊部位的异位妊娠，为剖宫产的远期并发症之一。

3. Wernicke 脑病：妊娠剧吐导致维生素 B_1 严重缺乏，出现 Wernicke 脑病，临床表现为眼球震颤、视力障碍、步态和站立姿势受影响，可发生木僵或昏迷甚至死亡。

二、简答题

1. 答：本病的基本病理生理变化是全身小动脉痉挛，内皮损伤及局部缺血。全身各系统各脏器灌流减少，对母儿造成危害，甚至导致母儿死亡。

2. 答：妊娠期高血压疾病的治疗目的是控制病情、延长孕周、确保母儿安全。治疗基本原则：

①妊娠期高血压：休息、镇静、监测母胎情况，酌情降压治疗。

②子痫前期：镇静、解痉，有指征的降压、利尿，密切监测母胎情况，适时终止妊娠。

③子痫：控制抽搐，病情稳定后终止妊娠。

④妊娠合并慢性高血压：以降压治疗为主，注意子痫前期的发生。

⑤慢性高血压并发子痫前期：同时兼顾慢性高血压和子痫前期的治疗。

3. 答：经积极治疗母胎状况无改善或者病情持续进展时，终止妊娠是唯一有效的治疗措施。

①妊娠期高血压、子痫前期的孕妇可期待治疗至37周终止妊娠。②重度子痫前期患者：<孕24周经治疗病情不稳定者建议终止妊娠；孕24～28周，根据母儿情况及当地医疗条件和医疗水平决定是否期待治疗；孕28～34周，若病情不稳定，经积极治疗24～48h病情仍加重，促胎肺成熟后应终止妊娠；若病情稳定，可以考虑继续期待治疗，并建议转至具备早产儿救治能力的医疗机构；妊娠≥34周患者，可考虑终止妊娠。

4. 答：过期妊娠对胎儿的危害性主要有胎粪吸入综合征、过熟综合征、新生儿窒息、胎儿生长受限、巨大儿等围生儿发病率及死亡率均明显增高。

5. 答：硫酸镁控制子痫的药物作用机制：①镁离子抑制运动神经末梢释放乙酰胆碱，阻断神经肌肉接头间的信息传导，使骨骼肌松弛；②镁离子刺激血管内皮细胞合成前列环素，抑制内皮素合成，降低机体对血管紧张素Ⅱ的反应，缓解血管痉挛状态；③镁离子通过阻断谷氨酸通道钙离子内流，解除血管痉挛、减少血管内皮损伤；④镁离子可提高孕妇和胎儿血红蛋白的亲和力，改善氧代谢。

（张雷英　丁俊敏）

第九章 妊娠合并内外科疾病

学习目的

1. 掌握 妊娠合并心脏病、糖尿病、血液系统疾病影响母儿预后的因素及处理；病毒性肝炎的诊断及鉴别诊断。

2. 熟悉 妊娠合并心脏病早期心力衰竭的诊断；妊娠合并重症肝炎的诊断要点。

3. 了解 妊娠合并心脏病常见类型；HBV母婴传播途径和母婴传播阻断；妊娠合并贫血的诊断及治疗；妊娠合并急性阑尾炎的诊断及处理。

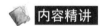

内容精讲

第一节 心脏病

【妊娠、分娩、产褥期心脏血管方面的变化】

1. 妊娠期 血容量增加，32～34周达高峰，心脏病孕妇容易发生心力衰竭。

2. 分娩期 分娩期为心脏负担最重的时期。在此时易发生心力衰竭。

3. 产褥期 产后3日内仍是心脏负担较重的时期，仍要警惕心力衰竭的发生。

【妊娠合并心脏病的种类及其对妊娠的影响】

（一）结构异常性心脏病

1. 先天性心脏病

（1）左向右分流型先天性心脏病

① 房间隔缺损：是最常见的先天性心脏病，占20%左右。

② 室间隔缺损：以膜部缺损最常见，室间隔缺损必然导致心室水平的左向右分流。

③ 动脉导管未闭：是较多见的先天性心脏病。

（2）右向左分流型先天性心脏病

① 法洛四联症：是一种联合的先天性心血管畸形，包括肺动脉狭窄、室间隔缺损、主动脉右位和右心室肥大，是最常见的发绀型心脏病。

② 艾森门格综合征：也称肺动脉高压性右向左分流综合征。

（3）无分流型先天性心脏病

① 肺动脉狭窄：单纯肺动脉狭窄的预后一般较好。严重肺动脉狭窄宜于妊娠前行手术矫治。

② 主动脉狭窄：此病常伴其他心血管畸形，预后较差，合并妊娠时20%会发生各种并发症，死亡率3.5%～9%。

③ 马方综合征：为结缔组织遗传性缺陷导致主动脉中层囊性退变。本病患者妊娠时死亡率为4%～50%，死亡原因多为血管破裂。患本病妇女应劝其避孕，妊娠者若超声心动检查发现主动脉根部直径＞40mm时，应劝其终止妊娠。

2. 风湿性心脏病

（1）二尖瓣狭窄 最多见。病变较严重、伴有肺动脉高压患者，应在妊娠前纠正二尖瓣狭窄，已妊娠者宜早期终止妊娠。

（2）二尖瓣关闭不全 单纯二尖瓣关闭不全者一般情况下能较好耐受妊娠。

（3）主动脉瓣狭窄及主动脉瓣关闭不全 主动脉狭窄增加左心射血阻力，严重者应手术矫正后再考虑妊娠。

3. 心肌炎 为心肌本身局灶性或弥漫性炎性病变。心肌严重受累者，妊娠期发生心力衰竭的危险性很大。

（二）功能异常性心脏病

主要包括各种无心血管结构异常的心律失常。按照发生时心率的快慢，分为快速型和缓慢型心律失常。根据心律失常的类型、严重程度及其对心功能的影响，决定是否妊娠和选择终止妊娠时机与方式，并请专科医师协助鉴别诊断及针对性治疗。

（三）妊娠期特有的心脏病

1. 妊娠期高血压疾病性心脏病 妊娠期高血压疾病孕妇，以往无心脏病史及体征，而突然发生以左心衰竭为主的全心衰竭者称妊娠期高血压疾病性心脏病，系因冠状动脉痉挛、心肌缺血、周围小动脉阻力增加、水钠潴留及血黏度增加等，加重心脏负担而诱发急性心力衰竭。

2. 围生期心肌病 发生于妊娠晚期至产后 6 个月内的扩张性心肌病。其特征为既往无心血管疾病史的孕妇，出现心肌收缩功能障碍和充血性心力衰竭。

【对胎儿的影响】

不宜妊娠的心脏病患者一旦妊娠，或妊娠后心功能恶化者，流产、早产、死胎、胎儿生长受限、胎儿窘迫及新生儿窒息的发生率均明显增高。

【诊断】

（1）妊娠前有心悸、气短、心力衰竭史，或曾有风湿热病史，体检、X 线、心电图检查曾被诊断有器质性心脏病。

（2）有劳力性呼吸困难、经常性夜间端坐呼吸、咯血、经常性胸闷胸痛等临床症状。

（3）有发绀、杵状指、持续颈静脉怒张。心脏听诊有舒张期 2 级以上或粗糙的全收缩期 3 级杂音。有心包摩擦音、舒张期奔马律和交替脉等。

（4）心电图有严重心律失常，如心房颤动、心房扑动、三度房室传导阻滞、ST 段及 T 波异常改变等。

（5）X 线检查显示心脏显著扩大，尤其个别心腔扩大。

（6）超声心动图示心肌肥厚、瓣膜运动异常、心内结构畸形。

【心功能分级】

纽约心脏病协会将心脏病心功能分为 4 级：

Ⅰ级：一般体力活动不受限制。

Ⅱ级：一般体力活动轻度受限制，活动后心悸、轻度气短，休息时无症状。

Ⅲ级：一般体力活动显著受限制，休息时无不适，轻微日常工作即感不适、心悸、呼吸困难，或既往有心力衰竭史者。

Ⅳ级：一般体力活动严重受限，不能进行任何体力活动，休息时仍有心悸、呼吸困难等心力衰竭表现。

【评估与咨询】

心脏病患者孕前进行咨询十分必要。能否安全渡过妊娠期、分娩及产褥期，取决于心脏病的种类、病变程度、是否需要手术矫治、心功能级别及医疗条件等。

1. 可以妊娠　心脏病变较轻，心功能Ⅰ～Ⅱ级，既往无心力衰竭史，亦无其他并发症者。

2. 不宜妊娠　心脏病变较重、心功能Ⅲ级～Ⅳ级、有极高孕产妇死亡和严重母儿并发症风险者，不宜妊娠。年龄在 35 岁以上，心脏病病程较长者，发生心力衰竭的可能性极大，不宜妊娠。

【常见并发症】

（1）心力衰竭　心力衰竭最容易发生在妊娠 32～34 周、分娩期及产褥早期。若出现下述症状与体征，应考虑为早期心力衰竭：①轻微活动后即出现胸闷、心悸、气短；②休息时心率每分钟超过 110 次，呼吸每分钟超过 20 次；③夜间常因胸闷而坐起呼吸，或到窗口呼吸新鲜空气；④肺底部出现少量持续性湿啰音，咳嗽后不消失。

（2）感染性心内膜炎。

（3）缺氧和发绀。

（4）静脉栓塞和肺栓塞。

（5）恶性心律失常。

【处理】

心脏病孕产妇的主要死亡原因是心力衰竭。规范的孕期保健或干预可早期发现或减少心力衰竭的发生。

1. 妊娠期

（1）决定能否继续妊娠　凡不宜妊娠的心脏病孕妇，妊娠早期建议行治疗性人工流产。对有结构异常性心脏病者应给予抗生素预防感染。妊娠中期终止妊娠的时机和方法应根据医疗条件、疾病严重程度、疾病种类及心脏并发症等综合考虑。

（2）加强孕前保健　能及早发现心力衰竭的早期征象。

（3）防治心力衰竭

① 休息：保证充分休息，避免过劳及情绪激动。

② 饮食：要限制过度加强营养而导致体重过度增长，整个妊娠期不超过 12kg 为宜。

③ 预防和治疗引起心力衰竭的诱因：预防上呼吸道感染，纠正贫血，治疗心律失常。

④ 动态观察心脏功能。

⑤ 心力衰竭的治疗：与未妊娠者基本相同。不主张预防性应用洋地黄。妊娠晚期发生心力衰竭，原则上待心力衰竭控制后再行产科处理，若为严重心力衰竭，经内科各种治疗措施均未能奏效，继续发展必将导致母儿死亡者，也可一边控制心力衰竭一边行紧急剖宫产，应适当放宽剖宫产手术指征。

（4）终止妊娠的时机　①心脏病妊娠风险较低且心功能Ⅰ级者可以妊娠至足月；②妊娠风险较高但心功能Ⅰ级的心脏病患者可以妊娠至 32～36 周终止妊娠，但需严密监护，必要时提前终止妊娠；③属于妊娠禁忌的严重心脏病患者，一旦诊断需尽快终止妊娠。

2. 分娩期　于妊娠晚期，应提前选择好适宜的分娩方式。

（1）阴道分娩及分娩期处理　心脏病妊娠风险低且心功能Ⅰ级，胎儿不大，胎位正常，宫颈条件良好者，可考虑在严密监护下经阴道分娩。

① 第一产程：安慰及鼓励产妇，消除紧张情绪，严密监测生命体征，产程开始即应给予抗生素预防感染，一旦发生心力衰竭征象，应立即取半卧位，高浓度面罩吸氧，并给予乙酰毛花苷静脉推注。

② 第二产程：避免屏气加腹压，阴道助产，尽可能缩短第二产程。

③ 第三产程：产妇腹部放置沙袋以防腹压骤降诱发心力衰竭，缩宫素防止产后出血过多而加重心肌缺血，加重心力衰竭。

（2）剖宫产　有产科指征、心功能在Ⅲ级～Ⅳ级者，均应择期剖宫产。不宜再妊娠者，应同时行输卵管结扎术。

3. 产褥期　产后 3 日内，尤其产后 24h 内仍是发生心力衰竭的危险时期，产妇须充分休息并密切监护。产后出血、感染和血栓栓塞是严重的并发症，极易诱发心力衰竭，应重点预防。不宜再妊娠者，可在产后 1 周行绝育术。

第二节　糖尿病

妊娠合并糖尿病有两种情况，一种为孕前糖尿病（pregestational diabetes mellitus，PGDM）的基础上合并妊娠，又称糖尿病合并妊娠；另一种为妊娠前糖代谢正常，妊娠期才出现的糖尿病，称为妊娠期糖尿病（gestaional diabetes mellitus，GDM）。

【妊娠期糖代谢的特点】

①胎儿从母体获取葡萄糖增加；②妊娠期肾血浆流量及肾小球滤过率均增加，但肾小管对糖的吸收率不能相应增加，导致部分孕妇自尿中排糖量增加；③雌激素和孕激素增加母体对葡萄糖的利用。因此，空腹时孕妇清除葡萄糖能力较非妊娠期增强。

【妊娠对糖尿病的影响】

妊娠可使既往无糖尿病的孕妇发生 GDM，也使得原有糖尿病前期患者的病情加重。

【糖尿病对妊娠的影响】

1. 对孕妇的影响　可使胚胎发育异常甚至死亡，流产率达 15％～30％；发生妊娠期高血压疾病较非糖尿病孕妇高 2～4 倍；易合并感染诱发酮症酸中毒；因巨大儿发生率高，难产、产道损伤、手术产概率增高；GDM 孕妇再次妊娠时，复发率 33％～69％。

2. 对胎儿的影响　巨大儿、胎儿生长受限、流产、早产、胎儿宫内窘迫、胎儿畸形等发生率均升高。

3. 对新生儿的影响　新生儿呼吸窘迫综合征、新生儿低血糖。

【临床表现及诊断】

妊娠期有三多症状（多饮、多食、多尿），本次妊娠并发羊水过多或巨大胎儿者，应警惕合并糖尿病的可能。但大多数 GDM 患者无明显的临床表现。

1. 孕前糖尿病（PGDM）的诊断　符合以下 2 项中任意一项者，可确诊为 PGDM。

（1）妊娠前已确诊为糖尿病的患者。

（2）妊娠前未进行过血糖检查的孕妇，尤其存在糖尿病高危因素者，如肥胖（尤其重度肥胖）、一级亲属患 2 型糖尿病、GDM 史或大于胎龄儿分娩史、多囊卵巢综合征患者及妊娠早期空腹尿糖反复阳性，首次产前检查时应明确是否存在妊娠前糖尿病，达到以下任何一项标准应诊断为 PGDMO。

① 空腹血糖（fasting plasma glucose，FPG）≥7.0mmol/L（126mg/dl）

② 75g 口服葡萄糖耐量试验（oral glucose tolerance test，OGTT）：服糖后 2h 血糖≥11.1mmol/L（200mg/dl）。孕早期不常规推荐进行该项检查。

③ 伴有典型的高血糖或高血糖危象症状，同时任意血糖≥11.1mmol/L（200mg/dl）。

④ 糖化血红蛋白（glycohemoglobin，HbAlc）≥6.5％，但不推荐妊娠期常规用 HbAlc 进行糖尿病筛查。

2. 妊娠期糖尿病（GDM）的诊断

（1）推荐医疗机构对所有尚未被诊断为 PGDM 或 GDM 的孕妇，在妊娠 24～28 周及 28 周后首次就诊时行 75g OGTT。

75g OGTT 的诊断标准：空腹及服糖后 1h、2h 的血糖值分别低于 5.1mmol/L、10.0mmol/L、8.5mmol/L。任何一点血糖值达到或超过上述标准即诊断为 GDM。

（2）孕妇具有 GDM 高危因素或者医疗资源缺乏地区，建议妊娠 24～28 周首先检查 FPG。FPG≥5.1mmol/L，可以直接诊断为 GDM，不必行 75g OGIT。

GDM 的高危因素：①孕妇因素：年龄＞35 岁、妊娠前超重或肥胖、糖耐量异常史、多囊卵巢综合征；②家族史：糖尿病家族史；③妊娠分娩史：不明原因的死胎、死产、流产史、巨大胎儿分娩史、胎儿畸形和羊水过多史、GDM 史；④本次妊娠因素：妊娠期发现胎儿大于孕周、羊水过多；反复外阴阴道假丝酵母菌病者。

【妊娠合并糖尿病的分期】

A 级：妊娠期诊断的糖尿病。

  A1 级：经控制饮食，空腹血糖＜5.3mmol/L，餐后 2h 血糖＜6.7mmol/L。

  A2 级：经控制饮食，空腹血糖≥5.3mmol/L，餐后 2h 血糖≥6.7mmol/L。

B 级：显性糖尿病，20 岁以后发病，病程＜10 年。

C 级：发病年龄 10～19 岁，或病程达 10～19 年。

D 级：10 岁前发病，或病程≥20 年，或合并单纯性视网膜病。

F 级：糖尿病性肾病。

R 级：眼底有增生性视网膜病或玻璃体积血。

H 级：冠状动脉粥样硬化性心脏病。

T 级：有肾移植史。

【处理】

1. 糖尿病患者可否妊娠的指标

（1）糖尿病患者于妊娠前应确定糖尿病严重程度。未经治疗的 D、F、R 级糖尿病一旦妊娠，对母儿危险均较大，应避孕，不宜妊娠。

（2）器质性病变较轻、血糖控制良好者，可在积极治疗、密切监护下继续妊娠。

（3）从妊娠期开始，在内科医师协助下严格控制血糖值。

2. 糖尿病孕妇的管理

（1）妊娠期血糖控制目标　　GDM 患者妊娠期血糖应控制在餐前及餐后 2h 血糖值分别≤5.3mmol/L 和 6.7mmol/L；夜间血糖不低于 3.3mmol/L；妊娠期 HbAlc 宜＜5.5%。妊娠期餐前、夜间血糖及 FPG 宜控制在 3.3～5.6mmol/L，餐后峰值血糖 5.6～7.1mmol/L，HbAlc＜6.0%。无论 GDM 或者 PGDM，经过饮食和运动管理，妊娠期血糖达不到上述标准时，应及时加用胰岛素或口服降糖药物进一步控制血糖。

（2）医学营养治疗　　目的是使糖尿病孕妇的血糖控制在正常范围。

（3）运动疗法　　可降低妊娠期基础胰岛素抵抗。

（4）药物治疗　　不能达标的 GDM 患者首先推荐应用胰岛素控制血糖。

（5）妊娠期糖尿病酮症酸中毒的处理　　①血糖过高者（＞16.6mmol/L），先予胰岛素 0.2～0.4U/kg 一次性静脉注射。②胰岛素持续静脉滴注：0.9%氯化钠注射液＋胰岛素，按胰岛素 0.1U/（kg·h）或 4～6U/h 的速度输入。③监测血糖，当血糖降至 13.9mmol/L 时，将 0.9%氯化钠注射液改为葡萄糖，每 2～4g 葡萄糖加入 1U 胰岛素，直至降至 11.1mmol/L 以下、尿酮体阴性。补液原则先快后慢、先盐后糖，及时补钾，避免低血钾出现。

3. 孕妇母儿监护　　孕前糖尿病者需每周检查一次直至妊娠第 10 周，以后每两周检查一次，妊娠 32 周以后应每周产前检查一次。每 1～2 个月测定肾功能及糖化血红蛋白含量，同时进行眼底检查；同时注意孕妇血压、水肿、尿蛋白等情况，并监测胎儿宫内状况及胎盘功能，必要时及早住院。GDM 患者主要依据病情程度定期监测其血糖、胎儿发育等。

4. 分娩时机

（1）无需胰岛素治疗的 GDM 孕妇，若无母儿并发症，待预产期终止妊娠。

（2）PGDM 及需胰岛素治疗的 GDM 孕妇，若无母儿并发症，孕 39 周可终止妊娠，血糖控制不满意者，根据病情终止妊娠。

（3）终止妊娠时机应个体化。

5. 分娩方式 糖尿病不是剖宫产的指征，决定阴道分娩者，应制订分娩计划，产程中密切监测孕妇血糖、宫缩、胎心变化，避免产程过长。

选择性剖宫产指征：糖尿病伴微血管病变及其他产科指征，如怀疑巨大胎儿、胎盘功能不良、胎位异常等产科指征者。妊娠期血糖控制不佳，胎儿偏大（尤其估计胎儿体重≥4250g 者）或者既往有死胎、死产史者，应适当放宽剖宫产手术指征。

6. 分娩期处理

（1）一般处理 休息、镇静、饮食控制、监测血糖、尿糖变化。

（2）阴道分娩 临产时严格控制血糖水平对母儿十分重要，产程中根据血糖值调整静脉输液的速度。

（3）剖宫产 手术当天停皮下注射所有胰岛素，改为小剂量胰岛素持续静脉滴注，按 3～4g 葡萄糖加 1U 胰岛素比例配置葡萄糖注射液，每 1～2h 监测血糖一次，血糖控制在 6.7～10.0mmol/L。

（4）产后处理 产后 6～12 周行 OGTT 检查。

（5）新生儿出生时的处理 留脐血，监测血糖，无论出生状况如何，均视为高危新生儿，需予监护，预防低血糖。

第三节 病毒性肝炎

病毒性肝炎是由肝炎病毒引起，以肝脏病变为主的传染性疾病。根据病毒类型分为甲型、乙型、丙型、丁型、戊型等，其中以乙型最为常见。

【妊娠期及分娩期肝脏的生理变化】

妊娠期雌、孕激素水平升高，增加肝脏负担。多种凝血因子合成明显增加，血液处于高凝状态；因血液稀释导致血清白蛋白及转氨酶下降。

妊娠不增加对病毒性肝炎的易感性，但妊娠期生理变化及代谢特点，妊娠期的肝脏负担加重，可导致体内 HBV 再激活；分娩时疲劳、出血、手术及麻醉等均加重肝脏负担。

【对母儿的影响】

1. 对母体的影响 妊娠早期加重早孕反应，使子痫前期发病率增加，产后出血发生率增加。孕产妇病死率升高。

2. 对围生儿的影响 可增加流产、早产、死胎和新生儿死亡的发生率。

【诊断】

结合病史与临床表现、实验室检查及影像学检查进行综合诊断。

1. 病史与临床表现 有与病毒性肝炎患者密切接触史，半年内曾接受输血、注射血制品，出现不能用其他原因解释的消化道症状，如食欲减退、恶心、呕吐、腹胀、肝区疼痛等。

2. 实验室检查

（1）肝功能检查 ALT 是反应肝细胞受损程度最常见的敏感指标，但总胆红素升高在预后评估上较 ALT 及 AST 更有价值。胆红素持续上升而转氨酶下降，称为"胆酶分离"，提示重型肝炎的肝细胞坏死严重，预后不良。

（2）血清病原学检查　相应肝炎病毒血清学抗原抗体出现阳性。

3. 影像学检查　主要是 B 超检查，必要时 MRI 检查。主要观察肝脾大小，有无肝硬化存在，有无腹腔积液，有无肝脏脂肪变性等。

4. 妊娠合并重型肝炎的诊断要点　出现以下情况时考虑重型肝炎：①消化道症状严重；②血清总胆红素>171μmol/L，或黄疸迅速加深，每日上升>17.1μmol/L；③凝血功能障碍，全身出血倾向，PTA<40%；④肝脏缩小，出现肝臭气味，肝功能明显异常；⑤肝性脑病；⑥肝肾综合征。当出现以下三点可临床诊断为重症肝炎：①出现乏力、食欲减退、恶心呕吐等症状；②PTA<40%；③血清总胆红素>171μmol/L。

【鉴别诊断】

1. 妊娠期急性脂肪肝（AFLP）　以下几方面有助于鉴别：①AFLP 的肝炎标志物一般为阴性；②重症肝炎转氨酶水平更高；③AFLP 的尿胆红素阴性，而重型肝炎尿胆红素阳性；④AFLP 终止妊娠后 1 周左右病情趋于稳定并好转；而重型肝炎恢复较慢，病程可长达数月。

2. 其他　与妊娠期高血压疾病引起的肝损害如 HELLP 综合征、妊娠期肝内胆汁淤积症、妊娠剧吐引起的肝损害、药物性肝损害等疾病相鉴别。

【处理】

1. 孕前处理　感染 HBV 的生育期妇女应在妊娠前行肝功能、血清 HBV DNA 检测以及肝脏超声检查。最佳的受孕时机是肝功能正常、血清 HBV DNA 低水平、肝脏超声无特殊改变。若有抗病毒治疗指征，可采用干扰素或核苷类药物治疗。

2. 妊娠期处理　轻症急性肝炎，经积极治疗后好转可继续妊娠。慢性活动性肝炎者妊娠后可加重，对母儿危害较大，治疗后效果不好应考虑终止妊娠。主要采用护肝、对症、支持疗法。

3. 分娩期处理　非重型肝炎可阴道分娩，分娩前数日肌内注射维生素 K$_1$，每日 20～40mg。尽量缩短第二产程。

4. 产褥期处理　注意休息和护肝治疗。

5. 重型肝炎的处理

（1）护肝治疗。

（2）预防肝性脑病。

（3）预防凝血功能障碍。

（4）防治肾衰竭。

（5）防治感染。

（6）产科处理　经积极控制，待病情稳定后 24h 后尽快终止妊娠，分娩方式以剖宫产为宜，必要时行次全子宫切除术。

【乙型肝炎病毒的母婴传播阻断】

HBV 母婴传播阻断措施包括：①所有孕妇应筛查夫妇双方的 HBsAg；②妊娠中晚期 HBV DNA 载量>2×10^{6}IU/ml，在与孕妇充分沟通和知情同意后，可于妊娠 24～28 周开始给予替诺福韦或替比夫定进行抗病毒治疗，可减少 HBV 母婴传播；③分娩时应尽量避免产程延长、软产道裂伤和羊水吸入；④产后新生儿尽早联合应用乙型肝炎免疫球蛋白（hepatitis B immunoglobulin，HBIG）和乙肝疫苗可有效阻断母婴传播。

第四节　TORCH 综合征

TORCH 是由一组病原微生物英文名称的首字母组合而成，其中 T 指弓形虫（toxoplasma，

TOX)、O 指其他（others，如梅毒螺旋体、微小病毒 B19 等）、R 指风疹病毒（rubella virus，RV）、C 指巨细胞病毒（cytomegalovirus，CMV）、H 主要指单纯疱疹病毒（herpes simplex virus，HSV）。TORCH 综合征指由 TORCH 感染所致的围生儿的症状和体征，如流产、死胎、早产、先天畸形等，即使幸存，也可遗留中枢神经系统等损害。孕妇感染后多无症状或症状轻微，但可垂直传播给胎儿，引起宫内感染。

【传播途径】

1. 孕妇感染　TOX 多为食用含有包囊的生肉或未煮熟的肉、蛋类和未洗涤的蔬菜水果或接触带有虫卵的猫等动物排泄物而感染。RV 主要是直接传播或经呼吸道飞沫传播。CMV 主要通过飞沫、唾液、尿液和性接触感染，也可经输血、人工透析和器官移植感染。

2. 母儿传播　孕妇感染 TORCH 中任何一种病原体均可致胎儿感染，具体传播途径如下：①宫内感染；②产道感染；③出生后感染：通过母亲的乳汁、唾液和血液等感染新生儿。

【对母儿的影响】

1. 对孕妇的影响　孕妇感染后大多无明显症状或症状轻微，RV 感染者可在颜面部广泛出现斑丘疹，并可扩散至躯干和四肢，还可伴有关节痛或关节炎、头颈部淋巴结病和结膜炎等。

2. 对胎儿和新生儿的影响　原发感染的孕妇可通过胎盘或产道感染胎儿，感染时胎龄越小，先天畸形发生率愈高，畸形越严重。

【临床表现与诊断】

1. 病史和临床表现

（1）反复流产、死胎或出生缺陷等病史。

（2）孕前或孕期宠物接触史。

（3）风疹患者接触史。

（4）孕期有发热和或上呼吸道感染症状等。

（5）超声影像发现胎儿水肿等宫内发育异常者。

2. 实验室诊断　病原学检查及血清学检查。

3. 影像学检查　妊娠中晚期重复超声检查可发现迟发性胎儿异常表现。磁共振在胎儿神经系统结构异常诊断方面具有优势，能对脑室扩张程度及周围脑实质发育情况做出更准确判断，常用于胎儿超声检查发现异常后妊娠晚期的进一步检查。

【处理】

1. 弓形虫病　妊娠早期急性感染的孕妇，给予乙酰螺旋霉素每日 3g 口服，治疗 7～10 日。妊娠 18 周后感染的孕妇或怀疑胎儿感染者可以联合乙胺嘧啶、磺胺嘧啶和甲酰四氢叶酸治疗。

2. RV 感染和 CMV 感染　目前尚无特效治疗方法。

第五节　性传播疾病

常见的妊娠期性传播疾病（sexually transmitted diseases，STDs）包括淋病、梅毒、尖锐湿疣、生殖器疱疹、沙眼衣原体感染、支原体感染和艾滋病等。孕妇感染后，绝大部分病原体可通过胎盘、产道、产后哺乳或密切接触感染胚胎、胎儿或新生儿，导致流产、早产、胎儿生长受限、死胎和出生缺陷等，严重危害母儿健康。

一、淋病

淋病（gonorrhea）是由淋病奈瑟菌（简称淋菌）引起的以泌尿生殖系统化脓性感染为主要表现的 STD。

【传播途径】

主要通过性接触传播，间接传播比例很小。孕妇感染后可累及绒毛膜、羊膜导致胎儿感染。

【对母儿的影响】

妊娠各期感染淋菌对妊娠结局均有不良影响，约 1/3 胎儿通过未经治疗产妇软产道时感染淋菌，引起新生儿淋菌性结膜炎、肺炎，甚至出现败血症，使围生儿死亡率增加。

【临床表现及诊断】

1. 临床表现　阴道脓性分泌物增多，外阴瘙痒或灼热，偶有下腹痛。

2. 诊断　实验室检查包括：①分泌物涂片检查见中性粒细胞内有革兰氏阴性双球菌；②淋菌培养是诊断淋病的"金标准"；③核酸扩增试验。

【处理】

治疗以及时、足量、规范化用药为原则，推荐联合使用头孢菌素和阿奇霉素。首选头孢曲松钠 250mg，单次肌内注射，加阿奇霉素 1g 顿服。

二、梅毒

梅毒是由苍白密螺旋体（treponema pallidum）感染引起的慢性全身性传染病。

【传播途径】

性接触为最主要传播途径，占 95%，偶可经接触污染衣物等间接感染。少数通过输入传染性梅毒患者的血液而感染。孕妇可通过胎盘将梅毒螺旋体传给胎儿引起先天梅毒。

【对胎儿和新生儿影响】

引起流产、早产、死胎、死产、低出生体重儿和先天梅毒。

【临床表现及诊断】

1. 临床表现　硬下疳、硬化性淋巴结炎、全身皮肤黏膜损害（如梅毒疹，扁平疣，脱发及口、舌、咽喉或生殖器黏膜红斑、水肿和糜烂等），晚期表现为永久性皮肤黏膜损害，并可侵犯心血管、神经系统等多种组织器官而危及生命。

2. 诊断　①病原体检查；②血清学检查；③脑脊液检查。

【处理】

（1）对所有孕妇均应在首次产前检查时（最好在妊娠前三个月内）筛查梅毒。

（2）治疗原则　首选青霉素治疗，根据梅毒分期采用相应的青霉素治疗方案，必要时增加疗程。

三、尖锐湿疣

尖锐湿疣（condyloma acuminata）是由人乳头瘤病毒（human papilloma virus，HPV）感染引起的鳞状上皮疣状增生的病变。

【传播途径】

主要经性接触传播，不排除间接传播可能。

【对孕妇、胎儿和新生儿影响】

妊娠期病灶易生长迅速，数目多、体积大、多区域、多形态、质脆易碎，阴道分娩时容易致大出血。巨大尖锐湿疣可阻塞产道。妊娠期尖锐湿疣有垂直传播危险。

【临床表现及诊断】

1. 临床表现　外阴瘙痒，灼痛或性交后疼痛。

2. 诊断　典型的尖锐湿疣肉眼即可诊断。

【处理】

产后部分尖锐湿疣可迅速缩小，甚至自然消退。治疗主要目的是缓解症状。若病灶大且有蒂，可行物理治疗，如激光、微波、冷冻、电灼等。巨大尖锐湿疣可直接手术切除疣体，待愈合后再行局部药物治疗。妊娠期禁用足叶草碱、咪喹莫特乳膏和干扰素。

四、生殖器疱疹

生殖器疱疹是单纯疱疹病毒引起的性传播疾病。单纯疱疹病毒Ⅰ型、Ⅱ型均可致人类感染。Ⅰ型称口型或上半身型，主要引起上半身皮肤、黏膜或器官疱疹。Ⅱ型称生殖器型，主要表现为生殖器及肛门皮肤溃疡，易复发。

【传播途径】

主要通过性接触传播。

【对胎儿与新生儿的影响】

妊娠晚期可致早产。新生儿感染者，少部分感染眼部或口腔，少数出现伴有多个重要脏器的播散性疾病。

【临床表现与诊断】

除根据典型病史和临床表现外，诊断需依据以下实验室检查：病毒培养、病原体检测、核酸扩增试验、血清学检测。

【处理】

原则是抑制单纯疱疹病毒增殖和控制局部感染。选用阿昔洛韦，对胎儿无明显毒性。分娩时原则上应行剖宫产。

五、沙眼衣原体感染

【传播途径】

主要经性接触传播，间接传播少见。孕妇感染后主要经过产道感染胎儿。

【对胎儿与新生儿的影响】

胎儿经污染产道感染沙眼衣原体，主要引起新生儿肺炎和眼炎。

【临床表现与诊断】

1. 临床表现　孕妇感染沙眼衣原体后多无症状或症状轻微，以子宫颈管炎、尿路炎和前庭大腺感染多见。

2. 诊断　沙眼衣原体培养（诊断沙眼衣原体感染的金标准）；抗原检测；核酸扩增试验；血清学检测。

【处理】

首选阿奇霉素，也可口服阿莫西林。应同时治疗性伴侣。对可能感染的新生儿应及时治疗。

六、支原体感染

【传播途径】

主要经性接触传播，孕妇感染后，可经胎盘垂直传播，或经生殖道上行感染，分娩过程中经产道感染。

【对胎儿及新生儿的影响】

可导致晚期流产、胎膜早破、早产或死胎，存活儿可致低体重儿和先天畸形等。新生儿感染支原体后可发生支原体肺炎。

【临床表现与诊断】

引起阴道炎、宫颈炎、输卵管炎、尿道炎。实验室检查：支原体培养；血清学检测；PCR 技术。

【处理】

首选阿奇霉素，新生儿感染选用红霉素。

七、获得性免疫缺陷综合征

获得性免疫缺陷综合征（AIDS），又称艾滋病，是由人免疫缺陷病毒（HIV）引起的一种性传播疾病。

【传播途径】

主要经性接触传播，其次为血液传播。

【对母儿的影响】

大多数 HIV 感染孕妇无临床症状，可经胎盘感染胎儿。对 HIV 感染合并妊娠可建议终止妊娠。

【临床表现与诊断】

1. 临床表现 发热，体重下降，全身浅表淋巴结肿大，合并各种条件性感染和肿瘤。

2. 诊断 根据病史、临床表现及实验室检查诊断。

【处理】

目前尚无治愈的方法。

1. 抗病毒药物 齐多夫定。

2. 其他免疫调节药 干扰素、白介素等。

3. 支持对症治疗 加强营养，治疗机会性感染及恶性肿瘤。

4. 产科处理 建议剖宫产，不推荐母乳喂养。

第六节 血液系统疾病

一、贫血

【对妊娠的影响】

1. 对孕妇的影响 贫血孕妇的抵抗力低下容易合并其他系统疾病，并发产褥感染。

2. 对胎儿的影响 易发生胎儿生长受限、胎儿窘迫、早产或死胎。

【妊娠期贫血的诊断标准】

孕妇外周血血红蛋白<110g/L 及血细胞比容<0.33 为妊娠期贫血。根据血红蛋白水平分为轻度贫血（100～109g/L）、中度贫血（70～99g/L）、重度贫血（40～69g/L）和极重度贫血（<40g/L）。

（一）缺铁性贫血

【病因】

妊娠期铁的需要量增加是孕妇缺铁的主要原因。

【诊断】

1. 病史 既往有月经过多等慢性失血性疾病史；有长期偏食、妊娠早期呕吐等导致的营养不良病史等。

2. 临床表现 头昏、乏力、气短、心悸、皮肤黏膜苍白、口腔炎、舌炎等。

3. 实验室检查

（1）血象 外周血涂片为小红细胞低血红蛋白性贫血。血红蛋白<110g/L，红细胞<3.5×

10^{12}/L，血细胞比容＜0.30，红细胞平均体积（MCV）＜80fl，红细胞平均血红蛋白浓度＜32％，白细胞计数及血小板计数均在正常范围。

（2）血清铁浓度　妇女血清铁＜6.5μmol/L。

（3）骨髓象　红系造血呈轻度或中度增生活跃，中、晚幼红细胞增生为主，骨髓铁染色可见细胞内外铁均减少，以细胞外铁减少明显。

【治疗】

治疗原则是补充铁剂和去除导致缺铁性贫血的原因。

1. 补充铁剂　以口服给药为主。血红蛋白在70g/L以上者，可以口服给药。常用的口服药物有多糖铁复合物、硫酸亚铁等。

2. 输血　当血红蛋白＜70g/L者建议输血；血红蛋白在70～99g/L之间，根据患者手术与否和心脏功能等因素，决定是否需要输血。

3. 产时及产后处理　重度贫血产妇临产后配血备用，严密监护产程，预防产后出血，积极处理第三产程，出血多时及时输血，产后广谱抗生素预防感染。

（二）巨幼细胞贫血

巨幼细胞贫血是由叶酸或维生素 B_{12} 缺乏引起DNA合成障碍所致的贫血。外周血为大细胞正血红蛋白性贫血。

【病因】

①来源缺乏或吸收不良；②妊娠期需要量增加；③叶酸排泄增加。

【对母儿的影响】

与孕妇患其他贫血造成的对母儿影响一致。

【临床表现与诊断】

1. 临床表现　①贫血，多发生在妊娠中晚期、起病较急、为中重度贫血；②消化道症状；③周围神经炎症状；④其他，如低热、水肿、脾大、表情淡漠。

2. 实验室检查

（1）外周血象　外周血象为大细胞性贫血，红细胞平均体积（MCV）＞100fl，红细胞平均血红蛋白含量（MCH）＞32pg，大卵圆形红细胞增多，中性粒细胞分叶过多，粒细胞体积增大，核肿胀，网织红细胞减少，血小板通常减少。

（2）骨髓象　红细胞系统呈巨幼细胞增生。

（3）叶酸及维生素 B_{12} 值　血清叶酸＜6.8nmol/L、红细胞叶酸＜227nmol/L提示叶酸缺乏。血清维生素 B_{12}＜74pmol/L，提示维生素 B_{12} 缺乏。

【防治】

补充叶酸、维生素 B_{12}，必要时输血，预防产后出血。

二、特发性血小板减少性紫癜

【临床表现及诊断】

主要表现为皮肤黏膜出血和贫血。实验室检查血小板＜100×10^9/L，骨髓检查巨核细胞正常或增多，成熟型血小板减少。

【治疗】

1. 妊娠期处理

（1）肾上腺皮质激素　首选治疗。

（2）输入丙种球蛋白。

（3）脾切除。

（4）输入血小板。

2. 分娩期处理 原则以阴道分娩为主。

3. 产后处理 预防产后出血及感染。

第七节　甲状腺疾病

一、妊娠合并甲状腺功能亢进症

甲状腺功能亢进症（hyperthyroidism），简称甲亢，是甲状腺腺体本身产生甲状腺激素过多，导致体内甲状腺激素过高，引起机体的神经、循环、消化等系统兴奋性增高和代谢亢进的内分泌疾病。

【临床表现】

妊娠期甲亢症状与非孕期相同，表现为代谢亢进、易激动、怕热多汗、皮肤潮红、脉搏快、脉压＞50mmHg 等。各种甲亢症状急骤加重和恶化称甲亢危象（thyroid crisis），表现为焦虑、烦躁、大汗淋漓、恶心、厌食、呕吐、腹泻、大量失水引起虚脱、休克甚至昏迷、体温＞39℃、脉率＞140 次/分，甚至＞160 次/分、脉压增大。

【诊断】

根据症状、高代谢率、甲状腺对称性弥漫性肿大以及突眼等体征，结合实验室检查多可确诊。

【处理】

原则上首选药物治疗，丙硫氧嘧啶与甲巯咪唑是孕期甲亢的首选药物。

二、妊娠合并甲状腺功能减退症

甲状腺功能减退症（hypothyroidism），简称甲减，是由于甲状腺激素合成和分泌减少或组织作用减弱导致的全身代谢减低的内分泌疾病，可分为临床甲减（overt hypothyroidism）和亚临床甲减（subclinical hypothyroidism）。

【对母儿的影响】

1. 对孕产妇的影响 妊娠早、晚期产科并发症均明显增加。

2. 对围生儿的影响 胎儿流产、死亡、畸形、胎儿生长受限、先天性缺陷与智力发育迟缓的发生率增加。

【临床表现】

主要有全身疲乏、记忆力减退、食欲减退、活动迟钝，表情呆滞，头发稀疏，皮肤干燥，体温低等，严重者出现心脏扩大、心包积液、心动过缓、腱反射迟钝等症状和体征。

【诊断】

妊娠期甲减包括甲减患者妊娠及妊娠期新诊断甲减两类。据妊娠特异性 TSH 和 FT_4 参考范围诊断临床甲减和亚临床甲减。

【处理】

治疗目的是将血清 TSH 和甲状腺激素水平恢复到正常范围，降低围生期不良结局的发生率，常需与内科医师共同管理。主要治疗药物为左旋甲状腺素（L-T_4）。

第八节　急性阑尾炎

【妊娠期阑尾位置的特点】

妊娠期阑尾的位置在妊娠初期与非妊娠期相似，随着妊娠的子宫增大位置逐步向上、向外移位。

【临床表现及诊断】

妊娠早期合并阑尾炎的症状及体征与非妊娠期基本相同，80％的患者有转移性右下腹痛，最常见症状。妊娠中、晚期临床表现不典型，常无明显的转移性右下腹痛。

【处理】

处理原则：不主张保守治疗，一旦确诊，在积极抗感染治疗的同时，立即手术治疗。

第九节　急性胰腺炎

急性胰腺炎是妊娠期常见的急腹症之一，多发生于妊娠晚期和产褥期，可能与胆道疾病、脂代谢异常有关。根据病理特点分为急性水肿性胰腺炎、出血坏死性胰腺炎，根据临床表现分为轻症胰腺炎和重症胰腺炎。

【临床表现与诊断】

1. 症状　突然发作的持续性上腹部疼痛为此病的主要和首发症状。腹痛呈持续性，阵发性加剧放射至腰背部。伴有恶心、呕吐、腹胀、黄疸、发热等。坏死性胰腺炎出现广泛腹膜炎、麻痹性肠梗阻、精神症状；严重者迅速出现休克症状、呼吸衰竭和肾衰竭。

2. 体征　轻者腹部轻压痛，重症者上腹部压痛、反跳痛和腹肌紧张，肠蠕动减弱或消失，移动性浊音阳性，Grey-Turner 征，Cullen 征等。

3. 胰酶测定　血清、尿淀粉酶测定是最常用的诊断方法。血清脂肪酶的特异性和敏感性优于淀粉酶。

4. B 型超声　可见胰腺体积弥漫性增大，出血坏死时可出现粗大强回声，胰腺周围渗出积聚呈无回声。

5. CT 增强扫描　胰腺肿大，外形不规则，明显低密度区，周围不同程度液体积聚。

【鉴别诊断】

急性胰腺炎需与产科的临产、胎盘早剥鉴别，还需与消化性溃疡、胆囊炎、阑尾炎、胃肠炎、肠梗阻相鉴别。

【处理】

水肿性胰腺炎采取非手术治疗，出血坏死性胰腺炎争取 48～72h 内尽快手术治疗。

1. 保守治疗

（1）禁食禁饮，胃肠减压。

（2）补液、营养支持和抗休克治疗，中心静脉插管胃肠外高营养，维持水、电解质平衡。

（3）缓解疼痛。

（4）抑制胰液分泌。

（5）大剂量广谱抗生素抗感染。

2. 手术治疗　保守治疗无效，有以下情况者建议手术治疗：①腹膜炎持续存在，不能排除其他急腹症；②重症胆源性胰腺炎伴壶腹部嵌顿结石，合并胆道梗阻感染者；③胰腺坏死，腹腔内大量渗液，迅速出现多脏器功能损害者；④合并肠穿孔、大出血或胰腺假性囊肿。

3. 产科处理 治疗期间严密监测胎儿宫内情况，可适当使用宫缩抑制剂预防早产。病情较轻保守治疗有效的，待病情控制后再终止妊娠，如已临产可自然分娩。病情危重时，如评估胎儿可能存活，应立即剖宫产。

同步练习

一、选择题

1. 妊娠合并心脏病中最常见的类型是（   ）
   A. 风湿性心脏病　　　　　　　 B. 先天性心脏病　　　　　 C. 妊娠期高血压疾病性心脏病
   D. 贫血性心脏病　　　　　　　 E. 围生期心肌病

2. 妊娠合并心脏病心功能Ⅱ级的诊断依据是（   ）
   A. 能从事强体力劳动　　　　　 B. 一般体力活动不受限　　 C. 一般体力活动稍受限
   D. 一般体力活动显著受限　　　 E. 休息时即有心功能不全症状

3. 妊娠合并心脏病早期心力衰竭的表现是（   ）
   A. 踝部凹陷性水肿　　　　　　 B. 休息时心率＞110次/分
   C. 颈静脉怒张　　　　　　　　 D. 心尖部闻及期前收缩
   E. 心脏浊音界扩大

4. 属于妊娠期生理性变化的项目是（   ）
   A. 心脏舒张期出现杂音　　　　 B. Ⅲ级以上收缩期杂音　　 C. 舒张期奔马律
   D. X线摄片显示心界扩大　　　 E. 肺底湿啰音咳嗽或深呼吸后消失

5. 心脏病孕妇容易发生心力衰竭的时期是（   ）
   A. 妊娠20～22周　　　　　　　 B. 妊娠24～26周　　　　　 C. 妊娠28～30周
   D. 妊娠32～34周　　　　　　　 E. 妊娠36～37周

6. 关于妊娠合并心脏病的叙述正确的是（   ）
   A. 总血容量于妊娠36～38周增加达高峰　　　 B. 宫口开全后尽快协助胎头娩出
   C. 为预防产后出血，静注麦角新碱　　　　　 D. 发生产后出血，应尽快输血
   E. 产时未发生心力衰竭，产后通常不再发生心力衰竭

7. 关于妊娠合并心脏病的叙述正确的是（   ）
   A. 发现Ⅲ级舒张期杂音可确诊为心脏病　　　 B. 心功能Ⅱ级易发生心力衰竭，不宜妊娠
   C. 发现室上性阵发性心动过速可确诊为心脏病　 D. 临产后耐心等待经阴道自然分娩
   E. 临产后均应给予广谱抗生素1周

8. 预防风湿性心脏病产妇发生心力衰竭的不恰当措施是（   ）
   A. 吸氧　　　　　　　　　　　 B. 助产缩短第二产程
   C. 为预防产后出血给予麦角新碱　 D. 胎儿娩出后在腹部放置沙袋
   E. 产时及产后给予镇静药

9. 初产妇，24岁，妊娠39周，日常体力劳动时自觉疲劳，心悸、气短。检查：血压120/80mmHg，脉搏90次/分，呼吸18次/分。叩诊心浊音界稍向左扩大，心尖部闻及Ⅱ级柔和吹风样收缩期杂音，肺部未闻及湿性啰音，踝部轻度水肿。本例最可能的诊断是（   ）
   A. 风湿性心脏病合并妊娠　　　 B. 正常妊娠生理性改变改变
   C. 心脏病合并妊娠，性质待查　 D. 妊娠期高血压心脏病
   E. 围生期心肌病

(题 10～11 共用题干)

已婚女性，26 岁，平素月经规律，现停经 2 个月，恶心、呕吐 1 周，昨天突然出现心悸、气短，心率 120 次/分。检查：体质瘦小，口唇发绀，杵状指，心前区可以闻及粗糙的收缩期和舒张期杂音。

10. 本例不恰当的检查是（　　）

    A. 尿妊娠试验　　　　　　　　B. 盆腔超声检查　　　　　　C. 胸部 X 线透视

    D. 心电图　　　　　　　　　　E. 心脏超声检查

11. 盆腔超声检查结果提示为早孕，进一步的处理是（　　）

    A. 立即终止妊娠　　　　　　　B. 如心力衰竭得以控制可以继续妊娠

    C. 控制心力衰竭后行人工流产　D. 控制心力衰竭后剖宫取胎

    E. 边控制心力衰竭，边行吸宫术

(题 12～14 共用题干)

22 岁初产妇，停经 37 周，规律腹痛 3h。既往患有先天性心脏病室间隔缺损。日常体力劳动时心悸、气短，休息时好转，夜间能平卧。检查：血压 120/80mmHg，脉搏 90 次/分，呼吸 18 次/分，心尖部闻及Ⅲ级收缩期杂音。

12. 不合适的检查或处理是（　　）

    A. 测量宫高及腹围，B 超检查估计胎儿大小及羊水情况

    B. 立即行术前准备，急诊行剖宫产

    C. 心电图

    D. 进行骨盆测量，估计头盆关系

    E. 心脏超声检查心脏结构与心功能检查

13. 该产妇的心功能属于（　　）

    A. 正常　　　　　　　　　　　B. Ⅰ级　　　　　　　　　　C. Ⅱ级

    D. Ⅲ级　　　　　　　　　　　E. Ⅳ级

14. 若胎儿超声测量，胎儿 BPD 92mcm、FL 70mm、羊水最大暗区 42mm。胎心 142 次/分，骨盆测量未见异常，正确的处理应是（　　）

    A. 行术前准备，尽早行剖宫产

    B. 待产观察，必要时肌内注射哌替啶

    C. 静脉滴注缩宫素，尽可能缩短产程

    D. 胎儿娩出后立即肌内注射麦角新碱

    E. 产后不宜哺乳

(题 15～18 共用题干)

25 岁已婚妇女，月经规则，末次月经为 2010-5-3，于 2010-6-20 因"右下腹持续性疼痛 4h"就诊。伴恶心呕吐，伴少许阴道流血，无尿频尿急。测体温 38.7℃，右下腹有固定压痛点，腹肌稍紧张，无明显反跳痛。

15. 妊娠期急性阑尾炎最显著的特点是（　　）

    A. 起病急　　　　　　　　　　B. 进展快

    C. 阑尾位置改变，早期明确诊断困难　D. 容易并发穿孔

    E. 容易并发腹膜炎

16. 为进一步明确病因，应首先进行哪项检查（　　）

    A. 尿常规检查　　　　　　　　B. 血常规检查　　　　　　　C. 尿妊娠试验

    D. 凝血功能检查　　　　　　　E. 心电图检查

17. 本病最应与下列哪个疾病相鉴别（　　）

A. 右侧输尿管结石   B. 右侧急性肾盂肾炎   C. 右侧卵巢囊肿蒂扭转

D. 右侧输卵管妊娠   E. 右侧卵巢黄体囊肿破裂

18. 如果 B 超提示子宫内见胚芽及原始心管搏动，持续高温不降，右下腹压痛明显，反跳痛（＋），血白细胞总数 $18 \times 10^9/L$，中性粒细胞 0.91，此时最佳的处理方案是（   ）

A. 行人工流产   B. 广谱抗生素抗感染、并安胎治疗

C. 黄体酮安胎治疗   D. 尽早行剖腹探查术

E. 积极寻找病因，查明病因后对因治疗

(题 19～20 共用题干)

女性，22 岁，停经 5 个月，突发腹痛 2 日入院，腹痛位于上腹部，伴恶心、呕吐，低热。查：体温 38.8℃，脉搏 110 次/分，无明显宫缩，胎位不清，胎心 165 次/分，右侧腹部压痛、反跳痛明显，平脐处为甚，麦氏点无压痛、反跳痛。血红蛋白 110g/L，白细胞计数 $17 \times 10^9/L$，中性 0.88。

19. 本例最可能的诊断为（   ）

A. 妊娠合并急性胃肠炎   B. 妊娠合并急性胆囊炎   C. 妊娠合并急性肾盂肾炎

D. 妊娠合并输尿管结石   E. 妊娠合并急性阑尾炎

20. 本例最恰当的处理是（   ）

A. 静滴抗生素，保守治疗   B. 静滴山莨菪碱及抗生素   C. 抗炎、利胆治疗

D. 积极抗炎，立即手术   E. 消炎、护胃治疗

(题 21～23 共用题干)

女性，28 岁，初产妇，孕 33 周，产妇于 3h 前婚宴饱餐后开始出现上腹部疼痛，持续性，伴有腰背痛，轻度腹胀，1 天来未排气排便，1h 前有呕吐，既往有胆总管结石病史，否认糖尿病史。查体：神情，血压 120/80mmHg，心率 90 次/分，体温 38.0℃，巩膜轻度黄染，上腹正中压痛，轻度肌紧张，反跳痛。墨菲征阴性。移动性浊音（－）。肠鸣音减弱，血白细胞 $20 \times 10^9/L$，中性粒细胞 90%，尿胆红素阴性；血钾 4.0mmol/L，钠 135mmol/L，氯 106mmol/L，钙 1.6mmol/L，血糖 250mg/L。

21. 此患者最可能的诊断（   ）

A. 急性胰腺炎   B. 急性阑尾炎   C. 急性胆囊炎

D. 急性肠梗阻   E. 重症胆管炎

22. 此患者此时应选以下哪种检查（   ）

A. 血细菌血培养   B. 尿硝酸盐测定   C. 大便酶菌检查

D. 呕吐物潜血检查   E. 腹腔液淀粉酶检查

23. 要明确该患者的诊断，最恰当的辅助检查是（   ）

A. 血淀粉酶检查   B. 尿淀粉酶检查   C. 血脂肪酶检查

D. B 超肝胆胰腺检查   E. CT 肝胆胰腺检查

(题 24～27)

A. 髂嵴下 2 横指   B. 髂嵴水平

C. 右髂前上棘至脐连线中外 1/3 处   D. 髂嵴上 2 横指

E. 达胆囊区

24. 妊娠早期，阑尾位于（   ）

25. 妊娠 3 个月末，阑尾位于（   ）

26. 妊娠 8 个月末，阑尾位于（   ）

27. 产后 15 天，阑尾位于（   ）

二、简答题

1. 简述妊娠早期心力衰竭的诊断。

2. 心脏病孕妇如何选择分娩方式？

3. 妊娠合并重症肝炎的诊断要点是什么？

参考答案

一、选择题

1. B　2. C　3. B　4. D　5. D　6. B　7. E　8. C
9. B　10. C　11. C　12. B　13. C　14. B　15. C
16. C　17. D　18. D　19. E　20. D　21. A
22. E　23. E　24. C　25. A　26. D　27. C

二、简答题

1. 答：妊娠合并心脏病患者，若出现下述症状与体征，应考虑为早期心力衰竭：①轻微活动后即出现胸闷、心悸、气短；②休息时心率每分钟超过110次，呼吸频率每分钟超过20次；③夜间常因胸闷而坐起呼吸，或到窗口呼吸新鲜空气；④肺底部出现少量持续性湿啰音，咳嗽后不消失。

2. 答：心功能Ⅰ～Ⅱ级，胎儿不大，胎位正常，宫颈条件良好者，可考虑在严密监护下经阴道分娩。对胎儿偏大，产道条件不佳，有产科指征、心功能在Ⅲ级～Ⅳ级以上者，均应择期剖宫产。

3. 答：①消化道症状严重；②血清总胆红素＞171μmol/L，或黄疸迅速加深，每日上升＞17.1μmol/L；③凝血功能障碍，全身出血倾向，PTA＜40％；④肝脏缩小，出现肝臭气味，肝功能明显异常，酶胆分离；⑤肝性脑病；⑥肝肾综合征。

（王茂淮　叶　萍）

第十章 胎儿异常与多胎妊娠

学习目的

1. 掌握 双胎妊娠的诊断与处理原则；巨大胎儿的临床特点、诊断方法与处理要点；胎儿生长受限的临床特点、筛查方法和处理原则。胎儿宫内窘迫的概念、病因和分类、临床表现、诊断及处理。

2. 熟悉 双胎妊娠孕妇及围生儿并发症发生原因及诊断处理。

3. 了解 双胎妊娠的类型及特点；常见胎儿畸形的特点、筛查方法和处理原则；死胎常见的病因、结局与处理要点。

 内容精讲

第一节 出生缺陷

出生缺陷（birth defect）指胚胎或胎儿在发育过程中所发生的结构或功能代谢的异常。我国出生缺陷的总发生率约 5.6%。根据卫生部 2002 年颁布的《产前诊断技术管理办法》，妊娠 16～24 周应诊断的致命畸形包括无脑儿、脑膨出、开放性脊柱裂、严重的胸腹壁缺损伴内脏外翻、单腔心、致死性软骨发育不全等。超声筛查出以上严重的出生缺陷时建议孕妇到有产前诊断资格的医院进一步明确诊断。

一、无脑儿

无脑儿（anencephalus）是严重的出生缺陷胎儿中最常见的一种，系前神经孔闭合失败所致，是神经管缺陷中最严重的一种类型。不可能存活。无脑儿有两种类型，一种是脑组织变性坏死突出颅外，另一种是脑组织未发育。

【诊断】

超声检查诊断准确率高。妊娠 14 周后，超声探查见不到圆形颅骨光环，头端有不规则"瘤结"。无脑儿垂体及肾上腺发育不良，孕妇尿 E_3 常呈低值。无脑儿脑膜直接暴露在羊水中，使羊水甲胎蛋白（AFP）呈高值。

【处理】

无脑儿为严重致死性出生缺陷，一经确诊应引产。

二、脊柱裂

脊柱裂（spinabifida）属脊椎管部分未完全闭合的状态，也是神经管缺陷中最常见的一种，发生率有明显的地域和种族差别。

脊柱裂有 3 种：①脊椎管缺损，称为隐性脊柱裂，脊髓和脊神经多正常，无神经系统症状；②脊髓脊膜膨出，多有神经系统症状；③脊髓裂，同时合并脊柱裂。

【诊断】

隐形脊柱裂在产前超声检查中常难发现。较大的脊柱裂产前超声检查易发现，妊娠 18～20

周是发现的最佳时机。

开放性脊柱裂胎儿的母血及羊水甲胎蛋白都高于正常，80％脊柱裂胎儿的母体血清 AFP 高于 2.5MoM。

【处理】

无症状的隐性脊柱裂无需治疗，未经治疗的显性脊柱裂患儿的死亡率及病残率均较高，部分显性脊柱裂可通过开放性手术治疗改善预后。若诊断脊柱裂继续妊娠至分娩，每一例都应该与经验丰富的产科、神经外科和新生儿科专家进行会诊咨询。

三、脑积水和水脑

脑积水（hydrocephalus）是脑脊液过多（500～3000ml）地蓄积于脑室系统内，致脑室系统扩张和压力升高，常压迫正常脑组织。脑积水常伴有脊柱裂、足内翻等畸形。水脑（hydranencephaly）指双侧大脑半球缺失，颅内充满了脑脊液。

【诊断】

在耻骨联合上方触到宽大、骨质薄软、有弹性的胎头，且大于胎体并高浮，跨耻征阳性。严重的脑积水及水脑产前超声检查易发现。

【处理】

脑积水的预后主要取决于病因及有无基因突变和合并的其他结构异常。轻度脑积水大部分无神经功能缺陷，严重脑积水产生神经功能缺陷的概率增高。有生机儿前诊断严重脑积水及水脑，应建议引产，处理过程应以产妇免受伤害为原则。头先露，宫口扩张 3cm 时行颅内穿刺放液，或临产前超声检查监视下经腹行脑室穿刺放液，缩小胎头娩出胎儿。

四、单心房单心室

单心房单心室是一种严重的先天性心脏发育异常，预后不良。在超声检查声像图仅见一个心房、一个房室瓣及一个心室。在有生机儿前诊断单心房单心室畸形，应建议终止妊娠。

五、腹壁裂

腹壁裂（gastroschisis）是一侧前腹壁全层缺损所致。随着小儿外科手术技术的提高，未合并其他结构异常、非遗传因素引起的孤立性腹壁裂的患儿存活率＞90％，但腹壁裂伴肝脏突出者，死亡率有所上升。

六、致死性侏儒

致死性侏儒（thanatophoric dwarfism）是一种最常见的致死性的骨骼发育不良疾病，表现为长骨极短且弯曲、窄胸、头颅相对较大、腹膨隆，多伴有羊水过多。目前已证实致死性侏儒由 *FGFR*3 基因突变引起，确诊依据基因检测。该病为散发性疾病，再发风险极低。一旦发现为致死性侏儒，应尽早终止妊娠。

第二节　胎儿生长受限

小于孕龄儿（small for gestation age，SGA）是指出生体重低于同胎龄体重第 10 百分位数的新生儿。并非所有出生体重小于同孕龄体重第 10 百分位数者均为病理性的生长受限。SGA 包含了健康小样儿，这部分 SGA 除了体重及体格发育较小外，各器官可无结构异常及功能障碍，无宫内缺氧表现。

低出生体重儿指足月胎儿出生时的体重小于 2500g。胎儿生长受限（fetal growth restriction，FGR）指胎儿应有的生长潜力受损，估测的胎儿体重小于同孕龄第 10 百分位的 SGA。对部分胎儿的体重经估测达到同孕龄的第 10 百分位，但胎儿有生长潜力受损，不良妊娠结局的风险增加，可按照胎儿生长受限进行管理。严重的 FGR（severe FGR）指估测的胎儿体重小于同孕龄第 3 百分位。

【病因】

影响胎儿生长的因素，包括母亲营养供应、胎盘转运和胎儿遗传潜能等，病因复杂。主要危险因素有：

1. 母体因素

（1）营养因素。

（2）妊娠并发症与合并症　如某些并发症或合并症均可使胎盘血流量减少，灌注下降。

（3）其他。

2. 胎儿因素　胎儿基因或染色体异常、结构异常等。

3. 胎盘因素　胎盘各种病变导致子宫胎盘血流量减少，胎儿血供不足。

4. 脐带因素　单脐动脉、脐带过长、脐带过细（尤其近脐带根部过细）、脐带扭转、脐带打结等。

【分类及临床表现】

胎儿发育分三阶段。第一阶段（妊娠 17 周之前）：主要是细胞增殖，所有器官的细胞数目均增加。第二阶段（妊娠 17～32 周）：细胞继续增殖并增大。第三阶段（妊娠 32 周之后）：细胞增生肥大为其主要特征，胎儿突出表现为糖原和脂肪沉积。胎儿生长受限根据其发生时间、胎儿体重以及病因分为 3 类。

1. 内因性均称型 FGR　一般发生在胎儿发育的第一阶段，因胎儿在体重、头围和身长三方面均受限，头围与腹围均小，故称均称型。其病因包括基因或染色体异常、病毒感染、接触放射性物质及其他有毒物质。

2. 外因性不均称型 FGR　胚胎早期发育正常，至妊娠晚期才受到有害因素影响，如妊娠期高血压疾病等所致的慢性胎盘功能不全。

3. 外因性均称型 FGR　为上述两型的混合型。其病因有母儿双方因素，多因缺乏重要生长因素，如叶酸、氨基酸、微量元素或有害药物影响所致，在整个妊娠期间均产生影响。

【诊断】

FGR 的准确诊断，应基于准确核对孕周，包括核实母亲月经史、相关的辅助生殖技术的信息，以及早孕或中孕早期的超声检查。根据各项衡量胎儿生长发育指标及其动态情况，结合子宫胎盘的灌注情况及孕妇的产前检查结果，尽早诊断 FGR。

1. 临床指标　测量子宫底高度，推测胎儿大小，简单易行，可用于低危人群的筛查。子宫底高度连续 3 周测量均在第 10 百分位数以下者，为筛选 FGR 指标，预测准确率达 13%～86%。妊娠 26 周后宫高测量值低于对应标准 3cm 以上，应疑诊 FGR；宫高低于对应标准 4cm 以上，应高度怀疑 FGR。

2. 辅助检查

（1）超声监测胎儿生长　①测量胎儿头围、腹围和股骨，并根据本地区个性化的胎儿生长曲线估测胎儿体重（estimated fetal weight，EFW）。估计胎儿体重低于对应孕周胎儿体重的第 10 百分位数以下或胎儿腹围（abdominal circumference，AC）小于对应孕周腹围的第 10 百分位数以下，需考虑 FGR，至少间隔 2 周复查 1 次，减少 FGR 诊断的假阳性。②腹围/头围比值（AC/HC）：比值小于正常同孕周平均值的第 10 百分位数，有助于估算不均称型 FGR。③羊水量与胎盘成熟度：需注意胎盘形态、脐带插入点、最大羊水深度及羊水指数。④筛查超声遗传标记物：推荐所有的 FGR 进行详细的胎儿解剖结构检查，评估有无出生缺陷。

（2）彩色多普勒超声检查脐动脉血流　所有超声估计体重或胎儿腹围测量低于正常第 10 百

分位数以下的胎儿都需进行脐动脉多普勒血流检测，了解子宫胎盘灌注情况。

（3）抗心磷脂抗体（ACA）的测定　研究表明抗心磷脂抗体（ACA）与部分 FGR 的发生有关。

【处理】

1. 寻找病因　对临床怀疑 FGR 孕妇应尽可能找出可能的致病原因。

2. 治疗　治疗越早效果越好，妊娠 32 周前开始疗效佳，妊娠 36 周后疗效差。治疗原则是：积极寻找病因、补充营养、改善胎盘循环、加强胎儿监测、适时终止妊娠。

（1）一般治疗　目前缺乏充分的证据支持卧床休息、常规吸氧、增加饮食对治疗 FGR 有效。

（2）药物治疗　尚未证实补充孕激素、静脉补充营养和注射低分子肝素对治疗 FGR 有效。

（3）胎儿健康状况监测　FGR 一经诊断即应开始严密监测。理想的 FGR 监测方案是综合应用超声多普勒血流、羊水量、胎心监护、生物物理评分和胎儿生长监测方法，全面评估监测 FGR 胎儿。监测应从确诊为 FGR 开始，每 2～3 周评估胎儿生长发育。在多普勒血流正常的胎儿中，只要监护结果可靠，监护的频率通常为每周 1 次。如果多普勒血流发现异常，需要更加严密监护，可考虑增加大脑中动脉及静脉导管血流监测，每周 2 次 NST 或 BPP，随着胎盘功能减退，脐动脉多普勒血流可表现为 S/D 比值升高、舒张末期血流缺失或倒置。若出现舒张末期血流倒置和静脉导管反向"a"波，围生儿死亡率高，预后差。

3. 产科处理

（1）继续妊娠指征　胎儿状况良好，胎盘功能正常，妊娠未足月、孕妇无合并症及并发症者，可以在密切监护下妊娠至 38～39 周，但不应超过预产期。

（2）终止妊娠指征　必须综合考虑 FGR 的病因、监测指标异常情况、孕周和新生儿重症监护的技术水平。FGR 出现单次胎儿多普勒血流异常不宜立即终止妊娠，应严密随访。若出现脐动脉舒张末期血流消失，可期待至 >34 周终止妊娠；出现脐动脉舒张末期血流倒置，则考虑期待至 >32 周终止妊娠。若 32 周前出现脐动脉舒张末期血流缺失或倒置，合并静脉导管血流异常，综合考虑孕周、新生儿重症监护水平，完成促胎肺成熟后，可考虑终止妊娠。孕周未达 32 周者，应使用硫酸镁保护胎儿神经系统。若孕周未达 35 周者，应促胎肺成熟后再终止妊娠，如果新生儿重症监护技术水平不足，应鼓励宫内转运。

（3）分娩方式选择　FGR 胎儿对缺氧耐受力差，胎儿胎盘贮备不足，难以耐受分娩过程中子宫收缩时的缺氧状态，应适当放宽剖宫产指征。①阴道分娩：FGR 孕妇自然临产后，应尽快入院，加强胎心监护。排除阴道分娩禁忌证，根据胎儿情况、宫颈成熟度及羊水量，决定是否引产及引产方式。②剖宫产：单纯的 FGR 并非剖宫产指征。胎儿病情危重，产道条件欠佳，或有其他剖宫产指征，应行剖宫产结束分娩。

4. 预防　对于既往有 FGR 和子痫前期病史的孕妇，建议从孕 12～16 周开始应用低剂量阿司匹林至 36 周，可以降低再次发生 FGR 的风险。存在 >2 项高危因素的孕妇，也可建议于妊娠早期开始服用小剂量阿司匹林进行预防，其中高危因素包括：肥胖、年龄 >40 岁、孕前高血压、孕前糖尿病（1 型或 2 型）、辅助生殖技术受孕史、多胎妊娠、胎盘早剥病史、胎盘梗死病史。因母体因素引起的 FGR，应积极治疗原发病，如戒除烟酒、毒品等，使 FGR 风险降到最低。

第三节　巨大胎儿

出生体重高于第 90 百分位体重的新生儿或胎儿被称为大于孕龄儿（large for gestational age，LGA）。巨大胎儿（macrosomia）指任何孕周胎儿体重超过 4000g。

【高危因素】

①孕妇肥胖；②妊娠合并糖尿病，尤其是 2 型糖尿病；③过期妊娠；④经产妇；⑤父母身材高大；⑥高龄产妇；⑦有巨大胎儿分娩史；⑧种族、民族因素。

【对母儿影响】

1. 对母体影响　增加剖宫产率；经阴道分娩主要危险是肩难产。可能发生严重的阴道损伤和会阴裂伤甚至子宫破裂；易导致产后出血。易发生尿瘘或粪瘘。

2. 对胎儿影响　胎儿大，常需手术助产，可引起颅内出血、锁骨骨折、臂丛神经损伤等产伤，严重时甚至死亡。

【诊断】

目前尚无方法准确预测胎儿大小，通过病史、临床表现及辅助检查可以初步判断，但巨大胎儿需待出生后方能确诊。

1. 病史及临床表现　存在上述高危因素，妊娠期体重增加迅速，常在妊娠晚期出现呼吸困难、腹部沉重及两肋部胀痛等症状。

2. 腹部检查　宫高＞35cm。多数胎头跨耻征为阳性。听诊时胎心清晰，但位置较高。

3. 超声检查　对于巨大胎儿的预测还有一定的难度。巨大胎儿的胎头双顶径往往会大于10cm，此时需进一步测量胎儿肩径及胸径，若肩径及胸径大于头径者，需警惕难产发生。

【处理】

1. 妊娠期　若确诊为糖尿病应积极治疗，控制血糖。于足月后根据胎盘功能及糖尿病控制情况等综合评估，决定终止妊娠时机。

2. 分娩期　①估计胎儿体重≥4000g且合并糖尿病者，建议剖宫产终止妊娠；②估计胎儿体重≥4000g而无糖尿病者，可阴道试产，但需放宽剖宫产指征。

3. 预防性引产　对妊娠期发现巨大胎儿可疑者，不建议预防性引产。因为预防性引产并不能改善围生儿结局，不能降低肩难产率，反而可能增加剖宫产率。

4. 新生儿处理　预防新生儿低血糖，在出生后 30min 监测血糖。出生后 1～2h 开始喂糖水，及早开奶。

第四节　胎儿窘迫

胎儿窘迫（fetal distress）指胎儿在子宫内因急性或慢性缺氧危及其健康和生命的综合症状。急性胎儿窘迫多发生在分娩期；慢性胎儿窘迫常发生在妊娠晚期，但在临产后常表现为急性胎儿窘迫。

【病因】

1. 胎儿急性缺氧　系因母胎间血氧运输及交换障碍或脐带血循环障碍所致。常见因素有：①前置胎盘、胎盘早剥；②脐带异常；③母体严重血液循环障碍致胎盘灌注急剧减少，如各种原因导致休克等；④缩宫素使用不当，造成过强及不协调宫缩；⑤孕妇应用麻醉药及镇静剂过量，抑制呼吸。

2. 胎儿慢性缺氧　①母体血液含氧量不足；②子宫胎盘血管硬化、狭窄、梗死，使绒毛间隙血液灌注不足；③胎儿严重的心血管疾病、呼吸系统疾病，胎儿畸形，母儿血型不合，胎儿宫内感染、颅内出血及颅脑损伤，致胎儿运输及利用氧能力下降等。

【病理生理变化】

胎儿缺血缺氧会引起全身血流重新分配，分流血液到胎心、脑及肾上腺等重要器官。在胎心监护时出现短暂的、重复出现的晚期减速。如果缺氧持续，则无氧糖酵解增加，发展为代谢性酸中毒。重度缺氧可致胎儿呼吸运动加深，羊水吸入，出生后可出现新生儿吸入性肺炎。

【临床表现及诊断】

1. 急性胎儿窘迫　主要发生在分娩期。多因脐带异常、胎盘早剥、宫缩过强、产程延长及休克等引起。

（1）产时胎心率异常　缺氧早期，胎儿电子监护可出现胎心基线代偿性加快、晚期减速或重度变异减速；随产程进展，胎心基线可下降到<110 次/分。当胎心基线率<100 次/分，基线变异≤5 次/分，伴频繁晚期减速或重度变异减速时提示胎儿缺氧严重，胎儿常结局不良，可随时胎死宫内。

（2）羊水胎粪污染　胎儿可在宫内排出胎粪，影响胎粪排出最主要的因素是孕周，孕周越大羊水胎粪污染的概率越高，某些高危因素也会增加胎粪排出的概率，如妊娠期肝内胆汁淤积症。10%～20%的分娩中会出现羊水胎粪污染，羊水中胎粪污染不是胎儿窘迫的征象。依据胎粪污染的程度不同，羊水污染分3度：Ⅰ度浅绿色；Ⅱ度黄绿色、浑浊；Ⅲ度稠厚、呈棕黄色。出现羊水胎粪污染时，可考虑连续电子胎心监护，如果胎心监护正常，不需要进行特殊处理；如果胎心监护异常，存在宫内缺氧情况，会引起胎粪吸入综合征，造成不良胎儿结局。

（3）胎动异常　缺氧初期为胎动频繁，继而减弱及次数减少，进而消失。单纯的胎动频繁不属于胎动异常。

（4）酸中毒　采集胎儿头皮血进行血气分析，若 pH<7.20，PO_2<10mmHg，PCO_2>60mmHg，可诊断为胎儿酸中毒。

2. 慢性胎儿窘迫　主要发生在妊娠晚期，常延续至临产并加重。多因妊娠期高血压疾病、慢性肾炎、糖尿病等所致。

（1）胎动减少或消失　胎动减少为胎儿缺氧的重要表现，应予警惕，临床常见胎动消失 24h 后胎心消失。

（2）产前电子胎心监测异常　无应激试验（NST）异常提示有胎儿缺氧可能。

（3）胎儿生物物理评分低　≤4 分提示胎儿窘迫，5～6 分为可疑胎儿缺氧。

（4）胎儿多普勒超声血流异常　胎儿生长受限的胎儿脐动脉多普勒血流可表现为 S/D 比值升高，提示有胎盘灌注不足；若出现脐动脉舒张末期血流缺失或倒置和静脉导管反向"a"波，提示随时有胎死宫内的危险。

【处理】

1. 急性胎儿窘迫　应采取果断措施，改善胎儿缺氧状态。

（1）一般处理　左侧卧位、吸氧、停止缩宫素使用、抑制宫缩、纠正孕妇低血压等措施，并迅速查找病因，排除脐带脱垂、重度胎盘早剥、子宫破裂等，如果这些措施均不奏效，应该紧急终止妊娠。对于可疑胎儿窘迫者应该综合考虑临床情况、持续胎心监护、采取其他评估方法来判定胎儿有无缺氧，可能需要宫内复苏来改善胎儿状况。

（2）病因治疗　若为不协调性子宫收缩过强，或因缩宫素使用不当引起宫缩过频过强，应抑制宫缩。若为羊水过少，有脐带受压征象，可经腹羊膜腔输液。

（3）尽快终止妊娠

① Ⅲ类电子胎心监护图形，但宫口未开全或预计短期内无法阴道分娩，应立即行剖宫产。指征有：a. 胎心基线变异消失伴胎心基线<110 次/分，或伴频繁晚期减速，或伴频繁重度变异减速；b. 正弦波；c. 胎儿头皮血，pH<7.20。

② 宫口开全：胎头双顶径已达坐骨棘平面以下，应尽快行阴道助产术结束分娩。无论阴道分娩或剖宫产均需做好新生儿窒息抢救准备。

2. 慢性胎儿窘迫　应针对妊娠合并症或并发症特点及其严重程度，根据孕周、胎儿成熟度及胎儿缺氧程度综合判断，拟定处理方案。

（1）一般处理　左侧卧位，定时吸氧。积极治疗妊娠合并症及并发症。加强胎儿监护，注意胎动变化。

（2）期待疗法　孕周小，估计胎儿娩出后存活可能性小，尽量保守治疗延长胎龄，同时促胎肺成熟，争取胎儿成熟后终止妊娠。

（3）终止妊娠　妊娠近足月或胎儿已成熟、胎动减少、胎盘功能进行性减退、电子胎心监护出现胎心基线率异常伴基线波动异常、OCT 出现频繁晚期减速或重度变异减速、胎儿生物物理评分<4 分者，均应行剖宫产术终止妊娠。

第五节　死　胎

妊娠 20 周后胎儿在子宫内死亡，称为死胎（still birth or fetal death）。胎儿在分娩过程中死亡，称为死产，也是死胎的一种。

【病因】

1. 胎盘及脐带因素　胎盘大量出血或脐带异常，导致胎儿缺氧。

2. 胎儿因素　如胎儿严重畸形、胎儿生长受限、双胎输血综合征、胎儿感染、严重遗传性疾病、母儿血型不合等。

3. 孕妇因素　严重的妊娠合并症、并发症。子宫局部因素，致局部缺血而影响胎盘、胎儿。

【临床表现及诊断】

孕妇自觉胎动停止，子宫停止增长，检查时听不到胎心，子宫大小与停经周数不符，超声检查可确诊。

死胎在宫腔内停留过久能引起母体凝血功能障碍。胎死宫内 4 周以上，DIC 发生机会增多，可引起分娩时的严重出血。

【处理】

死胎一经确诊，首先应该详尽完善病史。尽早引产，建议尸体解剖及胎盘、脐带、胎膜病理检查及染色体检查，尽力寻找死胎原因，做好产后咨询和心理支持。

引产方法有多种，原则是尽量经阴道分娩，剖宫产仅限于特殊情况下使用。

第六节　多胎妊娠

一次妊娠宫腔内同时有两个或两个以上胎儿时称为多胎妊娠（multiple pregnancy），以双胎妊娠（twin pregnancy）多见。在自然状态下，多胎妊娠发生率的公式是 $1:80^{n-1}$，n 代表一次妊娠的胎儿数。本节主要讨论双胎妊娠。

【双胎类型及特点】

1. 双卵双胎　两个卵子分别受精形成的双胎妊娠，称为双卵双胎（dizygotic twin）。胎盘多为两个，也可融合成一个，但血液循环各自独立。胎盘胎儿面有两个羊膜腔，中间隔有两层羊膜、两层绒毛膜。

同期复孕（superfecundation）是两个卵子在短时间内不同时间受精而形成的双卵双胎。精子也可来自不同的男性。检测 HLA 型别可识别精子的来源。

2. 单卵双胎　由一个受精卵分裂形成的双胎妊娠，称为单卵双胎（monozygotic twin）。由于受精卵在早期发育阶段发生分裂的时间不同，形成下述 4 种类型。

（1）双绒毛膜双羊膜囊单卵双胎　分裂发生在桑椹期（早期胚泡），相当于受精后 3 日内，形成两个独立的受精卵、两个羊膜囊。胎盘为两个或一个。

（2）单绒毛膜双羊膜囊单卵双胎　分裂发生在受精后第 4～8 日，胚胎发育处于胚泡期，羊膜囊尚未形成。胎盘为一个，两个羊膜囊之间仅隔有两层羊膜。

（3）单绒毛膜单羊膜囊单卵双胎　受精卵在受精后第 9～13 日分裂，此时羊膜囊已形成，两个胎儿共存于一个羊膜腔内，共有一个胎盘。

（4）联体双胎　受精卵在受精第 13 日后分裂，此时原始胚盘已形成，机体不能完全分裂成两个，形成不同形式的联体儿，极罕见。

【诊断】

1. 病史及临床表现　部分双卵双胎有家族史，或妊娠前曾用促排卵药或体外受精行多个胚胎移植。妊娠中期后体重增加迅速，腹部增大明显，下肢水肿、静脉曲张等压迫症状出现早且明显，妊娠晚期常有呼吸困难，活动不便。

2. 产科检查　子宫大于停经周数，妊娠中晚期腹部可触及多个小肢体或 3 个以上胎极；胎头较小，与子宫大小不成比例；不同部位可听到两个胎心，其间隔有无音区，或同时听诊 1min，两个胎心率相差 10 次以上。双胎妊娠时胎位多为纵产式，以两个头位或一头一臀常见。

3. 超声检查　妊娠 6 周后，宫腔内可见两个原始心管搏动。

4. 绒毛膜性判断　由于单绒毛膜性双胎特有的双胎并发症较多，因此在妊娠早期进行绒毛膜性判断非常重要。在妊娠 6～10 周之间，可通过宫腔内孕囊数目进行绒毛膜性判断，如宫腔内有两个孕囊，为双绒毛膜双胎，如仅见一个孕囊，则单绒毛膜性双胎可能性较大。

5. 双胎的产前筛查及产前诊断　妊娠 11～13^{+6} 周超声筛查可以通过检测胎儿颈项透明层（NT）评估胎儿唐氏综合征的风险，并早期发现部分严重的胎儿畸形。外周血胎儿 DNA 作为一种无创的手段也可以用于双胎妊娠的非整倍体筛查。

【并发症】

1. 母胎并发症

（1）妊娠期高血压疾病　比单胎妊娠多 3～4 倍，且发病早、程度重，容易出现心肺并发症及子痫。

（2）妊娠期肝内胆汁淤积症　发生率是单胎的 2 倍，胆酸常高出正常值 10 倍以上，易引起早产、胎儿窘迫、死胎、死产，围生儿死亡率增高。

（3）贫血　是单胎的 2.4 倍，与铁及叶酸缺乏有关。

（4）羊水过多　发生率约 12%，单卵双胎常在妊娠中期发生急性羊水过多，与双胎输血综合征及胎儿畸形有关。

（5）胎膜早破　发生率约达 14%，可能与宫腔内压力增高有关。

（6）宫缩乏力　子宫肌纤维伸展过度，常发生原发性宫缩乏力，致产程延长。

（7）胎盘早剥　是双胎妊娠产前出血的主要原因，可能与妊娠期高血压疾病发生率增加有关。第一胎儿娩出后，宫腔容积骤然缩小，是胎盘早剥另一常见原因。

（8）产后出血　经阴道分娩的双胎妊娠平均产后出血量≥500ml，与子宫过度膨胀致产后宫缩乏力及胎盘附着面积增大有关。

（9）流产及早产　流产发生率高于单胎 2～3 倍，与胚胎畸形、胎盘发育异常、胎盘血液循环障碍、宫腔内容积相对狭窄可能有关。约 50% 双胎妊娠并发早产，其风险约为单胎妊娠的 7～10 倍。单绒毛膜双胎和双绒毛膜双胎在 11～24 周之间发生流产的风险分别为 10% 和 2%，而在 32 周前早产发生率高达 10% 和 5%。

（10）脐带异常　脐带互相缠绕、扭转、脐带脱垂。

（11）胎头交锁及胎头碰撞　前者多发生在第一胎儿为臀先露、第二胎儿为头先露者，分娩时第一胎儿头部尚未娩出，而第二胎儿头部已入盆，两个胎头颈部交锁，造成难产；后者两个胎儿均为头先露，同时入盆，引起胎头碰撞难产。

（12）胎儿畸形　双绒毛膜双胎和单绒毛膜双胎妊娠胎儿畸形的发生率分别为单胎妊娠的 2 倍和 3 倍。

2. 单绒毛膜性双胎特有并发症

（1）双胎输血综合征（twin to twin transfusion syndrome，TTTS）　是单绒毛膜双羊膜囊单卵双胎的严重并发症。通过胎盘间的动-静脉吻合支，血液从动脉向静脉单向分流，使一个胎儿成为供血儿，另一个胎儿成为受血儿，造成供血儿贫血、血容量减少，致使生长受限、肾灌注不足、羊水过少，甚至因营养不良而死亡；受血儿血容量增多、动脉压增高、各器官体积增大、胎儿体重增加，可发生充血性心力衰竭、胎儿水肿、羊水过多。目前国际上对 TTTS 的诊断主要依据为：①单绒毛膜性双胎；②双胎出现羊水量改变，一胎羊水池最大深度大于 8cm，另一胎小于 2cm 即可诊断。

（2）选择性胎儿生长受限（selective IUGR，sIUGR）　亦为单绒毛膜性双胎特有的严重并发症。sIUGR 可分为 3 型：Ⅰ型小胎儿脐血流正常；Ⅱ型为小胎儿出现脐动脉舒张期缺失或倒置；Ⅲ型为小胎儿出现间歇性脐动脉舒张期改变。

（3）一胎无心畸形　亦称动脉反向灌注序列（twin reversed artefia perfusion sequence，TRAPS），为少见畸形，双胎之一心脏缺如、残留或无功能。

（4）贫血多血质序列征（twin anemia polycythemia sequence，TAPS）　TAPS 定义为单绒毛膜双羊膜囊双胎的一种慢性的胎胎输血，两胎儿出现严重的血红蛋白差异但并不存在 TOPS。对 TAPS 的诊断主要通过大脑中动脉收缩期峰值流速（PSV）的检测。TAPS 产前诊断标准为受血儿大脑中动脉 PSV<1.0 中位数倍数（MoM），供血儿 PSV>1.5MoM。

（5）单绒毛膜单羊膜囊双胎　为极高危的双胎妊娠，由于两胎儿共用一个羊膜腔，两胎儿之间无胎膜分隔，因脐带缠绕和打结而发生宫内意外可能性较大。

【处理】

1. 妊娠期处理及监护

（1）补充足够营养　进食含高蛋白质、高维生素以及必需脂肪酸的食物，预防贫血及妊娠期高血压疾病。

（2）防治早产　早产若发生在 34 周以前，应给予宫缩抑制剂。一旦出现宫缩或阴道流液，应住院治疗。

（3）及时防治妊娠期并发症　妊娠期发现妊娠期高血压疾病、妊娠期肝内胆汁淤积症等应及早治疗。

（4）监护胎儿生长发育情况及胎位变化　发现胎儿畸形，应及早终止妊娠。对双绒毛膜性双胎，定期（每 4 周 1 次）B 型超声监测胎儿生长情况。对单绒毛膜性双胎，应每 2 周 B 型超声监测胎儿生长发育，以期早期排除是否出现特殊并发症等。

2. 分娩时机　对于无并发症及合并症的双绒毛膜性双胎可期待至孕 38 周时再考虑分娩，最晚不应超过 39 周。无并发症及合并症的单绒毛膜双羊膜囊双胎可以在严密监测下至妊娠 35～37 周分娩。单绒毛膜单羊膜囊双胎的分娩孕周为 32～34 周。复杂性双胎如 TTTS、SIUGR 及 TAPS 需要结合每个孕妇及胎儿的具体情况制订个体化的分娩方案。

3. 分娩期处理　如果双胎妊娠计划阴道试产，无论何种胎方位，由于大约 20% 发生第二胎儿胎位变化，需做好阴道助产及第二胎儿剖宫产术的准备。第一胎儿为头先露的双胎妊娠可经阴道分娩。若第一胎儿为头先露，第二胎儿为非头位，第一胎儿阴道分娩后，第二胎儿需要阴道助产或剖宫产的风险较大。如第一胎儿为臀先露，当发生胎膜破裂时，易发生脐带脱垂；而如果第二胎儿为头先露，有发生两胎儿胎头绞锁的可能，可放宽剖宫产指征。无论阴道分娩还是剖宫产，均需积极防治产后出血。

4. 单绒毛膜双胎及其特有并发症的处理　根据其具体并发症不同可采取不同的处理方式，如：胎儿镜下用激光凝固胎盘表面可见的血管吻合支，快速羊水减量术，选择性减胎术等。

同步练习

一、选择题

1. 以下关于双卵双胎的特点说法不正确的是（　　）
   A. 两胎囊间的中隔由两层羊膜和两层绒毛膜组成
   B. 没有发生双胎输血综合征的可能
   C. 两个胎儿体重相差悬殊
   D. 发生率高于单卵双胎
   E. 胎儿死亡率低于单卵双胎

2. 以下说法与双胎妊娠关系不大的是（　　）
   A. 羊水过多　　　　　　　　　B. 子宫破裂　　　　　　　　C. 宫缩乏力
   D. 胎盘早剥　　　　　　　　　E. 流产

3. 单卵双胎的受精卵分裂极少发生在（　　）
   A. 羊膜囊形成后　　　　　　　B. 受精卵着床时　　　　　　C. 原始胚盘形成后
   D. 桑椹期　　　　　　　　　　E. 晚期胚泡

4. 最常见的双胎妊娠胎位是（　　）
   A. 一头先露一臀先露　　　　　B. 双臀先露　　　　　　　　C. 一臀先露一肩先露
   D. 一头先露一肩先露　　　　　E. 双头先露

5. 关于双胎妊娠正确的是（　　）
   A. 不容易并发妊娠期高血压疾病　B. 不容易发生前置胎盘　　C. 不容易发生胎盘早剥
   D. 容易发生产后出血　　　　　E. 容易发生过期妊娠

6. 双胎妊娠时第一胎儿娩出后正确的措施是（　　）
   A. 采取措施尽快娩出第二胎儿　B. 应立即断脐，防止第二胎儿失血
   C. 不固定胎儿位置　　　　　　D. 不定时听取胎心率
   E. 不需行阴道检查，等待自然分娩

7. 29岁初产妇，双胎妊娠，第一胎儿为头先露，娩出的新生儿2900g，Apgar评分9分。阴道检查发现第二胎儿为肩先露，破膜后上肢脱出，胎心144次/分，有力规律，本例恰当的紧急处理应是（　　）
   A. 立即给予子宫收缩剂　　　　B. 立即行内转胎术　　　　　C. 立即行外转胎术
   D. 立即行剖宫产术　　　　　　E. 脱出的上肢立即送回宫腔

（题8～10共用题干）

38岁初产妇，曾有不孕症病史，孕1产0，孕39周，因阵发性腹痛、见红入院，宫高39cm，腹围128cm，B型超声提示双顶径10.3cm，单胎，羊水指数22cm。孕期曾行糖耐量试验正常。

8. 该孕妇应高度怀疑（　　）
   A. 妊娠期糖尿病　　　　　　　B. 子宫破裂　　　　　　　　C. 早产
   D. 巨大儿　　　　　　　　　　E. 胎儿窘迫

9. 该孕妇的分娩方式应选择（　　）
   A. 可行阴道助产
   B. 经阴道试产

C. 经阴道试产，经充分试产，无法经阴道分娩则行剖宫产术

D. 根据孕妇要求，可行阴道试产，必要时阴道助产

E. 立即行剖宫产终止妊娠

10. 该孕妇产后最易发生的并发症是（　　　）

    A. 胎盘粘连　　　　　　　　B. 凝血功能异常　　　　　　C. 宫缩乏力

    D. 胎盘残留　　　　　　　　E. 产道损伤

11. 关于胎儿生长受限描述，正确的是（　　　）

    A. 出生体重低于同胎龄体重第10百分位数　　　　　B. 健康小样儿

    C. 体重小于2500g　　　　　　　　　　　　　　　D. 发生于过期妊娠

    E. 应行剖宫产结束分娩

12. 妊娠什么阶段超声大筛查能检出部分严重的胎儿结构异常（　　　）

    A. 20～24周　　　　　　　　B. 24～30周　　　　　　　　C. 32～34周

    D. 28～30周　　　　　　　　E. 12～14周

13. 巨大胎儿指（　　　）

    A. 体重超过4000g　　　　　B. 体重高于第90百分位体重　　C. 宫高＞35cm

    D. 双顶径大于10cm　　　　　E. 体重超过4500g

14. 单胎胎死宫内4周之上，要警惕母体发生（　　　）

    A. 弥散性血管内凝血　　　　B. 流产　　　　　　　　　　　C. 胎盘植入

    D. 胎儿生长受限　　　　　　E. 巨大胎儿

二、名词解释

1. 巨大胎儿

2. 双卵双胎

3. 双胎输血综合征

4. 胎儿生长受限

三、简答题

1. 什么是多胎妊娠？多胎妊娠的发生率是多少？

2. 简述FGR的分类。

3. 简述双胎妊娠的并发症。

参考答案

一、选择题

1. C　2. B　3. C　4. E　5. D　6. B　7. B　8. D
9. C　10. E　11. A　12. A　13. A　14. A

二、名词解释

1. 巨大胎儿：指任何孕周胎儿体重超过4000g。

2. 双卵双胎：两个卵子分别受精形成的双胎妊娠，称为双卵双胎。

3. 双胎输血综合征：是单绒毛膜双羊膜囊单卵双胎的严重并发症。通过胎盘间的动-静脉吻合支，血液从动脉向静脉单向分流，使一个胎儿成为供血儿，另一个胎儿成为受血儿，造成供血儿贫血、血容量减少，致使生长受限、肾灌注不足、羊水过少，甚至因营养不良而死亡；受血儿血容量增多、动脉

压增高、各器官体积增大、胎儿体重增加，可发生充血性心力衰竭、胎儿水肿、羊水过多。目前国际上对TTTS的诊断主要依据为：①单绒毛膜性双胎；②双胎出现羊水量改变，一胎羊水池最大深度大于8cm，另一胎小于2cm即可诊断。

4. 胎儿生长受限：指胎儿应有的生长潜力受损，估测的胎儿体重小于同孕龄第10百分位的SGA。对部分胎儿的体重经估测达到同孕龄的第10百分位，但胎儿有生长潜力受损，不良妊娠结局的风险增加，可按照胎儿生长受限进行管理。

三、简答题

1. 答：一次妊娠宫腔内同时有两个或两个以上胎儿时称为多胎妊娠。在自然状态下，多胎妊娠发

生率的公式是 $1:80^{n-1}$，n 代表一次妊娠的胎儿数。

　　2. 答：①内因性均称型 FGR：即为原发性胎儿生长受限；②外因性不均称型 FGR：属继发性胎儿生长受限；③外因性均称型 FGR：为上述两型的混合型。

　　3. 答：（1）孕妇的并发症　①妊娠期高血压疾病；②妊娠期肝内胆汁淤积症；③贫血；④羊水过多；⑤胎膜早破；⑥宫缩乏力；⑦胎盘早剥；⑧产后出血；⑨流产。

　　（2）围生儿并发症　①早产；②脐带异常；③胎头交锁及胎头碰撞；④胎儿畸形。

　　　　　　　　　　　　　　　（蔡钰峰　叶　萍）

第十一章　胎儿附属物异常

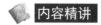 学习目的

1. 掌握　前置胎盘的临床表现、诊断要点及处理原则；胎膜早破的概念、对母儿的影响、诊断及处理；羊水过多、羊水过少的概念、对母儿的影响、诊断及处理；脐带异常的处理。

2. 熟悉　前置胎盘的分类；胎盘早剥的病因及临床表现、对母儿的影响和及早处理的重要性。

3. 了解　前置胎盘的病因、对母儿的影响；胎膜早破的病因；胎盘植入的临床表现；脐带异常的类型。

内容精讲

第一节　前置胎盘

妊娠 28 周后，胎盘位置低于胎先露部，附着于子宫下段、下缘达到或覆盖宫颈内口，称为前置胎盘（placenta previa）。

【病因】

尚不清楚，其病因可能与下述因素有关：①胎盘异常；②子宫内膜病变或损伤；③受精卵滋养层发育迟缓；④辅助生殖技术。

【分类】

根据胎盘下缘与宫颈内口的关系，将前置胎盘分为 4 类。

1. 完全性前置胎盘　或称中央型前置胎盘，胎盘组织完全覆盖宫颈内口。

2. 部分性前置胎盘　胎盘组织部分覆盖宫颈内口

3. 边缘性前置胎盘　胎盘附着于子宫下段，下缘达到宫颈内口，但未超越宫颈内口。

4. 低置胎盘　胎盘附着于子宫下段，边缘距宫颈内口<2cm。

【临床表现】

1. 症状　典型症状为妊娠晚期或临产后发生无诱因、无痛性反复阴道流血。阴道流血发生孕周迟早、反复发生次数、出血量多少与前置胎盘类型有关。前置胎盘阴道出血往往发生在孕 32 周前；低置胎盘者阴道出血多发生在 36 周以后，出血量较少或中等。对于无产前出血的前置胎盘，要考虑胎盘植入的可能性，不能放松对前置胎盘凶险性的警惕。

2. 体征　一般情况与出血量有关，大量出血呈现面色苍白、脉搏细弱、四肢湿冷、血压下降等休克表现。反复出血表现为贫血貌。腹部检查：子宫软、无压痛，轮廓清楚，大小与妊娠周数相符。胎先露高浮，常并发胎位异常。反复出血或一次出血量过多可使胎儿宫内缺氧，严重者胎死宫内。

【诊断】

超声诊断前置胎盘需注意孕周，胎盘覆盖宫腔面积与孕周有关，子宫下段的形成增加了宫颈内口与胎盘边缘之间的距离，原附着在子宫下段的胎盘可随宫体上移而改变为正常位置胎盘。

1. 高危因素　多次刮宫、分娩史，孕妇不良生活习惯，前次前置胎盘，辅助生殖技术或高

龄产妇、双胎等病史。

2. 临床表现

（1）症状　典型症状是妊娠晚期或临产时，发生无诱因、无痛性反复阴道流血。

（2）腹部检查　子宫软，轮廓清，无压痛，子宫大小与孕周相符。

（3）阴道检查　应用超声检查确定胎盘位置，若前置胎盘诊断明确，无需再行阴道检查。必要时阴道检查，禁止肛查。

3. 影像学检查

（1）B超检查　可清楚显示子宫壁、胎盘、胎先露部及宫颈的位置，并根据胎盘下缘与宫颈内口的关系，确定前置胎盘类型。经阴道超声准确性明显高于经腹超声，并具有安全性，推荐确诊使用经阴道超声进行检查。

（2）磁共振检查　怀疑合并胎盘植入者，有条件的医院可选择磁共振检查，以了解胎盘植入子宫肌层的深度，宫旁侵犯、是否侵及膀胱等，指导手术路径。

【鉴别诊断】

前置胎盘应与Ⅰ型胎盘早剥、脐带帆状附着、前置血管破裂、胎盘边缘血窦破裂、宫颈病变等产前出血相鉴别。

【对母儿的影响】

①产时、产后出血；②植入性胎盘；③产褥感染；④围生儿预后不良。

【处理】

原则是抑制宫缩、纠正贫血、预防感染和适时终止妊娠。

（一）期待疗法

适用于妊娠＜36周、胎儿存活、阴道流血量不多、一般情况良好的孕妇。

1. 一般处理　阴道流血期间减少活动量，注意休息；禁止性生活、肛门检查和不必要的阴道检查；密切观察阴道流血量。胎儿电子监护仪监护胎儿宫内情况。维持正常血容量，必要时输血。常规备血，做好急诊手术的准备。

2. 纠正贫血　目标使血红蛋白≥110g/L及以上，血细胞比容＞0.30，以增加母体储备。

3. 止血　对于有早产风险的患者，可酌情给予宫缩抑制剂，防止因宫缩引起的进一步出血。

4. 糖皮质激素　孕35周前有早产风险时，应促胎肺成熟。

（二）终止妊娠

1. 指征　①出血量大甚至休克，为挽救孕妇生命，无需考虑胎儿情况，应立即终止妊娠；②出现胎儿窘迫等产科指征时，胎儿已可存活，可集中手术；③临产后诊断的前置胎盘，出血量较多，估计短时间内不能分娩者；④无临床症状的前期胎盘根据类型决定分娩时机。合并胎盘植入者可于妊娠36周及以上择期终止妊娠；完全性前置胎盘可于妊娠37周及以上择期终止妊娠；边缘性前置胎盘可于38周及以上择期终止妊娠；部分性前置胎盘应根据胎盘遮盖宫颈内口情况适时终止妊娠。

2. 手术管理　手术应当由技术娴熟的医师实施，做好分级手术的管理。术前积极纠正贫血、预防感染、出血及备血，做好处理产后出血和抢救新生儿的准备。

3. 阴道分娩　仅适用于边缘性前置胎盘、低置胎盘、枕先露、阴道流血不多、无头盆不称和胎位异常，估计在短时间内能结束分娩者，在有条件的机构，备足充足的血源的前提下，可在严密监测下行阴道试产。

【预防】

采取积极有效的避孕措施，避免多产、多次刮宫或引产以及剖宫产，预防感染；加强妊娠期管理，按时产前检查及正确的妊娠期指导，发生妊娠期反复发作无痛性阴道流血，及时到医院就诊，早期确诊前置胎盘并作正确处理。

第二节 胎盘早剥

妊娠 20 周后或分娩期，正常位置的胎盘在胎儿娩出前，部分或全部从子宫壁剥离，称为胎盘早剥（placental abruption）。

【病因】

胎盘早剥确切的原因及发病机制尚不清楚，可能与下述因素有关。

1. 血管病变 妊娠期高血压疾病尤其是重度子痫前期、慢性高血压、慢性肾脏疾病或全身血管病变的孕妇，底蜕膜螺旋小动脉痉挛或硬化，引起远端毛细血管变性坏死甚至破裂出血，血液在底蜕膜与胎盘之间形成血肿，致使胎盘与子宫壁分离。

2. 机械性因素 外伤尤其是腹部钝性创伤会导致子宫突然拉伸或收缩而诱发胎盘早剥。

3. 宫腔内压力骤减 未足月胎膜早破，双胎妊娠分娩时，羊水过多时，人工破膜后羊水流出过快，子宫腔内压力骤减，子宫骤然收缩，胎盘与子宫壁发生错位而剥离。

4. 其他因素 如高龄产妇、经产妇、吸烟、可卡因滥用、孕妇代谢异常、孕妇有血栓形成倾向、子宫肌瘤等。

【病理及病理生理改变】

主要病理改变是底蜕膜出血并形成血肿，使该处胎盘自子宫壁剥离。按病理分为两种类型：显性剥离或外出血；隐性剥离或内出血。偶有出血穿破胎膜溢入羊水中成为血性羊水。

隐性胎盘早剥内出血急剧增多，血液浸入浆膜层，可发生子宫胎盘卒中，又称为库弗莱尔子宫。

严重的胎盘早剥可以引发弥散性血管内凝血（DIC）等一系列病理生理改变。

【临床表现及分类】

典型临床表现是阴道流血、腹痛，可伴有子宫张力增高和子宫压痛，尤以胎盘剥离处最明显。在临床上推荐按照胎盘早剥的 Page 分级标准评估病情的严重程度，见表 11-1。

表 11-1　胎盘早剥的 Page 分级标准

分级	标准
0 级	分娩后回顾性产后诊断
Ⅰ级	外出血，子宫软，无胎儿窘迫
Ⅱ级	胎儿宫内窘迫或胎死宫内
Ⅲ级	产妇出现休克症状，伴或不伴弥散性血管内凝血

出现胎儿宫内死亡的患者胎盘剥离面积常超过 50%；接近 30% 的胎盘早剥会出现凝血功能障碍。

【辅助检查】

1. 超声检查 可协助了解胎盘的部位及胎盘早剥的类型，并可明确胎儿大小及存活情况。

2. 电子胎心监护 协助判断胎儿的宫内状况，可出现胎心基线变异消失、变异减速、晚期减速、正弦波形及胎心率缓慢等。

3. 实验室检查 包括全血细胞计数、血小板计数及凝血功能检查、肝肾功能及血电解质检查等。Ⅲ级患者应检测肾功能和血气分析，并作 DIC 筛选实验，结果可疑者，进一步做纤溶确诊试验。血纤维蛋白原＜250mg/L 为异常，如果＜150mg/L 对凝血功能障碍有诊断意义。

【诊断与鉴别诊断】

依据病史、症状、体征，结合实验室检查结果作出临床诊断并不困难。怀疑有胎盘早剥时，应当在腹部体表画出子宫底高度，以便观察。0级和Ⅰ级临床表现不典型，通过超声检查辅助诊断，并需要与前置胎盘相鉴别。Ⅱ级及Ⅲ级胎盘早剥症状与体征比较典型，诊断较容易，主要与先兆子宫破裂相鉴别。

【并发症】

①胎儿宫内死亡；②弥散性血管内凝血（DIC）；③失血性休克；④急性肾衰竭；⑤羊水栓塞。

【对母儿的影响】

胎盘早剥对母胎影响极大。剖宫产率、贫血、产后出血率、DIC 发生率均升高。由于胎盘早剥出血引起胎儿急性缺氧，新生儿窒息率、早产率、胎儿宫内死亡率明显升高，围生儿死亡率明显升高。胎盘早剥新生儿还可遗留显著神经系统发育缺陷、脑性麻痹等严重后遗症。

【治疗】

治疗原则为早期识别、积极处理休克、及时终止妊娠、控制 DIC、减少并发症。

1. 纠正休克　监测产妇生命体征，积极输血、迅速补充血容量及凝血因子，维持全身血液循环系统稳定。

2. 监测胎儿宫内情况　连续监测胎心以判断胎儿宫内情况。

3. 及时终止妊娠　一旦确诊Ⅱ、Ⅲ级胎盘早剥应及时终止妊娠。根据孕妇病情轻重、胎儿宫内状况、产程进展、胎产式等，决定终止妊娠的方式。

（1）阴道分娩　适用于 0～Ⅰ级患者，一般情况好，病情较轻，以外出血为主，宫口已扩张，估计短时间内可结束分娩。对 20～34^{+6} 周合并Ⅰ级胎盘早剥的产妇，尽可能保守治疗延长孕周，孕 35 周前应用糖皮质激素促进胎肺成熟。注意密切监测胎盘早剥情况，一旦出现明显阴道流血、子宫张力高、凝血功能障碍及胎儿窘迫时应立即终止妊娠。

（2）剖宫产术　①Ⅰ级胎盘早剥，出现胎儿窘迫征象者；②Ⅱ级胎盘早剥，不能在短时间内结束分娩者；③Ⅲ级胎盘早剥，产妇病情恶化，胎儿已死，不能立即分娩者；④破膜后产程无进展者；⑤产妇病情急剧加重危及生命时，不论胎儿是否存活，均应立即行剖宫产。

4. 并发症的处理

（1）产后出血　胎儿娩出后立即给予子宫收缩药物，如缩宫素、前列腺素制剂等；胎儿娩出后促进胎盘剥离。注意预防 DIC 的发生。若仍有不能控制的子宫出血，或血不凝、凝血块较软，应按凝血功能障碍处理。

（2）凝血功能障碍　迅速终止妊娠、阻断促凝物质继续进入母血循环，同时纠正凝血机制障碍：补充血容量和凝血因子，及时、足量输入同等比例的红细胞悬液、血浆和血小板。也可酌情输入冷沉淀，补充纤维蛋白原。

（3）肾衰竭　若患者尿量＜30ml/h 或无尿（＜100ml/24h），提示血容量不足，应及时补充血容量；若血容量已补足而尿量＜17ml/h，可给予呋塞米 20～40mg 静脉推注，必要时可重复用药。若短期内尿量不增且血清尿素氮、肌酐、血钾进行性升高，并且二氧化碳结合力下降，提示肾衰竭。出现尿毒症时，应及时行血液透析治疗。

【预防】

健全孕产妇三级保健制度，对妊娠期高血压疾病、慢性高血压、肾脏疾病孕妇，应加强妊娠期管理并积极治疗；指导产妇养成良好的生活习惯；预防宫内感染；避免腹部外伤；对高危患者不主张行外倒转术纠正胎位时，动作应轻柔；羊膜腔穿刺应在超声引导下进行，以免误穿胎盘等。

第三节　胎盘植入

胎盘植入指胎盘组织不同程度地侵入子宫肌层的一组疾病。根据胎盘绒毛侵入子宫肌层深度分为：①胎盘粘连：胎盘绒毛黏附于子宫肌层表面；②胎盘植入：胎盘绒毛深入子宫肌壁间；③穿透性胎盘植入：胎盘绒毛穿过子宫肌层达或超过子宫浆膜面。

胎盘植入在临床上可出现严重产后出血、休克，以致子宫切除，严重者甚至患者死亡，其产褥期感染率也相应增高。

【临床表现与诊断】

1. 临床表现　主要表现为胎儿娩出后超过 30min，胎盘仍不能自行剥离，伴或不伴阴道流血，行徒手取胎盘时剥离困难或发现胎盘与子宫壁粘连紧密无缝隙；或行剖宫产时发现胎盘植入，甚至穿透子宫肌层。

2. 影像学预测　彩超是判断胎盘位置、预测胎盘植入最常用的方法。磁共振多用于评估子宫后壁的胎盘植入、胎盘侵入子宫肌层的深度、宫旁组织和膀胱受累程度。

【处理】

胎盘植入易发生严重的产科出血，需在有抢救条件的医疗机构、由有胎盘植入处置经验的产科医师、麻醉科医师及有早产儿处置经验的儿科医师组成的救治团队处理。

1. 阴道分娩　非前置胎盘的患者无剖宫产指征均可经阴道试产。

2. 剖宫产　适用于合并前置胎盘或其他剖宫产指征者。

第四节　胎膜早破

临产前胎膜自然破裂，称为胎膜早破（premature rupture of membranes，PROM）。妊娠达到及超过 37 周发生者称足月胎膜早破；未达到 37 周发生者称未足月胎膜早破。孕周越小，围生儿预后越差。胎膜早破可引起早产、胎盘早剥、羊水过少、脐带脱垂、胎儿窘迫和新生儿呼吸窘迫综合征，孕产妇及胎儿感染率和围生儿病死率显著升高。

【病因】

导致胎膜早破的因素很多，常是多因素相互作用的结果。①生殖道感染：是胎膜早破的主要原因；②羊膜腔压力增高；③胎膜受力不均；④创伤；⑤营养因素：缺乏维生素 C、锌及铜，易引起胎膜早破。

【临床表现】

典型症状是孕妇突感较多液体自阴道流出，增加腹压时阴道流液量增多。足月胎膜早破时检查触不到前羊膜囊，上推胎儿先露时阴道流液量增多，可见胎脂和胎粪。少量间断不能自控的阴道流液需与尿失禁、阴道炎溢液进行鉴别。

【诊断】

1. 胎膜早破的诊断

（1）临床表现　孕妇主诉阴道流液或外阴湿润。

（2）辅助检查

① 窥阴器检查：诊断胎膜早破的直接证据为阴道窥器打开时，可见液体自宫颈流出或后穹隆有较多积液，并见到胎脂样物质。

② 超声检查：发现羊水量较破膜前减少。

③ 阴道液 pH 测定：正常妊娠阴道液 pH 为 4.5～6.0，羊水 pH 为 7.0～7.5，阴道液 pH≥6.5 时支持胎膜早破的诊断，但血液、尿液、宫颈黏液、精液及细菌污染可出现假阳性。

④ 阴道液涂片检查：阴道后穹隆积液涂片见到羊齿植物状结晶。

⑤ 宫颈阴道液生化检查：a. 胰岛素样生长因子结合蛋白-1 检测；b. 可溶性细胞间黏附分子-1 检测；c. 胎盘 α 微球蛋白-1 测定。以上生化指标检测诊断 PROM 均具有较高的敏感性及特异性，且不受精液、尿液、血液或阴道感染的影响。

2. 绒毛膜羊膜炎的诊断

（1）临床表现　①母体体温≥38.0℃；②阴道分泌物异味；③胎心率增快（胎心率基线≥160 次/分）或母体心率增快（心率≥100 次/分）；④母体外周血白细胞计数≥$15×10^9$/L；⑤子宫呈激惹状态、宫体有压痛。母体体温升高的同时伴有上述②～⑤任何一项表现可诊断绒毛膜羊膜炎。

（2）辅助检查

① 超声引导下羊膜腔穿刺抽取羊水检查，检查的指标有：羊水涂片革兰氏染色检查、葡萄糖水平测定、白细胞计数、细菌培养等，但临床较少使用。

② 胎盘、胎膜或脐带组织病理检查：如结果提示感染或炎症，有助于绒毛膜羊膜炎的诊断。

【对母儿的影响】

1. 对母体的影响

（1）感染　宫内感染的风险随破膜时间延长和羊水量减少程度而增加。

（2）胎盘早剥　胎膜早破后宫腔压力改变，容易发生胎盘早剥。

（3）剖宫产率增加　羊水减少致使脐带受压、宫缩不协调和胎儿窘迫需要终止妊娠时引产不易成功，导致剖宫产率增加。

2. 对围生儿的影响

（1）早产　未足月胎膜早破是早产的主要原因之一，早产儿的预后与胎膜早破的发生及分娩的孕周密切相关。

（2）感染　并发绒毛膜羊膜炎时，易引起新生儿吸入性肺炎、颅内感染及败血症等。

（3）脐带脱垂和受压　羊水过多及胎先露未衔接者胎膜破裂时脐带脱垂的风险增高；继发羊水减少，脐带受压，可致胎儿窘迫。

（4）胎肺发育不良及胎儿受压　破膜时孕周越小，胎肺发育不良风险越高。羊水过少程度重、时间长，可出现胎儿受压表现，胎儿骨骼发育异常如铲形手、弓形腿及胎体粘连等。

【处理】

1. 足月胎膜早破　破膜超过 12h 应预防性应用抗生素。若无明确剖宫产指征，宜在破膜后 2～12h 内积极引产。对宫颈成熟的孕妇，首选缩宫素引产。宫颈不成熟且无阴道分娩禁忌证者，可应用前列腺素制剂促宫颈成熟，试产过程中应严密监测母胎情况。有明确剖宫产指征时宜行剖宫产终止妊娠。

2. 未足月胎膜早破　应根据孕周、母胎状况、当地新生儿救治水平及孕妇和家属的意愿进行综合决策。如果终止妊娠的益处大于期待治疗，则应考虑终止妊娠。

（1）引产　妊娠<24 周的未足月胎膜早破，以引产为宜；妊娠 24～27^{+6} 周的未足月胎膜早破，可根据孕妇及家属意愿、新生儿抢救能力等决定是否引产。

（2）不宜继续妊娠，采用引产或剖宫产终止妊娠　①妊娠 34～36^{+6} 周者；②无论任何孕周，明确诊断的绒毛膜羊膜炎、胎儿窘迫、胎盘早剥等不宜继续妊娠者。

（3）期待治疗　妊娠 24～27^{+6} 周，要求期待治疗者，应充分告知期待治疗过程中的风险，慎重抉择；妊娠 28～33^{+6} 周无继续妊娠禁忌，应行期待治疗。具体内容如下：

① 一般处理：保持外阴清洁，避免不必要的肛查和阴道检查，动态监测体温、宫缩、母胎心率、阴道流液量和性状，定期复查血常规、羊水量、胎心监护和超声检查等，确定有无绒毛膜羊膜炎、胎儿窘迫和胎盘早剥等并发症。

② 促胎肺成熟：妊娠<35 周者应给予地塞米松或倍他米松肌内注射，促进胎肺成熟。

③ 预防感染：应及时预防性应用抗生素（如青霉素类、大环内酯类）。B 族链球菌检测阳性者，青霉素为首选药物。

④ 抑制宫缩：妊娠<34 周者，建议给予宫缩抑制剂 48h，配合完成糖皮质激素的促胎肺成熟治疗并宫内转运至有新生儿 ICU 的医院。

⑤ 胎儿神经系统的保护：妊娠<32 周前早产风险者，给予硫酸镁静脉滴注，预防早产儿脑瘫的发生。

（4）分娩方式　综合考虑孕周、早产儿存活率、是否存在羊水过少和绒毛膜羊膜炎、胎儿能否耐受宫缩、胎方位等因素。无明确的剖宫产指征时应阴道试产。有剖宫产指征时，选择剖宫产终止妊娠。分娩时应作好新生儿复苏的准备，分娩后采集胎盘和胎膜组织，进行病理检查。

【预防】

加强围生期卫生宣教与指导，积极预防和治疗生殖道感染。避免突然腹压增加。补充足量的维生素、钙、铜及锌等营养素。宫颈机能不全，可于妊娠 12～14 周行宫颈环扎术。

第五节　羊水量异常

一、羊水过多

妊娠期间羊水量超过 2000ml，称为羊水过多。羊水量在数日内急剧增多，称为急性羊水过多；羊水量在数周内缓慢增多，称为慢性羊水过多。

【病因】

在羊水过多的孕妇中，约 1/3 患者原因不明，称为特发性羊水过多。明显的羊水过多患者多数与胎儿畸形以及妊娠合并症等因素有关。

1. 胎儿疾病　包括胎儿结构畸形、胎儿肿瘤、神经肌肉发育不良、代谢性疾病、染色体或遗传基因异常等。

2. 多胎妊娠　以单绒毛膜性双胎居多。还可能并发双胎输血综合征，两个胎儿间的血液循环相互沟通，受血胎儿的循环血量多，尿量增加，导致羊水过多。

3. 胎盘脐带病变　胎盘绒毛血管瘤直径>1cm 时，15％～30％合并羊水过多。巨大胎盘、脐带帆状附着也可导致羊水过多。

4. 妊娠合并症　妊娠期糖尿病，母儿 Rh 血性不合，胎儿免疫性水肿、胎盘绒毛水肿影响液体交换，均可导致羊水过多。

【诊断】

1. 临床表现

（1）急性羊水过多　较少见，多发生在妊娠 20～24 周。产生一系列压迫症状。检查见腹壁皮肤紧绷发亮，严重者皮肤变薄，皮下静脉清晰可见。巨大的子宫压迫下腔静脉，影响静脉回流，出现下肢及外阴部水肿或静脉曲张。子宫明显大于妊娠月份，胎位不清，胎心遥远或听不清。

（2）慢性羊水过多　较多见，多发生在妊娠晚期。临床上无明显不适或仅出现轻微压迫症状。测量子宫底高度及腹围大于同期孕周，腹壁皮肤发亮、变薄。触诊时感觉子宫张力大，有液体震颤感，胎位不清，胎心遥远。

2. 辅助检查

（1）超声检查 是重要的辅助检查方法，不仅能测量羊水量，还可了解胎儿情况。B超诊断羊水过多的标准有：①羊水最大暗区垂直深度：≥8cm 诊断为羊水过多；②羊水指数：≥25cm 诊断为羊水过多。

（2）胎儿疾病检查 需排除胎儿染色体异常时，可做羊水细胞培养，或采集胎儿脐带血细胞培养。同时可行羊水生化检查，可通过测定羊水中胎儿血型，预测胎儿有无溶血性疾病。

（3）其他检查 母体糖耐量试验，Rh血型不合者检查母体血型抗体滴定度。

【对母儿的影响】

1. 对母体的影响 羊水过多时子宫张力增高，孕妇易并发妊娠期高血压疾病。胎膜早破、早产发生率增加。易发生胎盘早剥。可致产后子宫收缩乏力，产后出血发生率明显增多。

2. 对胎儿的影响 胎位异常、胎儿窘迫、早产增多。破膜时羊水流出过快可导致脐带脱垂。羊水过多的程度越重，围生儿的病死率越高。

【处理】

取决于胎儿有无结构畸形及遗传性疾病、孕周大小及孕妇自觉症状的严重程度。

1. 羊水过多合并胎儿结构异常 如为严重的胎儿异常，应及时终止妊娠；对非严重胎儿结构异常，应评估胎儿情况及预后，以及当前新生儿外科救治技术，并与孕妇及家属充分沟通后决定处理方法。合并母儿血型不合的溶血胎儿，应在有条件的胎儿医学中心行宫内输血治疗。

2. 羊水过多合并正常胎儿 应寻找病因，治疗原发病。

自觉症状轻者，注意休息，取左侧卧位以改善子宫胎盘循环。每周复查B型超声。自觉症状严重者，可经腹羊膜腔穿刺放出适量羊水，缓解压迫症状，必要时利用放出的羊水了解胎肺成熟度。

羊水量反复增长，自觉症状严重者，妊娠≥34周，胎肺已成熟，可终止妊娠；如胎肺未成熟，可给予地塞米松促胎肺成熟治疗后再考虑终止妊娠。

3. 分娩时的处理 应警惕脐带脱垂和胎盘早剥的发生。

二、羊水过少

妊娠晚期羊水量少于300ml者，称为羊水过少。羊水过少严重影响围生儿预后，羊水量少于50ml，围生儿病死率高达88%。

【病因】

羊水过少主要与羊水产生减少或羊水外漏增加有关。部分羊水过少原因不明。常见原因有：

1. 胎儿结构异常 以胎儿泌尿系统结构异常为主。染色体异常、脐膨出、膈疝、法洛氏四联症、水囊状淋巴管瘤、小头畸形、甲状腺功能减退症等也可引起羊水过少。

2. 胎盘功能减退 过期妊娠、胎盘退行性变可导致胎盘功能减退。

3. 羊膜病变 羊膜破裂，羊水外漏速度超过羊水生产速度，可导致羊水过少。

4. 母体因素 妊娠期高血压疾病可致胎盘血流减少。孕妇脱水、血容量不足时，孕妇血浆渗透压增高，使胎儿血浆渗透压相应增高，尿液形成减少。孕妇服用某些药物，有抗利尿作用，使用时间过长，可发生羊水过少。

【临床表现及诊断】

1. 临床表现 羊水过少的临床症状多不典型。孕妇于胎动时感腹痛，胎盘功能减退时常有胎动减少。检查见宫高腹围较同期孕周小，合并胎儿生长受限更明显，有子宫紧裹胎儿感。子宫敏感，轻微刺激易引发宫缩。临产后阵痛明显，且宫缩多不协调。阴道检查时，发现前羊膜囊不明显，胎膜紧贴胎儿先露部，人工破膜时羊水流出极少。

2. 辅助检查

（1）超声检查 妊娠晚期羊水最大暗区垂直深度≤2cm为羊水过少，≤1cm为严重羊水过少。羊水指数（AFI）≤5cm 诊断为羊水过少。超声检查还能及时发现胎儿生长受限，以及胎儿肾缺如、肾发育不全、输尿管或尿道梗阻等畸形。

（2）电子胎心监护　无应激试验（NST）可呈无反应型。分娩时可出现胎心变异减速和晚期减速。

（3）胎儿染色体检查　羊水或脐血穿刺获取胎儿细胞进行细胞或分子遗传学的检查，了解胎儿染色体数目、结构有无遗传，以及可能检测的染色体的微小缺失或重复。

【对母儿的影响】

1. 对胎儿的影响　羊水过少时，围生儿病死率明显增高。羊水过少如发生在妊娠早期，胎膜与胎体粘连造成胎儿畸形，甚至肢体短缺；如发生在妊娠中、晚期，子宫外压力直接作用于胎儿，引起胎儿肌肉骨骼畸形；先天性无肾所致的羊水过少可引起 Potter 综合征，预后极差，多数患儿娩出后即死亡。

2. 对孕妇的影响　手术分娩率和引产率均增加。

【处理】

根据胎儿有无畸形和孕周大小选择治疗方案。

1. 羊水过少合并胎儿严重致死性结构异常　确诊胎儿严重致死性结构异常应尽早终止妊娠。超声可明确胎儿结构异常，染色体异常检测应依赖于介入性产前诊断，结果经评估并与孕妇及家属沟通后，胎儿无法存活者可终止妊娠。

2. 羊水过少合并正常胎儿　寻找与去除病因。

（1）终止妊娠　对妊娠已足月、胎儿可宫外存活者，应及时终止妊娠。合并胎盘功能不良、胎儿窘迫，或破膜时羊水少且胎粪严重污染者，估计短时间不能结束分娩的，应采用剖宫产术终止妊娠。对胎儿贮备功能尚好，无明显宫内缺氧，可以阴道试产。

（2）严密观察　对妊娠未足月，胎肺不成熟者，可针对病因对症治疗，尽量延长孕周。根据孕龄及胎儿宫内情况，必要时终止妊娠。

第六节　脐带异常

一、脐带先露与脐带脱垂

胎膜未破时脐带位于胎先露部前方或一侧，称为脐带先露或隐性脐带脱垂。胎膜破裂脐带脱出于宫颈口外，降至阴道内甚至露于外阴部，称为脐带脱垂。

【病因】

（1）胎头未衔接时如头盆不称、胎头入盆困难。

（2）胎儿异常，如臀先露、肩先露、枕后位。

（3）胎儿过小或羊水过多。

（4）脐带过长。

（5）脐带附着异常及低置胎盘等。

【对母儿的影响】

1. 对母体的影响　增加剖宫产率及手术助产率。

2. 对胎儿影响　可致胎心率异常。引起胎儿缺氧，甚至胎心完全消失；以头先露最严重，肩先露最轻。若脐带血流循环阻断超过 7～8min，可胎死宫内。

【诊断】

胎膜未破，于胎动、宫缩后胎心率突然变慢，改变体位、上推胎先露部及抬高臀部后迅速恢复者，应考虑有脐带先露的可能。胎膜已破出现胎心率异常，应立即行阴道检查，了解有无脐带脱垂和有无脐带血管搏动。在胎先露部旁或其前方以及阴道内触及脐带者，或脐带脱出于外阴者，即可确诊。

【治疗】

1. 脐带先露　经产妇、胎膜未破、宫缩良好者，取头低臀高位，密切观察胎心率，等待胎头衔接，宫口逐渐扩张，胎心持续良好者，可经阴道分娩。初产妇或足先露、肩先露者，应行剖宫产术。

2. 脐带脱垂　发现脐带脱垂，胎心尚好，胎儿存活者，应争取尽快娩出胎儿。

（1）宫口开全　胎头已入盆，行产钳术；臀先露行臀牵引术。

（2）宫口未开全　产妇立即取头低臀高位，将胎先露部上推，应用抑制子宫收缩的药物，以缓解或减轻脐带受压；严密监测胎心，同时尽快行剖宫产术。

二、脐带缠绕

脐带围绕胎儿颈部、四肢或躯干者，称为脐带缠绕。发生原因与脐带过长、胎儿小、羊水过多及胎动频繁等有关。脐带绕颈对胎儿影响与脐带缠绕松紧、缠绕周数及脐带长短有关。

有脐带缠绕者，胎心监护出现频繁的变异减速，经吸氧、改变体位不能缓解时，应及时终止妊娠。

三、脐带长度异常

脐带正常长度为30～100cm，平均长度为55cm。脐带短于30cm者，称为脐带过短；脐带超过100cm者，称为脐带过长。

四、脐带打结

脐带打结有假结和真结两种。脐带假结通常对胎儿无大危害。若脐带真结未拉紧则无症状，拉紧后胎儿血循环受阻可致胎死宫内。多数在分娩后确诊。

五、脐带扭转

脐带过分扭转在近胎儿脐轮部变细呈索状坏死，引起血管闭塞或伴血栓形成，胎儿可因血运中断而致死亡。

六、脐带附着异常

正常情况下，脐带附着于胎盘胎儿面的近中央处。脐带附着于胎盘边缘者，称为球拍状胎盘。脐带附着于胎膜上，脐带血管通过羊膜与绒毛膜间进入胎盘者，称为脐带帆状附着。若胎膜上的血管跨过宫颈内口位于胎先露部前方，称为前置血管。

七、脐血管数目异常

脐带只有一条动脉时，为单脐动脉。

同步练习

一、选择题

1. 以下因素中，不导致前置胎盘的是（　　　）

　　A. 多次流产　　　　　　　B. 双胎　　　　　　　　C. 剖宫产

　　D. 患妊高征　　　　　　　E. 高龄初产

2. 前置胎盘是指胎盘部分或全部附着于（　　　）

　　A. 子宫前壁　　　　　　　B. 子宫后壁　　　　　　C. 子宫侧壁

　　D. 子宫底部　　　　　　　E. 子宫颈内口

3. 以下说法错误的是（　　）

    A. 前置胎盘是发生在妊娠 28 周后

    B. 边缘性前置胎盘是指胎盘边缘极为接近但未达到宫颈内口

    C. 前置胎盘类型可随着孕周发生变化

    D. 前置胎盘又分为凶险性和非凶险性

    E. 完全性前置胎盘发生阴道流血的时间相对更早

4. 对前置胎盘患者进行产检，下列错误的是（　　）

    A. 胎位异常　　　　　　　　　　　B. 胎先露高浮

    C. 子宫大小与停经时间不相符合　　D. 子宫软，无压痛

    E. 胎心清楚

5. 前置胎盘时出现阴道流血，下列错误的是（　　）

    A. 可发生在妊娠晚期、或临产后　　B. 无诱因出现阴道流血

    C. 阴道流血与贫血程度成比例　　　D. 耻骨联合上方闻及胎盘杂音

    E. 可扪及宫缩，子宫体有压痛

6. 以下前置胎盘的预防措施，其中无关的是（　　）

    A. 避免多产、刮宫　　　　　　　　B. 降低剖宫产率

    C. 改变不良习惯，戒烟戒毒　　　　D. 注意性生活卫生及经期卫生，避免感染

    E. 注意受孕时间

7. 以下前置胎盘的处理，错误的是（　　）

    A. 原则是抑制宫缩、纠正贫血、预防感染和适时终止妊娠

    B. 期待疗法适用于孕周<36 周、胎儿体重<2000g、胎儿存活、阴道流血量不多、一般情况良好的孕妇

    C. 根据胎次、胎位、胎儿是否存活综合分析决定处理

    D. 阴道分娩适用于边缘性前置胎盘、枕先露、阴道流血不多、无头盆不称和胎位异常，估计在短时间内能结束分娩者

    E. 反复发生多量出血甚至休克者，无论胎儿成熟与否，为了孕妇安全应终止妊娠

8. 关于胎盘早剥，下列叙述不正确的是（　　）

    A. 发生在妊娠 20 周后或分娩期

    B. 无诱因无痛性阴道流血

    C. 阴道流血量与贫血程度不成正比

    D. 胎盘在胎儿娩出前部分或完全剥离

    E. 具有发病急、进展快的特点，可危及母儿生命

9. 胎盘早剥的发生与下列哪项无关（　　）

    A. 子痫前期　　　　　　　B. 子宫畸形　　　　　　　C. 吸烟

    D. 全身血管病变　　　　　E. 外伤

10. 以下胎盘早剥的病理，不正确的是（　　）

    A. 轻者产后胎盘检查发现有凝血块及压迹在母体面

    B. 主要病理是真蜕膜出血并形成血肿

    C. 隐形剥离指血液积聚于胎盘和子宫壁之间，无阴道流血

    D. 胎盘剥离面积增大，血液自宫颈管流出，表现显性剥离

    E. 胎盘血肿穿破胎膜进入羊水成为血性羊水

11. 关于重型胎盘早剥的临床表现，下列哪项错误（　　）

    A. 面色苍白，脉搏细速，血压下降

    B. 持续性腹痛，子宫呈板状硬、压痛

    C. 胎心消失，胎位不清

    D. 阴道流血与贫血程度成正比

    E. 可伴有血性羊水

12. 正常位置的胎盘早剥，不常见于以下哪种情况（　　）

    A. 双胎   B. 妊娠合并贫血   C. 妊娠合并糖尿病

    D. 妊娠期高血压疾病   E. 妊娠合并血栓

13. 子痫前期，出现腹痛伴阴道出血，最可能的诊断是（　　）

    A. 胎盘早剥   B. 胎盘边缘血窦破裂   C. 前置胎盘

    D. 先兆子宫破裂   E. 弥散性血管内凝血

14. 关于胎盘早剥的治疗原则，其中错误的是（　　）

    A. 早期识别、积极处理休克、及时终止妊娠、控制 DIC、减少并发症

    B. 一旦确诊胎盘早剥立即终止妊娠

    C. Ⅰ度胎盘早剥患者，宫口已开，一般情况良好，估计短时间内可结束分娩，应经阴道
       分娩

    D. Ⅱ度胎盘早剥，不能在短时间内结束分娩者因行剖宫产

    E. Ⅲ度胎盘早剥，产妇病情恶化，出现胎儿窘迫者立即剖宫产

15. 关于胎盘早剥的病理生理，其中错误的是（　　）

    A. 血管病变时底蜕膜小动脉痉挛，远端毛细血管缺血坏死破裂而出血引起早剥

    B. 早剥处胎盘绒毛和蜕膜中释放大量纤维蛋白原入血，激活凝血系统

    C. 早剥持续时间越长，DIC 随之加剧

    D. 积聚在胎盘与子宫壁间的血液可浸入肌层，引起子宫胎盘卒中

    E. 促凝物质进入肾脏可发生急性肾衰竭

16. 35 岁，G_2P_0，妊娠 32 周，今晨 5 点无诱因突然出现阴道出血就诊，查体：血压 90/60mmHg，宫底耻骨上 31cm，胎心 145 次/分，规则，无明显宫缩及压痛，胎头高浮。以下处理错误的是（　　）

    A. 入院观察   B. 查血常规及血型，必要时备血

    C. 卧床   D. 进行彩超检查

    E. 直接进行内诊

17. 32 岁，G_2P_1，妊娠 37 周，无诱因出现无痛性阴道流血 2 日，超月经量，查体：血压 120/80mmHg，胎头高浮，胎心 135 次/分，规则，偶可扪及宫缩。产后检查见胎盘完整，胎膜破口距胎盘边缘 5cm，胎盘边缘有陈旧性血块。出血的原因是（　　）

    A. 边缘性前置胎盘   B. 部分性前置胎盘   C. 低置胎盘

    D. 脐带帆状附着前置血管破裂 E. 胎盘早剥

18. 25 岁，G_4P_1，妊娠 34 周，头位，反复无诱因无痛性少量阴道流血 10 天。查体：血压 100/60mmHg，臀位，胎心 140 次/分，规则，未扪及宫缩。最恰当的处理是（　　）

    A. 期待疗法   B. 药物引产   C. 立即人工破膜

    D. 行剖宫产术   E. 口服止血药物

19. 28 岁，G_0P_0，妊娠 37 周，今晨 7 点突然阴道流血，约 800ml。查体：血压 70/50mmHg，宫口开大 2cm，头先露，S-2，胎心 138 次/分，规则，可扪及不规则宫缩，阴道仍有活动出血；彩超提示边缘性前置胎盘，最恰当的处理是（　　）

    A. 人工破膜术   B. 期待治疗   C. 催产素点滴引产

    D. 抢救休克，立即剖宫产术 E. 产钳术

20. 25岁，G_0P_0，妊娠36周，1周前曾有少量阴道流血，自行停止；昨晚阴道再次流血，量多，伴阵发性腹痛。查体：血压100/60mmHg，胎心率169次/分，规则，臀位，先露高浮，可扪及规律宫缩。此时最好的处理方法是（ ）
    A. 抑制宫缩，止血治疗　　　　B. 给氧纠正胎儿窘迫　　　　C. 立即剖宫产
    D. 等待自然分娩　　　　　　　E. 行足牵引压迫胎盘止血

21. 36岁，G_1P_0，妊娠34周，下肢水肿1个月，自觉头昏眼花5天，腹痛1h入院。查体：血压180/100mmHg，脉搏125次/分，神清，贫血貌，子宫硬如板状，压痛，胎心消失，胎位不清。此例最可能的诊断是（ ）
    A. 轻型胎盘早剥　　　　　　　B. 重型胎盘早剥　　　　　　C. 先兆早产
    D. 前置胎盘　　　　　　　　　E. 先兆子宫破裂

22. 29岁，G_2P_1，妊娠39周，剧烈持续腹痛伴阴道流血4h入院。查体：血压140/90mmHg，脉搏120次/分，贫血貌，子宫硬如板状，局部压痛，胎位不清，胎心110次/分，阴道少量暗红色血性分泌物，量少，宫口开2cm，先露头，高浮。此时最恰当的处理应是（ ）
    A. 输血输液　　　　　　　　　B. 人工破膜　　　　　　　　C. 解痉镇静药，等待产程发动
    D. 剖宫产结束分娩　　　　　　E. 以上都不对

23. 33岁，G_2P_0，妊娠32周，腹部外伤后少量阴道流血1天入院，查体：血压100/70mmHg，脉搏90次/分，宫高34cm，胎头高浮，胎心135次/分，规则，子宫软，未扪及明显宫缩，无压痛。B超示胎盘增厚，最可能诊断为（ ）
    A. 先兆早产　　　　　　　　　B. 羊水栓塞　　　　　　　　C. 边缘性前置胎盘
    D. 胎盘边缘血窦破裂　　　　　E. 胎盘早期剥离

24. 32岁，G_2P_1，妊娠35周，因胎盘早剥行剖宫产，术中见子宫表面呈紫蓝色，胎儿胎盘娩出后，子宫出血量多，子宫软，予以缩宫素注射无明显改善，血压下降，以下处理不正确（ ）
    A. 子宫切除　　　　　　　　　B. 按摩子宫加热敷　　　　　C. 止血药物
    D. 宫腔填塞　　　　　　　　　E. 输血，等待血压上升

25. 26岁，G_3P_1，已确诊为重型胎盘早剥，现宫口开大3cm，有规律宫缩，胎心110次/分，规则，头先露，S+1。最恰当的处理方法是（ ）
    A. 即刻剖宫产术　　　　　　　B. 人工破膜术　　　　　　　C. 静脉点滴缩宫素加速产程
    D. 人工破膜及缩宫素静脉点滴　E. 产钳助产

二、名词解释

1. 低置胎盘
2. 胎盘早剥
3. 子宫胎盘卒中
4. 脐带脱垂

三、简答题

1. 简述前置胎盘对母儿的影响。
2. 简述胎盘早剥的并发症。
3. 简述羊水过多的病因。

参考答案

一、选择题

1. D　2. E　3. B　4. C　5. E　6. E　7. C　8. B
9. B　10. B　11. D　12. B　13. A　14. B　15. B
16. E　17. A　18. A　19. D　20. C　21. B　22. D

23. E　24. D　25. A

二、名词解释

1. 低置胎盘：胎盘附着于子宫下段，边缘距宫颈内口<2cm，称为低置胎盘。

2. 胎盘早剥：妊娠20周后或分娩期，正常位置的胎盘在胎儿娩出前，部分或全部从子宫壁剥离，称为胎盘早剥。

3. 子宫胎盘卒中：胎盘早剥时血液积聚于胎盘与子宫壁之间，胎盘后血肿压力增加，血液浸入子宫肌层，引起肌纤维分离、断裂甚至变性，但血液渗透至子宫浆膜层时，子宫表面呈紫蓝色瘀斑，以胎盘附着处明显，称为子宫胎盘卒中。

4. 脐带脱垂：胎膜未破时脐带位于胎先露部前方或一侧，称为脐带先露或隐性脐带脱垂。胎膜破裂脐带脱出于宫颈口外，降至阴道内甚至露于外阴部，称为脐带脱垂。

三、简答题

1. 答：前置胎盘对母儿的影响：①产时、产后出血；②植入性胎盘；③产褥感染；④围生儿预后不良。

2. 答：胎盘早剥的并发症：①胎儿宫内死亡；②DIC；③失血性休克；④急性肾衰竭；⑤羊水栓塞。

3. 答：羊水过多的病因：约1/3患者原因不明，称为特发性羊水过多。明显的羊水过多患者多数与胎儿畸形以及妊娠合并症等因素有关。

① 胎儿疾病：包括胎儿结构畸形、胎儿肿瘤、神经肌肉发育不良、代谢性疾病、染色体或遗传基因异常等。

② 多胎妊娠：以单绒毛膜性双胎居多。还可能并发双胎输血综合征，两个胎儿间的血液循环相互沟通，受血胎儿的循环血量多，尿量增加，导致羊水过多。

③ 胎盘脐带病变：胎盘绒毛血管瘤直径＞1cm时，15％～30％合并羊水过多。巨大胎盘、脐带帆状附着也可导致羊水过多。

④ 妊娠合并症：妊娠期糖尿病，母儿Rh血性不合，胎儿免疫性水肿、胎盘绒毛水肿影响液体交换，均可导致羊水过多。

（曾　银　宋春花）

第十二章　正常分娩

📖 **内容精讲**

分娩（delivery）：妊娠满 28 周及以上，胎儿及其附属物自临产开始到由母体娩出的全过程，称为分娩。

早产（premature delivery）：妊娠满 28 周至不满 37 足周期间分娩，称为早产。

足月产（term delivery）：妊娠满 37 周至不满 42 足周间分娩者，称为足月产。

过期产（postterm delivery）：妊娠满 42 周及以上分娩，称为过期产。

第一节　分娩动因

分娩触发机制复杂，分娩动因学说众多，但均难以完满阐述，目前认为是多因素综合作用的结果。

一、炎症反应学说

研究表明，分娩前子宫蜕膜、宫颈均出现明显的中性粒细胞和巨细胞趋化和浸润，炎性细胞因子可能通过释放水解酶，引起胶原组织降解，促进宫颈成熟，诱导分娩发动。

二、内分泌控制理论

1. 前列腺素　子宫前列腺素合成增加是分娩启动的重要因素，目前认为 PGs 的主要作用：①诱发子宫有力地、协调地收缩；②促宫颈成熟；③增强子宫对缩宫素的敏感性。

2. 甾体类激素　雌激素水平增高通过以下机制参与分娩启动：促使子宫功能性改变；刺激 PGs 的产生；促进肌动蛋白蓄积于子宫体部，增强子宫收缩；增高子宫肌细胞膜电位活性，使子宫对缩宫素的敏感性增加，并促进宫颈成熟。孕激素下调 PGs 的合成及钙通道和缩宫素受体的表达。

3. 缩宫素　研究表明缩宫素对分娩的启动起重要的但非绝对的作用。

三、机械性刺激

又称子宫张力理论。妊娠晚期子宫腔内压力增加，子宫壁的伸展张力增加，子宫壁收缩的敏感性增加；宫颈部有 Frankenhauser 神经丛，胎先露下降压迫此神经丛，均可刺激诱发子宫收缩。

四、子宫功能性改变

在内分泌激素的作用下，子宫通过肌细胞间隙连接以及细胞内钙离子水平增高发生子宫功能性改变。

第二节　决定分娩的因素

决定分娩的四因素为产力、产道、胎儿及社会心理因素。各因素均正常并能相互适应，胎儿能顺利经阴道自然娩出，为正常分娩。

一、产力

将胎儿及其附属物从宫腔内逼出的力量称为产力。产力包括子宫收缩力（简称宫缩）、腹壁肌及膈肌收缩力（统称腹压）和肛提肌收缩力。

（一）子宫收缩力

子宫收缩力是临产后的主要产力，贯穿于分娩全过程。临产后的宫缩使宫颈管逐渐缩短直至消失、宫口扩张、胎先露下降、胎儿和胎盘娩出。正常子宫收缩力的特点如下。

1. 节律性　宫缩的节律性是临产的重要标志。每次阵缩由弱渐强（进行期），维持一定时间（极期），一般持续 30s 左右，随后由强渐弱（退行期），直至消失进入间歇期，一般 5～6min，宫腔压力由临产初期 25～30mmHg，至第一产程末增至 40～60mmHg，第二产程宫缩极期时可高达 100～150mmHg，间歇期宫腔压力仅为 6～12mmHg。宫缩的节律性对胎儿血流灌注有利。

2. 对称性和极性　正常宫缩源于两侧宫角部，以微波的形式向宫底中线集中，左右对称，再以 2cm/s 速度向子宫下段扩散，约需 15s 均匀协调地扩展至整个子宫，此为子宫收缩力的对称性。宫缩以宫底部最强最持久，向下依次减弱，宫底部收缩力的强度几乎是子宫下段的 2 倍，此为子宫收缩力的极性。

3. 缩复作用　子宫收缩时肌纤维缩短变宽，间歇期肌纤维不能恢复到原长度，经反复收缩，肌纤维越来越短，使宫腔内容积逐渐缩小，迫使胎先露部下降及宫颈管逐渐缩短直至消失，此为子宫肌纤维的缩复作用。

（二）腹壁肌及膈肌收缩力

腹壁肌及膈肌收缩力是第二产程胎儿娩出时的重要辅助力量。前羊膜囊或胎先露部压迫盆底组织及直肠，反射性地引起排便动作。产妇表现为主动屏气，腹压是宫口开全后所必需的辅助力量。过早运用腹压易致产妇疲劳和宫颈水肿。

（三）肛提肌收缩力

肛提肌收缩力可协助胎先露部在盆腔进行内旋转；能协助胎头仰伸及娩出；能协助胎盘娩出。

二、产道

产道是胎儿娩出的通道，分为骨产道与软产道两部分。

（一）骨产道

骨产道指真骨盆。共分为 3 个平面，每个平面又由多条径线组成。

1. 骨盆入口平面　为骨盆腔上口，呈横椭圆形。其前方为耻骨联和上缘，两侧为髂耻缘，后方为骶岬上缘。有 4 条径线。

（1）入口前后径　又称真结径。耻骨联合上缘中点至骶岬上缘正中间的距离，正常值平均 11cm。

（2）入口横径　左右髂耻缘间的最大距离，正常值平均 13cm。

（3）入口斜径　左右各一。左骶髂关节至右髂耻隆突间的距离为左斜径；右骶髂关节至左髂耻隆突间的距离为右斜径，正常值平均 12.75cm。

2. 中骨盆平面　为骨盆最小平面，是骨盆腔最狭窄部分，呈前后径长的纵椭圆形。其前方为耻骨联合下缘，两侧为坐骨棘，后方为骶骨下端。有 2 条径线。

(1) 中骨盆横径　又称坐骨棘间径。指两坐骨棘间的距离，正常值平均 10cm。

(2) 中骨盆前后径　耻骨联合下缘中点通过两侧坐骨棘连线中点至骶骨下端间的距离，正常值平均 11.5cm。

3. 骨盆出口平面　由两个不在同一平面的三角形组成。其共同的底边称为坐骨结节间径。前三角平面顶端为耻骨联合下缘，两侧为左右耻骨降支；后三角平面顶端为骶尾关节，两侧为左右骶结节韧带。有 4 条径线。

(1) 出口前后径　耻骨联合下缘至骶尾关节间的距离，正常值平均 11.5cm。

(2) 出口横径　又称坐骨结节间径。指两坐骨结节末端内缘的距离，正常值平均 9cm。

(3) 出口前矢状径　耻骨联合下缘中点至坐骨结节间径中点间的距离，正常值平均 6cm。

(4) 出口后矢状径　骶尾关节至坐骨结节间径中点间的距离，正常值平均 8.5cm。若出口横径稍短，但出口横径与出口后矢状径之和＞15cm 时，正常大小的胎头可通过后三角区经阴道娩出。

4. 骨盆轴与骨盆倾斜度

(1) 骨盆轴　为连接骨盆各平面中点的假想曲线。此轴上段向下向后，中段向下，下段向下向前。分娩时，胎儿沿此轴完成一系列分娩机制，助产时也应按骨盆轴方向协助胎儿娩出。

(2) 骨盆倾斜度　指妇女站立时，骨盆入口平面与地平面所形成的角度，一般为 60°。若骨盆倾斜度过大，则影响胎头衔接。

(二) 软产道

由子宫下段、宫颈、阴道及骨盆底软组织构成的弯曲通道。

1. 子宫下段的形成　由非妊娠时长约 1cm 的子宫峡部伸展形成。至妊娠晚期被逐渐拉长形成子宫下段。临产后子宫下段进一步拉长达 7~10cm。由于子宫肌纤维的缩复作用，子宫上段肌壁越来越厚，而下段肌壁被牵拉越来越薄，子宫上下段的肌壁厚薄不同，两者间的子宫内面形成一环状隆起，称为生理缩复环 (physiologic retraction ring)。

2. 宫颈管消失及宫口扩张

(1) 宫颈管消失　临产前的宫颈管长 2~3cm。初产妇多是宫颈管先短缩消失，继之宫口扩张；经产妇多是宫颈管短缩消失与宫口扩张同时进行。

(2) 宫口扩张　临产前，初产妇的宫颈外口仅容一指尖，经产妇能容一指。临产后，子宫收缩及缩复向上牵拉使得宫口扩张。胎膜多在宫口近开全时自然破裂，破膜后，胎先露部直接压迫宫颈，扩张宫口，当宫口开全 (10cm) 时，妊娠足月胎头方能通过。

3. 阴道、骨盆底软组织及会阴的变化　使软产道下段形成一个向前弯的长筒，前壁短后壁长，阴道黏膜皱襞展平使腔道加宽。肛提肌向下及向两侧扩展，肌束分开，肌纤维拉长，使 5cm 厚的会阴体变为 2~4mm，以利胎儿通过。

三、胎儿

胎儿大小是决定分娩难易的重要因素之一。

(一) 胎头各径线及囟门

1. 胎头各径线　胎头径线主要有四条。

(1) 双顶径　为两侧顶骨隆突间的距离，是胎头最大横径，临床常用此值判断胎儿大小，足月时平均约 9.3cm。

(2) 枕额径　为鼻根上方至枕骨隆突间的距离，胎头以此径衔接，足月时平均约 11.3cm。

(3) 枕下前囟径　又称小斜径，为前囟中央至枕骨隆突下方之间的距离，胎头俯屈后以此径通过产道，足月时平均约 9.5cm。

（4）枕颏径　又称大斜径，为颏骨下方中央至后囟顶部间的距离，足月时平均约 13.3cm。

2. 囟门　两颅缝交界处较大空隙为囟门，位于胎头前方菱形为前囟门（大囟门），位于胎头后方三角形为后囟门（小囟门）。颅缝与囟门使骨板有一定活动余地，胎头也有一定可塑性。

（二）胎位

产道为一纵行管道。矢状缝和囟门是确定胎位的重要标志。头先露时，由于分娩过程中颅骨重叠，使胎头变形、周径变小，有利于胎头娩出。臀先露时，阴道扩张不充分，可使胎头娩出困难。肩先露时，妊娠足月活胎不能通过产道。

（三）胎儿畸形

若有些胎儿畸形造成某一部位发育异常，如脑积水、联体儿等，很难通过产道。

四、社会心理因素

分娩是生理现象，但对于产妇确实是一种持久而强烈的应激。分娩确实可以产生心理上的应激。产妇的社会心理因素可引起机体产生一系列变化从而影响产力，因而也是决定分娩的重要因素之一。

第三节　枕先露的分娩机制

分娩机制指胎儿先露部随骨盆各平面的不同形态，被动进行的一连串适应性转动，以其最小径线通过产道的全过程。临床上以枕左前位最多见，故以枕左前位分娩机制为例说明。

1. 衔接　胎头双顶径进入骨盆入口平面，胎头颅骨最低点接近或达到坐骨棘水平，称为衔接（engagement）。胎头取半俯屈状态以枕额径进入骨盆入口，经产妇多在分娩开始后胎头衔接，部分初产妇可在预产期前 1～2 周内胎头衔接。

2. 下降　胎头沿骨盆轴前进的动作称为下降（descent），是胎儿娩出的首要条件。下降动作贯穿于分娩全过程，呈间歇性。

3. 俯屈　胎头下降达骨盆底时，半俯屈的枕部遇肛提肌阻力进一步俯屈（flexion），变胎头衔接时的枕额周径为枕下前囟周径，适应产道形态，有利于胎头继续下降。

4. 内旋转　胎头围绕骨盆纵轴向前旋转，使其矢状缝与中骨盆及骨盆出口前后径相一致的动作称为内旋转（internal rotation）。内旋转从中骨盆平面开始至骨盆出口平面完成，以适应中骨盆及骨盆出口前后径大于横径的特点，有利于胎头下降。枕左前位的胎头向前旋转 45°，后囟转至耻骨弓下。于第一产程末完成内旋转动作。

5. 仰伸　当完全俯屈的胎头下降达阴道外口时，宫缩和腹压继续迫使胎头下降，而肛提肌收缩力又将胎头向前推进。两者共同作用的合力使胎头沿骨盆轴下段向下向前，胎头枕骨下部达耻骨联合下缘时，以耻骨弓为支点，胎头逐渐仰伸（extension），胎头顶、额、鼻、口、颏依次由会阴前缘娩出。

6. 复位及外旋转　胎头娩出后，为使胎头与胎肩恢复正常关系，胎头枕部再向左旋转 45°，称为复位（restitution）。胎肩在盆腔内继续下降，前（右）肩向前向中线旋转 45°时，胎儿双肩径转成与骨盆出口前后径相一致的方向，胎头枕部则需在外继续向左旋转 45°以保持胎头与胎肩的垂直关系，称为外旋转（external rotation）。

7. 胎肩及胎儿娩出　胎头完成外旋转后，胎儿前（右）肩在耻骨弓下先娩出，随即后（左）肩从会阴前缘娩出。胎儿双肩娩出后，胎体及胎儿下肢随之取侧位顺利娩出。

至此，胎儿娩出过程全部完成。必须指出：分娩机制各动作虽分别介绍，但却是连续进行的，下降动作始终贯穿于分娩始终。

第四节 先兆临产、临产与产程

（一）先兆临产

出现预示不久将临产的症状，称为先兆临产（threatened labor）。

1. 假临产（false labor） 特点是：①宫缩持续时间短（<30s）且不恒定，间歇时间长且不规律，宫缩强度不增加；②宫缩时宫颈管不短缩，宫口不扩张；③常在夜间出现，清晨消失；④给予强镇静药物能抑制宫缩。

2. 胎儿下降感（lightening） 又称轻松感。多数孕妇自觉上腹部较前舒适，进食量较前增多，呼吸较前轻快，系胎先露部进入骨盆入口，使宫底位置下降而致。

3. 见红（show） 大多数孕妇在临产前24～48h内（少数1周内）有少量出血并与宫颈管内的黏液相混，经阴道排出，称为见红，是分娩即将开始比较可靠的征象。

（二）临产的诊断

临产开始的标志为规律且逐渐增强的子宫收缩，持续约30s，间歇5～6min，同时伴随进行性宫颈管消失、宫口扩张和胎先露部下降。

（三）总产程及产程分期

总产程（total stage of labor）即分娩全过程，指从开始出现规律宫缩直到胎儿胎盘娩出的全过程。分为三个产程。

1. 第一产程（first stage of labor） 又称宫颈扩张期。指临产开始直至宫口完全扩张即开全（10cm）为止，又分为潜伏期和活跃期。①潜伏期为宫口扩张的缓慢阶段，初产妇一般不超过20h，经产妇不超过14h。②活跃期为宫口扩张的加速阶段，可在宫口开至4～5cm即进入活跃期，最迟至6cm才进入活跃期直至宫口开全。

2. 第二产程（second stage of labor） 又称胎儿娩出期。从宫口开全到胎儿娩出的全过程。初产妇最长不应超过3h，经产妇不应超过2h；实施硬膜外麻醉镇痛者，可在此基础上延长1h，即初产妇最长不应超过4h，经产妇不应超过3h。

3. 第三产程（third stage of labor） 又称胎盘娩出期。从胎儿娩出后到胎盘胎膜娩出，即胎盘剥离和娩出的全过程，需5～15min，不应超过30min。

第五节 产程处理与分娩

一、第一产程

【临床表现】

1. 规律宫缩 开始时宫缩持续时间较短（约30s）且弱，间歇期较长（5～6min）。随产程进展，持续时间渐长（50～60s）且强度增加，间歇期渐短（2～3min）。当宫口近开全时，宫缩持续时间可达1min或更长，间歇期仅1～2min。

2. 宫口扩张 通过阴道检查或肛诊，可以确定宫口扩张程度。宫口于潜伏期扩张速度较慢，进入活跃期后加快，当宫口开全时，宫颈边缘消失。

3. 胎先露下降 胎头下降程度是决定胎儿能否经阴道分娩的重要观察指标。通过阴道检查或肛查，明确胎头颅骨最低点的位置，并能协助判断胎方位。

4. 胎膜破裂 简称破膜，胎儿先露部衔接后，将羊水阻断为前后两部，形成的前羊膜囊有助于扩张宫口。当羊膜腔内压力增加到一定程度时，胎膜自然破裂。正常破膜多发生在宫口近开全时。

【产程观察及处理】

1. 产程观察及处理

（1）子宫收缩　产程中必须连续定时观察并记录宫缩持续时间、间歇时间及强度，掌握规律，指导产程进行。检测宫缩最简单的方法是助产人员将手掌放于产妇腹壁上，宫缩时宫球隆起变硬，间歇期松弛变软。用胎儿监护仪描记宫缩曲线，可以看出宫缩强度、频率和持续时间，这些是反映宫缩的客观指标。

（2）宫口扩张及胎先露下降　描记宫口扩张曲线及胎头下降曲线，是产程图中重要的两项指标，表明产程进展情况。

胎头下降曲线：以胎头颅骨最低点与坐骨棘平面关系标明胎头下降程度。坐骨棘平面是判断胎头高低的标志。胎头颅骨最低点平坐骨棘平面时，以"0"表示；在坐骨棘平面上1cm时，以"－1"表示；在坐骨棘平面下1cm时，以"＋1"表示，其余依此类推。

（3）胎膜破裂　胎膜多在宫口近开全时自然破裂，一旦发现应立即听胎心，并观察羊水性状和流出量，有无宫缩，同时记录破膜时间。

2. 胎心和母体观察及处理

（1）胎心监测　胎心应在宫缩间歇期听诊，随产程进展适当增加听诊次数。高危妊娠或怀疑胎儿受累、羊水异常时建议连续电子胎心监护评估胎心率、基线变异及其与宫缩的关系等，密切监测胎儿宫内情况。

（2）母体观察及处理

① 生命体征：测量产妇生命体征并记录。

② 阴道流血：观察有无异常阴道流血，警惕前置胎盘、胎盘早剥、前置血管破裂出血等情况。

③ 饮食与活动：应鼓励产妇少量多次进食，吃高热量易消化食物。宫缩不强且未破膜时，产妇可在病室内走动。

④ 排尿：鼓励产妇每2～4h排尿一次，避免膀胱充盈影响宫缩及胎头下降，必要时导尿。

⑤ 精神支持：应安慰产妇并耐心讲解分娩是生理过程，使产妇与助产人员密切合作，以便能顺利分娩。

二、第二产程

【临床表现】

胎膜大多自然破裂。宫缩较前增强，产妇有排便感，不自主地向下屏气。宫缩时胎头露出于阴道口，露出部分不断增大，宫缩间歇期，胎头又缩回阴道内，称为胎头拨露（head visible on vulval gapping）。当胎头双顶径越过骨盆出口，宫缩间歇时胎头不再回缩，称为胎头着冠（crowning of head）。随之，胎儿娩出。

【产程观察及处理】

1. 密切监测胎心　第二产程每5min听1次胎心，有条件时应用胎儿监护仪监测。

2. 密切监测宫缩　第二产程宫缩持续时间可达60s，间隔时间1～2min。

3. 阴道检查　每隔1h或有异常情况时行阴道检查，评估羊水性状、胎方位、胎头下降、胎头产瘤及胎头变形情况。胎头下降的评估务必先行腹部触诊，后行阴道检查，排除头盆不称。

4. 指导产妇用力　指导产妇双足蹬在产床上，两手握产床把手，宫缩时向下屏气增加腹压。宫缩间歇时产妇呼气并使全身肌肉放松。

【接产】

1. 接产准备　当初产妇宫口开全、经产妇宫口扩张6cm且宫缩规律有力时，应将产妇送至分娩室，做好接产准备工作。用消毒纱球蘸肥皂水擦洗外阴部，顺序是大阴唇、小阴唇、阴阜、大腿内上 1/3、会阴及肛门周围，然后用温开水冲掉肥皂水。用消毒干纱球盖住阴道口，防止冲洗液流入阴道。最后用聚维酮碘消毒，取下阴道口纱球和臀下塑料布，铺无菌巾于臀下。接产者准备接产。

2. 接产

（1）接产要领　保护会阴并协助胎头俯屈，让胎头以最小径线（枕下前囟径）在宫缩间缓慢通过阴道口。

（2）接产步骤　接生者站在产妇正面，当宫缩来临产妇有便意感时指导产妇屏气用力。

（3）限制性会阴切开　出现以下情况考虑会阴切开术：会阴过紧或胎儿过大，估计分娩时会阴撕裂难以避免者或母儿有病理情况急需结束分娩者。会阴切开术（episiotomy）：包括会阴后-侧切开术（postero-lateral episiotomy）和会阴正中切开术（median episiotomy）。

三、第三产程

【临床表现】

胎儿娩出后，宫底降至脐平，产妇略感轻松，宫缩暂停数分钟后再次出现。由于宫腔容然明显缩小，胎盘剥离并娩出。胎盘剥离征象有：①宫体变硬呈球形，下段被扩张，宫体呈狭长形被推向上，宫底升高达脐上；②剥离的胎盘降至子宫下段，阴道口外露的一段脐带自行延长；③阴道少量流血；④接产者用手掌尺侧在产妇耻骨联合上方轻压子宫下段时，宫体上升而外露的脐带不再回缩。

胎盘剥离及排出方式有两种：①胎儿面娩出式（Schultz mechanism）：多见，胎盘面先排出，随后见少量阴道流血；②母体面娩出式（Duncan mechanism）：少见，胎盘母体面先排出，胎盘排出前先有较多量阴道流血。

【处理】

1. 新生儿处理

（1）清理呼吸道　胎儿胸部娩出，迅速擦拭新生儿面部，断脐后，吸除口鼻中的黏液。

（2）处理脐带　处理脐带时新生儿要保暖。目前常用气门芯、脐带夹、血管钳等方法取代双重结扎脐带法。

（3）新生儿阿普加评分（Apgar score）及其意义　该评分法是以新生儿出生后 1min 内的心率、呼吸、肌张力、喉反射及皮肤颜色 5 项体征为依据，每项为 0～2 分，满分为 10 分。8～10 分属正常新生儿；4～7 分为轻度窒息，又称青紫窒息；0～3 分为重度窒息，又称苍白窒息，缺氧严重需紧急抢救。1min 评分是出生当时的情况，反映在宫内的情况；5min 及以后评分是反映复苏效果，与预后关系密切。

（4）处理新生儿　将新生儿足印及产妇拇指印于新生儿病历上。对新生儿做详细体格检查，系以标明新生儿性别、体重、出生时间、母亲姓名和床号的手腕带和包被，进行首次吸吮乳头。

2. 协助胎盘娩出　当确认胎盘已完全剥离时，于宫缩时以左手握住宫底（拇指置于子宫前壁，其余 4 指放在子宫后壁）并按压，同时右手轻拉脐带，协助娩出胎盘。

3. 检查胎盘、胎膜　仔细检查胎盘的母体面，确定没有胎盘成分遗留。如有副胎盘、部分胎盘残留或大部分胎膜残留时，应在无菌操作下徒手入宫腔取出残留组织，或用大号刮匙清宫。若确认仅有少许胎膜残留，可给予子宫收缩剂待其自然排出。

4. 检查软产道　胎盘娩出后仔细检查会阴、小阴唇内侧、尿道口周围、阴道、阴道穹隆及宫颈有无裂伤。若有裂伤，应立即缝合。

5. 预防产后出血　正常分娩出血量多不超过 300ml。遇有产后出血高危因素（有产后出血史、分娩次数＞5 次、多胎妊娠、羊水过多、巨大儿、滞产等）产妇，可在胎儿前肩娩出时静脉注射或肌内注射缩宫素 10～20U。

6. 观察产后一般情况　胎盘娩出 2h 内是产后出血的高危期，有时被称为第四产程。

第六节　分娩镇痛

分娩时的剧烈疼痛可以导致体内一系列神经内分泌反应，对产妇及胎儿产生不良影响，因此良好的分娩镇痛非常有意义。

1. 疼痛的原因　第一产程疼痛主要来自宫缩时子宫肌缺血缺氧和宫颈扩张时肌肉过度紧张。第二产程疼痛还包括来自胎头对盆底、阴道、会阴的压迫。

2. 分娩镇痛的基本原则　①对产程影响小；②安全、对产妇及胎儿不良作用小；③药物起效快、作用可靠、给药方法简便；④有创镇痛由麻醉医师实施并全程监护。

3. 分娩镇痛种类

（1）非药物镇痛　包括调整呼吸、全身按摩、家属陪伴、导乐等，可单独应用或联合药物镇痛法等应用。

（2）全身阿片类药物麻醉　可以通过静脉注射或肌内注射间断给予，也可以通过患者自控性镇痛。

（3）椎管内麻醉镇痛　通过局麻药作用达到身体特定区域的感觉阻滞，包括腰麻、硬膜外麻醉或腰硬联合麻醉。实施硬膜外麻醉时，第二产程初产妇最长不超过 4h，经产妇不应超过 3h。

同步练习

一、选择题

1. 产力除子宫收缩力和肛提肌收缩力外，还包括以下哪项（　　　）
   A. 主韧带收缩力　　　　　　B. 腹肌和膈肌收缩力　　　　C. 腰大肌收缩力
   D. 腰大肌和圆韧带收缩力　　E. 圆韧带和腹肌收缩力

2. 枕先露分娩时胎头通过骨盆的径线是（　　　）
   A. 双顶径　　　　　　　　　B. 枕额径　　　　　　　　　C. 双额径
   D. 枕下前囟径　　　　　　　E. 枕额径

3. 关于女性骨盆，以下哪项正确（　　　）
   A. 骨盆入口平面横径大于前后径
   B. 中骨盆平面横径大于前后径
   C. 骨盆出口平面横径大于前后径
   D. 出口横径与出口后矢状径之和＞15cm 时，正常大小的胎头可通过前三角区经阴道娩出
   E. 骨盆出口平面由两个在同一平面的三角形组成

4. 下列说法哪项是错误的（　　　）
   A. 初产妇总产程超过 24h，称滞产
   B. 第二产程是指宫开全到胎儿娩出的过程
   C. 初产妇潜伏期约需 8h
   D. 初产妇第一产程通常比第二产程短
   E. 不论初产妇还是经产妇，第三产程一般均在 30min 以内

5. 头位分娩时，促使胎头下降的力量不包括以下哪些（　　　）
   A. 子宫收缩力　　　　　　　B. 腰大肌收缩力　　　　　　C. 腹肌收缩力
   D. 膈肌收缩力　　　　　　　E. 肛提肌收缩力

6. 假临产的特点不包括以下哪项 （　　　）

A. 宫缩持续时间短且不恒定，间歇时间长且不规律，宫缩强度不增加

B. 可导致胎膜破裂

C. 宫缩时宫颈管不短缩，宫口不扩张

D. 给予强镇静药物能抑制宫缩

E. 常在夜间出现，清晨消失

7. 以下说法错误的是 （　　　）

A. 连接骨盆各平面中点的假想曲线，称为骨盆轴

B. 腹壁肌及膈肌收缩力是第二产程胎儿娩出时的重要辅助力量

C. 胎头俯屈后以枕下前囟径通过产道

D. 胎头取半俯屈状态以枕下前囟径进入骨盆入口

E. 子宫收缩力是临产后的主要产力

8. 分娩镇痛的适应证不包括 （　　　）

A. 无剖宫产适应证　　　　　B. 无硬膜外禁忌证　　　　C. 产妇志愿

D. 凝血功能正常　　　　　　E. 原发生发性宫缩乏力和产程进展缓慢

9. 关于新生儿窒息的说法，以下错误的是 （　　　）

A. 4～7 分为轻度窒息，又称青紫窒息

B. 0～3 分为重度窒息，又称苍白窒息

C. 1min 评分是出生当时的情况，反映在宫内的情况

D. 5min 及以后评分是反映复苏效果，与预后关系密切

E. 1min 评分与新生儿预后关系密切

10. 胎膜多在什么时间自然破裂 （　　　）

A. 潜伏期　　　　　　　　　B. 第二产程　　　　　　　C. 胎头拨露时

D. 宫口近开全时　　　　　　E. 产程开始时

11. 宫缩的节律性是临产的重要标志，每次阵缩经过 （　　　）

A. 进行期，极期，退行期，舒张期　　B. 进行期，退行期，极期，舒张期

C. 退行期，进行期，极期，舒张期　　D. 极期，进行期，退行期，舒张期

E. 退行期，极期，进行期，舒张期

12. 正常子宫收缩力的特点有 （　　　）

A. 节律性　　　　　　　　　B. 对称性　　　　　　　　C. 极性

D. 时效性　　　　　　　　　E. 缩复作用

13. 以下说法错误的是 （　　　）

A. 潜伏期指从临产出现规律宫缩至宫口扩张 3cm

B. 初产妇潜伏期约需 8h，最大时限 16h

C. 活跃期是指宫口扩张 3～10cm

D. 初产妇活跃期约需 4h，最大时限为 8h

E. 潜伏期应每隔 2～4h 听胎心一次，活跃期应每 1～2h 听胎心一次

14. 胎头矢状缝在入口左斜径上，小囟门在骨盆的右前方，胎位 （　　　）

A. 右枕后　　　　　　　　　B. 右枕前　　　　　　　　C. 左枕前

D. 左枕后　　　　　　　　　E. 右枕横

15. 某早产新生儿，出生后呼吸慢而不规则，四肢稍屈曲，有轻微喉反射，心率 95 次/分，全身皮肤青紫，Apgar 评分应为 （　　　）

A. 5 分　　　　　　　　　　B. 4 分　　　　　　　　　C. 6 分

    D. 7 分   E. 3 分

16. 产程进展过程中哪项属异常情况（   ）

    A. 潜伏期达 12h   B. 宫口开大 9cm 胎膜破裂

    C. 胎儿娩出后 20min 胎盘剥离   D. 宫口开大 5cm 产妇有排便感

    E. 宫口扩张 10cm1h 后可见胎头拨露

17. 临产后使用温肥皂水灌肠的禁忌不包括（   ）

    A. 胎膜早破   B. 剖宫产史   C. 经产妇宫口开大 4cm

    D. 初产妇宫口开大 3cm   E. 臀位

18. 根据以下哪项可以判断产妇进入第二产程（   ）

    A. 产妇有排便感，不自主向下屏气   B. 胎头着冠

    C. 宫口开大 10cm   D. 胎头拨露

    E. 会阴膨隆变薄、肛门松弛

19. 以下哪项不是会阴切开的指征（   ）

    A. 胎儿过大   B. 估计分娩时会阴撕裂不可避免

    C. 会阴过紧   D. 胎膜早破   E. 需行产钳助产结束分娩

20. 软产道的变化特点正确的是（   ）

    A. 胎先露扩张宫口的作用不如前羊水囊

    B. 肛提肌向下及向两侧扩展，肌束分开，肌纤维拉长，使 5cm 厚的会阴体变为 2～4mm，以利胎儿通过

    C. 初产妇多是宫颈消失与宫口扩张同时进行

    D. 临产前初产妇的宫颈外口紧闭，经产妇能容指

    E. 胎先露下降压迫骨盆底使软产道下段形成一个向下弯的长筒

21. 枕先露分娩过程中，胎头在内旋转的过程中，以下哪项是正确的（   ）

    A. 内旋转从中骨盆平面到出口平面完成

    B. 使胎头矢状缝与母体中骨盆及骨盆出口横径一致

    C. 变枕额径为枕下前囟径

    D. 胎头于第二产程完成内旋转动作

    E. 使胎头冠状缝与母体中骨盆及骨盆出口前后径一致

22. 关于分娩过程的描述，以下错误的是（   ）

    A. 经产妇多在预产期前 1～2 周衔接

    B. 俯屈完成后胎儿颏部紧贴胸部

    C. 于第一产程末完成内旋转动作

    D. 宫缩和腹压迫使胎头下降，而肛提肌收缩力又将胎头向前推进。两者共同作用的合力使胎头沿骨盆轴下段向下向前

    E. 胎儿双肩径转成与骨盆出口前后径一致的方向，胎头枕部则需在外继续向左旋转 45°

23. 初产妇，妊娠 38 周，规律宫缩 12h，破膜 6h。宫口开大 7cm，先露 S+1，4h 后复查仍是宫口开大 7cm，先露 S+1，宫缩好。下列诊断正确的是（   ）

    A. 滞产   B. 活跃期阻滞   C. 潜伏期延长

    D. 第一产程延长   E. 胎膜早破

24. 某产妇胎儿娩出后 10min 胎盘仍未娩出，无阴道流血，下列处理正确的是（   ）

    A. 立即行手取胎盘

    B. 用力牵拉脐带娩出胎盘

    C. 缝合会阴切口，顺其自然娩出

D. 压迫宫底娩出胎盘

E. 等待并观察，有胎盘剥离征象时帮助胎盘娩出，如出血多或等待20min胎盘仍未娩出，行手取胎盘

25. 初产妇活跃期最大时限为（　　）

A. 4h　　　　　　　　　B. 8h　　　　　　　　　C. 16h

D. 2h　　　　　　　　　E. 30min

二、名词解释

1. 骨盆轴

2. 胎头拨露

3. 生理缩复环

4. 衔接

三、简答题

1. 简述三个产程的划分及产程分期。

2. 第一产程产程必须观察的项目有哪些？

3. 胎盘剥离的征象是什么？

参考答案

一、选择题

1.B　2.D　3.A　4.D　5.B　6.B　7.D　8.E
9.E　10.D　11.A　12.D　13.E　14.B　15.B
16.E　17.D　18.C　19.D　20.B　21.A　22.A
23.B　24.E　25.B

二、名词解释

1. 骨盆轴：连接骨盆各平面中点的假想曲线，称为骨盆轴。

2. 胎头拨露：宫缩时胎头露出于阴道口，露出部分不断增大，宫缩间歇期，胎头又缩回阴道内，称为胎头拨露。

3. 生理缩复环：由于子宫肌纤维的缩复作用，子宫上段肌壁越来越厚，而下段肌壁被牵拉越来越薄，子宫上下段的肌壁厚薄不同，两者间的子宫内面形成一环状隆起，称为生理缩复环。

4. 衔接：胎头双顶径进入骨盆入口平面，胎头颅骨最低点接近或达到坐骨棘水平，称为衔接。

三、简答题

1. 答：①第一产程：又称宫颈扩张期。指临产开始直至宫口完全扩张即开全（10cm）为止。初产妇需11～12h；经产妇需6～8h。

②第二产程：又称胎儿娩出期。指从宫口开全到胎儿娩出的全过程。初产妇需1～2h，不应超过2h；经产妇通常数分即可完成，也有长达1h者，但不应超过1h。

③第三产程：又称胎盘娩出期。从胎儿娩出后到胎盘胎膜娩出，即胎盘剥离和娩出的全过程，需5～15min，不应超过30min。

2. 答：子宫收缩持续时间、间歇时间及强度，胎心率，宫口扩张，胎头下降，胎膜破裂时观察羊水性状和流出量。

3. 答：①宫体变硬形，下段被扩张，宫体呈狭长形被推向上，宫底升高达脐上；②剥离的胎盘降至子宫下段，阴道口外露的一段脐带自行延长；③阴道少量流血；④接产者用手掌尺侧在产妇耻骨联合上方轻压子宫下段时，宫体上升而外露的脐带不再回缩。

（王茂淮　刘　婷）

第十三章 异常分娩

内容精讲

异常分娩又称难产，其影响因素包括产力、产道、胎儿及社会心理因素，这些因素既相互影响又互为因果关系。任何一个或一个以上的因素发生异常及四个因素间相互不能适应，而使分娩进程受到阻碍，称异常分娩。

第一节 概 论

异常分娩时，必须早期识别，同时综合分析产力、产道、胎儿及社会心理因素，如骨盆狭窄可导致胎位异常及宫缩乏力，宫缩乏力亦可引起胎位异常，其中宫缩乏力和胎位异常可以纠正，从而有可能转化为正常分娩。应寻找异常分娩的病因，及时作出正确判断，恰当处理，以保证分娩顺利和母胎安全。

【病因】

最常见为产力、产道及胎儿异常。

1. 产力异常 包括各种收缩力异常，其中主要是子宫收缩力异常。子宫收缩力异常又分为收缩乏力和收缩过强。子宫收缩乏力可致产程延长或停滞；子宫收缩过强可引起急产或严重的并发症。

2. 产道异常 包括骨产道异常及软产道异常，以骨产道狭窄多见。骨产道狭窄，可导致产力异常或胎位异常。骨产道过度狭窄，即使正常大小的胎儿也难以通过。

3. 胎儿异常 包括胎位异常及胎儿相对过大和胎儿发育异常。

【临床表现】

1. 母体表现

（1）产妇全身衰竭症状。

（2）产科情况 表现为子宫收缩乏力或过强、过频；宫颈水肿或宫颈扩张缓慢、停滞；胎先露下降延缓或停滞。严重时，子宫下段极度拉长、出现病理缩复环、子宫下段压痛、血尿、先兆子宫破裂甚至子宫破裂。胎膜早破往往是异常分娩的征兆，需要查明有无头盆不称或胎位异常。

2. 胎儿表现

（1）胎头未衔接或延迟衔接。

（2）胎位异常。

（3）胎头水肿或血肿。

（4）胎儿颅骨缝过度重叠。

（5）胎儿窘迫。

3. 产程异常

（1）潜伏期延长 从临床规律宫缩开始至活跃期起点（4～6cm）称为潜伏期。初产妇＞20h、经产妇＞14h 称为潜伏期延长。

（2）活跃期异常

① 活跃期延长：从活跃期起点（4～6cm）至宫颈口开全称为活跃期。活跃期宫颈口扩张速度＜0.5cm/h 称为活跃期延长。

② 活跃期停滞：若宫缩正常，宫颈口停止扩张＞4h；若宫缩欠佳，宫颈口停止扩张＞6h 称为活跃期停滞。

（3）第二产程异常

① 胎头下降延缓：第二产程初产妇胎头先露下降速度＜1cm/h，经产妇＜2cm/h，称为胎头下降延缓。

② 胎头下降停滞：第二产程胎头先露停留在原处不下降＞1h，称为胎头下降停滞。

③ 第二产程延长：初产妇＞3h，经产妇＞2h（硬膜外麻醉镇痛分娩时，初产妇＞4h，经产妇＞3h），产程无进展，称为第二产程延长。

【处理】

原则应以预防为主，应综合评估子宫收缩力、胎儿大小与胎位、骨盆大小以及头盆关系是否相称等，综合分析决定分娩方式。

1. 阴道试产 若无明显的头盆不称，原则上尽量阴道试产。第一产程宫颈扩张之前，不应诊断为难产；人工破膜和缩宫素使用后方可诊断难产。

（1）潜伏期延长 潜伏期延长不是剖宫产指征。积极纠正不协调子宫收缩，让产妇充分休息。应给予人工破膜和缩宫素静脉滴注加强产力，以促进产程进展。

（2）活跃期异常 活跃期延长时，首先应做阴道检查详细了解骨盆情况及胎方位，若无明显头盆不称及严重的胎头位置异常，可行人工破膜。适当可给予缩宫素静脉滴注加强产力，促进产程进展。活跃期停滞提示头盆不称，应行剖宫产术。

（3）第二产程异常 第二产程异常时，要高度警惕头盆不称，需立即评估孕妇屏气用力情况、胎心率、胎方位、骨盆、胎头位置高低、胎头水肿或颅骨重叠情况，若无头盆不称或严重胎头位置异常，可用缩宫素加强产力；若胎头下降至＋3 水平以下，可行产钳或胎头吸引器助产术；处理后胎头下降无进展，胎头位置在＋2 水平以上，应及时行剖宫产术。

2. 剖宫产 产程过程中一旦发现严重的胎位异常，应停止阴道试产，立即行剖宫产术结束分娩。产力异常发生病理缩复环或先兆子宫破裂时，不论胎儿是否存活，应抑制宫缩同时行剖宫产术。

第二节 产力异常

子宫收缩力是临产后贯穿于分娩全过程的主要动力，具有节律性、对称性、极性及缩复作用的特点。任何原因引发的子宫收缩的节律性、对称性及极性不正常或收缩力的强度、频率变化均称为子宫收缩力异常，称产力异常。子宫收缩力异常分为子宫收缩乏力和子宫收缩过强两类，每类又分为协调性子宫收缩异常和不协调性子宫收缩。

一、子宫收缩乏力

【病因】

影响子宫收缩功能的因素出现异常均会引起子宫收缩乏力。子宫收缩乏力可由头盆不称或胎位异常、子宫肌源性因素、精神因素、内分泌失调、药物影响等因素引起，产程中可出现一个或几个因素异常，应仔细查别。

【临床表现及诊断】

1. 协调性子宫收缩乏力 其特点为子宫收缩节律性、对称性和极性均正常，但收缩力弱、压力低于180Montevideo单位，宫缩＜2次/10分钟，持续时间短、间歇期长且不规律。多属继发性宫缩乏力。多伴有产程延长或停滞，胎位或骨盆异常。此种宫缩乏力对胎儿影响不大。

2. 不协调性宫缩乏力 其特点为子宫收缩的极性倒置，宫缩兴奋点来自子宫下段的一处或多处冲动，收缩波由下向上扩散，收缩波小而不规律，频率高，节律不协调，子宫下段宫缩强于宫底部，间歇期子宫壁也不完全松弛，属无效宫缩，多属于原发性宫缩乏力。产科检查：下腹部有压痛，胎位触不清，胎心不规律，宫口扩张早期缓慢或停滞，潜伏期延长，胎先露部下降延缓或停滞。此种宫缩多为原发性宫缩乏力。

【对产程及母儿的影响】

1. 对产程的影响 原发性宫缩乏力引起潜伏期延长，继发性宫缩乏力根据其发生时限不同，分别导致第一、二产程延长或停滞。

2. 对产妇的影响 产程延长严重者引起产妇脱水、低钾血症或酸中毒，最终影响子宫收缩，手术产率增加。第二产程延长可因产道受压过久，发生产后尿潴留，受压组织长期缺血，继发水肿、坏死，软产道受损，形成生殖道瘘。同时，易导致产后出血和产褥感染。

3. 对胎儿的影响 目前证据未显示对胎儿的不良影响。

【处理】

1. 协调性宫缩乏力 首先明确病因，排除头盆不称或胎位异常因素，估计能经阴道分娩者，应采取加强宫缩的措施。

(1) 第一产程

① 一般处理：消除产妇对分娩的顾虑和紧张情绪，指导其休息、饮食及大小便，主要补充营养与水分。对潜伏期出现的宫缩乏力，可用强镇静剂如哌替啶100mg或吗啡10mg肌内注射，绝大多数潜伏期宫缩乏力者在充分休息后可自然转入活跃期。

② 加强子宫收缩

a. 人工破膜：宫口扩张≥3cm、无头盆不称、胎头已衔接而产程延缓者，可行人工破膜。破膜前须检查有无脐带先露，破膜应在宫缩间歇期进行，观察羊水量、性状和胎心变化。

b. 缩宫素静脉注射：适用于协调性宫缩乏力、胎心良好、胎位正常、头盆相称者。原则是以最小浓度获得最佳宫缩。维持宫缩时宫腔内压力达50～60mmHg，宫缩间隔2～3min，持续40～60s。并应有专人守护，监测宫缩、胎心、血压及产程进展等状况。若10min内宫缩≥5次、宫缩持续1min以上或胎心率异常，立即停止注射缩宫素。停药后能迅速好转，必要时加用镇静剂。需警惕水中毒的发生。有明显产道梗阻或伴瘢痕子宫者不宜应用。

(2) 第二产程 无头盆不称出现宫缩乏力时应予缩宫素静脉滴注。若处理后胎头下降无进展，胎头位置在＋2水平以上，应及时行剖宫产术。

(3) 第三产程 当胎儿前肩娩出时立即给予缩宫素10～20U静脉滴注，加强子宫收缩，预防产后出血。对产程长、破膜时间久及手术产者，应给予抗生素防感染。

2. 不协调性宫缩乏力 处理原则是调节子宫收缩，恢复正常节律性和极性。给予哌替啶100mg或吗啡10mg肌内注射，使其恢复为协调性宫缩。在宫缩恢复协调性之前严禁应用缩宫素。若经上述处理，不协调性宫缩未得到纠正、出现胎儿窘迫征象或伴有头盆不称和胎位异常，应行剖宫产术。

二、子宫收缩过强

【临床表现及诊断】

1. 协调性子宫收缩过强 子宫收缩的节律性、对称性和极性均正常，仅子宫收缩力过强、过频。初产妇总产程<3h分娩者，称为急产。若存在产道梗阻或瘢痕子宫，宫缩过强时可出现病理缩复环，甚至发生子宫破裂。

2. 不协调性子宫收缩过强

（1）强直性子宫收缩 子宫收缩失去节律性、无间歇。常见于缩宫剂使用不当。产妇因持续性腹痛常有烦躁不安，腹部拒按，胎心听不清，不易查清胎位。若合并产道梗阻，亦可出现病理缩复环、血尿等先兆子宫破裂征象。

（2）子宫痉挛性狭窄环 子宫局部平滑肌呈痉挛性不协调性收缩形成的环状狭窄，持续不放松，称为子宫痉挛性狭窄环。狭窄环多在子宫上下段交界处或胎体某一狭窄部，如胎颈、胎腰处，多因精神紧张、过度疲劳以及不适当地应用缩宫药物或粗暴地进行阴道内操作所致。产妇出现持续性腹痛，烦躁不安，宫颈扩张缓慢，胎先露部下降停滞，胎心时快时慢。阴道检查在宫腔内触及较硬而无弹性的狭窄环，此环特点是不随宫缩上升。第三产程常造成胎盘嵌顿。

【对母儿的影响】

1. 对产妇的影响 协调性子宫收缩过强可致急产，易造成软产道裂伤，甚至子宫破裂。可导致产程异常、胎盘嵌顿、产后出血、产褥感染及手术产的概率增加。

2. 对胎儿的影响 子宫收缩过强使子宫胎盘血流减少，子宫痉挛性狭窄环使产程延长，均易发生胎儿窘迫、新生儿窒息甚至死亡。

【处理】

（1）预防为主，寻找原因，仔细观察，及时纠正异常。

（2）发生强直性子宫收缩或子宫痉挛性狭窄环时，应当停止阴道内操作及缩宫剂使用。给予吸氧的同时应用宫缩抑制剂，必要时使用哌替啶。若宫缩恢复正常则等待自然分娩或阴道助产；若宫缩不缓解，已出现病理缩复环而宫口未开全，胎头位置较高或出现胎儿窘迫征象者，应立即行剖宫产术；若胎死宫内，宫口已开全，使用药物缓解宫缩，随后以不损害母体为原则，阴道助产处理死胎。

第三节 产道异常

一、骨产道异常

骨盆径线过短或形态异常，致使骨盆腔小于胎先露部可通过的限度，阻碍胎先露部下降，影响产程顺利进展，称为狭窄骨盆。

【分类】

1. 骨盆入口平面狭窄 常见于扁平型骨盆（包括单纯扁平骨盆和佝偻病性扁平骨盆），以骨盆入口前后径狭窄为主。狭窄的程度可分为3级：Ⅰ级为临界性狭窄；Ⅱ级为相对性狭窄；Ⅲ级为绝对性狭窄。

2. 中骨盆平面狭窄 主要见于男型骨盆及类人猿型骨盆，以坐骨棘间径及中骨盆后矢状径狭窄为主。狭窄的程度分3级（同上）。

3. 骨盆出口平面狭窄 主要见于男型骨盆，以坐骨结节间及骨盆出口后矢状径狭窄为主。狭窄的程度分3级（同上）。中骨盆平面和出口平面的狭窄常见以下两种类型：漏斗型骨盆及横径狭窄骨盆。

4. 骨盆三个平面狭窄　骨盆外形属正常女型骨盆，但骨盆三个平面各径线均比正常值小2cm 或更多，称为均小骨盆，多见于身材矮小、体形匀称的妇女。

5. 畸形骨盆　指骨盆失去正常形态及对称性，包括跛行及脊柱侧突所致的偏斜骨盆和骨盆骨折所致的畸形骨盆。

【临床表现】

1. 骨盆入口平面狭窄

（1）胎先露及胎方位异常发生率增加。

（2）产程进展异常　因骨盆狭窄程度、产力、胎儿等情况出现不同的临床表现：①相对性头盆不称时，多发生后不均倾势，表现为潜伏期及活跃期早期产程延长。②绝对性头盆不称：发生梗阻性难产，可发生子宫破裂或泌尿生殖道瘘，新生儿颅骨骨折和颅内出血。

（3）其他　胎膜早破及脐带脱垂等分娩期发病率增高。

2. 中骨盆平面狭窄

（1）胎方位异常　胎头衔接后下降至中骨盆平面时，由于中骨盆横径狭窄致使胎头内旋转受阻，双顶径受阻于中骨盆狭窄部位，导致持续性枕后（横）位，经阴道分娩受阻。

（2）产程进展异常　胎头多于宫口近开全时完成内旋转，因持续性枕后（横）位引起继发性宫缩乏力，多导致第二产程延长甚至停滞。

（3）其他　胎头受阻于中骨盆，强行通过以及手术助产矫正胎方位等易导致胎头发生变形，软组织水肿，产瘤较大，严重者发生胎儿颅内出血、头皮血肿及胎儿窘迫等，阴道助产则可导致严重的会阴、阴道损伤和新生儿产伤。严重的中骨盆狭窄、宫缩又较强，可发生先兆子宫破裂甚至子宫破裂。

3. 骨盆出口平面狭窄　常与中骨盆平面狭窄并存。易致继发性宫缩乏力和第二产程停滞，胎头双顶径不能通过骨盆出口平面。不宜强行阴道助产，否则会导致严重的软产道裂伤及新生儿产伤。

【对产程及母儿的影响】

1. 对产程的影响　狭窄骨盆可使产程延长及停滞。

2. 对产妇的影响　梗阻性难产，产道裂伤，手术产率增加，产褥感染机会增加。

3. 对胎儿及新生儿的影响　新生儿颅内出血及其他新生儿产伤、感染等疾病。

【分娩处理】

分娩时应明确狭窄骨盆的类型和程度，了解产力、胎方位、胎儿大小、胎心率、宫口扩张程度、胎先露下降程度、破膜与否，同时结合年龄、产次、既往分娩史进行综合分析、判断、决定分娩方式。

1. 骨盆入口平面狭窄的处理

（1）绝对性骨盆入口狭窄　行剖宫产术结束分娩。

（2）相对性骨盆入口狭窄　胎儿大小适宜，产力、胎位及胎心均正常时，应在严密监护下进行阴道试产。试产后胎头仍迟迟不能入盆，宫口扩张停滞或出现胎儿窘迫征象，应及时行剖宫产术分娩。

2. 中骨盆平面狭窄的处理　易发生持续性枕横位或枕后位。若宫口开全，S≥+3，经阴道徒手旋转胎头为枕横位，等待自然分娩或助产术。若 S≤+2 或胎儿宫内窘迫，应行剖宫产术。

3. 骨盆出口平面狭窄的处理　不应进行阴道试产。坐骨结节间径与出口后矢状径之和≤15cm，足月胎儿，应行剖宫产术。

4. 均小骨盆的处理　若估计胎儿不大，产力、胎位及胎心均正常，头盆相称，可以阴道试产。

5. 畸形骨盆的处理　根据畸形骨盆种类、狭窄程度、胎儿大小、产力等情况具体分析。

二、软产道异常

【阴道异常】

1. 阴道横隔 产程中当横隔被撑薄，可自小孔处将横隔作 X 形切开。待分娩结束再切除剩余的隔，用可吸收线缝合残端。

2. 阴道纵隔 纵隔厚阻碍胎先露部下降时，须在纵隔中间剪断，待分娩结束后，再剪除剩余的隔，用可吸收线缝合残端。

3. 阴道包块 阴道内肿瘤阻碍胎先露部下降而又不能经阴道切除者，应行剖宫产术，原有病变待产后再行处理。阴道尖锐湿疣以行剖宫产术为宜。

【宫颈异常】

1. 宫颈粘连和瘢痕 轻度的宫颈膜状粘连可行粘连分离、机械性扩展或宫颈放射状切开，严重的宫颈粘连和瘢痕应行剖宫产术。

2. 宫颈坚韧 静脉推注地西泮 10mg，或于宫颈两侧各注入 0.5% 利多卡因 5～10ml。若宫口不扩张，应行剖宫产。

3. 宫颈水肿 轻者可抬高产妇臀部，于宫颈两侧各注入 0.5% 利多卡因 5～10ml 或地西泮 10mg 静脉推注。若经上述处理无效时，可行剖宫产。

4. 子宫颈癌 应行剖宫产。

【子宫异常】

1. 子宫畸形 临产后应严密观察，适当放宽剖宫手术指征。

2. 瘢痕子宫 剖宫产后阴道分娩应根据前次剖宫产术式、指征、术后有无感染、术后再孕间隔时间、既往剖宫产次数以及本次妊娠胎儿大小、胎位、产力及产道情况等综合分析决定。

【盆腔肿瘤】

1. 子宫肌瘤 子宫肌瘤对分娩的影响主要取决于肌瘤大小、数量和生长部位。凡阻碍胎先露衔接与下降的肌瘤均应行剖宫产术，同时行肌瘤剔除术。

2. 卵巢肿瘤 卵巢肿瘤位于骨盆入口，应行剖宫产术，同时切除卵巢肿瘤。

第四节　胎位异常

胎位异常是造成难产的主要因素，包括头先露、臀先露及肩先露等胎位异常。以胎头为先露的难产，又称头位难产，是最常见的胎位异常。

一、持续性枕后位、枕横位

在分娩过程中，胎头以枕后位或枕横位衔接，在下降过程中，若胎头枕部持续位于母体骨盆后方或侧方，使分娩发生困难者，称为持续性枕后位或持续性枕横位。

【诊断】

1. 临床表现 常出现协调性子宫收缩乏力及宫口扩张缓慢。产妇自觉肛门坠胀及排便感，常致使活跃晚期及第二产程延长。

2. 腹部检查 胎背偏向母体后方或侧方。

3. 肛门或阴道检查 胎儿后囟位于母体的侧方或后方。

4. B 型超声检查 能准确探清胎头位置。

【分娩机制】

1. 枕后位 枕后位内旋转时向后旋转 45°，使矢状缝与骨盆前后径一致。

（1）胎头俯屈较好　以前囟为支点。

（2）胎头俯屈不良　以鼻根为支点相继娩出胎头顶、枕、额、鼻、口、颏部，但后者以较大枕额周径旋转，胎儿娩出更困难，多需助产。

2. 枕横位　多需用手或胎头吸引术将胎头转成枕前位娩出。

【对产程及母儿的影响】

1. 对产程的影响　若未及时处理会导致第二产程延长。

2. 对母体的影响　容易导致继发性宫缩乏力，引起产程延长。若胎头长时间压迫软产道，可发生缺血坏死脱落；邻近脏器受压，如膀胱麻痹可致尿潴留，甚至发生生殖道损伤或瘘。阴道手术助产机会增多，软产道裂伤、产后出血及产褥感染发生率高。

3. 对胎儿的影响　易导致胎儿窘迫和新生儿窒息等，使围生儿死亡率增高。

【处理】

若骨盆无异常，胎儿不大时，可以试产。

1. 第一产程

（1）潜伏期　应保证产妇充分营养与休息。

（2）活跃期　除外头盆不称可行人工破膜。若产力欠佳，静脉滴注缩宫素。试产中，产程无进展或出现胎儿窘迫现象，应行剖宫产术。

2. 第二产程　若 S≥＋3，可自然分娩或阴道助产。

3. 第三产程　预防发生产后出血。

二、胎头高直位

胎头呈不屈不仰姿势衔接于骨盆入口，其矢状缝与骨盆入口前后径一致，称为高直位，分为：①高直前位；②高直后位。常由头盆不称、腹壁松弛及腹直肌分离、胎膜早破等因素引起。

【诊断】

1. 临床表现　活跃期早期宫口扩张延缓或停滞，若胎头不能衔接，表现活跃期停滞。高直后位时，胎头不能进入骨盆入口。

2. 腹部检查　胎头高直前位时，胎背靠近腹前壁，不易触及胎儿肢体。胎头高直后位时，耻骨联合上方触及胎儿下颏。

3. 阴道检查　胎头矢状缝在骨盆入口的前后径上，高直前位时，后囟在耻骨联合后，前囟在骶骨前，反之为胎头高直后位。

4. B型超声检查　能准确探清胎头位置。

【分娩机制】

胎头高直前位以正枕前位或枕前位经阴道分娩。高直后位临产后，以枕前位娩出的可能性极小。

【处理】

高直前位时，若骨盆正常、胎儿不大、产力强，应给予阴道试产机会。高直后位一经确认，应行剖宫产术。

三、前不均倾位

枕横位入盆的胎头前顶骨先入盆，称为前不均倾位。因耻骨联合后方直而无凹陷，前顶骨紧嵌顿于耻骨后，后顶骨无法越过骶岬而入盆，故胎头下降停滞，产程延长，阴道检查示胎头矢状缝平行骨盆入口横径且向后移靠近骶岬侧，骨盆后方空虚。确诊为前不均倾位，应尽快行剖宫产术。

四、面先露

胎头以颜面为先露称为面先露，以颏骨为指示点，有 6 种胎方位。常可由骨盆狭窄、头盆不称、腹壁松弛、脐带过短或脐带绕颈、畸形等原因引起。

【诊断】

1. 临床表现 潜伏期延长，活跃期延长或停滞，胎头迟迟不能入盆。

2. 腹部检查 宫底位置升高，颏后位在胎背侧触及极度仰伸的枕骨隆突。

3. 肛门及阴道检查 触不到颅骨，触到高低不平、软硬不均的颜面部。

4. B 型超声检查 能准确探清胎头位置。

【分娩机制】

包括：仰伸、下降、内旋转及外旋转。持续性颏后位，足月活胎不能经阴道自然娩出。

【处理】

均在临产后发生。颏前位时，若无头盆不称，产力良好，有可能经阴道自然分娩。持续性颏后位时，难以经阴道分娩，应行剖宫产术。

五、臀先露

臀先露以骶骨为指示点，有骶左（右）前、骶左（右）横、骶左（右）后 6 种胎位。可由胎儿在宫腔内活动范围过大、胎儿在宫腔内活动范围受限、胎头衔接受阻等原因引起。分类为单臀先露、完全臀先露、不完全臀先露 3 种类型。

【诊断】

1. 临床表现 妊娠晚期胎动时，孕妇常有季肋部胀痛感；临产后易出现宫缩乏力，宫口扩张缓慢，使产程延长。

2. 腹部检查 四步触诊在宫底部触到圆而硬、有浮球感的胎头；胎心在脐上方听得最清楚。

3. 阴道检查 宫口扩张、胎膜破裂后可触到胎臀、外生殖器及肛门。

4. B 型超声检查 能准确探清胎头位置。

【分娩机制】

相继以胎臀、胎肩、胎头娩出，有自然分娩、臀位助产和臀牵引术 3 种分娩方式。

【处理】

1. 妊娠期 妊娠 30 周后应予矫正。可通过胸膝卧位、激光照射或艾灸至阴穴、外转胎位术等方法矫正。

2. 分娩期 根据产妇年龄、胎产次、骨盆类型、胎儿大小、胎儿是否存活、臀先露类型及有无合并症，于临产初期作出正确判断，决定分娩方式。

（1）剖宫产 足月臀先露选择性剖宫产的指征如下：狭窄骨盆、软产道异常、胎儿体重大于 3500g、胎儿窘迫、妊娠合并症、高龄初产、B 型超声见胎头过度仰伸、有脐带先露或膝先露、有难产史、不完全臀先露、瘢痕子宫等。

（2）阴道分娩

① 第一产程：侧卧休息，一旦破膜，应立即听胎心，注意脐带脱垂。如胎足脱出至阴道，应消毒外阴后，使用"堵"外阴方法。

② 第二产程：接产前，应导尿，做会阴侧切术，按分娩机制娩出胎儿。

③ 第三产程：防止产后出血。

六、肩先露

当胎体横卧于骨盆入口以上，其纵轴与母体纵轴垂直，先露部为肩时称为肩先露。有肩左前（后）、肩右前（后）4 种胎位。足月活胎不能经阴道娩出。

【诊断】

1. 腹部检查 子宫呈横椭圆形，母体腹部一侧触及胎头，另侧触及胎臀。胎心在脐周两侧最清楚。

2. 阴道检查　胎膜未破者不易查清胎位，胎膜已破，若宫口已扩张，可触到肩胛骨或肩峰、锁骨、肋骨及腋窝。

3. B型超声检查　能准确定位。

【对母儿的影响】

常发生胎膜早破及宫缩乏力、胎儿上肢或脐带易脱垂致胎儿窘迫甚至死亡、形成忽略性（嵌顿性）肩先露发生子宫破裂。

【处理】

1. 妊娠期　处理同臀先露。

2. 分娩期　应根据胎产次、胎儿大小、胎儿是否存活、宫口扩张程度、胎膜是否破裂、有无并发症等，综合判断决定分娩方式。只有当经产妇宫口开大5cm以上或双胎第二胎儿为肩先露且无先兆子宫破裂时可行内倒转术，其余情况均应行剖宫产术。

七、复合先露

胎头或胎臀伴有肢体（上肢或下肢）作为先露部同时进入骨盆入口，称为复合先露。破膜后上臂完全脱出或下肢和胎头同时入盆则能阻碍分娩。如无头盆不称，让产妇向脱出肢体的对侧侧卧，肢体常可自然缩回，宫口近开全或开全后上推肢体，将其回纳。若有明显头盆不称或伴有胎儿窘迫征象，应尽早行剖宫产术。

第五节　肩难产

胎头娩出后，胎儿前肩被嵌顿于耻骨联合上方，用常规助产方法不能娩出胎儿双肩者称为肩难产。以胎头-胎体娩出时间间隔定义肩难产证据不足。其发生率因胎儿体重而异。超过50％的肩难产发生于正常体重新生儿，因此无法准确预测和预防。

【高危因素】

产前高危因素包括：①巨大胎儿；②肩难产史；③妊娠期糖尿病；④过期妊娠；⑤孕妇骨盆解剖结构异常。

产时高危因素包括：①第一产程活跃期延长；②第二产程延长伴"乌龟征"；③使用胎头吸引器或产钳助产。

【对母儿影响】

1. 对母体影响　①产后出血和严重会阴裂伤最常见，会阴裂伤主要指会阴Ⅲ度及Ⅳ度裂伤。②其他并发症包括阴道裂伤、宫颈裂伤、子宫破裂、生殖道瘘和产褥感染等并发症。

2. 对新生儿影响　①臂丛神经损伤最常见，其中2/3为Duchenne-Erb麻痹，由第5、6颈神经根受损引起。多数为一过性损伤。②其他并发症还包括新生儿锁骨骨折、肱骨骨折、新生儿窒息，严重时可导致新生儿颅内出血、神经系统异常，甚至死亡。

【诊断】

一旦胎头娩出后，胎颈回缩，胎儿颏部紧压会阴，胎肩娩出受阻，除外胎儿畸形，即可诊断为肩难产。

【处理】

缩短胎头-胎体娩出间隔，是新生儿能否存活的关键。应做好新生儿复苏抢救准备。

1. 请求援助和会阴切开　一旦诊断肩难产，立即召集有经验的产科医师、麻醉医师、助产士和儿科医师到场援助。同时进行会阴切开或加大切口，以增加阴道内操作空间。

2. 屈大腿法（McRoberts 法） 让产妇双腿极度屈曲贴近腹部，双手抱膝，减小骨盆倾斜度，使腰骶部前凹变直，骶骨位置相对后移，骶尾关节稍增宽，使嵌顿在耻骨联合上方的前肩自然松解，同时助产者适当用力向下牵引胎头而娩出前肩。

3. 耻骨上加压法 助产者在产妇耻骨联合上方触到胎儿前肩部位并向后下加压，使双肩径缩小，同时助产者轻柔牵拉胎头，两者相互配合持续加压与牵引，切忌使用暴力。

4. 旋肩法（Woods 法） 助产者以示、中指伸入阴道紧贴胎儿后肩的背面，将后肩向侧上旋转，助产者协助将胎头同方向旋转，当后肩逐渐旋转至前肩位置时娩出。操作时胎背在母体右侧用左手，胎背在母体左侧用右手。

5. 牵后臂娩后肩法 助产者的手沿骶骨伸入阴道，握住胎儿后上肢，使其肘关节屈曲于胸前，以洗脸的方式娩出后臂，从而协助后肩娩出。切忌抓胎儿的上臂，以免肱骨骨折。

6. 四肢着地法 产妇翻转至双手和双膝着地，重力作用或这种方法产生的骨盆径线的改变可能会解除胎肩嵌塞状态。在使用以上操作方法时，也可考虑使用此体位。

当以上方法均无效时，还可以采取一些较为极端的方法，包括胎头复位法、耻骨联合切开法、断锁骨法，预后可能不良，需严格掌握适应证谨慎使用。

➤➤ 同步练习 ➤➤

一、选择题

1. 足月胎儿可以从阴道娩出的胎位是（　　　）
   - A. 额后位
   - B. 右肩前
   - C. 额先露
   - D. 枕后位
   - E. 前不均倾

2. 各种胎先露的指示点哪项是错误的（　　　）
   - A. 枕先露-枕骨
   - B. 横位-肩胛骨
   - C. 臀位-臀部
   - D. 面先露-额骨
   - E. 额先露-额部

3. 胎儿能否顺利通过产道取决于（　　　）
   - A. 产力、产道
   - B. 产道及胎儿大小
   - C. 产力、产道与胎儿，包括胎位、胎儿大小及有无发育异常
   - D. 产力、产道及会阴盆底的情况
   - E. 产力、产道及胎儿大小

4. 前不均倾位最多见于（　　　）
   - A. 正常骨盆
   - B. 扁平骨盆
   - C. 均小骨盆
   - D. 漏斗骨盆
   - E. 横径狭小骨盆

5. 后不均倾位最多见于（　　　）
   - A. 正常骨盆
   - B. 扁平骨盆
   - C. 均小骨盆
   - D. 漏斗骨盆
   - E. 横径狭小骨盆

6. 扁平骨盆是指（　　　）
   - A. 中骨盆前后径小于正常
   - B. 粗隆间径小于正常
   - C. 后矢状径小于正常
   - D. 耻骨弓小于90°
   - E. 骶耻外径小于正常

7. 骨盆出口横径小于8cm，应进一步测哪条径线（　　　）
   - A. 骶耻内径
   - B. 骨盆出口前矢状径
   - C. 骨盆出口后矢状径
   - D. 粗隆间径
   - E. 骶耻外径

8. 下列哪项情况与中骨盆狭窄无关（　　　）

A. 坐骨切迹狭窄　　　　　　　B. 骶岬前突　　　　　　　C. 骶骨平直

D. 坐骨棘突　　　　　　　　　E. 骨盆侧壁向内倾斜

9. 正常产程进展的标志是（　　　）

A. 规律宫缩强度　　　　　　　B. 规律宫缩频度　　　　　C. 胎头下降程度及宫口扩张

D. 胎心率变化　　　　　　　　E. 产妇一般状况

10. 骨盆狭窄的孕妇临产时可试产者为（　　　）

A. 骨盆入口轻度狭窄，可疑头盆不称　　B. 臀位，骨盆入口轻度狭窄

C. 头位，中骨盆轻度狭窄　　　　　　　D. 头位，骨盆出口狭窄

E. 臀位，骨盆出口狭窄

11. 软产道异常，分娩时下列哪项处理是正确的（　　　）

A. 会阴严重水肿者，应行剖宫产

B. 阴道纵隔影响儿头下降时，宜行剖宫产

C. 卵巢囊肿阻塞产道，行后穹隆囊肿穿刺抽液

D. 宫颈瘢痕，宫缩强，宫颈扩张缓慢，应行剖宫产

E. 子宫体部浆膜下小肌瘤，应行剖宫产

12. 额先露的胎头，以下列哪条径线通过产道（　　　）

A. 枕额径　　　　　　　　　　B. 枕颏径　　　　　　　　C. 枕下前囟径

D. 双顶径　　　　　　　　　　E. 双颞径

13. 分娩前仍为臀位的原因与下列哪项因素无关（　　　）

A. 子宫畸形　　　　　　　　　B. 宫腔内空间小　　　　　C. 前置胎盘

D. 子宫小肌瘤　　　　　　　　E. 胎儿脑积水

14. 宫口开全2h胎位为枕横位，以下哪项处理是正确的（　　　）

A. 胎头最低点在棘上1cm，静点稀释缩宫素

B. 胎头最低点在棘平面，手转胎头产钳

C. 胎头双顶径在棘上，胎吸转头牵引

D. 胎头双顶径在棘下，手转儿头产钳助产

E. 胎头双顶径在棘下，行剖宫产

15. 下列何项与持续性枕横位或枕后位之发生无关（　　　）

A. 宫缩乏力　　　　　　　　　B. 中骨盆狭窄　　　　　　C. 孕妇腹壁松弛

D. 胎头俯屈不良　　　　　　　E. 胎头内旋转受阻

16. 关于分娩，下列哪项是错误的（　　　）

A. 枕先露的胎头以枕额径通过产道

B. 枕横位分娩过程，在胎头下降的同时可伴有内回转

C. 以枕后位入盆的胎儿，在分娩过程中多能自然转成枕前位

D. 臀位分娩时，单臀先露（腿直臀位）的预后比足先露好

E. 足月活胎横产式，是不能经阴道正常分娩的

17. 关于头位分娩，下列哪项是错误的（　　　）

A. 大多数枕后位能在盆底转成枕前位而自然分娩

B. 持续性枕横位多因中骨盆狭窄，胎头内回转受阻所致

C. 面先露多能自然分娩

D. 持续性枕后位可经胎头吸引器或产钳助产娩出

E. 额先露胎儿多半难以自然娩出

18. 对臀位的处理不对的是（　　　）

A. 宫口开全，发现有脐带脱垂者立即臀牵引

B. 孕 32~34 周做外倒转

C. 臀位分娩应注意自脐部娩出后 8min 内娩出胎儿

D. 臀位足先露，应做剖宫产

E. 巨大胎儿也可阴道分娩

19. 关于妊娠足月时胎头枕后位，下述各项中哪项是不正确的 （　　）

A. 绝大多数可自行旋转成为枕前位而顺利分娩

B. 约有 10% 的枕后位不能转为枕前位

C. 枕后位与枕前位产程一样长

D. 枕后位阴道分娩者会阴切开需较其他胎位时为大

E. 常需产钳助产

20. 初产妇孕足月临产 10h，ROA，胎心 136 次/分，宫口开大 4cm，2h 后再次肛诊宫口扩张无进展，本例的诊断是 （　　）

A. 潜伏期延长　　　　　　B. 活跃期停滞　　　　　　C. 活跃期延缓

D. 活跃晚期阻滞　　　　　E. 第二产程停滞

21. 关于臀位说法错误的是 （　　）

A. 右骶前位，胎臀粗隆间径衔接在骨盆入口斜径上

B. 妊娠期发现臀位，宜于妊娠 28 周前行外倒转术

C. 胎膜早破，足先露，为剖宫产指征

D. 臀位一般应在脐部娩出后 8min 内完成分娩

E. 臀位宫颈口开全，脐带脱垂，应行臀牵引术

22. 关于横位的治疗下述哪项是错误的 （　　）

A. 产前检查发现有骨盆狭窄或难产史，应于临产前或临产初期行选择性剖宫产

B. 临产时，宫口未开，胎膜未破，腹壁松，可行外倒转术

C. 初产妇胎心好，胎膜已破，宫口未开，可行剖宫产

D. 经产妇，宫口开大于 5cm，胎心好，胎膜刚破，可行内倒转术

E. 胎手脱出，宫口开全，胎儿已死，出现病理缩复环，应行断颈术

23. 下述相关产科处理，哪项是不适当的 （　　）

A. 臀位胎儿行剖宫产术

B. 子宫破裂行剖宫取胎，子宫切除或修补术

C. 嵌顿性横位行内倒转臀牵引术

D. 宫口全开，双顶径平坐骨棘，胎儿窘迫行低中位产钳术

E. 头位死胎，先露入盆，宫口开全行穿颅术

24. 经产妇孕 36 周，右肩前位，胎膜已破，胎心消失，肛诊宫口开全，无先兆子宫破裂征，恰当的处理是 （　　）

A. 全麻下行断头术或碎胎术　　B. 全麻下行内倒转术　　C. 立即行剖宫产术

D. 等其阴道自娩　　　　　　　E. 静脉点滴缩宫素待阴道助产

25. 30 岁，初产妇，臀位，骨盆测量为：髂棘间径 23cm、髂嵴间径 27cm、骶耻外径 19cm、出口横径 7cm，妊娠足月临产，分娩的处理应为 （　　）

A. 等待自然分娩　　　　　　B. 臀助产术　　　　　　　C. 臀牵引术

D. 剖宫产术　　　　　　　　E. 以上均不适宜

26. 初产妇，宫颈口开全 1.5h，胎头已达盆底，持续性枕左横位，以下的处理哪项正确 （　　）

A. 耐心等待，可自然分娩　　B. 勿做干涉等其自然回转　　C. 人工协助顺时针转 90°

　　D. 人工协助逆时针转 90°　　　　E. 人工协助顺时针转 135°

27. 28 岁初产妇临产 16h，肛诊宫口开全 2h，先露头达棘下 3cm，骨产道正常，枕后位，胎心 122 次/分，此时最恰当的分娩方式是（　　　）

　　A. 即刻剖宫产术　　　　　　　　B. 行会阴侧切术，产钳助娩

　　C. 静脉点滴缩宫素　　　　　　　D. 等待胎头自然旋转后阴道助产

　　E. 静脉高营养等待阴道自娩

28. 28 岁初产妇足月妊娠，胎儿估计 3700g，枕左前位，儿头高浮，胎心 140 次/分，骶耻外径 18cm，对角径＜11.5cm，最恰当的分娩方式是（　　　）

　　A. 给予试产机会　　　　　　B. 阴道自然分娩　　　　　C. 产钳助产术

　　D. 剖宫产术　　　　　　　　E. 缩宫素静脉点滴

29. 初产妇足月妊娠，骨盆正常，临产 6h，破膜 2h，胎手脱出阴道，检查胎心音正常，平脐处扪及缩复环，宫口开 6cm，应执行（　　　）

　　A. 产钳助产　　　　　　　　B. 内倒转术　　　　　　　C. 碎胎术

　　D. 剖宫产术　　　　　　　　E. 胎吸术

30. 32 岁经产妇，孕足月横位，宫口开大 6cm，胎心 160 次/分，脐下 3 指可见病理缩复环，子宫下段压痛明显，宜采取下列何种处理（　　　）

　　A. 剖宫产术　　　　　　　　B. 全麻下碎胎术　　　　　C. 全麻下内倒转术

　　D. 等待其自然分娩　　　　　E. 肌内注射哌替啶

二、简答题

1. 异常分娩及狭窄骨盆的定义。

2. 子宫收缩乏力的处理。

参考答案

一、选择题

1. D　2. C　3. C　4. B　5. E　6. E　7. C　8. B
9. C　10. A　11. D　12. B　13. D　14. D　15. C
16. A　17. C　18. E　19. C　20. C　21. B　22. E
23. C　24. A　25. C　26. D　27. B　28. D　29. D
30. A

二、简答题

1. 答：异常分娩又称难产，其影响因素包括产力、产道、胎儿及社会心理因素，这些因素既相互影响又互为因果关系。任何一个或一个以上的因素发生异常及四个因素间相互不能适应，而使分娩进程受到阻碍，称异常分娩。

　　骨盆径线过短或形态异常，致使骨盆腔小于胎先露部可通过的限度，阻碍胎先露部下降，影响产程顺利进展，称狭窄骨盆。

2. 答：首先应查找原因，针对病因进行处理，并区分是否为协调性子宫收缩乏力。

　　(1) 不协调性子宫收缩乏力　应用镇静剂如哌替啶 100mg 或吗啡 10mg 肌内注射，使其恢复为协调性宫缩。若经处理，不协调性宫缩未得到纠正，应行剖宫产术。

　　(2) 协调性子宫收缩乏力　排除头盆不称或胎位异常因素，能经阴道分娩者，应消除产妇的顾虑和紧张情绪，指导其休息、饮食及大小便，主要补充营养与水分，第一产程采取加强宫缩的措施：①人工破膜；②缩宫素静脉注射：原则是以最小浓度获得最佳宫缩。维持宫缩时宫腔内压力达 50～60mmHg，宫缩间隔 2～3min，持续 40～60s。并应专人守护，监测宫缩、胎心、血压及产程进展等状况。第二产程：无头盆不称出现宫缩乏力时应加强宫缩，予缩宫素静脉滴注。若 S≥+3，等待自然分娩或助产术，若 S≤+2 或胎儿宫内窘迫，应行剖宫产术。

（曾韶英）

第十四章　分娩并发症

 内容精讲

第一节　产后出血

产后出血（postpartum hemorrhage，PPH）指胎儿娩出后 24h 内，阴道分娩者出血量≥500ml，剖宫产者≥1000ml。产后出血是分娩严重并发症，是我国孕产妇死亡的首要原因。严重产后出血指胎儿娩出后 24h 内出血量≥1000ml；难治性产后出血指经过宫缩剂、持续性子宫按摩或按压等保守措施无法止血，需要外科手术、介入治疗甚至切除子宫的严重产后出血。

【病因】

1. 子宫收缩乏力　最常见的原因，影响子宫收缩和缩复功能的因素均可引起子宫收缩乏力性产后出血。

2. 胎盘因素　按胎盘剥离状况可分为以下类型：①胎盘滞留、胎盘嵌顿、胎盘剥离不全；②胎盘粘连或植入；③胎盘部分残留。

3. 软产道损伤　较少见，严重时引起产后出血，需手术及时修补。

4. 凝血功能障碍　任何原发或继发的凝血功能异常均可引起产后出血。

【临床表现】

1. 阴道流血　胎儿娩出后立即发生阴道流血，色鲜红，应考虑软产道裂伤；阴道流血色暗红，应考虑胎盘因素；胎盘娩出后阴道流血多，应考虑子宫收缩乏力或胎盘、胎膜残留；胎儿或胎盘娩出后阴道持续流血，且血液不凝，应考虑凝血功能障碍。

2. 低血压症状　患者头晕、面色苍白，出现烦躁、皮肤湿冷、脉搏细速等。

【诊断】

1. 估测失血量

（1）称重法　失血量（ml）=［胎儿娩出后接血敷料湿重（g）-接血前敷料干重（g）]/1.05（血液比重 g/ml）。

（2）容积法　用产后接血容器收集血液后，放入量杯测量失血量。

（3）面积法　可按接血纱布血湿面积粗略估计失血量。

（4）休克指数法　休克指数=脉率/收缩压。

2. 失血原因的诊断

（1）子宫收缩乏力。

（2）胎盘因素。

（3）软产道裂伤。

（4）凝血功能障碍。

【处理】

处理原则是：针对病因，迅速止血，补充血容量、纠正休克及防治感染。

1. 一般处理 在寻找产后出血原因的同时需要进行一般处理。

2. 针对产后出血原因的处理

（1）子宫收缩乏力 加强宫缩是最有效的止血方法。可采用以下方法：①按摩子宫；②注射宫缩剂；③子宫腔填塞纱条法压迫止血；④子宫压缩缝合术；⑤结扎盆腔血管；⑥经导管动脉栓塞术；⑦子宫切除术。

（2）胎盘因素 胎盘剥离后滞留，胎盘剥离不全或胎盘残留应立即行人工剥离胎盘术并取出胎盘。

（3）软产道损伤性出血 查明解剖关系，及时缝合。

（4）凝血功能障碍 尽快补充凝血因子、并纠正休克。

（5）失血性休克处理。

（6）预防感染。

3. 产后出血的输血治疗 产后出血的输血治疗应结合临床实际情况掌握好输血指征，做到输血及时合理。血红蛋白＜60g/L几乎均需要输血，血红蛋白＜70g/L可考虑输血，若评估继续出血风险仍较大，可适当放宽输血指征。

第二节　羊水栓塞

羊水栓塞（amniotic fluid embolism，AFE）是由于羊水进入母体血液循环，而引起的肺动脉高压、低氧血症、循环衰竭、弥散性血管内凝血（DIC）以及多器官功能衰竭等一系列病理生理变化的过程。以起病急骤、病情凶险、难以预测、病死率高为临床特点，是极其严重的分娩并发症。

【病因】

高龄初产、经产妇、宫颈裂伤、子宫破裂、羊水过多、多胎妊娠、子宫收缩过强、急产、胎膜早破、前置胎盘、子宫破裂，剖宫产和刮宫术等可能是羊水栓塞的诱发因素。具体原因不明，可能与下列因素有关：

1. 羊膜腔内压力过高 子宫收缩过强（包括缩宫素使用不当），致使羊膜腔内压力增高。

2. 血窦开放 宫颈或子宫损伤处有开放的静脉或血窦存在。

3. 胎膜破裂 当胎膜破裂后羊水由开放血管或血窦进入母体血循环导致本病发生。

【病理生理】

羊水成分进入母体循环是羊水栓塞发生的先决条件，可能发生的病理生理变化如下。

1. 过敏样反应 羊水中的抗原成分可引起Ⅰ型变态反应。

2. 肺动脉高压 羊水中的有形物质形成小栓子及其刺激肺组织产生和释放血管活性物质，使肺血管反射性痉挛，致使肺动脉高压，直接使右心负荷加重，导致急性右心扩张及充血性右心衰竭；又使左心房回心血量减少，左心排出量明显减少，引起周围血液循环衰竭，使血压下降产生一系列休克症状，产妇可因重要脏器缺血而突然死亡。

3. 炎症损伤 羊水栓塞所致的炎性介质系统的突然激活，引起类似于全身炎症反应综合征（systemic inflammatory response syndrome，SIRS）。

4. 弥散性血管内凝血（DIC） 是羊水栓塞的临床特点之一，甚至是唯一的临床表现，也常是最终死亡的主要原因。羊水中含大量促凝物质类似于组织凝血活酶,进入母血后易在血管内产生大量的微血栓,消耗大量凝血因子及纤维蛋白原;同时炎性介质和内源性儿茶酚胺大量释放,触发凝血级联反应,导致 DIC。

【临床表现】

羊水栓塞通常起病急骤、来势凶险。70％发生在阴道分娩时,19％发生在剖宫产时。大多发生在分娩前 2h 至产后 30min 之间。极少发生在中孕引产、羊膜腔穿刺术中和外伤时。

1. 典型羊水栓塞 以骤然出现的低氧血症、低血压(血压与失血量不符合)和凝血功能障碍为特征,也称羊水栓塞三联征。

(1)前驱症状 30％～40％的患者会出现非特异性的前驱症状,如呼吸急促、胸痛、憋气、寒战、呛咳、头晕、乏力、心慌、恶心、呕吐、麻木、针刺样感觉、焦虑、烦躁和濒死感,胎心减速,胎心基线变异消失等。重视前驱症状有助于及时识别羊水栓塞。

(2)心肺功能衰竭和休克 出现突发呼吸困难和(或)发绀、心动过速、低血压、抽搐、意识丧失或昏迷、突发血氧饱和度下降、心电图 ST 段改变及右心受损和肺底部湿啰音等。严重者,产妇于数分钟内猝死。

(3)凝血功能障碍 出现以子宫出血为主的全身出血倾向,如切口渗血、全身皮肤黏膜出血、针眼渗血、血尿、消化道大出血等。

(4)急性肾衰竭等脏器受损 全身脏器均可受损,除心肺功能衰竭及凝血功能障碍外,中枢神经系统和肾脏是最常见受损的器官。

羊水栓塞以上临床表现有时按顺序出现,有时也可不按顺序出现,表现具有多样性和复杂性。

2. 不典型羊水栓塞 有些羊水栓塞的临床表现并不典型,仅出现低血压、心律失常、呼吸短促、抽搐、急性胎儿窘迫、心脏骤停、产后出血、凝血功能障碍或典型羊水栓塞的前驱症状。当其他原因不能解释时,应考虑羊水栓塞。

【诊断】

羊水栓塞应基于临床表现和诱发因素进行诊断,是排除性诊断。目前尚无国际统一的羊水栓塞诊断标准和实验室诊断指标。常用的诊断依据如下。

(1)临床表现 出现以下表现之一:①血压骤降或心脏骤停;②急性缺氧如呼吸困难、发绀或呼吸停止;③凝血功能障碍或无法解释的严重出血。

(2)诱发因素 以上临床表现发生在阴道分娩、剖宫产、刮宫术或产后短时间内(多数发生在产后 30min 内)。

(3)以上临床表现不能用其他疾病来解释。

羊水栓塞的诊断是临床诊断,母血涂片或器官病理检查找到羊水有形成分不是诊断羊水栓塞的必需依据,即使找到羊水有形成分,如果临床表现不支持,也不能诊断羊水栓塞;如果临床表现支持羊水栓塞的诊断,即使没有找到羊水有形成分,也应诊断羊水栓塞。

血常规、凝血功能、血气分析、心肌酶谱、心电图、X 线胸片、超声心动图、血栓弹力图、血流动力学监测等有助于羊水栓塞的诊断及病情监测。

【鉴别诊断】

应逐一排除导致心力衰竭、呼吸衰竭、循环衰竭的疾病包括肺栓塞、空气栓塞、心肌梗死、心律失常、围生期心肌病、主动脉夹层、脑血管意外、药物引发的过敏性反应、输血反应、麻醉并发症(全身麻醉或高位硬膜外麻醉)、子宫破裂、胎盘早剥、子痫等。特别要注意与产后出血量未准确评估的凝血功能障碍相鉴别。

【处理】

羊水栓塞的处理原则是维持生命体征和保护器官功能。

一旦怀疑羊水栓塞，立即按羊水栓塞急救流程实施抢救，分秒必争，推荐多学科密切协作以提高抢救成功率。处理主要采取支持性和对症性方法，各种手段应尽快和同时进行。

1. 增加氧合　应立即保持气道通畅，尽早实施面罩吸氧、气管插管或人工辅助呼吸，维持氧供以避免呼吸和心搏骤停。

2. 血流动力学支持　在羊水栓塞的初始治疗中使用血管活性药物和正性肌力药物，以保证心输出量和血压稳定，并应避免过度输液。

（1）维持血流动力学稳定　羊水栓塞初始阶段主要表现为右心衰竭，心脏超声检查可提供有价值的信息。针对低血压，应使用去甲肾上腺素或血管加压素等药物维持血压。多巴酚丁胺、磷酸二酯酶抑制剂兼具强心和扩张肺动脉的作用，是治疗的首选药物。

（2）解除肺动脉高压　推荐使用磷酸二酯酶-5抑制剂、一氧化氮（NO）及内皮素受体拮抗剂等特异性舒张肺血管平滑肌的药物。

（3）液体管理　需注意管理液体出入量，避免左心衰竭和肺水肿。

3. 抗过敏　应用大剂量糖皮质激素尚存在争议。基于临床实践的经验，早期使用大剂量糖皮质激素或有价值。

4. 纠正凝血功能障碍　包括：①应积极处理产后出血；②及时补充凝血因子包括输注大量的新鲜血、血浆、冷沉淀、纤维蛋白原等，必要时可静脉输注氨甲环酸；③肝素治疗羊水栓塞DIC的争议很大，由于DIC早期高凝状态难以把握，使用肝素治疗弊大于利，因此不推荐肝素治疗。

5. 全面监测　包括血压、呼吸、心率、血氧饱和度、心电图、中心静脉压、心排出量、动脉血气和凝血功能等。

6. 产科处理　羊水栓塞发生于分娩前时，应考虑立即终止妊娠，心脏骤停者应实施心肺复苏，复苏后仍无自主心跳可考虑紧急实施剖宫产。出现凝血功能障碍时，应果断快速的实施子宫切除术。

7. 器官功能受损的对症支持治疗　包括神经系统保护、稳定血流动力学、血氧饱和度和血糖维持、肝脏功能的支持、血液透析的适时应用、积极防治感染、胃肠功能维护等。

【预防】

正确使用缩宫素，防止宫缩过强。人工破膜在宫缩间歇期进行。产程中避免产伤、子宫破裂、子宫颈裂伤等。

第三节　子宫破裂

子宫破裂（rupture of uterus）指在妊娠晚期或分娩期子宫体部或子宫下段发生破裂，是直接危及产妇及胎儿生命的严重并发症。

【病因】

（1）子宫手术史（瘢痕子宫）。

（2）先露部下降受阻。

（3）子宫收缩药物使用不当。

（4）产科手术损伤。

（5）其他　子宫发育异常或多次宫腔操作等，局部肌层菲薄导致子宫自发破裂。

【临床表现】

子宫破裂多发生于分娩期，部分发生于妊娠晚期。按其破裂程度，分为完全性子宫破裂和不完全性子宫破裂。胎儿窘迫是最常见的临床表现，大多数子宫破裂有胎心异常。

1. 先兆子宫破裂 常见于产程长、有梗阻性难产因素的产妇，表现为：①子宫呈强直性或痉挛性过强收缩，产妇烦躁不安，呼吸、心率加快，下腹剧痛难忍。②因胎先露部下降受阻，子宫收缩过强，子宫体部肌肉增厚变短，子宫下段肌肉变薄拉长，在两者间形成环状凹陷，称为病理缩复环。随着产程进展，可见该环逐渐上升平脐或脐上，压痛明显。③膀胱受压充血，出现排尿困难及血尿。④因宫缩过强、过频，无法触清胎体，胎心率加快或减慢或听不清。

2. 子宫破裂

① 完全性子宫破裂：破裂一瞬间，产妇感撕裂状剧烈疼痛，随之宫缩消失，疼痛缓解，很快又感到全腹痛，脉搏加快微弱，呼吸急促，血压下降。检查全腹压痛及反跳痛，腹壁下清楚扪及胎体，子宫缩小位于胎儿侧方，胎心消失，阴道有鲜血流出，宫口回缩。

② 不完全性子宫破裂：指子宫肌层全部或部分破裂，浆膜层尚未穿破，宫腔与腹腔未相通，胎儿及其附属物仍在宫腔内。腹部检查，在子宫不完全破裂处有压痛，形成阔韧带内血肿，此时在宫体一侧可触及逐渐增大且有压痛的包块，胎心音多不规则。

【诊断】

典型的子宫破裂根据病史、症状、体征，容易诊断。但若子宫切口瘢痕破裂，症状体征不明显，应结合前次剖宫产史、子宫下段压痛、胎心异常，胎先露部上升，宫颈口缩小等综合判断，超声检查能协助诊断。

【处理】

1. 先兆子宫破裂 应立即给予抑制子宫收缩药物（肌内注射派替啶100mg，或静脉全身麻醉），立即行剖宫产术。

2. 子宫破裂 在抢救休克的同时，无论胎儿是否存活均应尽快手术治疗。

（1）子宫破口整齐、距破裂时间短、无明显感染者，可行破口修补术。子宫破口大、不整齐、有明显感染者，应行次全子宫切除术。破口大、裂伤累及宫颈者，应行全子宫切除术。

（2）手术前后足量足疗程使用广谱抗生素控制感染。

严重休克者应尽可能就地抢救，若必须转院，应输血、输液、抗休克后方可转送。

【预防】

（1）做好产前保健，有子宫破裂高危因素患者，提前入院待产。

（2）严密观察产程进展，警惕并尽早发现先兆子宫破裂征象并及时处理。

（3）严格掌握缩宫剂应用指征，应用缩宫素引产时，应有专人守护或监护，按规定稀释为小剂量静脉缓慢滴注，严防发生过强宫缩；应用前列腺素制剂引产应按指征进行，严密观察。

（4）正确掌握产科手术助产的指征及操作常规，阴道助产术后应仔细检查宫颈及宫腔，及时发现损伤给予修补。

同步练习

一、选择题

1. 病理缩复环最常见于（　　　）

　　A. 女性骨盆　　　　　　　　B. 高张性宫缩乏力　　　　C. 软产道损坏

　　D. 头盆不称　　　　　　　　E. 枕后位

2. 下列哪种是先兆子宫破裂的主要临床表现（　　　）

　　A. 子宫底迅速上升　　　　　　　　B. 持续大量阴道出血

　　C. 子宫破裂后扪不到胎体，听不到胎心　　D. 出现病理缩复环，宫缩增强

E. 胎儿先露部于内诊时不易触到

3. 产后出血最常见的原因是（　　　）

    A. 子宫收缩乏力　　　　　　　B. 胎盘残留　　　　　　　C. 胎盘植入

    D. 宫颈裂伤　　　　　　　　　E. 凝血机制障碍

4. 有关子宫收缩乏力性产后出血，首选的处理是（　　　）

    A. 乙醚刺激阴道黏膜　　　　　B. 按摩子宫并用宫缩剂　　　C. 双手按压腹部，按摩子宫

    D. 压迫腹主动脉　　　　　　　E. 双侧髂内动脉结扎

5. 胎儿娩出后，立即出现阴道大量出血，其最佳的处理办法是（　　　）

    A. 立即徒手剥离胎盘　　　　　B. 立即应用宫缩剂　　　　　C. 立即配血

    D. 检查有无软产道裂伤　　　　E. 立即输液

6. 关于先兆子宫破裂，正确的是（　　　）

    A. 宫缩由强转弱　　　　　　　B. 迅速出现贫血　　　　　　C. 可见病理缩复环

    D. 宫体部肌肉菲薄　　　　　　E. 胎心多正常

7. 有关子宫破裂的处理，正确的是（　　　）

    A. 子宫破裂后胎儿死亡尚未娩出者，如宫口已开全，应首先经阴道娩出胎儿

    B. 破裂时间较久有感染者，如无子女，应行裂伤修补术，并加用抗生素

    C. 先兆破裂应行剖宫产术

    D. 子宫破裂除可行修补术外，均应行子宫次切除术

    E. 子宫破裂后，立即应用催产素

8. 下列哪项不符合羊水栓塞的临床表现（　　　）

    A. 休克症状　　　　　　　　　　　　B. 分娩过程中突然出现呛咳、呼吸困难

    C. 较短时间内即发生呼吸、循环功能衰竭　　D. 休克的出现与失血量成正比

    E. 晚期常有急性肾功能衰竭

9. 子宫破裂的最典型表现（　　　）

    A. 产妇在胎儿娩出后，阴道立即流血　　　　B. 产后突然休克

    C. 子宫出现病理缩复环　　　　　　　　　　D. 胎动消失伴阴道大流血

    E. 宫缩消失，腹壁下可触及胎儿肢体

10. 羊水栓塞的常见病因有（　　　）

    A. 胎膜早破　　　　　　　　　B. 前置胎盘　　　　　　　C. 子宫强直性收缩

    D. 子宫有开放的血管　　　　　E. 以上都正确

11. 与产后出血无关的有（　　　）

    A. 子宫肌瘤合并妊娠　　　　　B. 滞产　　　　　　　　　C. 双胎

    D. 多次刮宫　　　　　　　　　E. 早产

12. 易出现隐性出血的是（　　　）

    A. 胎盘剥离后滞留　　　　　　B. 胎盘不全剥离　　　　　C. 胎盘粘连

    D. 胎盘植入　　　　　　　　　E. 胎盘嵌顿

13. 为预防产后出血的发生，下列哪项是正确的（　　　）

    A. 第二产程时，宜于宫缩时娩出胎儿头部

    B. 胎儿即将娩出时，肌内注射缩宫素

    C. 胎儿娩出后立即按摩子宫帮助胎盘娩出

    D. 产后2h内应在产房内观察宫缩及阴道流血情况

    E. 以上都不是

14. 下列哪种方法不可用来测量产后出血的失血量（　　　）

  A. 目测法   B. 称重法   C. 容积法

  D. 面积法   E. 休克指数法

15. 女，32 岁，孕 40 周，妊娠合并子宫肌瘤，阴道分娩胎盘娩出后阴道出血量多，暗红色，检查：宫底高，子宫软，产道无裂伤，血自宫腔流出，有血块，胎盘完整，血压 100/90mmHg，最可能诊断（   ）

  A. 子宫收缩乏力   B. 凝血功能障碍   C. 胎盘残留

  D. 产道裂伤   E. 胎盘粘连

16. 经产妇 36 岁，孕 40 周，晨 3 时突然大量阴道出血，急诊来院，体检：血压 120/70mmHg，尿蛋白（—），子宫高 35cm，胎头高浮，子宫前壁无压痛，阴道检查：阴道内有手拳大的凝血块，宫颈软，宫口开 1 指，先露部未及胎盘组织，请考虑哪项出血原因（   ）

  A. 前置胎盘（边缘性）   B. 子宫破裂   C. 胎盘早剥

  D. 宫颈裂伤   E. 正常临产见红

17. 关于羊水栓塞的治疗，错误的是（   ）

  A. 使用肾上腺素抗过敏   B. 治疗凝血功能障碍

  C. 使用抗生素预防感染   D. 使用镇静解痉药物解除支气管痉挛

  E. 等待自然分娩

18. 初产妇，宫缩过强，胎儿娩出迅速，婴儿体重 4000g，胎儿娩出后，有较多量持续性阴道流血，色鲜红，出血原因最可能是（   ）

  A. 产后宫缩乏力   B. 软产道损伤   C. 胎盘剥离不全

  D. 胎盘残留   E. 凝血功能障碍

19. 28 岁初产妇，临产前静脉滴注催产素，破膜后不久突然出现烦躁不安、呛咳、呼吸困难、发绀，数分钟后死亡。本病例最可能的诊断是（   ）

  A. 重度妊娠期高血压疾病——子痫   B. 低纤维蛋白原血症   C. 羊水栓塞

  D. 重型胎盘早剥   E. 子宫破裂

20. 25 岁，重度妊娠期高血压疾病产妇，伴水肿（＋＋＋），经硫酸镁解痉及利尿剂 1 周后，足月自然产一女婴，体重 3000g，产时出血约 200ml，产后出现面色苍白，血压（70/50mmHg），P 120 次/分，下列哪一个是最可能的诊断（   ）

  A. 失血性休克   B. 产后虚脱   C. 仰卧位低血压综合征

  D. 羊水栓塞   E. 心力衰竭

21. 初产妇，孕 38 周，横位，胎心音消失，宫口已开全，子宫下段压痛明显，有血尿，应采取下列何种处理为宜（   ）

  A. 内倒转＋臀牵引术   B. 内倒转＋产钳   C. 剖宫产术

  D. 碎胎术   E. 断头术

22. 30 岁，女，孕 2 产 1，1 年前因中央型前置胎盘行子宫体部剖宫产，现妊娠 7 个月，6h 前突感剧烈腹痛，头晕，大汗淋漓，胎动停止，胎心音消失，胎体漂浮感，左下腹可扪及妊娠 4 个月子宫大小硬块，移动性浊音（＋），最可能的诊断是（   ）

  A. 先兆子宫破裂   B. 腹腔妊娠   C. 子宫破裂

  D. 胎盘早剥   E. 子宫不完全破裂

23. 产后出血发生在胎儿娩出后稍迟出现阴道出血常见于（   ）

  A. 胎盘部分剥离   B. 帆状胎盘前置血管破裂   C. 子宫收缩乏力

  D. 宫颈裂伤   E. 凝血功能障碍

24. 胎盘异常中哪个不会引起产后出血（   ）

  A. 胎盘部分剥离   B. 胎盘完全植入   C. 胎盘滞留

  D. 胎盘粘连   E. 胎盘部分残留

二、名词解释

1. 产后出血
2. 羊水栓塞
3. 子宫破裂
4. 病理缩复环

三、简答题

1. 产后出血的原因有哪些？
2. 估计产后出血的失血量方法有哪些？
3. 羊水栓塞的主要病理生理变化有哪些？
4. 先兆子宫破裂的临床表现有哪些？
5. 简述子宫破裂的处理原则。

参考答案

一、选择题

1. D 2. D 3. A 4. B 5. D 6. C 7. C 8. B
9. E 10. E 11. E 12. B 13. D 14. A 15. A
16. A 17. E 18. B 19. C 20. D 21. C 22. C
23. A 24. B

二、名词解释

1. 产后出血：指胎儿娩出后24h内，阴道分娩者出血量≥500ml，剖宫产者≥1000ml。

2. 羊水栓塞：是由于羊水进入母体血液循环，而引起的肺动脉高压、低氧血症、循环衰竭、弥散性血管内凝血（DIC）以及多器官功能衰竭等一系列病理生理变化的过程。以起病急骤、病情凶险、难以预测、病死率高为临床特点，是极其严重的分娩并发症。

3. 子宫破裂：是指在妊娠晚期或分娩期子宫体部或子宫下段发生破裂，是直接危及产妇及胎儿生命的严重并发症。

4. 病理缩复环：因胎先露部下降受阻，子宫收缩加强，子宫体部肌肉增厚变短，下段肌肉变薄变长，在两者间形成环形凹陷，称病理缩复环。

三、简答题

1. 答：（1）子宫收缩乏力 最常见的原因，影响子宫收缩和缩复功能的因素均可引起子宫收缩乏力性产后出血。

（2）胎盘因素 按胎盘剥离状况可分为以下类型：①胎盘滞留、胎盘嵌顿、胎盘剥离不全；②胎盘粘连或植入；③胎盘部分残留。

（3）软产道损伤 较少见，严重时引起产后出血，需手术及时修补。

（4）凝血功能障碍 任何原发或继发的凝血功能异常均可引起产后出血。

2. 答：估计产后出血的失血量方法：①称重法：失血量（ml）＝［胎儿娩出后接血敷料湿重（g）－接血前敷料干重（g）］/1.05（血液比重 g/ml）。②容积法：用产后接血容器收集血液后，放入量杯测量失血量。③面积法：可按接血纱布血湿面积粗略估计失血量。④休克指数法：休克指数＝脉率/收缩压。

3. 答：①过敏样反应：羊水中的抗原成分可引起Ⅰ型变态反应。

②肺动脉高压：羊水中的有形物质形成小栓子及其刺激肺组织产生和释放血管活性物质，使肺血管反射性痉挛，致使肺动脉高压，直接使右心负荷加重，导致急性右心扩张及充血性右心衰竭；又使左心房回心血量减少，左心排出量明显减少，引起周围血液循环衰竭，使血压下降产生一系列休克症状，产妇可因重要脏器缺血而突然死亡。

③炎症损伤：羊水栓塞所致的炎性介质系统的突然激活，引起类似于全身炎症反应综合征。

④弥散性血管内凝血（DIC）：是羊水栓塞的临床特点之一，甚至是唯一的临床表现，也常是最终死亡的主要原因。羊水中含大量促凝物质类似于组织凝血活酶，进入母血后易在血管内产生大量的微血栓，消耗大量凝血因子及纤维蛋白原；同时炎性介质和内源性儿茶酚胺大量释放，触发凝血级联反应，导致DIC。

4. 答：先兆子宫破裂的临床表现为：①子宫呈强直性或痉挛性过强收缩，产妇烦躁不安，呼吸、心率加快，下腹剧痛难忍。②因胎先露部下降受阻，子宫收缩过强，子宫体部肌肉增厚变短，子宫下段肌肉变薄拉长，在两者间形成环状凹陷，称为病理缩复环。随着产程进展，可见该环逐渐上升平脐或脐上，压痛明显。③膀胱受压充血，出现排尿困难及血尿。④因宫缩过强、过频，无法触清胎体，胎心率加快或减慢或听不清。

5. 答：子宫破裂的处理原则：在抢救休克的同时，无论胎儿是否存活均应尽快手术治疗。

① 子宫破口整齐、距破裂时间短、无明显感染者，可行破口修补术。子宫破口大、不整齐、有明显感染者，应行次全子宫切除术。破口大、裂伤累及宫颈者，应行全子宫切除术。

② 手术前后足量足疗程使用广谱抗生素控制感染。

严重休克者应尽可能地就地抢救，若必须转院，应输血、输液、抗休克后方可转送。

（姚细保　蔡钰峰　宋春花）

第十五章 产褥与产褥期疾病

学习目的

1. 掌握 产褥期的临床表现和处理原则；产褥感染与产褥病率的定义；产褥感染的临床表现、诊断和防治措施；晚期产后出血的定义、病因、临床表现及诊断。

2. 熟悉 晚期产后出血的处理原则。

3. 了解 产褥感染的常见病因、诱因和病理变化；产后抑郁症的临床表现及诊断。

内容精讲

产褥期指胎盘娩出至产妇全身各器官除乳腺外恢复至正常未孕状态所需的一段时期，通常为 6 周。

第一节　正常产褥

一、产褥期母体变化

（一）生殖系统的变化

1. 子宫　产褥期子宫变化最大。

（1）子宫体肌纤维缩复　肌细胞缩小，产后 6 周恢复正常状态。

（2）子宫内膜再生修复　产后 6 周全部修复。

（3）子宫血管变化　压缩变窄、血栓形成。

（4）子宫下段及宫颈变化　子宫下段变回峡部，产后 4 周宫颈恢复至非孕形态。分娩裂伤使初产妇宫颈外口由圆形变为"一"字形。

2. 阴道　阴道壁肌张力逐渐恢复，阴道黏膜皱襞约在产后 3 周重新显现，但阴道至产褥期结束时仍不能完全恢复至未孕时的紧张度。

3. 外阴　分娩后外阴水肿产后 2～3 日内逐渐消退。会阴轻度撕裂或会阴侧切缝合后，在产后 3～4 日愈合。处女膜痕指处女膜在分娩时撕裂形成残痕。

4. 盆底组织　分娩使盆底肌肉和筋膜过度伸展、弹性降低，产褥期逐渐恢复。

（二）乳房的变化

产后乳房的主要变化是泌乳。当胎盘剥离娩出后，产妇雌激素、孕激素及胎盘生乳素水平急剧下降，抑制了催乳素抑制因子释放，在催乳素作用下，乳汁开始分泌。吸吮是保持乳腺不断泌乳的关键环节。不断排空乳房是维持乳汁分泌的重要条件。同时保证充分的休息、足够睡眠和营养丰富的饮食，避免精神刺激。多数药物可渗入乳汁中，故哺乳期间用药应慎重。

（三）循环系统及血液的变化

子宫胎盘血循环终止且子宫缩复，大量血液从子宫涌入产妇体循环，加之妊娠期潴留的组织间液回吸收，产后 72h 内，产妇循环血量增加 15%～25%，应注意预防心力衰竭的发生。循环血量于产后 2～3 周恢复至未孕状态。

产褥早期血液仍处于高凝状态，血纤维蛋白原、凝血酶、凝血酶原于产后 2～4 周内恢复正常。血红蛋白水平于产后 1 周左右回升。白细胞总数于产褥早期较高，可达（15～30）×10⁹/L，1～2 周可恢复正常。淋巴细胞稍减少，中性粒细胞增多，血小板数增多。红细胞沉降率于产后 3～4 周恢复正常。

（四）消化系统的变化

妊娠期胃肠蠕动及肌张力减弱，胃液中盐酸分泌量减少，产后 1～2 周可恢复。产褥期活动减少，肠蠕动减弱，加之腹肌及盆底肌松弛，容易便秘。

（五）泌尿系统的变化

产后 1 周尿量增多，妊娠期发生的肾盂及输尿管扩张，产后 2～8 周可恢复正常。产褥期，尤其产后 24h 内，因膀胱肌张力降低，对膀胱内压的敏感性降低，加之外阴切口疼痛、产程中会阴部受压迫过久、器械助产、区域阻滞麻醉等，易发生尿潴留。

（六）内分泌系统的变化

产后雌、孕激素水平急剧下降，产后 1 周时降至未孕水平。胎盘生乳素于产后 6h 已不能测出。不哺乳者产后 6～10 周月经复潮，产后 10 周左右恢复排卵；哺乳者产后 4～6 个月恢复排卵。哺乳产妇月经虽未复潮，却仍有受孕可能。

（七）腹壁的变化

妊娠期出现的下腹正中线色素沉着，产褥期逐渐消退。初产妇腹壁紫红色妊娠纹变成银白色。产后腹壁明显松弛，腹壁紧张度需在产后 6～8 周恢复。

二、产褥期临床表现

1. 生命体征　产后体温多正常，产后 24h 内略升高，一般不超过 38℃。产后脉搏在正常范围内。产后呼吸深慢，一般 14～16 次/分。正常产妇血压维持在正常水平，变化不大。

2. 子宫复旧　胎盘娩出后，宫底在脐下一指。产后第 1 天稍上升至平脐，以后每日下降 1～2cm，产后 1 周在耻骨联合上方可触及，产后 10 日子宫降入骨盆腔内。

3. 产后宫缩痛　在产褥早期因子宫收缩引起下腹部阵发性剧烈疼痛，产后 1～2 日出现，持续 2～3 日消失，经产妇多见。

4. 恶露　产后随子宫蜕膜脱落，含有血液、坏死蜕膜等组织经阴道排出，称为恶露。恶露有血腥味，但无臭味，持续 4～6 周，总量为 250～500ml。恶露分类及特点见表 15-1。

表 15-1　恶露分类及特点

特点	血性恶露	浆液恶露	白色恶露
持续时间	产后最初 3 日，持续 3～4 天	产后 4～14 日，持续 10 天	产后 14 日以后，持续 3 周
颜色	红色	淡红色	白色
内容物	大量血液、少量胎膜、坏死蜕膜	少量红细胞及白细胞、坏死蜕膜、宫腔渗出液、宫颈黏液、细菌	坏死退化蜕膜、表皮细胞、大量白细胞和细菌等

5. 褥汗　产后 1 周内皮肤排泄功能旺盛，排出大量汗液，以夜间睡眠和初醒时更明显，不属病态。

三、产褥期处理及保健

（一）产褥期处理

1. 产后 2h 内的处理　产后 2h 内易发生严重并发症，应在产房内严密观察产妇的生命体征、子宫收缩情况及阴道流血量，注意宫底高度及膀胱是否充盈等。

2. 饮食　产后 1h 可让产妇进流食或清淡半流食，以后恢复普通饮食。

3. 排尿与排便　鼓励产妇尽早自行排尿，鼓励多吃蔬菜及早日下床活动，预防产后便秘。

4. 观察子宫复旧及恶露　每日于同一时间手测宫底高度，以了解子宫复旧情况。每日观察恶露数量、颜色及气味。

5. 会阴处理　擦洗外阴，保持会阴部清洁、干燥；水肿者，可局部进行湿热敷，或 24h 后用红外线照射；缝线者，产后 3～5 日拆线，若伤口感染，提前拆线引流或清创处理，定时换药。

6. 观察情绪变化　产后 3～10 日可表现为轻度抑郁，应帮助减轻产妇身体不适，给予鼓励和关怀，抑郁严重者，需服抗抑郁药物治疗。

7. 乳房护理　推荐母乳喂养，按需哺乳。母婴同室，做到早接触、早吸吮。重视心理护理的同时，指导正确哺乳方法。

8. 预防产褥中暑　产褥期因高温环境使体内余热不能及时散发，引起中枢性体温调节功能障碍的急性热病，称为产褥中暑，表现为高热、水电解质紊乱，循环衰竭和神经系统功能损害等。治疗原则是立即改变高温和不通风环境，迅速降温，及时纠正水、电解质紊乱酸中毒。其中迅速降低体温是抢救成功的关键。

（二）产褥期保健

产褥期保健的目的是防止产后出血、感染等并发症产生，促进产后机体生理功能恢复。

1. 饮食起居　合理饮食休息，保持身体清洁，产妇居室应清洁通风。

2. 适当活动及做产后康复锻炼　产后适当活动，产后康复锻炼应循序渐进。

3. 计划生育指导　产褥期禁止性交。产后 42 天应采取避孕措施，哺乳者以工具避孕为宜，不哺乳者可选用药物避孕。

4. 产后检查　包括产后访视和产后健康检查两部分。

第二节　母乳喂养

世界卫生组织已将帮助母亲在产后 1h 内开始哺乳、实施 24h 母婴同室，坚持纯母乳喂养 6 个月，提倡母乳喂养 2 年以上等纳入促进母乳喂养成功的措施之中。

1. 母乳喂养对母婴的益处　母乳喂养对母婴均有益处。

2. 母乳喂养的时间及方法　哺乳是一种自然行为，每次一般为 20～30min，根据哺乳的环境，可采用摇篮式、环抱式、交叉式和侧卧式等姿势进行，以母婴舒服的体位进行哺乳。如遇下列问题需及时处理：

（1）乳胀　应按摩乳房、频繁哺乳、排空乳房。

（2）催乳　若出现乳汁不足，指导哺乳方法，按需哺乳、夜间哺乳，适当调节饮食。

（3）退奶　产妇不能哺乳，应尽早退奶。最简单的方法是停止哺乳，必要时可辅以药物。

（4）乳头皲裂　轻者可继续哺乳。皲裂严重者应停止哺乳，可挤出或用吸乳器将乳汁吸出后喂给新生儿。

3. 判断乳汁分泌量是否充足　判断母乳充足的主要标准：①每日满意的母乳喂养 8 次左右；②婴儿每日排尿 5～6 次，排便 2～4 次；③婴儿体重增长及睡眠情况良好。

4. 母乳储存的条件　20～30℃保存不超过 4h，4℃不超过 48h，－15～－5℃可保存至 6 个月。

5. 不宜或暂停母乳喂养的指征　主要包括母亲患传染病急性期、严重器官功能障碍性疾病、严重的产后心理障碍和精神疾病、婴儿患有乳糖不耐受症等不宜进行母乳喂养的疾病。

第三节 产褥感染

产褥感染指分娩及产褥期生殖道受病原体侵袭，引起局部或全身感染，其发病率约为6%。产褥病率指分娩24h以后的10日内，每日测量体温4次，间隔时间4h，有2次体温≥38℃。产褥病率常由产褥感染引起，但也可由生殖道以外感染如急性乳腺炎、上呼吸道感染、泌尿系统感染、血栓静脉炎等原因所致。

【病因】

1. 诱因 分娩降低或破坏了女性生殖道的防御功能和自净作用，机体抵抗力下降，增加病原体侵入生殖道的机会。

2. 病原体种类 生殖道内有大量需氧菌、厌氧菌、真菌、衣原体及支原体等寄生，可分为致病微生物和非致病微生物。

（1）需氧菌 球菌：β-溶血性链球菌是最常见的病原体。杆菌：以大肠埃希菌、克雷伯菌属、变形杆菌属多见。葡萄球菌：主要致病菌是金黄色葡萄球菌和表皮葡萄球菌。

（2）厌氧菌 革兰氏阳性球菌；杆菌属：常见的厌氧性杆菌为脆弱类杆菌。芽孢梭菌：主要是产气荚膜梭菌。

（3）支原体与衣原体 其感染多无明显症状，临床表现轻微。

3. 感染途径

（1）外源性感染 指外界病原体进入产道所致的感染。

（2）内源性感染 正常孕妇生殖道或其他部位寄生的病原体并不致病，当抵抗力降低等感染诱因出现时可致病。内源性感染比外源性感染更重要。

【病理及临床表现】

发热、疼痛、异常恶露，为产褥感染三大主要症状。由于感染部位、程度、扩散范围不同，其临床表现也不同。

1. 急性外阴、阴道、宫颈炎 分娩时会阴损伤或手术产导致感染，表现为局部灼热、疼痛、下坠。局部伤口红肿、发硬、伤口裂开，脓液流出，较重时可出现低热。阴道裂伤及挫伤感染表现为黏膜充血、水肿、溃疡、脓性分泌物增多。感染部位较深时，可引起阴道旁结缔组织炎。宫颈裂伤感染向深部蔓延，可达宫旁组织，引起盆腔结缔组织炎。

2. 子宫感染 病原体经胎盘剥离面侵入，扩散至子宫蜕膜层称为子宫内膜炎，侵入子宫肌层称为子宫肌炎，两者常伴发。表现为发热、恶露增多有臭味、下腹疼痛及压痛、白细胞增高。

3. 急性盆腔结缔组织炎和急性输卵管炎 病原体沿宫旁淋巴和血行达宫旁组织，出现急性炎性反应而形成炎性包块，同时波及输卵管，形成急性输卵管炎。临床表现为下腹痛伴肛门坠胀，可有寒战、高热、脉速、头痛等全身症状。严重者整个盆腔形成"冰冻骨盆"。淋病奈瑟菌沿生殖道黏膜上行感染，达输卵管与盆腹腔，形成脓肿，高热不退。

4. 急性盆腔腹膜炎及弥漫性腹膜炎 炎症继续发展，扩散至子宫浆膜，继而发展成弥漫性腹膜炎，出现全身中毒症状明显，高热、恶心、呕吐、腹胀，检查时下腹部明显压痛、反跳痛。腹膜面分泌大量渗出液，纤维蛋白覆盖引起肠粘连，也可在直肠子宫陷凹形成局限性脓肿，若脓肿波及肠管与膀胱，会出现腹泻、里急后重与排尿困难。急性期治疗不彻底可发展成慢性盆腔炎导致不孕。

5. 血栓性静脉炎 盆腔内血栓静脉炎常侵及子宫静脉、卵巢静脉、髂内静脉、髂总静脉及阴道静脉，厌氧菌为常见病原体。病变单侧居多，产后1～2周多见，表现为寒战、高热，症状可持续数周或反复发作。下肢血栓静脉炎，多继发于盆腔静脉炎，表现为弛张热，下肢持续性疼痛，局部静脉压痛或触及硬索状，使血液回流受阻，引起下肢水肿，皮肤发白，习称"股白肿"。

6. 脓毒血症 感染血栓脱落进入血液循环可引起脓毒血症，并发感染性休克和迁徙性脓肿（肺脓肿、肾脓肿）。若病原体大量进入血液循环形成败血症，表现为持续高热、寒战、全身明显中毒症状，危及生命。

【诊断】

1. 病史 详细询问病史及分娩全过程，对产后发热者，首先考虑为产褥感染，再排除引起产褥病率的其他疾病。

2. 全身及局部检查 仔细检查腹部、盆腔及会阴伤口，确定感染部位和严重程度。

3. 辅助检查 B超、彩色多普勒超声、CT、磁共振成像等检测手段，能够对感染形成的炎性包块、脓肿，做出定位及定性诊断。血清CRP＞8mg/L，有助于早期诊断感染。

4. 确定病原体 通过分泌物涂片、分泌物培养和药物敏感试验、病原体抗原和特异抗体检测。

【鉴别诊断】

主要与上呼吸道感染、急性乳腺炎、泌尿系统感染相鉴别。

【处理】

1. 支持疗法 纠正贫血与电解质紊乱，增强免疫力。

2. 胎盘、胎膜残留处理 在有效抗感染同时，清除宫内残留物。

3. 应用抗生素 未能确定病原体时，应根据临床表现及临床经验，选用广谱高效抗生素。当中毒症状严重者，短期可加用肾上腺皮质激素。

4. 抗凝治疗 血栓性静脉炎时，应用大量抗生素同时，加用肝素钠，用药期间监测凝血功能。同时还可口服双香豆素、阿司匹林等其他抗凝药物。

5. 手术治疗 切开感染，应及时切开引流；子宫严重感染，经积极治疗无效，炎症继续扩展，出现不能控制的出血、败血症或脓毒血症时，应及时行子宫切除术，清除感染源，挽救患者生命。

【预防】

加强孕期卫生宣传；注意产褥期卫生；增强营养；增强体质；接生严格无菌操作。

第四节 晚期产后出血

分娩24h后，在产褥期内发生的子宫大量出血，称为晚期产后出血。以产后1～2周发病最常见。

【病因与临床表现】

1. 胎盘、胎膜残留 为阴道分娩最常见的原因。表现为血性恶露持续时间长，反复或大量出血，多在产后10日内发生。

2. 蜕膜残留 若蜕膜剥离不全，长时间残留，影响子宫复旧，继发子宫内膜炎症，引起晚期产后出血。临床表现与胎盘残留不易鉴别，需病理鉴别。

3. 子宫胎盘附着面复旧不全 表现为突然大量阴道流血，检查发现子宫大而软，宫口松弛，阴道及宫口有血块堵塞。多在产后2周左右发生。

4. 感染 以子宫内膜炎症多见。感染引起胎盘附着面复旧不良和子宫收缩欠佳，血窦关闭不全导致子宫出血。

5. 剖宫产术后子宫切口裂开 引起切口愈合不良造成出血的原因主要有：

（1）子宫下段横切口两端切断子宫动脉向下斜行分支，造成局部供血不足。术中止血不良，局部血肿形成或局部感染，致使切口愈合不良。

（2）横切口选择过低或过高。

（3）缝合不当。

（4）切口感染。

上述因素均可导致子宫切口愈合不良，缝线溶解脱落后血窦重新开放，出现大量阴道流血，甚至休克。

6. 其他 产后子宫滋养细胞肿瘤、子宫黏膜下肌瘤、子宫颈癌等，均可引起晚期产后出血。

【诊断】

1. 病史 若为阴道分娩，应注意产程进展及产后恶露变化，若为剖宫产，应了解手术指征、术式及术后恢复情况。

2. 症状和体征

（1）阴道出血。

（2）腹痛和发热。

（3）全身症状。

（4）体征 子宫复旧不良可扪及子宫增大、变软，宫口松弛，有时可触及残留组织和血块，伴有感染者子宫明显压痛。

3. 辅助检查 血常规、超声检查、病原菌培养和药敏试验，血 hCG 测定及病理检查。

【治疗】

（1）少量或中等量阴道流血，给予抗生素、子宫收缩剂及支持疗法。

（2）疑有胎盘、胎膜、蜕膜残留或胎盘附着部位复旧不全者，可行刮宫术，刮出物送病检。术后继续给予抗生素及子宫收缩剂。

（3）疑剖宫产子宫切口裂开者，少量阴道流血予抗生素及支持疗法，密切观察；若大量阴道流血，应积极抢救，必要时剖腹探查或腹腔镜检查。若出血难以控制，组织坏死范围大，酌情行次全子宫切除术或全子宫切除术。

（4）肿瘤引起的阴道流血，应按肿瘤性质、部位做相应处理。

【预防】

（1）产后应检查胎盘、胎膜是否完整。

（2）剖宫产时合理选择切开位置，避免子宫下段横切口两侧角部撕裂并合理缝合。

（3）严格无菌操作，术后应用抗生素预防感染。

第五节　产褥期抑郁症

产褥期抑郁症指产妇在产褥期间出现抑郁症状，是产褥期精神障碍最常见的一种类型，主要表现为持续和严重的情绪低落以及一系列症候。

【临床表现】

主要表现有：情绪改变，自我评价降低，创造性思维受损，对生活缺乏信心。严重者甚至绝望、有自杀或杀婴倾向，有时陷于错乱或昏睡状态。

【诊断】

产褥期抑郁症至今尚无统一的诊断标准，诊断主要依据症状，但需排除器质性疾病或精神活性物质所致抑郁。美国精神病学会 1994 年诊断标准：

（1）在产后 2 周内出现下列 5 条或 5 条以上的症状，必须具备①②两条：

① 情绪抑郁。

② 对全部或多数活动明显缺乏兴趣或愉悦。

③ 体重显著下降或增加。

④ 失眠或睡眠过度。

⑤ 精神运动兴奋或阻滞。

⑥ 疲劳或乏力。

⑦ 遇事均感毫无意义或有自罪感。

⑧ 思维能力减退或注意力不集中。

⑨ 反复出现想死亡的想法。

（2）在产后 4 周内发病。

产褥期抑郁症诊断困难，产后常规进行自我问卷调查对早期发现和诊断很有帮助。

【鉴别诊断】

需排除器质性精神障碍或精神活性物质和非成瘾物质所致抑郁。

【处理】

包括心理治疗和药物治疗。

1. 心理治疗　为重要的治疗手段。

2. 药物治疗　适用于中重度抑郁症及心理治疗无效患者。首选 5-羟色胺再吸收抑制剂，尽量选用不进入乳汁的抗抑郁药。

【预防】

产褥期抑郁症早期诊断困难，产后进行自我问卷调查对于早期发现和诊断产褥期抑郁症很有帮助。对出现 3 条以上的症状者可纳入产后抑郁症的高危人群进行家庭和医院的提前干预。

【预后】

本病预后良好，约 70％ 患者于 1 年内治愈，再次妊娠有 20％ 复发。其下一代认知能力可能受一定影响。

同步练习

一、选择题

1. 产褥期生殖系统内变化最大的器官或组织是（　　　）

　A. 乳房　　　　　　　　　　B. 阴道　　　　　　　　　　C. 外阴

　D. 盆底组织　　　　　　　　E. 子宫

2. 子宫复旧持续时间约（　　　）

　A. 7 天　　　　　　　　　　B. 10 天　　　　　　　　　　C. 42 天

　D. 56 天　　　　　　　　　　E. 100 天

3. 产妇产后哪种体温属于病理状态（　　　）

　A. 36.3℃　　　　　　　　　B. 37.5℃　　　　　　　　　C. 38℃

　D. 39℃　　　　　　　　　　E. 39.5℃

4. 产后血性恶露、浆液性恶露、白色恶露各自持续时间为（　　　）

　A. 3～4 日、10 日、21 日　　　　B. 1～2 日、14 日、21 日

　C. 3～4 日、10 日、42 日　　　　D. 1～2 日、21 日、42 日

　E. 5～6 日、7～8 日、10 日

5. 产后第二天开始每天子宫下降高度为（　　　）

　A. 0.5cm　　　　　　　　　B. 1cm　　　　　　　　　　C. 2.5cm

　D. 3cm　　　　　　　　　　E. 3.5cm

6. 产妇会阴切口拆线后伤口感染裂开，用 1∶5000 高锰酸钾坐浴的适宜时间（　　）

    A. 拆线后立即执行　　　　　　　B. 产后 1 周　　　　　　　　C. 拆线后 2 周

    D. 产后 2 周　　　　　　　　　　E. 拆线后 4 周

7. 分娩结束、产后 1 周、产后 2 周及产后 6 周四个时间段，子宫重量约为（　　）

    A. 1000g、500g、300g、60g　　　　　B. 2000g、500g、300g、60g

    C. 1000g、500g、300g、120g　　　　D. 2000g、1000g、600g、60g

    E. 2000g、1000g、600g、120g

8. 正常产后宫颈内口关闭及宫颈恢复至非孕状态的时间，下属哪项是正确的（　　）

    A. 10～12h、2～3 天　　　　　　B. 2～4 天、4～5 天　　　　　C. 7～10 天、14～20 天

    D. 7～10 天、28～30 天　　　　　E. 都是 42～49 天

9. 以下说法错误的是（　　）

    A. 分娩后阴道腔扩大，阴道黏膜及周围组织无水肿

    B. 分娩后阴道腔扩大，阴道黏膜皱襞消失

    C. 分娩后阴道腔扩大，阴道张力下降

    D. 分娩后阴道腔扩大，阴道黏膜皱襞 3 周重新显现

    E. 分娩后阴道腔扩大，阴道紧张度未能在产褥结束后恢复正常

10. 分娩后轻度水肿外阴产后几日内能自行消退（　　）

    A. 1～2 天　　　　　　　　　　　B. 2～3 天　　　　　　　　　　C. 3～4 天

    D. 4～5 天　　　　　　　　　　　E. 5～6 天

11. 正常产褥，以下子宫各部分恢复情况正确的是（　　）

    A. 产后 5 周宫颈恢复至非孕时形态

    B. 产后 3 周内子宫内膜完全修复

    C. 产后 7 天子宫腹部未能触及

    D. 产后 7 天宫颈内口关闭

    E. 产后 4 周子宫恢复到孕前状态

12. 产后子宫复旧过程中，下列哪些情况发生是正确的（　　）

    A. 子宫肌纤维细胞坏死　　　　B. 子宫肌纤维细胞缩小　　　　C. 子宫肌纤维数量减少

    D. 子宫肌纤维的蛋白含量增加　E. 子宫肌纤维无变化

13. 关于初乳的描述，正确的是（　　）

    A. 产后 7 天内分泌的乳汁　　　　B. 缺乏胡萝卜素，呈乳白色

    C. 包含的抗体中，IgG 最多　　　D. 乳糖及脂肪含量较成熟乳多，富于营养

    E. 初乳质稀薄，容易消化

14. 产褥期血液系统的变化，错误的是（　　）

    A. 产后 72h 内循环血容量增加 20%，产褥早期血液转为低凝状态

    B. 产褥早期血液为高凝状态，红细胞沉降率于产后 1～2 周降至正常

    C. 循环血容量于产后 2～3 后恢复至未孕状态

    D. 白细胞总数于产褥早期较高，1～2 周恢复正常

    E. 血小板数减少

15. 产褥期消化系统的变化，以下哪项是正确的（　　）

    A. 产后 3～4 周食欲欠佳　　　　B. 产后 1～2 周食欲亢进　　　　C. 产后 1～2 日厌恶流质食物

    D. 肠蠕动亢进　　　　　　　　E. 盆底肌肉松弛，排便困难

16. 产后 24h 内，产妇会阴切口疼痛，下腹部胀痛，最大的可能是（　　）

    A. 阴道壁血肿　　　　　　　　　B. 盆腔感染　　　　　　　　　　C. 胎盘残留

D. 子宫收缩　　　　　　　E. 尿潴留

17. 有关产妇月经来潮错误的是（　　　）
    A. 产后1年月经来潮
    B. 哺乳产妇产后4～6个月月经来潮
    C. 不哺乳产妇产后6～10周月经来潮
    D. 哺乳期间可持续无月经来潮
    E. 月经来潮不一定有排卵

18. 产后第4日，产妇发热，体温39.5℃，双乳胀痛，红肿，最可能的诊断是（　　　）
    A. 会阴切口感染　　　　　B. 肺部感染　　　　　　C. 盆腔感染
    D. 乳汁淤积　　　　　　　E. 急性乳腺炎

19. 以下产后恶露，哪项是正常情况（　　　）
    A. 产后第3天，恶露有血腥味，发臭
    B. 产后第4天，血性恶露只有大量血液
    C. 产后第9天，浆液性恶露
    D. 产后第10天，浆液性恶露中没有红细胞
    E. 产后6周白色恶露

20. 以下哪种情况是错误的（　　　）
    A. 产后1周内，皮肤排出大量汗液
    B. 褥汗以夜间睡眠和初醒是更明显
    C. 褥汗是病态
    D. 产后1周内皮肤排泄功能旺盛
    E. 高温高湿环境，产妇容易中暑

21. 初产妇，现产后1h，在产房观察，宫底上升，目前处理中除外（　　　）
    A. 抗生素预防感染　　　　B. 肌内注射缩宫素　　　C. 监测血压、心率
    D. 按摩子宫　　　　　　　E. 观察阴道流血性状

22. 产妇足月顺产，产后第10日，浆液性恶露，无异味，无腹痛，无发热，宫底位于脐耻之间，无压痛，正确的处理是（　　　）
    A. 肌内注射缩宫素　　　　　　　　　　　B. 口服益母草胶囊
    C. 阴道分泌物培养，静脉点滴抗生素　　　D. B超了解子宫复旧情况
    E. 无需处理

23. 初产妇，产后5h，会阴侧切口疼痛，未排尿，阴道出血不多，按压下腹部有排尿感，正确的处理不包括（　　　）
    A. 热水熏洗外阴　　　　　B. 热敷下腹部　　　　　C. 针刺三阴交等穴位
    D. 肌内注射新斯的明1mg　E. 直接留置导尿

24. 产妇会阴侧切助产，产后第2天，会阴水肿，局部透亮，以下处理不正确的是（　　　）
    A. 碘伏擦洗外阴，保持清洁干燥
    B. 硫酸镁局部湿敷
    C. 产后立即红外线照射，预防水肿
    D. 检查切口红肿、热痛等情况
    E. 产后3～5日拆线

25. 产妇产后第3天，乳房胀痛，局部无红肿，乳汁少，无发热。解决方法首选（　　　）
    A. 芒硝敷乳法　　　　　　B. 生麦芽煎水，当茶饮　　C. 用吸奶器吸乳
    D. 让新生儿多吸吮双乳　　E. 多饮汤水

二、名词解释

1. 子宫复旧

2. 恶露

3. 产褥感染

三、简答题

晚期产后出血的病因。

参考答案

一、选择题

1. E 2. C 3. E 4. A 5. B 6. B 7. A 8. D
9. A 10. B 11. D 12. B 13. A 14. E 15. E
16. E 17. A 18. E 19. C 20. C 21. A
22. E 23. E 24. C 25. D

二、名词解释

1. 子宫复旧：在胎盘娩出后子宫逐渐恢复至未孕状态的全过程。

2. 恶露：产后随子宫蜕膜脱落，含血液、坏死蜕膜等组织经阴道排出，称为恶露。

3. 产褥感染：指分娩及产褥期生殖道受病原体侵袭，引起局部或全身感染，是导致孕产妇死亡的四大原因之一。

三、简答题

答：（1）胎盘、胎膜残留　为阴道分娩最常见的原因。表现为血性恶露持续时间长，反复或大量出血，多在产后10日内发生。

（2）蜕膜残留　若蜕膜剥离不全，长时间残留，影响子宫复旧，继发子宫内膜炎症，引起晚期产后出血。临床表现与胎盘残留不易鉴别，需病理鉴别。

（3）子宫胎盘附着面复旧不全　表现为突然大量阴道流血，检查发现子宫大而软，宫口松弛，阴道及宫口有血块堵塞。多在产后2周左右发生。

（4）感染　以子宫内膜炎症多见。感染引起胎盘附着面复旧不良和子宫收缩欠佳，血窦关闭不全导致子宫出血。

（5）剖宫产术后子宫切口裂开　引起切口愈合不良造成出血的原因主要有：

① 子宫下段横切口两端切断子宫动脉向下斜行分支，造成局部供血不足。术中止血不良，局部血肿形成或局部感染，致使切口愈合不良。

② 横切口选择过低或过高。

③ 缝合不当。

④ 切口感染。

上述因素均可导致子宫切口愈合不良，缝线溶解脱落后血窦重新开放，出现大量阴道流血，甚至休克。

（曾韶英　唐海珍　叶称连　刘　欣）

第十六章 妇科病史及检查

📖 **内容精讲**

病史采集和体格检查是诊断疾病的主要依据，也是妇科临床实践的基本技能。盆腔检查更是妇科所特有的检查方法。

第一节 妇科病史

一、病史采集方法

采集病史是疾病诊治的重要步骤，要做到准确、完整。要重视沟通技巧及尊重患者隐私。

二、病史内容

包括一般项目、主诉、现病史、既往史、月经史、婚育史、个人史、家族史。特别是月经史，包括初潮年龄、月经周期及经期持续时间、经量、经期伴随症状。常规询问并记录末次月经（LMP）起始日期及其经量和持续时间。若其流血情况不同于以往正常月经时，还应问准前次月经（PMP）起始日期。绝经后期患者应询问绝经年龄，绝经后有无再现阴道流血、阴道分泌物增多或其他不适。婚育史包括婚次及每次结婚年龄，是否近亲结婚（直系血亲及三代旁系血亲），男方健康状况，有无性病史及双方同居情况等。生育情况包括足月产、早产及流产次数以及现存子女数，记录分娩方式，有无难产史，新生儿出生情况，有无产后大量出血或产褥感染史。自然流产或人工流产情况。末次分娩或流产日期。采用何种计划生育措施及其效果。

第二节 体格检查

体格检查应在采集病史后进行。检查范围包括全身检查、腹部检查和盆腔检查。盆腔检查为妇科所特有，又称为妇科检查。

一、全身检查

测量体温、脉搏、呼吸及血压，必要时测量体重和身高。其他检查项目（略）。

二、腹部检查

为妇科体格检查的重要组成部分，应在盆腔检查前进行。

三、盆腔检查

盆腔检查是女性生殖器官疾病诊疗的重要手段，包括外阴、阴道、宫颈、宫体及双侧附件。

1. 基本要求 医师应关心体贴被检查的患者，做到态度严肃、语言亲切、检查仔细，动作轻柔；除尿失禁患者外，检查前应排空膀胱；垫单或纸单应一次性使用；患者取膀胱截石位。应避免于经期做盆腔检查。

2. 检查方法及步骤

（1）外阴部检查　发育情况及婚产式（未婚、已婚未产或经产）。有异常发现时，应详加描述。

（2）阴道窥器检查　无性生活者未经本人同意，禁用窥器检查。检查阴道及宫颈，观察阴道各壁、穹隆及宫颈有无异常。做阴道分泌物检查及培养及宫颈细胞学检查和 HPV 检测。

（3）双合诊　是盆腔检查中最重要的项目。检查者一手的两指或一指放入阴道，另一手在腹部配合检查，称为双合诊。目的在于检查阴道、宫颈、宫体、输卵管、卵巢、宫旁结缔组织以及骨盆腔内壁有无异常。子宫前倾前屈的判断："倾"指宫体纵轴与身体纵轴的关系。若宫体朝耻骨，称为前倾（anteversion）；"屈"指宫体与宫颈间的关系。若两者间的纵轴形成的角度朝向前方，称为前屈（anteflexion）。正常子宫位置一般是前倾略前屈。

（4）三合诊　经直肠、阴道、腹部联合检查，称为三合诊，是对双合诊检查不足的弥补。它在生殖器官肿瘤、结核、子宫内膜异位症、炎症的检查时尤显重要。

（5）直肠-腹部诊　适用无性生活史、阴道闭锁或有其他原因不宜双合诊的患者。

3. 记录　通过盆腔检查，按外阴、阴道、宫颈、宫体、双侧附件顺序记录。

第三节　妇科疾病常见症状的鉴别要点

妇科疾病的常见症状有阴道流血、白带异常、下腹痛、外阴瘙痒及下腹部肿块等，掌握这些症状的鉴别要点对妇科疾病的诊治极为重要。

一、阴道流血

1. 原因　引起阴道流血的常见原因有：

（1）与妊娠有关的子宫出血　常见的有流产、异位妊娠、葡萄胎、产后胎盘部分残留和子宫复旧不全等。

（2）生殖器炎症　如阴道炎、急性子宫颈炎、宫颈息肉和子宫内膜炎等。

（3）生殖器良性病变　如子宫内膜息肉、子宫腺肌病、子宫内膜异位症等。

（4）生殖器肿瘤　子宫肌瘤是引起阴道流血的常见良性肿瘤，分泌雌激素的卵巢肿瘤也可引起阴道流血。其他几乎均为恶性肿瘤，包括阴道癌、子宫颈癌、子宫内膜癌、子宫肉瘤、妊娠滋养细胞肿瘤、输卵管癌等。

（5）损伤、异物和外源性性激素　生殖道创伤如阴道骑跨伤、性交所致处女膜或阴道损伤，放置宫内节育器，幼女阴道内放入异物等均可引起出血。雌激素或孕激素（包括含性激素保健品）使用不当也可引起"突破性出血"或"撤退性出血"。

（6）与全身疾病有关的阴道流血　如血小板减少性紫癜、再生障碍性贫血、白血病、肝功能损害等，均可导致子宫出血。

（7）卵巢内分泌功能失调　在排除妊娠及所有器质性疾病后，可考虑由卵巢内分泌功能失调引起的异常子宫出血，主要包括无排卵性和排卵性异常子宫出血两类。另外，子宫内膜局部异常、月经间期卵泡破裂造成的雌激素水平短暂下降也可致子宫出血。

2. 临床表现　阴道流血的形式有：

（1）经量增多　月经量增多（＞80ml）或经期延长，月经周期基本正常，为子宫肌瘤的典型症状，其他如子宫腺肌病、排卵性异常子宫出血、放置宫内节育器，均可有经量增多。

（2）周期不规则的阴道流血　多为无排卵性异常子宫出血，但围绝经期妇女应注意排除早期子宫内膜癌。性激素或避孕药物引起的"突破性出血"也表现为不规则阴道流血。

（3）无任何周期可辨的长期持续阴道流血　多为生殖道恶性肿瘤所致，首先应考虑子宫颈癌或子宫内膜癌的可能。

（4）停经后阴道流血　发生于生育期妇女，应首先考虑与妊娠有关的疾病，如流产、异位妊娠、葡萄胎等；发生于围绝经期妇女，多为无排卵性异常子宫出血，但应首先排除生殖道恶性肿瘤。

（5）阴道流血伴白带增多　一般应考虑晚期子宫颈癌、子宫内膜癌或子宫黏膜下肌瘤伴感染。

（6）接触性出血　于性交后或阴道检查后，立即有鲜血出现，应考虑急性子宫颈炎、宫颈癌、宫颈息肉或子宫黏膜下肌瘤的可能。

（7）经间出血　若发生在下次月经来潮前 14～15 日，历时 3～4 日，且血量少，偶可伴有下腹疼痛和不适，多为排卵期出血。

（8）经前或经后点滴出血　月经来潮前数日或来潮后数日，持续极少量阴道褐红色分泌物，可见于排卵性异常子宫出血或为放置宫内节育器的副作用。此外，子宫内膜异位症亦可能出现类似情况。

（9）绝经多年后阴道流血　若流血量极少，历时 2～3 日即净，多为绝经后子宫内膜脱落引起的出血或萎缩性阴道炎；若流血量较多、流血持续不净或反复阴道流血，应考虑子宫内膜癌可能。

（10）间歇性阴道排出血性液体　应警惕有输卵管癌的可能。

（11）外伤后阴道流血　常见于骑跨伤后，流血量可多可少。

二、白带异常

白带是由阴道黏膜渗出液、宫颈管及子宫内膜腺体分泌液等混合而成，其形成与雌激素作用有关。正常白带呈白色稀糊状或蛋清样，高度黏稠，无腥臭味，量少，对妇女健康无不良影响，称为生理性白带。病理性白带常见的有：透明黏性白带、灰黄色或黄白色泡沫状稀薄白带、凝乳块状或豆渣样白带、灰白色匀质鱼腥味白带、脓性白带（多见于阴道炎）、血性白带、水样白带。

1. 透明黏性白带　外观与正常白带相似，但数量显著增多，应考虑卵巢功能失调、阴道腺病或宫颈高分化腺癌等疾病的可能。

2. 灰黄色或黄白色泡沫状稀薄白带　为滴虫阴道炎的特征，可伴外阴瘙痒。

3. 凝乳块状或豆渣样白带　为外阴阴道假丝酵母菌病的特征，常伴严重外阴瘙痒或灼痛。

4. 灰白色匀质鱼腥味白带　常见于细菌性阴道病，伴外阴轻度瘙痒。

5. 脓性白带　色黄或黄绿，黏稠，多有臭味，为细菌感染所致。可见于淋病奈瑟菌阴道炎、急性子宫颈炎及子宫颈管炎。阴道癌或子宫颈癌并发感染、宫腔积脓或阴道内异物残留等也可导致脓性白带。

6. 血性白带　白带中混有血液，血量多少不一，应考虑子宫颈癌、子宫内膜癌、宫颈息肉、宫颈炎或子宫黏膜下肌瘤等。放置宫内节育器亦可引起血性白带。

7. 水样白带　持续流出淘米水样白带且具奇臭者，一般为晚期子宫颈癌、阴道癌或黏膜下肌瘤伴感染。间断性排出清澈、黄红色或红色水样白带，应考虑输卵管癌的可能。

三、下腹痛

下腹痛为妇女常见的症状，多为妇科疾病所引起。应根据下腹痛的性质和特点，考虑各种不同妇科情况。但下腹痛来自内生殖器以外的疾病并不少见，应注意鉴别。

四、外阴瘙痒

外阴瘙痒是妇科患者常见症状，其原因分为局部原因及全身原因，还有查不出原因的外阴瘙痒。外阴阴道假丝酵母菌病和滴虫阴道炎是引起外阴瘙痒最常见的局部原因。应根据不同临床表现考虑不同疾病。

五、下腹部肿块

下腹部肿块是妇科患者就医时的常见主诉。腹部肿块可以是子宫增大、子宫附件肿块、肠道肿块、泌尿系肿块、腹壁或腹腔肿块。

1. 子宫增大　子宫增大常见于妊娠子宫、子宫肌瘤、子宫腺肌病、子宫恶性肿瘤、子宫畸形腔、阴道积血或宫腔积脓等病因。

2. 附件肿块　附件包括输卵管和卵巢。输卵管和卵巢通常不能扪及，当附件出现肿块时，多属病理现象。临床常见的附件肿块有：

（1）输卵管妊娠　肿块位于子宫旁，大小、形状不一，有明显触痛。患者多有短期停经史，随后出现阴道持续少量流血及腹痛。

（2）附件炎性肿块　肿块多为双侧性，位于子宫两旁，与子宫有粘连，压痛明显。急性附件炎症患者有发热、腹痛。输卵管卵巢积水患者多有不育及下腹隐痛史，甚至出现反复急性盆腔炎症发作。

（3）卵巢子宫内膜异位囊肿　多为与子宫粘连、活动受限、有压痛的囊性肿块，可有继发性痛经、性交痛、不孕等病史。

（4）卵巢非赘生性囊肿　多为单侧、可活动的囊性包块，通常直径不超过8cm。黄体囊肿可出现于早期妊娠。葡萄胎常并发一侧或双侧卵巢黄素囊肿。输卵管卵巢囊肿常有不孕或盆腔感染病史，附件区囊性块物，可有触痛，边界清或不清，活动受限。

（5）卵巢赘生性肿块　不论肿块大小，其表面光滑、囊性且可活动者，多为良性肿瘤。肿块为实性，表面不规则，活动受限，特别是盆腔内扪及其他多个结节或上腹部肿块或伴有胃肠道症状者，多为卵巢恶性肿瘤。

3. 肠道及肠系膜肿块　肠道及肠系膜肿块常见于粪块嵌顿、阑尾周围脓肿、腹部手术或感染后继发的肠管、大网膜粘连、肠系膜肿块、结肠癌。

4. 泌尿系肿块　多见于充盈膀胱、异位肾。

5. 腹腔肿块　多见于腹腔积液、盆腔结核包裹性积液、直肠子宫陷凹脓肿。

6. 腹壁及腹膜后肿块　常见于腹壁血肿或脓肿、腹膜后肿瘤或脓肿。

➤➤ 同步练习 ◀◀

一、选择题

1. 可能提示子宫内膜癌等病变的出血是（　　　）

　　A. 绝经后出血　　　　　　　　B. 同房后出血　　　　　　　C. 异位妊娠、葡萄胎

　　D. 经间出血　　　　　　　　　E. 经前或经后点滴出血

2. 女性，28岁，因停经2个月，阴道流血2天，下腹痛1天就诊。妇科检查提示子宫增大如女拳大。为确诊下列哪项检查最有意义（　　　）

　　A. 尿妊娠试验　　　　　　　　B. 后穹隆穿刺术　　　　　　C. 诊断性刮宫

　　D. B超　　　　　　　　　　　E. 子宫内膜活检术

3. 如孕激素试验阳性，最可能的诊断是什么（　　　）

　　A. 多囊卵巢综合征　　　　　　B. 早孕　　　　　　　　　　C. 下丘脑性闭经

　　D. 子宫性闭经　　　　　　　　E. 卵巢早衰

4. 患者女性，46岁，自觉潮热、出汗，情绪不稳定2月余，月经不规则半年。妇科检查：阴道分泌物少，黏膜皱褶变平，弹性下降，子宫轻度缩小，余无异常。此患者最可能的诊断是（　　　）

    A. 卵巢功能障碍   B. 神经精神疾病   C. 神经性官能症

    D. 老年性阴道炎   E. 围绝经期综合征

5. 妇科检查中哪项不正确（　　）

    A. 检查前必须排空膀胱

    B. 阴道出血者可暂不检查

    C. 未婚妇女主要采用双合诊检查

    D. 宫颈癌患者必须行三合诊检查

    E. 子宫极度后位者要行双合诊检查

6. 常用于早期筛查子宫颈癌及癌前病变的检查的方法是（　　）

    A. 宫颈醋酸及碘试验   B. 宫颈刮片或液基细胞学检查

    C. 人乳头瘤病毒的检查   D. 阴道镜检查及镜下宫颈多处活检

    E. 宫颈环形电切除术（LEEP 刀）活检

7. 患者女性，34 岁，曾怀孕 5 次，双胎早产 1 次，人工流产 2 次，足月产 1 次，有 2 子 1 女存活，正确描述方法是（　　）

    A. 5-1-2-3   B. 1-1-2-3   C. 5-1-2-1

    D. 5-2-2-2   E. 1-2-1-3

8. 育龄妇女阴道流血，应首先考虑（　　）

    A. 子宫肌瘤   B. 与妊娠有关疾病   C. 异常子宫出血

    D. 恶性肿瘤   E. 宫颈息肉

9. 患者女，48 岁，白带多，接触出血半年。妇科检查：宫颈糜烂状，阴道外观正常，子宫正常大小。双侧附件区无明显增厚。首选确诊检查是（　　）

    A. 宫颈锥切术   B. 宫颈和宫颈管活检   C. 宫颈涂片检查

    D. 阴道镜检   E. 宫颈荧光检查

10. 患者女，26 岁，月经规律，现停经 45 天，阴道少量出血 7 天，时有阵阵腹痛或腰酸。妇科检查：宫颈软，摇摆痛（＋），少量血染，宫体略大而软，附件（－）。对此病例首先考虑何种疾病（　　）

    A. 子宫内膜癌   B. 先兆流产   C. 宫外孕

    D. 排卵性异常子宫出血   E. 无排卵性异常子宫出血

二、名词解释

    子宫前倾前屈

三、简答题

    1. 引起阴道流血的常见原因有哪些？

    2. 附件肿块可能有哪些情况？

参考答案

一、选择题

    1. A 2. D 3. E 4. E 5. C 6. C 7. B 8. B

    9. B 10. C

二、名词解释

    子宫前倾前屈："倾"指宫体纵轴与身体纵轴的关系。若宫体朝耻骨，称为前倾；"屈"指宫体与宫颈间的关系。若两者间的纵轴形成的角度朝向前方，称为前屈。

三、简答题

    1. 答：引起阴道流血的常见原因有：

    ① 与妊娠有关的子宫出血：常见的有流产、异位妊娠、葡萄胎、产后胎盘部分残留和子宫复旧不全等。

    ② 生殖器炎症：如阴道炎、急性子宫颈炎、宫颈息肉和子宫内膜炎等。

    ③ 生殖器良性病变：如子宫内膜息肉、子宫腺

肌病、子宫内膜异位症等。

④ 生殖器肿瘤：子宫肌瘤是引起阴道流血的常见良性肿瘤，分泌雌激素的卵巢肿瘤也可引起阴道流血。其他几乎均为恶性肿瘤，包括阴道癌、子宫颈癌、子宫内膜癌、子宫肉瘤、妊娠滋养细胞肿瘤、输卵管癌等。

⑤ 损伤、异物和外源性性激素：生殖道创伤如阴道骑跨伤、性交所致处女膜或阴道损伤，放置宫内节育器，幼女阴道内放入异物等均可引起出血。雌激素或孕激素（包括含性激素保健品）使用不当也可引起"突破性出血"或"撤退性出血"。

⑥ 与全身疾病有关的阴道流血：如血小板减少性紫癜、再生障碍性贫血、白血病、肝功能损害等，均可导致子宫出血。

⑦ 卵巢内分泌功能失调：在排除妊娠及所有器质性疾病后，可考虑由卵巢内分泌功能失调引起的异常子宫出血，主要包括无排卵性和排卵性异常子宫出血两类。另外，子宫内膜局部异常、月经间期卵泡破裂造成的雌激素水平短暂下降也可致子宫出血。

2. 答：附件肿块的可能情况有：

① 输卵管妊娠：肿块位于子宫旁，大小、形状不一，有明显触痛。患者多有短期停经史，随后出现阴道持续少量流血及腹痛。

② 附件炎性肿块：肿块多为双侧性，位于子宫两旁，与子宫有粘连，压痛明显。急性附件炎症患者有发热、腹痛。输卵管卵巢积水患者多有不育及下腹隐痛史，甚至出现反复急性盆腔炎症发作。

③ 卵巢子宫内膜异位囊肿：多为与子宫粘连、活动受限、有压痛的囊性肿块，可有继发性痛经、性交痛、不孕等病史。

④ 卵巢非赘生性囊肿：多为单侧、可活动的囊性包块，通常直径不超过8cm。黄体囊肿可出现于早期妊娠。葡萄胎常并发一侧或双侧卵巢黄素囊肿。输卵管卵巢囊肿常有不孕或盆腔感染史，附件区囊性块物，可有触痛，边界清或不清，活动受限。

⑤ 卵巢赘生性肿块：不论肿块大小，其表面光滑、囊性且可活动者，多为良性肿瘤。肿块为实性，表面不规则，活动受限，特别是盆腔内扪及其他多个结节或上腹部肿块或伴有胃肠道症状者，多为卵巢恶性肿瘤。

（周洁莉　唐海璐）

第十七章　外阴色素减退性疾病

学习目的

1. **掌握**　外阴色素减退性疾病的诊断。
2. **熟悉**　外阴色素减退性疾病的病理改变及治疗。
3. **了解**　外阴色素减退性疾病的鉴别。

内容精讲

外阴色素减退性疾病是一组以瘙痒为主要症状、外阴皮肤色素减退为主要体征的外阴皮肤疾病。外阴色素减退性疾病临床表现分类属于白色病变（white lesions），但病理组织学分类包括棘层细胞增生型（acanthotic pattern）、苔藓样型（lichenoid pattern）、均质化或硬化型（dermal homogenization/selerosis pattern）等，为外阴部位的非肿瘤性皮肤病变之一。

本章主要讨论妇科临床常见的白色病变，包括外阴慢性单纯性苔藓、外阴硬化性苔藓等。

第一节　外阴慢性单纯性苔藓

外阴慢性单纯性苔藓是以外阴瘙痒为主要症状的鳞状上皮细胞良性增生为主的外阴疾病，是最常见的外阴色素减退性疾病。

【病理】

主要组织病理变化为表皮层角化过度和角化不全，棘细胞层不规则增厚。

【临床表现】

外阴瘙痒是此病的最主要症状，主要累及大阴唇、阴唇间沟、阴蒂包皮、阴唇后联合等处，常呈对称性。早期病变较轻时，皮肤颜色暗红或粉红，角化过度部位则呈现白色。

【诊断与鉴别诊断】

除上述临床症状及体征外，主要依靠病理检查方能确诊，特别是有无不典型增生和癌变，病理检查更是唯一确诊手段。

外阴慢性单纯性苔藓应与白癜风、外阴炎等相鉴别。

【治疗】

1. 一般治疗　包括保持外阴部皮肤清洁干燥，不食辛辣和过敏食物。衣着要宽大，凡精神较紧张，瘙痒症状明显以致失眠者，可加用镇静、催眠和抗过敏药物以加强疗效。

2. 局部药物治疗　目的在于控制局部瘙痒。采用糖皮质激素局部治疗。

3. 物理治疗　对缓解症状、改善病变有一定效果。

4. 手术治疗　一般仅适用于：①局部病损组织出现不典型增生或有恶变可能者；②反复应用药物或物理治疗无效者。

第二节　外阴硬化性苔藓

外阴硬化性苔藓是一种以外阴及肛周皮肤萎缩变薄、色素减退为主的疾病。

【病理】

病变早期真皮乳头层水肿，晚期出现均质化，有淋巴细胞和浆细胞浸润，表皮过度角化及黑色素细胞减少。

【临床表现】

主要表现为外阴病损区瘙痒及外阴烧灼感。病损常位于大阴唇、小阴唇、阴蒂包皮、阴唇后联合及肛周，多呈对称性。早期皮肤发红肿胀，出现粉红、象牙白色或有光泽的多角形平顶小丘疹，中心有角质栓。晚期皮肤菲薄皱缩似卷烟纸，阴道口挛缩狭窄。

【诊断和鉴别诊断】

一般根据临床表现作出诊断，病理检查是唯一最后诊断方法。外阴硬化性苔藓应与老年生理性萎缩、白癜风、白化病等相鉴别。

【治疗】

1. **一般治疗**　与外阴慢性单纯性苔藓治疗相同。
2. **局部药物治疗**　目前均认为丙酸睾酮局部涂擦是治疗外阴硬化性苔藓的标准方法。
3. **全身用药**　阿维 A 胶囊，20mg～30mg/d，口服。
4. **物理治疗**　同外阴慢性单纯性苔藓治疗相同。
5. **手术治疗**　很少采用。

第三节　其他外阴皮肤病

一、扁平苔藓

扁平苔藓为细胞免疫介导的皮肤病损，病变常出现在外阴和阴道。局部应用皮质激素，症状缓解率可达 94%，口服环孢素也有一定的缓解作用。

二、外阴白癜风

外阴白癜风是黑色素细胞被破坏所引起的疾病。除外阴外，身体其他部位也可伴发白癜风。通常不需治疗。

三、继发性外阴色素减退疾病

各种慢性外阴病变均可使外阴表皮过度角化。经渗出物浸渍，角化表皮常脱屑而呈白色。治疗应针对原发疾病。

四、贝赫切特病

贝赫切特病又称眼-口-生殖器综合征，病因尚不清楚，可能与微生物感染，非特异性免疫高活性有关。病理主要表现毛细血管病变。

◆═══ 同步练习 ═══◆

一、选择题

1. 关于外阴慢性单纯性苔藓错误的是（　　　）

　A. 最常见的外阴上皮非瘤样病变

　　B. 病理为鳞状上皮细胞良性增生

　　C. 恶变率 2%～5%

　　D. 主要表现为外阴结节

　　E. 多见于 50 岁左右女性

2. 诊断外阴慢性单纯性苔藓错误的是（　　　）

　　A. 病理组织学检查为确诊依据　　B. 活检应在色素减退区取材

　　C. 溃疡、结节、粗糙处也是取材部位

　　D. 甲苯胺蓝涂抹病损、醋酸脱色后，应在褪色区取材

　　E. 阴道镜下取材可增加取材准确性

3. 关于外阴硬化性苔藓的临床表现正确的是（　　　）

　　A. 常为单侧发病　　　　　　　　B. 晚期皮肤菲薄皱缩

　　C. 早期皮肤变白　　　　　　　　D. 外阴瘙痒较鳞状上皮增生重

　　E. 育龄期女性发病率最高

4. 外阴慢性单纯性苔藓最主要的症状是（　　　）

　　A. 外阴湿疹　　　　　　　B. 外阴瘙痒　　　　　　　C. 外阴赘生物

　　D. 外阴疼痛　　　　　　　E. 阴道分泌物增多

5. 诊断外阴色素减退性疾病的可靠检查是（　　　）

　　A. 外阴多点活组织检查　　　B. 外阴涂片检查　　　　C. B 型超声检查

　　D. 醋酸液涂抹病损区　　　　E. 1% 甲苯胺蓝涂抹病损区

6. 关于外阴白癜风正确的是（　　　）

　　A. 病变区粗糙、质硬　　　　　　B. 外阴皮肤与病损区无界限

　　C. 因黑色素细胞被破坏所引起　　D. 按炎症治疗有效

　　E. 自觉症状多数明显

7. 恶变率较高的外阴上皮非瘤样病变是（　　　）

　　A. 外阴白癜风　　　　　　　　　B. 外阴鳞状上皮增生

　　C. 外阴硬化性苔藓　　　　　　　D. 外阴硬化性苔藓并鳞状上皮增生

　　E. 贝赫切特病

8. 关于继发性外阴色素减退疾病错误的是（　　　）

　　A. 糖尿病外阴炎刺激外阴可致　　B. 有外阴瘙痒、灼热症状

　　C. 针对原发疾病进行治疗　　　　D. 表皮脱屑区涂油脂，白色可减退

　　E. 恶变率高

9. 外阴硬化性苔藓治疗错误的是（　　　）

　　A. 手术治疗首选　　　　　　　　B. 幼女一般不采用丙酸睾丸酮油剂外涂

　　C. 保持外阴清洁、干燥　　　　　D. 必要时使用镇静、抗过敏药物

　　E. 局部感染者使用抗生素

10. 外阴硬化性苔藓合并鳞状上皮增生是指（　　　）

　　A. 皮层角化或角化不全，棘细胞层增厚不规则，上皮细胞排列整齐，细胞大小、核形态正常

　　B. 表皮萎缩、过度角化，黑素细胞减少，晚期出现均质化，有淋巴细胞和浆细胞浸润

　　C. 不同部位取材，同时有上述两种病变存在

　　D. 上述两种病变中，出现棘细胞排列不整齐，细胞形态大小不一

　　E. 上述两种病变中，出现核深染，分裂象增多，但基底膜完整

二、简答题

简述外阴慢性单纯性苔藓患者局部用药的选择。

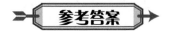

一、选择题

1. D　2. D　3. B　4. B　5. A　6. C　7. B　8. E
9. A　10. C

二、简答题

答：治疗目的主要控制局部瘙痒。主张用糖皮质激素局部治疗。常用药物 0.025% 氟轻松软膏、0.01% 曲安奈德软膏、1%～2% 氢化可的松软膏，每日涂擦局部 3～4 次。当瘙痒症状基本控制后，应停用高效糖皮质激素类药物，因此类药物长期使用，可导致局部皮肤萎缩。

（周洁莉　谢小青）

第十八章　外阴及阴道炎症

学习目的

1. **掌握**　外阴及阴道炎症的病因。
2. **熟悉**　外阴及阴道炎症的诊断方法。
3. **了解**　外阴及阴道炎症的治疗；阴道微生态。

内容精讲

第一节　阴道微生态

　　阴道微生态主要由阴道微生物群、宿主的内分泌系统、阴道解剖结构及阴道局部免疫系统共同组成的生态系统。在维持阴道微生态平衡的因素中，雌激素、局部 pH、乳杆菌以及阴道黏膜系统起重要作用，若阴道微生态平衡被打破，则可能导致阴道感染的发生。

　　生理情况下，雌激素使阴道上皮增生变厚并增加细胞内糖原含量，阴道上皮细胞分解糖原为单糖，阴道乳杆菌将单糖转化为乳酸，维持阴道正常酸性环境，抑制其他病原体生长，称为阴道的自净作用。

第二节　非特异性外阴炎

【病因】

　　外阴与尿道、肛门临近，经常受到经血、阴道分泌物、尿液、粪便的刺激．若不注意皮肤清洁易引起外阴炎；其次糖尿病患者糖尿的刺激、粪瘘患者粪便的刺激以及尿瘘患者尿液的长期浸渍等；此外，穿紧身化纤内裤，导致局部通透性差、局部潮湿以及经期使用卫生巾的刺激，均可引起非特异性外阴炎。

【临床表现】

　　外阴皮肤瘙痒、疼痛、烧灼感，于活动、性交、排尿、排便时加重。检查见局部充血、肿胀、糜烂，常有抓痕，严重者形成溃疡或湿疹。

【治疗】

　　1. 病因治疗　积极寻找病因，若发现糖尿病应治疗糖尿病。若有尿瘘、粪瘘，应及时行修补术。

　　2. 局部治疗　可用 1∶5000 高锰酸钾液坐浴，每日 2 次，若有破溃涂抗生素软膏或紫草油。

第三节　前庭大腺炎症

【病因】

　　前庭大腺位于两侧大阴唇后 1/3 深部，腺管开口于处女膜与小阴唇之间。因解剖部位的特点，在性交、分娩等其他情况污染外阴部时，病原体容易侵入而引起前庭大腺炎。前庭大腺囊肿系因前庭大腺管开口部阻塞，分泌物积聚于腺腔而形成囊肿。

【临床表现】

炎症多发生于一侧。初起时局部肿胀、疼痛、灼热感，行走不便，有时会致大小便困难。检查见局部皮肤红肿、发热、压痛明显。前庭大腺囊肿若囊肿小且无感染，患者可无自觉症状，若囊肿大，患者可感到外阴有坠胀感或有性交不适。检查见囊肿多为单侧，也可为双侧，囊肿呈椭圆形，大小不等。

【治疗】

急性炎症发作时，需卧床休息。根据病原体选用抗生素、磺胺药。脓肿形成后可切开引流并作造口术。前庭大腺囊肿现多行前庭大腺囊肿造口术取代以前的囊肿剥出术。

第四节　滴虫阴道炎

【病因】

滴虫阴道炎由阴道毛滴虫引起。

【传染方式】

经性交直接传播，是主要的传播方式；经公共浴池、浴盆、浴巾等间接传播；医源性传播。

【临床表现】

主要症状是外阴瘙痒，稀薄的泡沫状白带，可有臭味。检查时见阴道黏膜充血，严重者有散在出血斑点。

【诊断】

典型病例容易诊断，若在阴道分泌物中找到滴虫即可确诊。

【治疗】

全身用药　甲硝唑口服，每日 2 次，7 日为一疗程，性伴侣应同时治疗。也可全身及局部联合用药，药效更佳。

第五节　外阴阴道假丝酵母菌病

【病因】

80％～90％的病原体为白假丝酵母菌。

【传染途径】

念珠菌除寄生阴道外，还可寄生于人的口腔、肠道，这三个部位的念珠菌可互相自身传染，当局部环境条件适合时易发病。

【临床表现】

主要表现为外阴瘙痒、灼痛，还可伴有尿频、尿痛及性交痛。急性期白带增多。白带特征是白色稠厚呈凝乳或豆渣样。

【治疗】

1. **消除诱因**　积极治疗原发病，如糖尿病，及时停用相关药物，如抗生素、雌激素等。
2. **单纯性外阴阴道假丝酵母菌病的治疗**　局部短疗程抗真菌药物为主。
3. **复杂性外阴阴道假丝酵母菌病的治疗**　抗真菌剂以口服＋局部药物治疗。如氟康唑 150mg，每日 1 次口服，连用 5 日。

外阴阴道假丝酵母菌病与细胞溶解性阴道病（cytolytic vaginosis，CV）相似，应注意鉴别。CV 主要由乳杆菌过度繁殖，pH 过低，导致阴道鳞状上皮细胞溶解破裂而引起相应临床症状的一种疾病。常见临床表现为外阴瘙痒、阴道烧灼样不适，阴道分泌物性质为黏稠或稀薄的白色干酪样。两者主要通过实验室检查鉴别，外阴阴道假丝酵母菌病镜下可见到芽生孢子及假菌丝，而 CV 可见大量乳杆菌和上皮溶解后细胞裸核。

第六节　细菌性阴道病

【定义】

细菌性阴道病为阴道内正常菌群失调所致的一种混合感染。

【临床表现】

患者可无症状，有症状者的主要表现为阴道分泌物增多，有恶臭味，可伴有轻度外阴瘙痒或烧灼感。

【诊断】

下列 4 条中有 3 条阳性即可临床诊断为细菌性阴道病：①匀质、稀薄、白色阴道分泌物；②线索细胞阳性；③阴道分泌物 PH＞4.5；④胺臭味试验阳性。

【治疗】

1. 全身用药　甲硝唑，每日 2～3 次口服，共 7 日。

2. 阴道局部用药　甲硝唑，每日 1 次，共 7 日。2％克林霉素软膏涂抹，每晚 1 次，连用 7 日。

第七节　萎缩性阴道炎

【病因】

因卵巢功能衰退，雌激素水平降低，阴道壁萎缩，上皮细胞内糖原含量减少，阴道内 pH 增高，局部抵抗力降低，致病菌容易入侵繁殖引起炎症。

【临床表现】

主要症状为阴道分泌物增多及外阴瘙痒、灼热感。阴道分泌物稀薄，呈淡黄色，严重者呈血样脓性白带。检查见阴道呈老年性改变，上皮萎缩，皱襞消失，上皮变平滑、菲薄。阴道黏膜充血，有小出血点，有时见浅表溃疡。

【诊断】

根据年龄及临床表现。应取阴道分泌物检查滴虫及念珠菌。对有血性白带者，应与子宫恶性肿瘤鉴别。

【治疗】

原则为补充雌激素增加阴道抵抗力及抗生素抑制细菌的生长。

1. 补充雌激素　补充雌激素主要是针对病因的治疗，以增加阴道抵抗力。雌激素制剂可局部给药，也可全身给药。局部涂抹雌三醇软膏，每日 1～2 次，连用 14 日。口服替勃龙 2.5mg，每日 1 次，也可选用其他雌孕激素制剂连续联合用药。

2. 抑制细菌生长　阴道局部应用抗生素如诺氟沙星制剂 100mg，放于阴道深部，每日 1 次，7～10 日为 1 个疗程。对阴道局部干涩明显者，可应用润滑剂。

第八节　婴幼儿外阴阴道炎

【病因】

婴幼儿外阴发育差，雌激素水平低，阴道上皮菲薄，抵抗力低，易受感染。

【临床表现】

主要症状为阴道分泌物增加，呈脓性，外阴痒。检查可见外阴、阴蒂、尿道口、阴道口黏膜充血、水肿，有脓性分泌物自阴道口流出。

【诊断】

根据症状及查体所见，详细询问病情及母亲有无阴道炎的病史，通常可做出初步诊断。

【治疗】

原则为：①保持外阴清洁、干燥，减少摩擦；②针对病原体选择相应抗生素治疗；③对症处理：有蛲虫者，给予驱虫治疗；小阴唇粘连者应予以分离；若阴道有异物，应及时取出。

同步练习

一、选择题

1. 对于阴道炎的治疗，下列哪项是不恰当的是（　　　）
   - A. 滴虫阴道炎的治愈标准，是在滴虫转阴后每次月经后复查白带，三次阴性为治愈
   - B. 外阴阴道假丝酵母菌病反复发作应查尿糖、血糖，以了解是否伴有糖尿病
   - C. 萎缩性阴道炎的治疗原则是增加阴道抵抗力及抑制细菌生长
   - D. 阴道炎患者在应用药物控制炎症外，宣传个人卫生和公共卫生，防止交叉感染
   - E. 阴道炎的治疗必须在局部用药外加全身抗炎治疗

2. 治疗念珠菌阴道炎应选（　　　）
   - A. 甲硝唑
   - B. 青霉素
   - C. 雌激素
   - D. 克霉唑
   - E. 红霉素

3. 细菌性阴道病的临床表现为（　　　）
   - A. 奶酪样、豆渣样白带
   - B. 灰黄色、泡沫样白带
   - C. 稀薄、氨臭味白带
   - D. 黄色、脓样白带
   - E. 血性白带

4. 患者女，38 岁，近 3 天白带增多，外阴痛痒就诊。检查外阴、阴道黏膜充血，分泌物呈黄色，中等量，呈稀薄泡沫状。此患者应进行的辅助检查是（　　　）
   - A. 尿常规
   - B. 阴道分泌物细菌培养及药敏试验
   - C. 悬滴法阴道分泌物查滴虫
   - D. 阴道细胞学检查
   - E. 衣原体培养

5. 引起萎缩性阴道炎的原因是（　　　）
   - A. 卵巢功能衰退，雌激素水平降低
   - B. 阴道壁萎缩，黏膜变薄
   - C. 上皮细胞内糖原含量减少，阴道内 pH 值上升
   - D. 局部抵抗力降低
   - E. 以上各项均是

6. 26 岁已婚女性，有洁癖，一日两次用冲洗液冲洗阴道，近日感外阴瘙痒，分泌物多来诊，下列说法正确的是（　　　）
   - A. 可能的诊断为滴虫性阴道炎
   - B. 常规化验如未发现异常，可送细菌培养可能的诊断为滴虫阴道炎
   - C. 首选的治疗药物是甲硝唑

  D. 应选用制霉菌素治疗，常规化验如未发现异常，可送细菌培养

  E. 冲洗阴道有助于控制炎症

7.30 岁女性，外阴瘙痒伴白带多 3 天，白带呈豆渣样，下列说法错误的是（   ）

  A. 可能为患者本身肠道念珠菌所传染

  B. 可能为患者口腔念珠菌所感染

  C. 如性伴侣无症状，可不必治疗

  D. 如患者现妊娠 3 个月，禁用阴道内给药，以防经生殖道上行感染危害胎儿

  E. 如患者已为 1 年内第 4 次患病，应按 RVVC 治疗

8. 前庭大腺炎的说法，下列错误的是（   ）

  A. 病原体主要为葡萄球菌、大肠杆菌、链球菌、淋菌等混合感染

  B. 由于解剖部位的特点，病原体易侵入引起炎症

  C. 急性炎症时需卧床休息   D. 病原体首先侵犯腺管   E. 发病时多为双侧

9. 阴道假丝酵母菌病选用的阴道冲洗药液是（   ）

  A. 1% 乳酸   B. 0.5% 醋酸   C. 生理盐水溶液

  D. 2%～4% 碳酸氢钠   E. 1∶5000 高锰酸钾

10. 关于单纯性外阴阴道假丝酵母菌病和复杂性外阴阴道假丝酵母菌病，何者正确（   ）

  A. 复杂性外阴阴道假丝酵母菌病的致病菌多为白假丝酵母菌

  B. 二者均需局部治疗结合全身使用抗真菌药物以提高疗效

  C. 单纯性外阴阴道假丝酵母菌病局部治疗与全身用药疗效相似

  D. 单纯性外阴阴道假丝酵母菌病的致病菌为光滑假丝酵母菌

  E. 单纯性外阴阴道假丝酵母菌病多见于免疫功能受损者

二、名词解释

  1. 阴道自净作用

  2. 细胞溶解性阴道病

  3. 外阴阴道假丝酵母菌病

三、简答题

  萎缩性阴道炎的治疗原则是什么？

参考答案

一、选择题

  1. E   2. D   3. C   4. C   5. E   6. D   7. D   8. E

  9. D   10. C

二、名词解释

  1. 阴道自净作用：生理情况下，雌激素使阴道上皮增生变厚并增加细胞内糖原含量，阴道上皮细胞分解糖原为单糖，阴道乳杆菌将单糖转化为乳酸，维持阴道正常酸性环境，抑制其他病原体生长。

  2. 细胞溶解性阴道病：CV 主要由乳杆菌过度繁殖，pH 过低，导致阴道鳞状上皮细胞溶解破裂而引起相应临床症状的一种疾病。常见临床表现为外阴瘙痒、阴道烧灼样不适，阴道分泌物性质为黏稠或稀薄的白色干酪样。镜下可见大量乳杆菌和上皮溶解后细胞裸核。

  3. 外阴阴道假丝酵母菌病：由假丝酵母菌引起的常见外阴阴道炎症。

三、简答题

  答：① 补充雌激素：补充雌激素主要是针对病因的治疗，以增加阴道抵抗力。雌激素制剂可局部给药，也可全身给药。局部涂抹雌三醇软膏，每日 1～2 次，连用 14 日。口服替勃龙 2.5mg，每日 1 次，也可选用其他雌孕激素制剂连续联合用药。

  ② 抑制细菌生长：阴道局部应用抗生素如诺氟沙星制剂 100mg，放于阴道深部，每日 1 次，7～10 日为 1 个疗程。对阴道局部干涩明显者，可应用润滑剂。

（周洁莉   刘   欣）

第十九章　子宫颈炎症

 学习目的

1. **掌握**　子宫颈炎症的治疗。
2. **熟悉**　子宫颈炎症的病原体、临床表现及诊断。
3. **了解**　慢性子宫颈炎的病理。

 内容精讲

第一节　急性子宫颈炎

子宫颈炎症是妇科常见疾病之一，包括宫颈阴道部炎症及宫颈管黏膜炎症。急性子宫颈炎指子宫颈发生急性炎症。常见病原体可为性传播疾病病原体或内源性病原体。

【临床表现及诊断】

1. 临床表现　大部分患者无症状，有症状者主要表现为阴道分泌物增多，呈黏液脓性。妇科检查见宫颈充血、水肿、黏膜外翻，宫颈管流出脓性分泌物。

2. 诊断　①出现两个特征性体征之一，显微镜检查阴道分泌物白细胞增多，可做出急性宫颈炎症的初步诊断。两个特征性体征：宫颈管或宫颈管棉拭子标本上，肉眼见到脓性或黏液脓性分泌物；或用棉拭子擦拭宫颈管时，容易诱发宫颈管内出血。②白细胞检测；③病原体检测。

【治疗】

主要为抗生素药物治疗，有性传播疾病高危因素的年轻女性，未获得病原体检测结果即可给予治疗，对获得病原体针对病原体选择抗生素。若感染淋病奈瑟菌或衣原体，应对其性伴侣进行检查及治疗。

第二节　慢性子宫颈炎

慢性宫颈炎指宫颈间质内有大量淋巴细胞、浆细胞等慢性炎细胞浸润，可伴有子宫颈腺上皮及间质增生和鳞状上皮化生。慢性子宫颈炎可有急性子宫颈炎迁延而来，也可为病原体持续感染所致。其病理分为慢性子宫颈管黏膜炎、子宫颈息肉、子宫颈肥大。

【临床表现及诊断】

1. 临床表现　多数患者无症状，妇科检查发现子宫颈息肉或肥大，外观柱状上皮异位。

2. 诊断　根据临床表现可初步做出慢性子宫颈炎诊断，需与子宫颈柱状上皮异位和宫颈上皮内瘤变、子宫颈腺囊肿、子宫恶性肿瘤相鉴别。子宫颈腺囊肿（Naboth cyst）绝大多数情况下是子宫颈的生理性变化。子宫颈转化区内鳞状上皮取代柱状上皮过程中，新生的鳞状上皮覆盖子宫颈腺管口或伸入腺管，将腺管口阻塞，导致腺体分泌物引流受阻，潴留形成囊肿。

【治疗】

有炎症表现、糜烂样表现及宫颈息肉以局部治疗为主，治疗前必须排除子宫颈上皮内瘤变及宫颈癌。无症状的生理性宫颈糜烂样改变无需处理。

同步练习

一、选择题

1. 目前急性宫颈炎的病原体最常见是（　　）
   - A. 厌氧菌
   - B. 淋病奈瑟菌
   - C. 溶血性链球菌
   - D. 金黄色葡萄球菌
   - E. 铜绿假单胞菌

2. 以下关于淋病奈瑟菌感染宫颈炎说法错误是（　　）
   - A. 感染宫颈管柱状上皮
   - B. 沿黏膜面扩散引起浅层感染
   - C. 以宫颈管病变最为明显
   - D. 常侵袭尿道黏膜
   - E. 不侵袭前庭大腺

3. 以下关于急性子宫颈炎说法正确是（　　）
   - A. 在子宫颈管棉拭子标本肉眼可见脓性或黏性脓性分泌物可诊断为宫颈炎
   - B. 宫颈炎患者用棉拭子擦拭宫颈无接触性出血
   - C. 子宫颈脓性分泌物作革兰氏染色，中性粒细胞＞40/高倍视野
   - D. 阴道分泌物涂片检查白细胞＞40/高倍视野
   - E. 对淋病奈瑟菌为病原体的宫颈炎，可不需性伴侣检查及治疗

4. 下列关于慢性宫颈炎说法，错误的是（　　）
   - A. 多由急性宫颈炎治疗不彻底转变而来
   - B. 可以是病原体的持续性感染
   - C. 病原体与急性宫颈炎相似
   - D. 慢性宫颈炎病理有慢性子宫颈管黏膜炎、子宫颈息肉、子宫颈肥大三种
   - E. 宫颈糜烂样改变在物理治疗前不需排除宫颈恶性肿瘤及宫颈上皮内瘤变

5. 关于宫颈防御机能错的是（　　）
   - A. 宫颈阴道部覆以复层鳞状上皮
   - B. 亦覆有单层柱状上皮
   - C. 宫颈内口紧闭
   - D. 宫颈管形成黏液栓
   - E. 黏液栓中有溶菌酶

6. 关于宫颈腺囊肿说法正确的是（　　）
   - A. 宫颈糜烂愈合过程中，新生的单层柱状上皮伸入腺管
   - B. 腺管周围的结缔组织增生长入腺管
   - C. 一般腺体分泌物引流仍可正常
   - D. 浅部的宫颈腺囊肿宫颈表面突出单个或多个青白色小囊泡
   - E. 囊肿感染，外观呈红色

7. 女，33岁。阴道分泌物多，外阴痒，查：宫颈、阴道充血，分泌物呈脓性，宫颈颗粒型糜烂样改变，宫颈液基细胞学检查提示重度炎症，需采取何种治疗措施（　　）
   - A. 物理疗法
   - B. 局部活检＋局部药物腐蚀＋全身消炎
   - C. 局部药物消炎
   - D. 宫颈锥形切除术
   - E. 局部消炎后，局部活检，若为阴性，则物理疗法

8. 患者，35岁，7天前因慢性宫颈炎作激光治疗。治疗后3天阴道有大量黄色排液伴低热，体温38.3℃左右，5天后感下腹坠痛，腰酸难忍，体温上升达39℃。妇科检查：宫颈肥大盖有灰色白膜，宫体中位，大小正常，可活动，两侧附件明显增厚并有压痛，首先应考虑的诊断是（　　）

A. 宫颈物理治疗后组织反应　　　B. 宫颈激光后宫颈炎急性发作

C. 宫颈激光后引起急性盆腔炎　　D. 宫颈激光后合并上呼吸道感染

E. 宫颈激光后发热待查

(题9～10共用题干)

患者，25岁，G_0P_0，白带增多2个月，接触性出血3次就诊，妇科检查：宫颈中度糜烂样改变，子宫颈3点有宫颈腺囊肿，宫体大小正常，双附件未及肿物，无压痛，宫颈癌筛查无异常。

9. 患者目前还须完善哪项检查（　　　）

A. 宫颈活检＋HPV检测　　　B. B超检查　　　C. 宫颈刮片

D. HPV检测　　　E. 胸片

10. 此患者最适宜的治疗是（　　　）

A. 口服抗生素　　　B. 宫颈锥形切除术　　　C. 宫颈糜烂面涂硝酸银

D. 激光治疗　　　E. 子宫全切术

二、名词解释

子宫颈腺囊肿

三、简答题

试简述急性子宫颈炎的诊断方法。

参考答案

一、选择题

1. B　2. E　3. A　4. E　5. B　6. D　7. E　8. C

9. A　10. D

二、名词解释

子宫颈腺囊肿：绝大多数情况下是子宫颈的生理性变化。子宫颈转化区内鳞状上皮取代柱状上皮过程中，新生的鳞状上皮覆盖子宫颈腺管口或伸入腺管，将腺管口阻塞，导致腺体分泌物引流受阻，潴留形成囊肿。

三、简答题

答：具备以下一个或两个特征性体征，同时显微镜检查宫颈或阴道分泌物白细胞增多，可作出宫颈炎症的初步诊断。宫颈炎症诊断后，需进一步做衣原体及淋病奈瑟菌的检测。

两个特征性体征：宫颈管或宫颈管棉拭子标本上，肉眼见到脓性或黏液脓性分泌物；或用棉拭子擦拭宫颈管时，容易诱发宫颈管内出血。白细胞检测：子宫颈管脓性分泌物涂片作革兰氏染色，中性粒细胞＞30/高倍视野；或阴道分泌物湿片检查白细胞＞10/高倍视野，但需排除引起白细胞增高的阴道炎症。

（周洁莉　朱亚飞）

第二十章　盆腔炎性疾病及生殖器结核

学习目的

1. **掌握**　盆腔炎性疾病的临床表现、诊断标准及治疗原则。
2. **熟悉**　盆腔炎性疾病的病理变化、感染途径和后遗症。
3. **了解**　女性生殖系统的自然防御机制；生殖器结核。

内容精讲

第一节　盆腔炎性疾病

盆腔炎性疾病（pelvic inflammatory disease，PID）指女性上生殖道的一组感染性疾病，主要包括子宫内膜炎（endometritis）、输卵管炎（salpingitis）、输卵管卵巢脓肿（tubo-ovarian abscess，TOA）、盆腔腹膜炎（peritonitis）。炎症可局限于一个部位，也可同时累及几个部位，以输卵管炎、输卵管卵巢炎最常见。病原体包括外源性病原体与内源性病原体，常为混合感染。轻者无症状或仅有下腹痛、阴道分泌物增多；重者有发热或伴消化和泌尿系统症状。诊断标准：妇科检查为最低标准，实验室检查为附加标准，病理或影像学检查为特异标准。抗生素是主要治疗，必要时手术治疗。

【女性生殖道的自然防御功能】

1. 解剖生理特点

（1）两侧大阴唇自然合拢，遮掩阴道口、尿道口。

（2）由于盆底肌的作用，阴道口闭合，阴道前后壁紧贴，可防止外界污染。阴道正常微生物群尤其是乳杆菌，可抑制其他细菌生长。

（3）子宫颈内口紧闭，子宫颈管黏膜为分泌黏液的单层高柱状上皮所覆盖，黏膜形成皱褶、嵴突或陷窝，从而增加黏膜表面积；子宫颈管分泌大量黏液形成胶冻状黏液栓，成为上生殖道感染的机械屏障。

（4）生育期妇女子宫内膜周期性剥脱，也是消除宫腔感染的有利条件。

（5）输卵管黏膜上皮细胞的纤毛向宫腔方向摆动以及输卵管的蠕动，均有利于阻止病原体侵入。

2. 生化特点　子宫颈黏液栓内含乳铁蛋白、溶菌酶，可抑制病原体侵入子宫内膜。子宫内膜与输卵管分泌液都含有乳铁蛋白、溶菌酶，清除偶尔进入宫腔及输卵管的病原体。

3. 生殖道黏膜免疫系统　生殖道黏膜如阴道黏膜、子宫颈和子宫聚集有不同数量的淋巴细胞，包括 T 细胞、B 细胞。此外，中性粒细胞、巨噬细胞、补体以及一些细胞因子，均在局部有重要的免疫功能，发挥抗感染作用。

【感染途径】

有经淋巴系统蔓延、沿生殖器黏膜上行蔓延、经血循环传播、直接蔓延四种。经淋巴系统蔓延是产褥感染、流产后感染的主要途径。

【病理】

病理类型包括：急性子宫内膜炎及子宫肌炎；急性输卵管炎、输卵管积脓、输卵管卵巢脓肿；急性盆腔腹膜炎；急性盆腔结缔组织炎；败血症及脓毒血症；肝周围炎（Fitz-Hung-Curtis 综合征）；是指肝包膜炎症而无肝实质损害的肝周围炎，通常由淋病（急性淋病性肝周炎）或支原体感染引起。

【临床表现及诊断】

1. 临床表现 轻者无症状或症状轻微。常见症状为下腹痛、发热、阴道分泌物增多。腹痛为持续性，活动或性交后加重。妇科检查仅发现宫颈举痛或宫体压痛或附件区压痛。

2. 诊断 根据病史、症状、体征及实验室检查可做出初步诊断，现采用 2015 年美国疾病控制中心推荐的盆腔炎性疾病的诊断标准（表 20-1）。

表 20-1 盆腔炎性疾病的诊断标准（美国 CDC 诊断标准，2015 年）

最低标准（minimum criteria）
　　宫颈举痛或子宫压痛或附件区压痛
附加标准（additional criteria）
　　体温超过 38℃（口表）
　　宫颈或阴道异常脓性分泌物
　　阴道分泌物见到大量白细胞
　　红细胞沉降率升高
　　血 C-反应蛋白升高
　　实验室证实的宫颈淋病奈瑟菌或衣原体阳性
特异标准（specific criteria）
　　子宫内膜活检组织学证实子宫内膜炎
　　阴道超声或核磁共振检查显示输卵管增粗、输卵管积液，伴或不伴有盆腔积液、输卵管卵巢肿块，以及腹腔镜检查发现盆腔炎性疾病征象

【治疗】

主要为抗生素药物治疗，必要时手术治疗。抗生素的治疗原则：经验性、广谱、及时及个体化。

1. 门诊治疗 若患者一般状况好，症状轻，能耐受口服抗生素，并有随访条件，可在门诊给予口服或肌内注射抗生素治疗。

2. 住院治疗 若患者一般情况差，病情严重，伴有发热、恶心、呕吐；或有盆腔腹膜炎；或输卵管卵巢脓肿；或门诊治疗无效；或不能耐受口服抗生素；或诊断不清，均应住院给予以抗生素药物治疗为主的综合治疗。

（1）抗生素药物治疗 给药途径以静脉滴注收效快，常用的配伍方案如下：①头孢菌素类药物或头霉素；②克林霉素与氨基糖苷类药物联合方案等。

（2）手术治疗 主要用于治疗抗生素控制不满意的输卵管卵巢脓肿或盆腔脓肿。手术指征有：①药物治疗无效；②脓肿持续存在；③脓肿破裂。

手术可根据情况选择经腹手术或腹腔镜手术。手术原则以切除病灶为主。

【盆腔炎性疾病后遗症】

若盆腔炎性疾病未得到及时正确的治疗，可能会发生一系列后遗症，即盆腔炎性疾病后遗症。主要病理改变：①输卵管阻塞、输卵管增粗；②输卵管卵巢粘连形成输卵管卵巢肿块；③若输卵管伞端闭锁、输卵管积水或输卵管积脓、输卵管卵巢囊肿；④盆腔结缔组织表现为主、骶韧带增生、变厚，若病变广泛，可使子宫固定。

1. 临床表现 表现不孕、异位妊娠发生率增高、慢性盆腔痛、盆腔炎性疾病反复发作。妇

科检查根据病变部位不同，可有不同体征。

2. 治疗　盆腔炎性疾病后遗症需根据不同情况选择治疗方案。不孕患者多需要辅助生育技术协助受孕。对慢性盆腔痛，需排除子宫内膜异位症等其他引起盆腔痛的疾病。对反复发作者，在抗生素药物治疗基础上必要时联合手术治疗。

第二节　生殖器结核

由结核分枝杆菌引起的女性生殖器炎症称为生殖器结核。多见于 20～40 岁妇女，也可见于绝经后的老年妇女。生殖器结核最常发生在输卵管，占女性生殖器结核的 90%～100%，因血行传播，故多为双侧性。半数输卵管结核患者同时有子宫内膜结核。此外，盆腔腹膜结核也不少见。输卵管黏膜破坏和粘连，常使管腔阻塞；输卵管周围粘连，管腔部分通畅，但黏膜纤毛被破坏且输卵管僵硬、蠕动受限，丧失其运输功能，都是造成生殖器结核不孕常见的原因。

【传染途径】

有血行传播、直接蔓延、淋巴传播、性交传播四种，血行传播为最主要的传播途径。

【病理】

包括输卵管结核、子宫内膜结核、宫颈结核、卵巢结核、盆腔腹膜结核，其中输卵管结核占女性生殖器结核的 90%～100%。

【临床表现及诊断】

1. 临床表现　不孕、月经不调、下腹坠痛，若为活动期，可有结核病的一般症状，依病情轻重、病程长短而异。有的患者无任何症状，有的患者则症状较重。

2. 诊断　多数患者缺乏明显症状，阳性体征不多，故诊断时易被忽略。为提高确诊率，应详细询问病史，对怀疑有生殖器结核患者，可通过子宫内膜病理检查、子宫输卵管碘油造影、腹腔镜检查等辅助检查方法协助诊断。若能找到病原学或组织学证据即可确诊。术前及术后抗结核治疗。

【鉴别诊断】

结核性盆腔炎性疾病应与盆腔炎性疾病后遗症、子宫内膜异位症、卵巢肿瘤，尤其是卵巢癌鉴别，诊断困难时，可作腹腔镜检查或剖腹探查确诊。

【治疗】

治疗原则：采用抗结核药物治疗为主，休息营养为辅的治疗原则。

1. 抗结核药物治疗　药物治疗应遵循早期、联合、规律、适量、全程的原则。近年采用异烟肼、利福平、乙胺丁醇、吡嗪酰胺等抗结核药物联合治疗，推行两阶段短疗程治疗方案，前 2～3 个月为强化期，后 4～6 个月为巩固期或继续期。

2. 支持疗法　急性患者至少应休息 3 个月。

3. 手术治疗　出现以下情况应考虑手术治疗：①盆腔包块经药物治疗后缩小，但不能完全消退；②治疗无效或治疗后又反复发作者；③盆腔结核形成较大的包块或较大的包裹性积液者；④子宫内膜结核严重，药物治疗无效者。术前后需应用抗结核药物治疗。手术以全子宫及双侧附件切除术为宜。对年轻妇女应尽量保留卵巢功能；对病变局限于输卵管，而又迫切希望生育者，可行双侧输卵管切除术，保留卵巢及子宫。

同步练习

一、选择题

1. 关于盆腔炎性疾病的病原体说法不正确是（　　）
   - A. 主要有内源性和外源性两种，大多数是混合感染
   - B. 外源性病原体主要是寄居于身体其他部位的菌群转移到生殖系统，大量繁殖致病
   - C. 内源性病原体来自原寄居于阴道内的微生物菌群
   - D. 厌氧菌感染的特点是容易形成盆腔脓肿
   - E. 内源性病原体包括厌氧菌和需氧菌

2. 下列符合急性盆腔炎性疾病的是（　　）
   - A. 患者出现高热、腹痛、阴道分泌物增多、子宫两侧压痛明显、白细胞升高
   - B. 停经、恶心呕吐、阴道少量出血
   - C. 可出现渐进性痛经，盆腔有肿块
   - D. 不孕，输卵管碘油造影呈串珠样
   - E. 停经，压痛及反跳痛，后穹隆饱满

3. 关于盆腔炎性疾病的治疗不正确的是（　　）
   - A. 经验性选择抗生素
   - B. 根据药敏选择抗生素
   - C. 诊断不确定时，可待明确诊断后应用抗生素
   - D. 用药期间，为观察病情随时行妇科检查
   - E. 病情严重者，需半卧位休息

4. 以下符合盆腔炎性疾病考虑手术治疗指征的除了（　　）
   - A. 药物治疗 2～3 天无效，患者中毒症状加重
   - B. 经药物治疗 2～3 天无效，且原有肿块增大
   - C. 输卵管卵巢脓肿或盆腔脓肿经治疗 2～3 周仍存
   - D. 可疑脓肿破裂
   - E. 冰冻骨盆

5. 最常见的女性生殖器结核类型的是（　　）
   - A. 输卵管结核
   - B. 子宫内膜结核
   - C. 宫颈结核
   - D. 卵巢结核
   - E. 盆腔腹膜结核

6. 慢性盆腔炎患者在下列哪种情况下可考虑手术治疗（　　）
   - A. 月经过多
   - B. 双侧输卵管增粗
   - C. 不孕
   - D. 炎性包块，经药物治疗无效者
   - E. 痛经

7. 患者，女，29 岁，人工流产后 4 日出现发热，体温 38.3℃。查体：外阴（一），阴道内少许血性分泌物，宫颈充血，子宫正常大小，压痛明显。双侧附件区未触及明显增厚，无压痛。本病应首先考虑为（　　）
   - A. 盆腔腹膜炎
   - B. 不全流产
   - C. 输卵管卵巢炎
   - D. 子宫内膜炎及子宫肌炎
   - E. 吸宫不全

8. 患者，女，36 岁，有盆腔炎性疾病病史，近 4 日高热伴下腹痛，妇科检查：子宫正常大小，左附件区触及新生儿头包块，活动度差，压痛，静脉使用抗生素 72h 无效，腹胀明显，该病应如何处理（　　）
   - A. 抗生素静脉给药
   - B. 抗生素应用的同时剖腹探查行脓肿切除或切开引流术

C. 经阴道穿刺排脓　　　　　　D. 应用退热药（激素等）并手术治疗

E. 立即剖腹探查

9. 患者，女，34 岁，既往有肺结核病史，妇科检查：宫颈有乳头状增生，见 0.5cm 糜烂样改变，为明确诊断应行何种检查（　　）

A. 血沉　　　　　　　　B. 宫颈活检＋病理检查　　　　　C. 血常规

D. 输卵管碘油造影　　　E. 结核菌素试验

10. 关于厌氧菌描述哪项不正确（　　）

A. 主要有革兰氏阳性脆弱类杆菌、革兰氏阴性消化链球菌

B. 主要来源于结肠、直肠、阴道、口腔黏膜

C. 容易形成盆腔脓肿

D. 主要通过淋巴系统蔓延

E. 脓液有粪臭并有气泡

二、名词解释

1. 盆腔炎性疾病

2. Fitz-Hung-Curtis 综合征

三、简答题

简述急性盆腔炎性疾病的病理类型。

参考答案

一、选择题

1. B　2. A　3. D　4. E　5. A 6. D　7. D　8. B

9. B　10. A

二、名词解释

1. 盆腔炎性疾病：指女性上生殖道的一组感染性疾病，主要包括子宫内膜炎、输卵管炎、输卵管卵巢脓肿、盆腔腹膜炎。

2. Fitz-Hung-Curtis 综合征：是指肝包膜炎症而无肝实质损害的肝周围炎，通常由淋病（急性淋病性肝周炎）或支原体感染引起。

三、简答题

答：急性盆腔炎性疾病的病理类型包括：①急性子宫内膜炎及子宫肌炎；②急性输卵管炎、输卵管积脓、输卵管卵巢脓肿；③急性盆腔腹膜炎；④急性盆腔结缔组织炎；⑤败血症及脓毒血症；⑥肝周围炎（Fitz-Hugh-Curtis 综合征）。

（周洁莉　宋春花）

第二十一章　子宫内膜异位症与子宫腺肌病

📖 **学习目的**

1. **掌握**　子宫内膜异位症的临床分期；子宫内膜异位症和子宫腺肌病的病理及临床表现。
2. **熟悉**　子宫内膜异位症的辅助诊断方法及治疗。
3. **了解**　子宫内膜异位症和子宫腺肌病的概念及病因；子宫内膜异位症的预防及子宫腺肌病的诊断与治疗。

📖 **内容精讲**

子宫内膜异位性疾病包括子宫内膜异位症和子宫腺肌病，两者均由具有生长功能的异位子宫内膜所致，临床上常可并存。但两者的发病机制及组织发生学不尽相同，临床表现及其对卵巢激素的敏感性亦有差异，前者对孕激素敏感，后者不敏感。

第一节　子宫内膜异位症

子宫内膜组织（腺体和间质）出现在子宫体以外的部位时，称为子宫内膜异位症（endometriosis，EMT），简称内异症。异位内膜可侵犯全身任何部位，绝大多数位于盆腔脏器和壁腹膜，以卵巢、宫骶韧带最常见，其次为子宫及其他脏腹膜、阴道直肠隔等部位，故有盆腔子宫内膜异位症之称。内异症是激素依赖性疾病，在形态学上呈良性表现，但具有种植、侵袭及远处转移等类似恶性肿瘤的行为特点。持续加重的盆腔粘连、疼痛、不孕，是其主要的临床表现。

【发病率】

流行病学调查显示，育龄期是内异症的高发年龄，近年来发病率呈明显上升趋势，在慢性盆腔疼痛及痛经患者中的发病率为20%～90%，25%～35%不孕患者与内异症有关，妇科手术中有5%～15%患者被发现有内异症存在。

【病因】

异位子宫内膜来源至今尚未阐明，目前主要学说及发病因素有：

1. 异位种植学说　1921年Sampson首先提出经期时子宫内膜腺上皮和间质细胞可随经血逆流，经输卵管进入盆腔，种植于卵巢和邻近的盆腔腹膜，并在该处继续生长、蔓延，形成盆腔内异症，也称为经血逆流学说。子宫内膜也可以通过淋巴及静脉向远处播散，发生异位种植，是子宫内膜异位种植学说的组成部分。

2. 体腔上皮化生学说　Mayer提出体腔上皮分化来的组织在受到持续卵巢激素或经血及慢性炎症的反复刺激后，能被激活转化为子宫内膜样组织。

3. 诱导学说　未分化的腹膜组织在内源性生物化学因素诱导下，可发展成为子宫内膜组织。

4. 遗传因素　内异症具有一定的家族聚集性，患者一级亲属的发病风险是无家族史者的7倍。有研究发现内异症与谷胱甘肽转移酶、半乳糖转移酶和雌激素受体的基因多态性有关，提示该病存在遗传易感性。

5. 免疫与炎症因素　越来越多的证据表明内异症患者免疫监视功能、免疫杀伤细胞的细胞毒作用减弱，不能有效清除异位内膜。还有证据表明，内异症与亚临床腹膜炎有关，表现为腹腔液中巨噬细胞、炎性细胞因子、生长因子、促血管生成物质增加，从而促进异位内膜存活、增殖并导致局部纤维增生、粘连。

6. 其他因素 "在位内膜决定论"、环境因素、血管生成因素、异位内膜细胞凋亡减少等理论都与子宫内膜异位症的发生及进展有关。

【病理】

内异症的基本病理变化为异位子宫内膜随卵巢激素变化而发生周期性出血，导致周围纤维组织增生和囊肿、粘连形成，在病变区出现紫褐色斑点或小泡，最终发展为大小不等的紫褐色实质性结节或包块。

1. 大体病理

（1）卵巢　最易被异位内膜侵犯，约80％病变累及一侧，累及双侧占50％，异位病灶分为微小病灶型和典型病灶型。形成单个或多个囊肿型的典型病变，称卵巢子宫内膜异位囊肿，又称卵巢巧克力囊肿。表面呈灰蓝色，与邻近的子宫、阔韧带、盆侧壁或乙状结肠等紧密粘连，手术时若强行剥离，囊壁极易破裂，流出黏稠暗褐色陈旧血液。

（2）宫骶韧带、直肠子宫陷凹和子宫后壁下段　病变早期、轻者局部有散在紫褐色出血点或颗粒状结节，随病变发展，子宫后壁与直肠前壁粘连，直肠子宫陷凹变浅甚至消失，重者病灶向阴道直肠隔发展，在隔内形成肿块并向阴道后穹隆或直肠腔凸出，但穿破阴道或直肠黏膜罕见。

（3）盆腔腹膜　盆腔腹膜内异症分为色素沉着型和无色素沉着型两种，前者呈紫蓝色或黑色结节，后者为无色素的早期病灶，较前者更具活性，并有红色火焰样、息肉样、白色透明变、卵巢周围粘连、黄棕色腹膜斑等。无色素异位病变发展成典型病灶约需6~24个月。腹腔镜检查可以发现许多微小的腹膜内异症病灶。

（4）输卵管及宫颈　异位内膜累及输卵管和宫颈少见。

（5）其他部位　阑尾、膀胱、直肠异位病灶呈紫蓝色或红棕色点、片状病损，很少穿透脏器黏膜层。会阴及腹壁瘢痕处异位病灶因反复出血致局部纤维增生而形成圆形结节，可大至数厘米。

2. 镜下检查　典型的异位内膜组织在镜下可见子宫内膜上皮、腺体、内膜间质、纤维素及出血等成分。可出现临床表现极典型组织学特征极少的不一致现象，镜下找到少量内膜间质细胞即可确诊内异症。临床表现和术中所见很典型，即使镜下仅能在卵巢囊壁中发现红细胞或含铁血黄素细胞等出血证据，亦应视为内异症。肉眼正常的腹膜组织镜检时发现子宫内膜腺体及间质，称为镜下内异症。异位内膜组织可随卵巢周期变化而有增生和分泌改变，但其改变与在位子宫内膜并不一定同步，多表现为增生期改变。

异位内膜极少发生恶变，发生率低于1％。

【临床表现】

25％患者无任何症状。

1. 症状

（1）下腹痛和痛经　典型症状为继发性痛经进行性加重。多位于下腹、腰骶及盆腔中部，有时可放射至会阴部、肛门及大腿，常于月经来潮时出现，并持续整个经期。疼痛严重程度与病灶大小不一定呈正比。

（2）不孕　内异症患者不孕率高达40％。其原因复杂，如盆腔微环境改变、免疫功能异常、子宫内膜代谢异常、卵巢功能异常、输卵管蠕动异常。

（3）性交不适　多见于直肠子宫陷凹有异位病灶或因局部粘连，一般表现为深部性交痛。

（4）月经异常　15％~30％患者有经量增多、经期延长或月经淋漓不尽或经前期点滴出血。可能与卵巢实质病变、无排卵、黄体功能不足或合并有子宫腺肌病和子宫肌瘤有关。

（5）其他特殊症状　盆腔外局部出现周期性疼痛、出血和肿块，并出现相应症状。肠道内异症可出现腹痛、腹泻、便秘或周期性少量便血；膀胱内异症经期出现尿痛和尿频；异位病灶侵犯和（或）压迫输尿管时，出现腰痛和血尿，甚至肾盂积水和继发性肾萎缩；手术瘢痕异位症常在瘢痕深部扪及剧痛包块。

2. 体征 囊肿破裂时腹膜刺激征阳性。子宫后倾固定，直肠子宫陷凹、宫骶韧带或子宫后壁下方可扪及触痛性结节，一侧或双侧附件处触及囊实性包块，活动度差。病变累及直肠阴道间隙时，可在阴道后穹隆触及触痛明显，或直接看到局部隆起的小结节或紫蓝色斑点。

【诊断】

生育年龄女性有继发性痛经且进行性加重、不孕或慢性盆腔痛，盆腔检查扪及与子宫相连的囊性包块或盆腔触痛结节，可初步诊断子宫内膜异位症。经腹腔镜检查可见盆腔病灶及病灶的活检是确诊依据。

1. 影像学检查 B超可见异位囊肿呈圆形或椭圆形，与周围特别子宫粘连，囊壁厚而粗糙，囊内有细小的絮状光点，其诊断敏感性和特异性在96%以上。

2. 血清 CA125 测定 血清 CA125 水平可能增高，但变化范围很大，临床上多用于重度内异症和疑有深部异位病灶者。敏感性和特异性均较低，可用于监测异位内膜病变活动情况，评估疗效和预测复发。

3. 腹腔镜检查 除了阴道或其他部位的直视可见的病变之外，腹腔镜检查是确诊盆腔内异症的标准方法。

【鉴别诊断】

内异症与其他疾病的鉴别见表 21-1。

表 21-1　内异症与其他疾病的鉴别

项目	子宫内膜异位症	卵巢癌	盆腔炎性肿块	子宫腺肌病
病史	病程长，进行性加重的痛经	早期无症状，病情发展快	多有急慢性 盆腔感染史	病程长，进行性加重的痛经
妇科检查	子宫后位固定触痛结节，囊性包块不活动，边界清	包块为实性或囊实性，多伴腹水	肿块边界不清，压痛明显	子宫均匀性增大变硬
B超检查	囊性包块，边界清，血供不丰富	包块实性或囊实性，多伴腹水，血供丰富	多为混合性包块，边界不清	子宫多弥漫性增大，压痛
实验室检查	CA125 正常或轻度升高	CA125 明显升高	CA125 正常或轻度升高，WBC 升高	CA125 正常或轻度升高

【临床分期】

该分期法于 1985 年最初提出，1997 年再次修正。内异症分期需在腹腔镜下或剖腹探查手术时进行，要求详细观察并对异位内膜的部位、数目、大小、粘连程度等进行记录，最后进行评分。该分期法有利于评估疾病严重程度、正确选择治疗方案、准确比较和评价各种治疗方法的疗效，并有助于判断患者的预后。

【治疗】

治疗内异症的根本目的是"缩减和去除病灶，减轻和控制疼痛，治疗和促进生育，预防和减少复发"。根据患者年龄、症状、病变部位和范围以及对生育要求等加以选择，强调治疗个体化。

（一）治疗方法

1. 药物治疗 采用使患者假孕或假绝经性激素疗法，已成为临床治疗内异症的常用方法。

但对较大的卵巢内膜异位囊肿，特别是卵巢包块性质未明者，宜采用手术治疗。

(1) 非甾体抗炎药 是一类不含糖皮质激素的抗炎、解热、镇痛药物，主要作用机制是抑制前列腺素的合成，减轻疼痛。用法：根据需要应用，间隔不少于6h。副作用主要为胃肠道反应，偶有肝功能异常。长期应用要警惕胃溃疡的可能。

(2) 口服避孕药 降低垂体促性腺激素水平，并直接作用于子宫内膜和异位内膜，导致内膜萎缩和经量减少。长期连续服用避孕药造成类似妊娠的人工闭经，称假孕疗法。用法为每日1片，连续用6～9个月，此法适用于轻度内异症患者。副作用主要有恶心、呕吐、血栓形成。

(3) 孕激素 单用人工合成高效孕激素，通过抑制垂体促性腺激素分泌，造成无周期性的低雌激素状态，并与内源性雌激素共同作用，造成高孕激素性闭经和内膜蜕膜化形成假孕。连续应用6个月，如甲羟孕酮30mg/d。副作用有恶心、轻度抑郁、水钠潴留、体重增加及阴道不规则点滴出血等。

(4) 孕激素受体拮抗剂 米非司酮（mifepristone）具有强抗孕激素作用，每日口服25～100mg，造成闭经使病灶萎缩。长期疗效有待证实。

(5) 孕三烯酮（gestrinone） 为19-去甲睾酮甾体类药物，有抗孕激素、中度抗雌激素和抗性腺效应，能增加游离睾酮含量，减少性激素结合球蛋白水平，抑制FSH、LH峰值并减少LH均值，使体内雌激素水平下降，异位内膜萎缩、吸收，也是一种假绝经疗法。每周两次，每次2.5mg，于月经第1日开始服药，6个月为1个疗程。

(6) 达那唑（danazol） 为合成的17α-乙炔睾酮衍生物。抑制FSH、LH峰；抑制卵巢甾体激素生成并增加雌、孕激素代谢；直接与子宫内膜雌、孕激素受体结合抑制内膜细胞增生，子宫内膜萎缩，出现闭经。因FSH、LH呈低水平，又称假绝经疗法。

(7) 促性腺激素释放激素激动剂（GnRH-a） 为人工合成的十肽类化合物，对GnRH受体的亲和力较天然GnRH高百倍，在短期促进垂体LH和FSH释放后持续抑制垂体分泌促性腺激素，导致卵巢激素水平明显下降，出现暂时性闭经，此疗法又称"药物性卵巢切除"（medical oophorectomy）。目前常用的GnRH-a类药物有：亮丙瑞林3.75mg，月经第1日皮下注射后，每隔28日注射1次，共3～6次；戈舍瑞林3.6mg，用法同前。用药后一般第2个月开始闭经，可使痛经缓解，停药后在短期内排卵可恢复。副作用主要有潮热、阴道干燥、性欲减退和骨质丢失等绝经症状，停药后多可消失。但骨质丢失时需1年才能逐渐恢复正常。因此在应用GnRH-a 3～6个月时可以酌情给予反向添加治疗（add-back therapy）提高雌激素水平，预防低雌激素状态相关的血管症状和骨质丢失的发生，如妊马雌酮0.625mg加甲羟孕酮2mg，每日1次或替勃龙1.25mg/d。

2. 手术治疗 适用于药物治疗后症状不缓解、局部病变加剧或生育功能未恢复者，较大的卵巢内膜异位囊肿者。腹腔镜手术首选，目前认为腹腔镜确诊、手术＋药物为内异症的"金标准"治疗。手术方式有：

(1) 保留生育功能手术 切净或破坏所有可见的异位内膜病灶、分离粘连、恢复正常的解剖结构，但保留子宫、一侧或双侧卵巢，至少保留部分卵巢组织。适用于药物治疗无效、年轻和有生育要求的患者。术后复发率约40%，因此术后宜尽早妊娠或使用药物以减少复发。

(2) 保留卵巢功能手术 切除盆腔内病灶及子宫，保留至少一侧或部分卵巢。适用于Ⅲ、Ⅳ期患者、症状明显且无生育要求的45岁以下患者。术后复发率约5%。

(3) 根治性手术 将子宫、双附件及盆腔内所有异位内膜病灶予以切除和清除，适用于45岁以上重症患者。术后不用雌激素补充治疗者，几乎不复发。

（二）内异症不同情况的处理

1. 内异症相关疼痛

(1) 未合并不孕及无附件包块 首选药物治疗。一线药物包括：非甾体抗炎药、口服避孕药及高效孕激素。二线药物包括 GnRH-a、左炔诺孕酮宫内缓释系统（LNG-IUS）。一线药物治疗无效改二线药物，若依然无效，应考虑手术治疗。所有的药物治疗都存在停药后疼痛的高复发率。

（2）合并不孕或附件包块者　首选手术治疗。手术指征：①卵巢子宫内膜异位囊肿直径≥4cm；②合并不孕；③痛经药物治疗无效。手术以腹腔镜为首选。但手术后症状复发率较高，年复发率高达10％。故手术后应辅助药物治疗并长期管理。可根据病情选择一线或二线药物用于术后治疗，以减少卵巢子宫内膜异位囊肿和疼痛复发，但停药后症状会很快再出现。

不建议术前药物治疗。但对病变较重、估计手术困难者，术前可短暂应用 GnRH-a 3 个月，以减少手术难度，提高手术的安全性。

2. 内异症相关不孕　对于内异症合并不孕患者首先按照不孕的诊疗路径进行全面的不孕症检查，排除其他不孕因素。单纯药物治疗对自然妊娠无效。腹腔镜是首选的手术治疗方式。年轻、轻中度者，术后可期待自然妊娠6个月，并给予生育指导；有高危因素者（年龄在35岁以上、不孕年限超过3年，尤其是原发不孕者；重度内异症、盆腔粘连、病灶切除不彻底者；输卵管不通者），应积极辅助生殖技术助孕。

3. 内异症恶变　主要恶变部位在卵巢，其他部位少见。临床有以下情况应警惕内异症恶变：①绝经后内异症患者，疼痛节律改变；②卵巢囊肿直径>10cm；③影像学检查有恶性征象；④血清 CA125 水平>200U/ml。治疗应遵循卵巢癌的治疗原则，预后一般比非内异症恶变的卵巢癌好。

【预防】

内异症病因不明确，预防作用有限，主要注意以下几点以减少其发病。

1. 防止经血逆流　及时发现并治疗引起经血潴留的疾病，如先天性梗阻性生殖道畸形和继发性宫颈粘连、阴道狭窄等。

2. 药物避孕　口服避孕药可抑制排卵、促使子宫内膜萎缩，对有高发家族史、容易带器妊娠者，可以选择。

3. 防止医源性异位内膜种植　尽量避免多次的宫腔手术操作。

第二节　子宫腺肌病

当子宫内膜腺体及间质侵入子宫肌层时，称子宫腺肌病（adenomyosis）。多发生于30～50岁经产妇，约15％同时合并内异症，约半数合并子宫肌瘤。子宫腺肌病与子宫内膜异位症病因不同，但均受雌激素的调节。

【病因】

子宫腺肌病患者部分子宫肌层中的内膜病灶与宫腔内膜直接相连，故认为多次妊娠及分娩、人工流产、慢性子宫内膜炎等造成子宫内膜基底层损伤，与腺肌病发病密切相关。缺乏子宫黏膜下层的保护作用，使得在解剖结构上子宫内膜易于侵入肌层。高水平雌孕激素刺激，也可能是促进内膜向肌层生长的原因之一。

【病理】

异位内膜在子宫肌层多呈弥漫性生长，累及后壁居多，故子宫呈均匀性增大，前后径增大明显，呈球形，一般不超过12周妊娠子宫大小。剖面见子宫肌壁显著增厚且硬，无旋涡状结构，于肌壁中见粗厚肌纤维带和微囊腔，腔内偶有陈旧血液。少数腺肌病病灶呈局限性生长形成结节或团块，称子宫腺肌瘤（adenomyoma），与周围肌层无明显界限，手术时难以剥出。镜检特征为肌层内有呈岛状分布的异位内膜腺体及间质，对雌激素有反应性改变，但对孕激素无反应或不敏感。

【临床表现】

主要症状是经量过多、经期延长和逐渐加重的进行性痛经，疼痛位于下腹正中，常于经前1周开始，直至月经结束。有35%患者无典型症状。

妇科检查子宫呈均匀增大或有局限性结节隆起，质硬且有压痛，经期压痛更甚。无症状者有时与子宫肌瘤不易鉴别。

【诊断】

可依据典型的进行性痛经和月经过多史、妇科检查子宫均匀增大或局限性隆起、质硬且有压痛而作出初步临床诊断。影像学检查有一定帮助，可酌情选择，确诊取决于术后的病理学检查。

【治疗】

应视患者症状、年龄和生育要求而定。目前无根治性的有效药物，对于症状较轻、有生育要求及近绝经期患者可试用达那唑、孕三烯酮或GnRH-a治疗。年轻或希望生育的子宫腺肌瘤患者，可试行病灶挖除术，但术后有复发风险；对症状严重、无生育要求或药物治疗无效者，应行全子宫切除术。是否保留卵巢，取决于卵巢有无病变和患者年龄。

同步练习

一、选择题

1. 关于子宫内膜异位症哪项是正确的（　　　）

    A. 其发病与月经周期无关

    B. 子宫内膜侵入子宫肌层

    C. 各年龄段妇女均可发病

    D. 使用性激素抑制卵巢功能可暂时阻止此病的发展

    E. 宫骶韧带及子宫直肠陷凹是最常见的发病部位

2. 关于子宫内膜异位的临床表现哪项是错误的（　　　）

    A. 卵巢子宫内膜异位囊肿的大小与疼痛严重程度不成正比

    B. 疼痛多位于下腹部

    C. 子宫内膜异位症可无痛经

    D. 深部的子宫内膜异位结节病灶可导致严重痛经

    E. 子宫内膜异位结节病灶向深部浸润常穿透肠黏膜造成便血

3. 关于子宫腺肌病的症状，下列哪项是错误的（　　　）

    A. 月经量过多、经期延长　　　　B. 阴道排液增多　　　　C. 进行性加重的痛经

    D. 不孕　　　　E. 可无任何症状

4. 46岁已婚女性，妊娠5次，顺产2次，人工流产史3次，经量增多、痛经并进行性加剧3年。妇科检查：子宫后位增大如孕8周大小，活动受限。B型超声检查：见子宫肌层回声增强。最可能的诊断是（　　　）

    A. 异常子宫出血　　　　B. 侵蚀性葡萄胎　　　　C. 子宫内膜炎

    D. 子宫腺肌病　　　　E. 继发性痛经

5. 子宫内膜异位症手术治疗中的根治性手术适用于（　　　）

    A. 无生育要求的重症患者　　　　B. 近绝经期重症患者　　　　C. 45岁以下的重症患者

    D. 45岁以上患者　　　　E. 巨大卵巢巧克力囊肿患者

(题 6～7 共用题干)

30 岁已婚女性，未避孕 4 年未孕，痛经并进行性加重 5 年。妇科检查：子宫后位，正常大小，活动受限，其左后方可触及一囊性包块直径约 7cm，边界清，与子宫关系紧密，不活动，轻压痛。

6. 最可能的诊断是（　　）
   A. 附件炎性包块　　　　　　B. 子宫腺肌瘤　　　　　　C. 浆膜下子宫肌瘤
   D. 卵巢巧克力囊肿　　　　　E. 卵巢癌

7. 该患者最适合的治疗方法是（　　）
   A. 期待疗法　　　　　　　　B. 假孕疗法　　　　　　　C. 假绝经疗法
   D. GnRH-a　　　　　　　　　E. 腹腔镜探查

8. 女性，47 岁，经产妇，经量增多、经期延长 5 年，剧烈痛经 4 年。妇科检查：子宫如 8 周妊娠子宫大。需采用的治疗方式是（　　）
   A. 全子宫切除术　　　　　　B. 假孕疗法　　　　　　　C. 药物性卵巢切除
   D. 期待治疗　　　　　　　　E. 假绝经疗法

9. 子宫内膜异位症最主要的临床特点（　　）
   A. 经期腹痛，肛门坠胀感　　B. 双下肢疼痛　　　　　　C. 不规则阴道出血
   D. 腹痛于经前 1～2 天开始　　E. 痛经进行性加重

10. 子宫内膜异位症患者出现月经失调的症状与以下哪个因素无关（　　）
    A. 合并子宫腺肌病　　　　　B. 黄体功能不足　　　　　C. 卵巢排卵障碍
    D. 合并子宫肌瘤　　　　　　E. 盆腔粘连

二、名词解释

1. 子宫内膜异位症
2. 子宫腺肌病
3. 子宫腺肌瘤
4. 药物性卵巢切除
5. 卵巢巧克力囊肿

三、简答题

简述子宫内膜异位症手术治疗的目的和术式分类。

参考答案

一、选择题

1.D　2.E　3.B　4.D　5.B　6.D　7.E　8.A
9.E　10.E

二、名词解释

1. 子宫内膜异位症：子宫内膜组织（腺体和间质）出现在子宫体以外的部位时，称为子宫内膜异位症。

2. 子宫腺肌病：当子宫内膜腺体及间质侵入子宫肌层时，称子宫腺肌病。

3. 子宫腺肌瘤：少数腺肌病病灶呈局限性生长形成结节或团块，称子宫腺肌瘤，与周围肌层无明显界限。

4. 药物性卵巢切除：促性腺激素释放激素激动剂（GnRH-a）为人工合成的十肽类化合物，对 GnRH 受体的亲和力较天然 GnRH 高百倍，在短期促进垂体 LH 和 FSH 释放后持续抑制垂体分泌促性腺激素，导致卵巢激素水平明显下降，出现暂时性闭经，此疗法称"药物性卵巢切除"。

5. 卵巢巧克力囊肿：卵巢被异位内膜侵犯，形成单个或多个囊肿型的典型病变，称卵巢子宫内膜异位囊肿，又称卵巢巧克力囊肿。

三、简答题

答：手术治疗治疗的目的是切除病灶、恢复解剖。适用于药物治疗后症状不缓解、局部病变加剧或生育功能未恢复者、较大的卵巢内膜异位囊肿者。腹腔镜手术是首选的手术方法，目前认为腹腔镜确

诊、手术＋药物为内异症的"金标准"治疗。手术方式有：

①保留生育功能手术：切净或破坏所有可见的异位内膜病灶、分离粘连、恢复正常的解剖结构，但保留子宫、一侧或双侧卵巢，至少保留部分卵巢组织。适用于药物治疗无效、年轻和有生育要求的患者。术后复发率约 40%，因此术后宜尽早妊娠或使用药物以减少复发。

②保留卵巢功能手术：切除盆腔内病灶及子宫，保留至少一侧或部分卵巢。适用于Ⅲ、Ⅳ期患者、症状明显且无生育要求的 45 岁以下患者。术后复发率约 5%。

③根治性手术：将子宫、双附件及盆腔内所有异位内膜病灶予以切除和清除，适用于 45 岁以上重症患者。术后不用雌激素补充治疗者，几乎不复发。

（周洁莉　李　峰）

第二十二章　女性生殖器发育异常

 学习目的

1. **掌握**　性腺、生殖管道的发育；女性生殖器发育异常的分类。
2. **熟悉**　女性性发育异常常见的临床病变。
3. **了解**　外生殖器的发育。

内容精讲

第一节　女性生殖器的发生

一、概述

女性生殖器发育与泌尿系发育关系密切，相互影响。性腺由未分化生殖细胞分化形成，主要由性染色体和性激素决定。输卵管、子宫、子宫颈及阴道上 2/3 段由副中肾管发育形成。女性外生殖器主要由泄殖腔膜和尿生殖窦末端发育形成。正常的女性生殖器发育是一个非常复杂的过程。未分化的性腺分化发育成卵巢。中肾（mesonephros）和副中肾管（paramesonephric ducts）或称米勒管（Müllerian duct）通过复杂的联合作用形成子宫、阴道和上泌尿道。副中肾管为女性生殖道的始基。胚胎第 7 周，副中肾管起源于中胚层，最终形成输卵管、子宫、宫颈和阴道上段。胚胎第 8 周，两侧副中肾管迁移至中肾管内侧并在中线处汇合，中段管腔完成融合和再吸收形成子宫，其中的中胚层部分形成子宫内膜和肌层。未融合的两侧副中肾管头段仍保持管状结构，经后续发育成为输卵管，头端开口成为输卵管伞端。融合部分的尾段形成阴道上 2/3。

二、生殖系统的正常发育

1. 性腺的发育　在胚胎第 5 周，由两侧中肾内侧的间皮增厚，形成原始生殖嵴。此时并无性别分化，直至胚胎第 7 周时，男性与女性生殖嵴相同。性腺发育自原始生殖细胞。性腺发育决定于胎儿的基因型和性染色体。在两个 X 染色体作用下，未分化性腺的皮质更倾向于分化成女性胎儿。在胎儿第 10 周，分化出卵巢结构。而在男性胎儿，由于 Y 染色体编码的性决定区（sex-determining region of the Y chromosome，SRY）蛋白能够诱导未分化性腺向睾丸分化并产生雄激素。除 SRY 蛋白和雄激素外，抗米勒管激素（anti-Müllerian hormone，AMH）对于男性发育也至关重要，在三种物质缺乏的环境中，生殖器倾向于向女性发育。之后，女性生殖器发育成熟主要受雌激素影响。

2. 生殖管道的发育　在胚胎 7 周时，无论男女均有一对生殖道，即中肾管（男性生殖道的始基）和副中肾管（又称米勒管，女性生殖道的始基）。

胎儿睾丸形成后，产生两种激素，一种为胎睾曲细精管的支持细胞产生的米勒管抑制物质（MIS），这种物质使米勒管道系统发生退化，中肾管发育。另一种为胎睾间质细胞（Leydig cells）产生的睾酮。睾酮的作用使中肾管分化为附睾、输精管及精囊；女性的发育，不依赖性腺及激素的作用，在没有睾丸的情况下，副中肾管分化为输卵管、子宫、子宫颈及阴道上部。副中肾管的分化与中肾管的退化同时进行。原始尿生殖窦最终分化为尾端的盆腔外部分和盆腔内部分。女性尿生殖窦盆腔内部分的远端形成尿道和阴道下 1/3 段 。

3. 外生殖器的发育　睾酮也刺激原始外生殖器分化为前列腺及男性外生殖器。睾酮在 5α-还原酶的作用下变成双氢睾酮（DHT），其与细胞内雄激素受体结合，使个体向男性分化；反之向女性分化。

第二节　常见女性生殖器发育异常

一、外生殖器发育异常

最常见的是处女膜闭锁。系发育过程中，泌尿生殖窦上皮未能贯穿前庭部所致。

二、阴道发育异常

可分为：①副中肾管发育不良，包括子宫、阴道未发育（MRKH 综合征），即为常见的先天性无阴道。②泌尿生殖窦发育不良，典型患者表现为部分阴道闭锁。③副中肾管融合异常，又分为垂直融合异常和侧面融合异常，垂直融合异常表现为阴道横隔，侧面融合异常表现为阴道纵隔和阴道斜隔综合征。

其中阴道斜隔综合征较重要。病因尚不明确，可能由于一侧副中肾管向下延伸未达到泌尿生殖窦而形成盲端。常伴有同侧泌尿系发育异常，多为双宫体 、双宫颈及斜隔侧肾缺如。可分为三个类型：①Ⅰ型为无孔斜隔，隔后的子宫与外界及另侧子宫完全隔离，宫腔积血聚积在隔后腔；②Ⅱ型为有孔斜隔，隔上有小孔，隔后子宫与另侧子宫隔绝，经血通过小孔滴出，引流不畅；③Ⅲ型为无孔斜隔合并宫颈瘘管，在两侧宫颈间或隔后腔与对侧宫颈之间有小瘘管，有隔一侧子宫经血可通过另一侧宫颈排出，但引流亦不通畅。

三、宫颈和子宫发育异常

包括先天性无子宫、始基子宫、幼稚子宫、双子宫、单角子宫、双角子宫、纵隔子宫、残角子宫、弓形子宫等。

第三节　女性性发育异常

一、常见的临床病变

1. 第二性征发育正常的性发育异常　此类病变的性染色体为 XX 型，第二性征发育、卵巢多属正常，但内生殖器发育异常，如 MRKH 综合征。

2. 第二性征发育不全的性发育异常　此组病变多为染色体异常，核型可为 45，XO、45，XO 的嵌合型或 47，XXX 等。

3．女性男性化的性发育异常

（1）肾上腺皮质增生症　是一种常染色体隐性遗传性疾病，胎儿合成皮质醇所必需的肾上腺皮质的几种酶缺陷，其中 21-羟化酶缺陷最常见。

（2）其他来源雄激素　孕妇于妊娠早期服用具有雄激素作用的药物，可致使女胎外生殖器男性化，但程度较轻，且在出生后至青春期月经来潮期间男性化不再加重。

二、治疗

根据病因，具体治疗。例如 46，XY 单纯性腺发育不全，又称 Swyer 综合征。染色体核型为46，XY。因原始性腺未能分化为睾丸，其既不分泌副中肾管抑制因子（MIF），也不产生雄激素。副中肾管虽不退化，但发育不良。两侧性腺呈条索状，合成雌激素能力低下。患者主要表现为第二性征发育不全与原发性闭经。妇科检查可见发育不良的子宫、输卵管；性腺为条索状或发育不良的睾丸。因染色体为 46，XY 的条索状性腺易发生肿瘤，应尽早切除性腺。外阴性别模糊者可予以整形，使之成为女性外阴。患者子宫虽发育不全，若应用雌、孕激素仍可使月经来潮。

同步练习

一、选择题

1. 下列哪些疾病不属于两性畸形（　　　）
   A. 幼稚子宫　　　　　　　　B. 先天性肾上腺皮质增生　　　C. 卵睾
   D. 雄激素不敏感综合征　　　E. 性腺发育不全

2. 17 岁患者，染色体核型 46，XX，激素检查雌激素低、雄激素高，尿 17-酮高，最可能的诊断是（　　　）
   A. 真两性畸形　　　　　　　B. 男性假两性畸形　　　　　　C. 女性假两性畸形
   D. 雄激素不敏感综合征　　　E. 性腺发育不全

3. 15 岁女性，未月经初潮，周期性下腹胀痛 3 个月。妇科检查：处女膜膨出，紧张，表面紫蓝色，最可能的诊断为（　　　）
   A. 处女膜闭锁　　　　　　　B. 先天性无阴道　　　　　　　C. 阴道纵隔
   D. 痛经　　　　　　　　　　E. 子宫内膜异位症

4. 对于子宫发育不良，下列叙述正确的是（　　　）
   A. 残角子宫可在严密监视下分娩
   B. 痕迹子宫确诊后尽快激素替代治疗
   C. 双子宫一旦确诊，尽快切除一侧子宫
   D. 先天性无子宫，一定合并无阴道、无卵巢
   E. 碘油造影可能有助于诊断子宫纵隔

5. 女性假两性畸形（　　　）
   A. 染色体为 46，XX，生殖腺为卵巢
   B. 染色体为 46，XY，生殖腺为卵巢
   C. 染色体为 46，XY，生殖腺为睾丸
   D. 染色体为 46，XX，生殖腺为睾丸
   E. 染色体为 46，XX，性腺不定

6. 残角子宫的形成是因为（　　　）
   A. 一侧副中肾管发育，另一侧未发育
   B. 两侧中肾管完全融合，中间隔未完全消失
   C. 两侧副中肾管完全融合，中间隔未完全消失
   D. 两侧副中肾管均未发育
   E. 泌尿生殖窦未发育

(题 7～10 共用题干)

　　21 岁女性，16 岁月经初潮，月经量极少。婚后 2 年未怀孕。肛诊感觉子宫体积小。

7. 最可能的临床诊断是（　　　）
   A. 幼稚子宫　　　　　　　　B. 残角子宫　　　　　　　　　C. 先天性无子宫
   D. 阴道闭锁　　　　　　　　E. 先天性无阴道

8. 最适宜的治疗方法是（　　　）
   A. 促排卵　　　　　　　　　B. 人工周期　　　　　　　　　C. 子宫切除
   D. 子宫整形　　　　　　　　E. 辅助生育技术

9. 明确诊断最有意义的检查是（　　　）

    A. 盆腔 B 超　　　　　　　B. 性激素测定　　　　　　C. 染色体检查

    D. 腹部 CT　　　　　　　　E. 肾上腺功能检查

10. 本患者疾病发病机制是（　　）

    A. 一侧副中肾管发育，另一侧未发育

    B. 两侧中肾管完全融合，中间隔未完全消失

    C. 两侧副中肾管未完全发育

    D. 两侧副中肾管均未发育

    E. 泌尿生殖窦未发育

二、名词解释

    米勒管

三、简答题

    1. 简要描述阴道发育异常的分类。

    2. 简要描述性腺的发育。

参考答案

一、选择题

    1. A　2. C　3. A　4. E　5. A　6. A　7. A　8. B
    9. A　10. C

二、名词解释

    米勒管：又称副中肾管，女性生殖道的始基。胚胎第 7 周，副中肾管起源于中胚层，最终形成输卵管、子宫、宫颈和阴道上段。胚胎第 8 周，两侧副中肾管迁移至中肾管内侧并在中线处汇合，中段管腔完成融合和再吸收形成子宫，其中的中胚层部分形成子宫内膜和肌层。未融合的两侧副中肾管头段仍保持管状结构，经后续发育成为输卵管，头端开口成为输卵管伞端。融合部分的尾段形成阴道上 2/3。

三、简答题

    1. 答：阴道发育异常分为：①副中肾管发育不良，包括子宫、阴道未发育（MRKH 综合征），即为常见的先天性无阴道；②泌尿生殖窦发育不良，典型患者表现为部分阴道闭锁；③副中肾管融合异常，又分为垂直融合异常和侧面融合异常，垂直融合异常表现为阴道横隔，侧面融合异常表现为阴道纵隔和阴道斜隔综合征。

    2. 答：在胚胎第 5 周，由两侧中肾内侧的间皮增厚，形成原始生殖嵴。此时并无性别分化，直至胚胎第 7 周时，男性与女性生殖嵴相同。性腺发育自原始生殖细胞。性腺发育决定于胎儿的基因型和性染色体。在两个 X 染色体作用下，未分化性腺的皮质更倾向于分化成女性胎儿。在胎儿第 10 周，分化出卵巢结构。而在男性胎儿，由于 Y 染色体编码的性决定区（SRY）蛋白能够诱导未分化性腺向睾丸分化并产生雄激素。除 SRY 蛋白和雄激素外，抗米勒管激素（AMH）对于男性发育也至关重要，在三种物质缺乏的环境中，生殖器倾向于向女性发育。之后，女性生殖器发育成熟主要受雌激素影响。

               （周洁莉　韩文玲）

第二十三章 盆底功能障碍性及生殖器官损伤疾病

内容精讲

女性盆底支持组织因退化、创伤等因素导致其支持薄弱，从而发生盆底功能障碍（pelvic floor dysfunction，PFD）。盆底功能障碍性疾病的治疗与否取决于是否影响患者的生活质量，治疗有非手术和手术治疗两种方法。盆底结构可分为垂直方向的三个腔室和水平方向上的三个水平。

第一节 女性盆底组织解剖及功能

现代解剖学对盆底结构描述日趋细致，腔室理论是代表，其要点是：在垂直方向上将盆底分为前、中、后三个腔室，前腔室包括阴道前壁、膀胱、尿道；中腔室包括阴道顶部、子宫；后腔室包括阴道后壁、直肠。由此将脱垂量化到各个腔室。在水平方向上，DeLancey 于 1994 年提出了盆底支持结构的三个水平的理论：水平 1 为上层支持结构（主韧带-宫骶韧带复合体）；水平 2 为旁侧支持结构（肛提肌群及膀胱、直肠阴道筋膜）；水平 3 为远端支持结构（会阴体及括约肌）。

第二节 盆腔器官脱垂

盆腔器官脱垂包括子宫脱垂、阴道前后壁脱垂、阴道穹隆脱垂。子宫从正常位置下降，宫颈外口达坐骨棘水平以下，甚至完全脱出阴道口，称为子宫脱垂。

【病因】

① 妊娠、分娩，特别是产钳或胎吸下困难的阴道分娩，盆腔筋膜、韧带和肌肉可能因过度牵拉而被削弱其支撑力量。

② 衰老，随着年龄的增长，特别是绝经后出现的支持结构的萎缩，在盆底松弛的发生或发展中也具有重要作用。

③ 慢性咳嗽、腹腔积液、腹型肥胖、持续负重或便秘而造成腹腔内压力增加，可致腹压增加导致脱垂。

④ 医源性原因包括没有充分纠正手术时所造成的盆腔支持结构的缺损。

【临床表现】

1. 症状 轻症患者一般无症状。重度脱垂韧带筋膜有牵拉，盆腔充血，患者有不同程度的腰骶部酸痛或下坠感，站立过久或劳累后症状明显，卧床休息则症状减轻。

2. 体征 阴道内前后壁组织或子宫颈及宫体可脱出阴道口外。

【临床分度】

国际上应用最多的是 POP-Q 分度。临床诊疗时并不绝对强调一种分度。手术治疗前后采用同一种即可。程度评价均以患者平卧最大用力向下屏气（Vasalva 动作）时程度为准。

【鉴别诊断】

1. 阴道壁肿物 阴道壁肿物在阴道壁内，固定、边界清楚。

2. 宫颈延长 双合诊检查阴道内宫颈虽长，但宫体在盆腔内，屏气并不下移。

3. 子宫黏膜下肌瘤 患者有月经过多病史，宫颈口见红色、质硬之肿块，表面找不到宫颈口，但在其周围或一侧可扪及被扩张变薄的宫颈边缘。

4. 慢性子宫内翻 阴道内见翻出的宫体，被覆暗红色绒样子宫内膜，两侧角可见输卵管开口，三合诊检查盆腔内无宫体。

【治疗】

1. 非手术疗法 为盆腔器官脱垂的一线治疗方法。包括应用子宫托、盆底康复治疗和行为指导。盆底肌肉（肛提肌）锻炼适用于国内分期轻度或 POP-Q 分期Ⅰ度和Ⅱ度的盆腔器官脱垂者。

2. 手术治疗 对脱垂超出处女膜的有症状的患者可考虑手术治疗。根据患者不同年龄、生育要求及全身健康状况，治疗应个体化。手术的主要目的是缓解症状，恢复正常的解剖位置和脏器功能，有满意的性功能并能够维持效果。可以选择以下常用的手术方法，合并压力性尿失禁患者应同时行膀胱颈悬吊手术或阴道无张力尿道悬带吊术。手术分封闭手术和重建手术。阴道封闭术分阴道半封闭术（又称 LeFort 手术）和阴道全封闭术。

盆底重建手术主要针对中盆腔的建设，通过吊带、网片和缝线把阴道穹隆组织或宫骶韧带悬吊固定于骶骨前、骶棘韧带，子宫可以切除或保留。手术可经阴道或经腹腔镜或开腹完成，目前应用较多的是子宫/阴道骶前固定术、骶棘韧带固定术、高位骶韧带悬吊术和经阴道植入网片盆底重建手术。

（1）自身组织修复重建手术 ①阴道前后壁修补术，主要针对筋膜修补，为Ⅱ水平重建；②骶棘韧带缝合固定术，通过对顶端悬吊骶棘韧带进行Ⅰ水平重建；③宫骶韧带悬吊术，通过自身宫骶韧带缩短缝合达到顶端悬吊，Ⅰ水平重建目的。

（2）经腹或腹腔镜阴道/子宫骶骨固定术 通过将顶端悬吊于骶骨前纵韧带达到Ⅰ水平重建。

（3）经阴道网片置入手术 顶端植入吊带悬吊至骶棘韧带水平达到Ⅰ水平重建，阴道前后壁植入网片达Ⅱ水平筋膜重建。

（4）对于年轻宫颈延长子宫脱垂患者可行曼氏手术（Manchester 手术） 包括阴道前后壁修补、主韧带缩短及宫颈部分切除术。

第三节 压力性尿失禁

压力性尿失禁（stress urinary incontinence，SUI）指腹压突然增加导致的尿液不自主流出，但不是由逼尿肌收缩压或膀胱壁对尿液的张力压所引起。其特点是正常状态下无遗尿，而腹压突然增高时尿液自动流出。

80% 的患者伴有阴道前壁膨出。尿失禁程度有主观分度和客观分度，客观分度主要基于尿垫试验。

压力试验、指压试验和尿动力学检查是主要的辅助检查。盆底肌肉锻炼等非手术治疗适用于轻、中度患者和手术前后的辅助治疗，手术适用于重度患者。

【病因】

压力性尿失禁分为两型。90％以上为解剖型压力性尿失禁，为盆底组织松弛引起。盆底组织松弛的原因主要有妊娠与阴道分娩损伤、绝经后雌激素水平降低等。不足10％的患者为尿道内括约肌障碍型，为先天发育异常所致。

【临床表现】

腹压增加下不自主溢尿是最典型的症状，而尿急、尿频、急迫性尿失禁和排尿后膀胱区胀满感亦是常见的症状。

【分度】

Ⅰ级尿失禁：只有发生在剧烈压力下，如咳嗽、打喷嚏或慢跑。

Ⅱ级尿失禁：发生在中度压力下，如快速运动或上下楼梯。

Ⅲ级尿失禁：发生在轻度压力下，如站立时，但患者在仰卧位时可控制尿液。

【诊断】

症状为主要依据，压力性尿失禁除常规体格检查、妇科检查及相关的神经系统检查外，还需相关压力试验、指压试验、棉签试验和尿动力学检查等辅助检查，排除急迫性尿失禁、充盈性尿失禁及感染等情况。

压力试验（stress test）：患者膀胱充盈时，取截石位检查。嘱患者咳嗽的同时，医师观察尿道口。如果每次咳嗽时均伴随着尿液的不自主溢出，则可提示 SUI。延迟溢尿，或有大量的尿液溢出提示非抑制性的膀胱收缩。如果截石位状态下没有尿液溢出，应让患者站立位时重复压力试验。

指压试验（Bonney test）：检查者把中、示指放入阴道前壁的尿道两侧，指尖位于膀胱与尿道交接处，向前上抬高膀胱颈，再行诱发压力试验，如压力性尿失禁现象消失，则为阳性。

棉签试验（Q-tip test）：患者仰卧位，将涂有利多卡因凝胶的棉签置入尿道，使棉签头处于尿道膀胱交界处，分别测量患者在静息时及 Valsalva 动作（紧闭声门）时棉签棒与地面之间形成的角度。在静息及做 Valsalva 动作时该角度差小于 15°为良好结果，说明有良好的解剖学支持；如角度差大于 30°，说明解剖学支持薄弱；15°～30°时，结果不能确定。

【鉴别诊断】

急迫性尿失禁，可通过尿动力学检查来鉴别明确诊断。

【治疗】

1. 非手术治疗　用于轻、中度压力性尿失禁治疗和手术治疗前后的辅助治疗。非手术治疗包括盆底肌肉锻炼、盆底电刺激、膀胱训练、α-肾上腺素能激动剂和阴道局部雌激素治疗。

2. 手术治疗　①耻骨后膀胱尿道悬吊术；②阴道无张力尿道中段悬吊带术。

第四节　生殖道瘘

由于各种原因导致生殖器与其毗邻器官之间形成异常通道称为生殖道瘘。临床上以尿瘘（urinary fistula），又称泌尿生殖瘘（urogenital fistula）最常见，其次为粪瘘（fecal fistula）。两者可同时存在，称混合性瘘（combined fistula）。

典型症状为尿液或粪便自阴道排出，不能控制。治疗前应明确诊断，并确定瘘管部位。手术修补是治疗生殖道瘘的主要方法。

一、尿瘘

尿瘘指生殖道与泌尿道之间形成异常通道，尿液自阴道排出，不能控制。尿瘘可发生在生殖道与泌尿道之间的任何部位，根据解剖位置分为膀胱阴道瘘、尿道阴道瘘、膀胱尿道阴道瘘、膀胱宫颈瘘、膀胱宫颈阴道瘘、输尿管阴道瘘及膀胱子宫瘘。

【病因】

产伤、妇科手术损伤、外伤、放射治疗后、膀胱结核等。

【临床表现】

① 漏尿：产后或盆腔手术后出现阴道无痛性持续性流液是最常见、最典型的临床症状。

② 外阴瘙痒和疼痛。

③ 尿路感染。

【诊断】

（1）亚甲蓝试验　将三个棉球逐一放在阴道顶端、中 1/3 处和远端。用稀释的亚甲蓝溶液 300ml 充盈膀胱，然后逐一取出棉球，根据蓝染海绵是在阴道上、中、下段估计瘘孔的位置。

（2）靛胭脂试验。

（3）膀胱镜、输尿管镜检查。

【治疗】

手术修补为主要治疗方法。手术治疗要注意时间的选择。直接损伤的尿瘘应尽早手术修补；其他原因所致尿瘘应等待 3 个月，待组织水肿消退、局部血液供应恢复正常再行手术；瘘修补失败后至少应等待 3 个月后再次手术。由于放疗所致的尿瘘可能需要更长的时间形成瘢痕，因此有学者推荐 12 个月后再修补。手术后的瘘孔，需要等待数周，病灶周围炎症反应消退、瘢痕软化并有良好的血供后方可修补。该段时间内需要进行抗泌尿系统感染治疗，对绝经后患者可补充雌激素治疗。

【预防】

绝大多数尿瘘可以预防，提高产科质量、预防产科因素所致的尿瘘是关键。

二、粪瘘

粪瘘指肠道与生殖道之间的异常通道，最常见的是直肠阴道瘘（rectal-vaginal fistula）。可以根据瘘孔在阴道的位置，将其分为低位瘘、中位瘘和高位瘘。

【病因】

产伤、盆腔手术损伤、感染性肠病、先天畸形等。

【临床表现】

阴道内排出粪便为主要症状。

【诊断】

根据病史、症状及妇科检查不难诊断。阴道检查时，大的粪瘘显而易见，小的粪瘘在阴道后壁可见瘘孔处有鲜红的肉芽组织，用示指行直肠指诊，可以触及瘘孔。

【治疗】

手术修补为主要治疗方法。手术损伤者应术中立即修补，手术方式可以经阴道、经直肠或经开腹途径完成瘘的修补。手术方式的选择主要根据形成瘘管的原因、位置与大小、是否存在多个瘘管以及医师的手术经验和技巧。瘘修补术主要是切除瘘管，游离周围组织后进行多层缝合。

粪瘘手术应掌握手术时机。先天性粪瘘应在患者 15 岁左右月经来潮后再行手术，过早手术容易造成阴道狭窄。压迫坏死性粪瘘，应等待 3～6 个月后再行手术修补。术前严格肠道准备，同时口服肠道抗生素。术后给予静脉高营养，同时口服肠蠕动抑制药物。

【预防】

原则上与尿瘘的预防相同。

同步练习

一、选择题

1. 关于子宫脱垂,不正确的是( )
   - A. 发生主要原因为分娩损伤
   - B. 经产妇比初产妇多见
   - C. 宫颈及部分宫体脱出至阴道口外为Ⅱ度轻型
   - D. 宫颈已脱出至阴道口外为Ⅱ度重型
   - E. 宫颈外口达处女膜缘为Ⅰ度轻型

2. 下列盆腔韧带,与发生子宫脱垂无关的是( )
   - A. 主韧带
   - B. 骨盆漏斗韧带
   - C. 圆韧带
   - D. 宫骶韧带
   - E. 阔韧带

3. 下列哪项不属于女性压力性尿失禁的诊断和评估方法( )
   - A. 压力试验
   - B. 指压试验
   - C. 充盈试验
   - D. 棉签试验
   - E. 尿动力学检查

4. 对于女性压力性尿失禁,目前临床应用最多的手术方式为( )
   - A. 耻骨后膀胱尿道悬吊术
   - B. 阴道无张力尿道中段悬吊带术
   - C. 尿道折叠术
   - D. 自体筋膜悬吊术
   - E. 尿道周围注射

(题 5～8 共用题干)

一位 42 岁女性,因阴道口有脱出物 2 年前来就诊。妇科检查:宫颈较长,4.5cm,宫颈与部分宫体外露出阴道口。

5. 本患者正确应选用何种手术方式( )
   - A. 阴道前后壁修补术
   - B. 曼式手术
   - C. 经阴道子宫全切除术
   - D. 经阴道子宫全切除及阴道前后壁修补术
   - E. 阴道纵隔形成术

6. 此患者按国内脱垂分度系统评为几度( )
   - A. Ⅱ度重型
   - B. Ⅲ度
   - C. Ⅱ度轻型
   - D. Ⅰ度重型
   - E. Ⅰ度轻型

7. 这类患者很可能合并下列哪种疾病( )
   - A. 尿瘘
   - B. 粪瘘
   - C. 压力性尿失禁
   - D. CIN
   - E. 尿路梗阻

8. 为了排除合并以上疾病,可选用的检查不包括( )
   - A. 压力试验
   - B. 指压试验
   - C. 充盈试验
   - D. 棉签试验
   - E. 尿动力学检查

(题 9～10 共用题干)

30 岁初产妇,10 天前在家中足月分娩一男婴,体重 4.0kg,分娩经过 26h,2 天前出现不能控制的阴道流液。

9. 本患者最有可能的诊断是( )
   - A. 膀胱阴道瘘
   - B. 压力性尿失禁
   - C. 切口愈合不良
   - D. 膀胱输尿管瘘
   - E. 直肠阴道瘘

10. 为了明确诊断，最简单的检查是（　　）

    A. 排泄性尿路造影　　　　B. 超声检查　　　　　　C. 亚甲蓝实验

    D. 靛胭脂试验　　　　　　E. 肾显像

二、名词解释

1. 子宫脱垂

2. 压力性尿失禁

3. 棉签试验

三、简答题

1. 常用的治疗子宫脱垂的手术方法和适应证是什么？

2. 根据漏尿条件，压力性尿失禁主观分度可分为几度？

参考答案

一、选择题

1.E　2.B　3.C　4.B　5.B　6.A　7.C　8.C

9.A　10.C

二、名词解释

1. 子宫脱垂：子宫从正常位置下降，宫颈外口达坐骨棘水平以下，甚至完全脱出阴道口。

2. 压力性尿失禁：指腹压突然增加导致的尿液不自主流出，但不是由逼尿肌收缩压或膀胱壁对尿液的张力压所引起。其特点是正常状态下无遗尿，而腹压突然增高时尿液自动流出。

3. 棉签试验：患者仰卧位，将涂有利多卡因凝胶的棉签置入尿道，使棉签头处于尿道膀胱交界处，分别测量患者在静息时及 Valsalva 动作（紧闭声门）时棉签棒与地面之间形成的角度。在静息及做 Valsalva 动作时该角度差小于 15° 为良好结果，说明有良好的解剖学支持；如角度差大于 30°，说明解剖学支持薄弱。15°～30° 时，结果不能确定。

三、简答题

1. 答：盆底重建手术主要针对中盆腔的建设，通过吊带、网片和缝线把阴道穹隆组织或宫骶韧带悬吊固定于骶骨前、骶棘韧带，子宫可以切除或保留。手术可经阴道或经腹腔镜或开腹完成，目前应用较多的是子宫/阴道骶前固定术、骶棘韧带固定术、高位骶韧带悬吊术和经阴道植入网片盆底重建手术。

(1) 自身组织修复重建手术　①阴道前后壁修补术，主要针对筋膜修补，为Ⅱ水平重建；②骶棘韧带缝合固定术，通过对顶端悬吊骶棘韧带进行Ⅰ水平重建；③宫骶韧带悬吊术，通过自身宫骶韧带缩短缝合达到顶端悬吊，Ⅰ水平重建目的。

(2) 经腹或腹腔镜阴道/子宫骶骨固定术　通过将顶端悬吊于骶骨前纵韧带达到Ⅰ水平重建。

(3) 经阴道网片置入手术　顶端植入吊带悬吊至骶棘韧带水平达到Ⅰ水平重建，阴道前后壁植入网片达Ⅱ水平筋膜重建。

(4) 对于年轻宫颈延长子宫脱垂患者可行曼氏手术（Manchester 手术）　包括阴道前后壁修补、主韧带缩短及宫颈部切除术。

2. 答：Ⅰ级尿失禁：只有发生在剧烈压力下，如咳嗽、打喷嚏或慢跑。

Ⅱ级尿失禁：发生在中度压力下，如快速运动或上下楼梯。

Ⅲ级尿失禁：发生在轻度压力下，如站立时，但患者在仰卧位时可控制尿液。

（朱亚飞　徐　玲　叶　萍）

第二十四章　外阴肿瘤

学习目的

1. **掌握**　外阴鳞状上皮内病变的分类、外阴恶性肿瘤的治疗。
2. **熟悉**　外阴鳞状细胞癌的转移途径及诊断依据。
3. **了解**　外阴恶性肿瘤的临床表现。

内容精讲

外阴肿瘤包括良性肿瘤和恶性肿瘤。鳞状上皮内病变与外阴鳞状细胞癌关系密切，其中高级别鳞状上皮内病变为癌前病变。

第一节　外阴良性肿瘤

外阴良性肿瘤较少见，主要有来源于上皮的外阴乳头瘤、汗腺瘤及来源于中胚叶的纤维瘤、脂肪瘤、平滑肌瘤和神经纤维瘤，而淋巴管瘤、血管瘤等罕见。

第二节　外阴鳞状上皮内病变

外阴鳞状上皮内病变（vulvar squamous intraepithelial lesion）指与 HPV 感染相关的临床和病理改变，或有进展为浸润癌潜在风险的局限于外阴鳞状上皮内的一组病变。高级别鳞状上皮内病变和分化型上皮内瘤变有进展为浸润癌的风险。活组织病理检查是确诊依据。病灶切除是主要治疗方式，根据患者年龄、病变程度和组织学类型实施个体化治疗。

【分类】

2014 年世界卫生组织（WHO）女性生殖器肿瘤分类将外阴鳞状上皮内病变分为：低级别鳞状上皮内病变、高级别鳞状上皮内病变和分化型外阴上皮内瘤变。其主要病理特征为上皮层内细胞有不同程度的增生伴核异型、核分裂增加，排列紊乱。

1. 低级别鳞状上皮内病变（low-grade squamous intraepithelial lesion，LSIL）　与低危和高危型 HPV 感染均相关，是 HPV 感染所致的临床表现和病理改变。多见于年轻女性，超过 30％的病例合并下生殖道其他部位上皮内病变（以宫颈部位最常见）。病变常常自行退化，进展为浸润癌的风险极低。

2. 高级别鳞状上皮内病变（high-grade squamous intraepithelial lesion，HSIL）　包括以往所称的中、重度不典型增生、原位癌、鲍文病、鲍文样不典型增生等。多发生于绝经前女性，绝大部分为 HPV16 型感染所致。

3. 分化型外阴上皮内瘤变（differentiated-type vulvar intraepithelial neoplasia）　以往称为分化型 VIN、单纯性原位癌。与 HPV 感染无关，可能系突变所致。多发生于老年女性，常伴硬化性苔藓、扁平苔藓，有时伴有角化型鳞癌。虽然进展为浸润癌的风险尚不清楚，但一旦发生，常在半年以内进展为浸润癌。

【临床表现与诊断】

1. 临床表现　外阴瘙痒、皮损、溃疡、疼痛，体检见外阴丘疹、赘生物、色素沉着。

2. 诊断　对可疑部位行多点活检进行病理检查确诊。在阴道镜下或病变部位涂抹醋酸后活检可增加准确率。

【治疗】

治疗目的是消除病灶，缓解症状和预防恶变。主要采用手术治疗，依据患者年龄、病灶大小、分类决定手术范围，若患者年轻、病灶局限可采用药物和物理治疗，治疗前均需排除早期浸润癌。

1. LSIL 的处理　若无明显症状可暂不予治疗，定期随访。有症状者，可选择局部用药，如咪喹莫特软膏、5-氟尿嘧啶软膏、1%西多福韦。激光治疗适用于病灶广泛的年轻患者。

2. HSIL 的处理　病灶局限的病变可采用病灶局部表浅切除术，切缘超过病灶外至少0.5cm。较大融合型病灶或病变较广泛或为多灶性，尤其疑为浸润癌时，可考虑行外阴皮肤切除术（skinning vulvectomy）。病变累及阴蒂周围或肛周可采用 CO_2 激光消融术。

3. 分化型外阴上皮内瘤变的处理　由于病变会迅速发展为浸润癌，需彻底切除病灶，老年、病灶广泛的患者可采用单纯外阴切除术（simple vulvectomy），手术切除范围包括外阴皮肤及部分皮下组织，不切除会阴筋膜。合并外阴浸润癌者，则按外阴癌处理。

第三节　外阴恶性肿瘤

以鳞状细胞癌最为常见，确诊依靠组织学检查。外阴鳞状细胞癌治疗以手术为主，辅以放疗及化疗。强调尽量缩小手术范围，以保留外阴的正常结构。外阴黑色素瘤恶性程度高，采用手术为主的综合治疗。外阴基底细胞癌为低度恶性肿瘤，治疗以局部病灶切除为主。

一、外阴鳞状细胞癌

【发病相关因素】

与高危型 HPV 感染、VIN、外阴硬化性苔藓、外阴鳞状上皮增生等有关。

【病理】

多数外阴鳞癌分化好，来源于前庭和阴蒂的病灶分化差。

【临床表现】

久治不愈的外阴瘙痒和不同形态的外阴肿物，可发生在外阴任何部位，常见大阴唇，若合并感染出现疼痛、溃疡、出血。

【转移途径】

直接浸润、淋巴转移较常见，晚期可经血行播散。

1. 直接浸润　癌灶逐渐增大，沿皮肤及邻近黏膜浸润至尿道、阴道、肛门，晚期可累及膀胱、直肠等。

2. 淋巴转移　癌细胞通常沿淋巴管扩散，汇入腹股沟浅淋巴结，再至腹股沟深淋巴结，进入髂外、闭孔和髂内淋巴结，最终转移至腹主动脉旁淋巴结和左锁骨下淋巴结。肿瘤一般向同侧淋巴结转移，但中线部位的癌灶常向两侧转移并可绕过腹股沟浅淋巴结直接至腹股沟深淋巴结，外阴后部及阴道下段癌可避开腹股沟浅层淋巴结而直接转移至盆腔淋巴结。若癌灶累及尿道、阴道、直肠、膀胱可直接转移至盆腔淋巴结。

3. 血行播散　晚期经血行播散至肺、骨等。

【临床分期】

采用 2009 年国际妇产科联盟的手术病理分期（FIGO，2009 年），见表 24-1。

表 24-1　外阴癌分期（FIGO，2009 年）

FIGO	肿瘤累及范围
Ⅰ期	肿瘤局限于外阴和(或)会阴，淋巴结无转移
ⅠA期	肿瘤最大直径≤2cm 且间质浸润≤1.0mm①
ⅠB期	肿瘤最大直径＞2cm 或间质浸润＞1.0mm①
Ⅱ期	肿瘤侵犯下列任何部位：下 1/3 尿道、下 1/3 阴道、肛门、无淋巴结转移
Ⅲ期	肿瘤有或无侵犯下列任何部位：下 1/3 尿道、下 1/3 阴道、肛门，有腹股沟-股淋巴结转移
ⅢA期	1 个淋巴结转移(≥5mm)，或 1~2 个淋巴结转移(＜5mm)
ⅢB期	≥2 个淋巴结转移(≥5mm)，或≥3 个淋巴结转移(＜5mm)
ⅢC期	淋巴结阳性伴淋巴结囊外扩散
Ⅳ期	肿瘤侵犯其他区域(上 2/3 尿道、上 2/3 阴道)或远处转移
ⅣA期	肿瘤侵犯下列任何部位：上尿道和(或)阴道黏膜、膀胱黏膜、直肠黏膜，或固定在骨盆壁，或腹股沟-股淋巴结出现固定或溃疡形成
ⅣB期	包括盆腔淋巴结的任何部位远处转移

① 浸润深度指肿瘤邻近最表浅真皮乳头的表皮-间质连续处至浸润最深点。

【诊断】

对外阴赘生物和可疑病灶取材行病理检查确诊。取材时应有足够深度，避免误取坏死组织。

【治疗】

手术治疗为主，辅以放射治疗及化学治疗。外阴癌手术治疗应个体化，在不影响预后前提下，尽量减小手术范围，保留外阴解剖结构，改善生活质量。ⅠA期行外阴局部扩大切除术（wide local excision），术后随访即可。ⅠB期者根据病灶位置决定术式：单侧病变（病灶距外阴中线多 2cm），行局部广泛切除术（radical local resection）或改良广泛外阴切除术（modified radical vulvectomy）及单侧腹股沟淋巴结评估（前哨淋巴结绘图活检或单侧腹股沟/股淋巴结切除术）；中线部位病变（前部或后部），行局部广泛切除术或改良广泛外阴切除术及双侧腹股沟/股淋巴结评估（前哨淋巴结绘图活检或双侧腹股沟/股 淋巴结切除术）。术后均根据原发灶及淋巴结的病理结果决定辅助治疗。

【预后及随访】

术后应定期随访。外阴癌的预后与分期有关，其中以淋巴结转移最为密切。

二、外阴恶性黑色素瘤

外阴恶性黑色素瘤少见，但恶性程度高，好发于阴蒂及小阴唇。表现为外阴瘙痒、棕褐色或蓝黑色色素沉着，表面平坦或结节状。分期参照皮肤恶性黑色素瘤 Clark 分期、Chung 分期和 Breslow 分期系统。治疗：① 手术：真皮层浸润≤1mm 者，手术切缘距离病变边缘至少 1cm，不必行淋巴结切除术；真皮层浸润＞1mm 者，手术切缘应距离病变边缘至少 2~3cm，并切除腹股沟淋巴结。②免疫治疗：可选用 α-干扰素、免疫检测点抑制剂等，后者目前 FDA 批准应用于临床的有 PD-1/PD-L1 抑制剂、CTLA4 基因工程单克隆抗体，可用于术前后辅助治疗或不能手术的晚期患者。③化疗：一般用于晚期患者的姑息治疗。

三、外阴基底细胞癌

外阴基底细胞癌不常见，为低度恶性，好发于大阴唇及会阴联合。可无症状或表现为外阴瘙痒、烧灼，外阴皮肤局灶溃疡型或出现小结节。组织学检查确诊后手术治疗为主，是一种局限于真皮层内、生长缓慢的肿瘤，可行病灶广泛局部切除，手术切缘应距离病变边缘至少 1cm，不需行腹股沟淋巴结切除术。

同步练习

一、选择题

1. 有关外阴恶性肿瘤的描述，下列哪项是错误的（　　　）
   A. 单纯疱疹病毒Ⅱ型、人乳头状瘤病毒、巨细胞病毒等与外阴癌有关
   B. 外阴鳞状细胞癌最常见的转移方式是直接浸润和淋巴转移
   C. 临床表现为不易治愈的外阴瘙痒和不同形态的肿物
   D. 外阴鳞状细胞癌对放疗敏感，应采取放疗辅以手术
   E. 预后与病灶大小、部位、细胞分化程度、有无淋巴结转移、治疗措施等有关

2. 68 岁女性患者，患有外阴鳞状细胞癌 0 期（原位癌），下列何项处理正确（　　　）
   A. 放疗
   B. 药物、激光或冷冻等局部治疗
   C. 外阴切除并患侧淋巴清扫术
   D. 单侧外阴切除术
   E. 外阴广泛切除术

3. 外阴良性肿瘤具有恶变倾向的是（　　　）
   A. 平滑肌瘤
   B. 纤维瘤
   C. 汗腺瘤
   D. 乳头状瘤
   E. 脂肪瘤

4. 临床最常见的外阴恶性肿瘤是（　　　）
   A. 恶性黑色素瘤
   B. 外阴鳞状细胞癌
   C. 外阴肉瘤
   D. 基底细胞癌
   E. 外阴疣状癌

5. 恶性程度最高的外阴恶性肿瘤是（　　　）
   A. 外阴腺癌
   B. 外阴鳞状细胞癌
   C. 恶性黑色素瘤
   D. 基底细胞癌
   E. 外阴疣状癌

6. 有关外阴上皮内瘤变错误的是（　　　）
   A. 多见于 45 岁左右女性
   B. 近年发病率增高趋势
   C. 与乳头瘤病毒感染有关
   D. Paget 病不属于 VIN
   E. VIN Ⅰ是 HPV 感染的反应性改变

7. 外阴上皮内瘤变是指（　　　）
   A. 外阴乳头瘤
   B. 外阴鳞状上皮细胞增生
   C. 外阴硬化性苔藓
   D. 外阴硬化性苔藓合并鳞状上皮细胞增生
   E. 是一组外阴病变的病理学诊断名称

8. 外阴鳞状细胞癌最常发生的部位是（　　　）
   A. 大阴唇
   B. 小阴唇
   C. 阴蒂
   D. 会阴
   E. 尿道口周围

9. 关于外阴恶性黑色素瘤错误的是（　　　）
   A. 常见生长部位是大、小阴唇
   B. 居外阴恶性肿瘤第二位
   C. 恶性程度高
   D. 治疗首选手术
   E. 体检外阴可见色素沉着

10. 外阴恶性黑色素瘤的预后主要与何相关（　　　）
    A. 病灶大小
    B. 病灶部位
    C. 浸润深度
    D. 有无淋巴结转移
    E. 有无远处转移

11. 关于外阴鳞状细胞癌正确的是（　　　）
    A. 多见于 45 岁妇女　　　　　B. 外阴鳞状上皮细胞增生不发生癌变
    C. 与 HPV 感染和吸烟相关　　　D. 常见发生部位是阴蒂
    E. 血行转移为主

12. 关于外阴鳞状细胞癌的预后错误的是（　　　）
    A. 与癌灶部位，肿瘤分化，有无淋巴结转移有关
    B. 癌灶大小与预后最重要
    C. 无淋巴结转移的早期癌术后 5 年生存率＞90％
    D. 腹股沟淋巴结阳性者术后 5 年生存率为 50％
    E. 盆腔淋巴结有转移者预后不良

13. 患者女，58 岁，出现外阴瘙痒 2 年，左侧大阴唇见局部皮肤粗糙，直径 1cm，经活检证实为 Paget 病，属于（　　　）
    A. 外阴硬化性苔藓　　　　　　　B. 外阴炎　　　　　　　　　　C. 外阴非鳞状上皮内病变
    D. 外阴癌　　　　　　　　　　　E. 外阴鳞状上皮内病变

14. 患者 60 岁女性，自觉外阴瘙痒 3 年，外阴肿物伴出血 4 个月，病理活检为癌，其主要转移途径为（　　　）
    A. 直接浸润＋血行转移　　　　B. 淋巴转移＋血行播散　　　　C. 血行转移
    D. 直接浸润＋淋巴转移　　　　E. 直接浸润

15. 关于诊断外阴癌错误的是（　　　）
    A. 对一切外阴赘生物应尽早作活体组织检查
    B. 阴道镜下取材可增加阳性率
    C. 甲苯胺蓝涂抹外阴病灶，醋酸脱色后，在非蓝染部位取材
    D. 取材应注意深度
    E. 晚期病灶可伴出血、溃破

16. 63 岁的女性，右侧大阴唇下 1/3 见 1.5cm 溃疡，病理活检为外阴鳞状细胞癌，腹股沟未触及淋巴结，临近部位未见转移，按 FIGO 的临床分期应为（　　　）
    A. 0 期　　　　　　　　　　　　B. Ⅰ 期　　　　　　　　　　　C. Ⅱ 期
    D. Ⅲ 期　　　　　　　　　　　E. Ⅰ A 期

17. 63 岁的女性，右侧大阴唇下 1/3 见 1.5cm 溃疡，病理活检为外阴鳞状细胞癌，术后提示右侧腹股沟 1 个淋巴结转移，按 FIGO 的临床分期应为（　　　）
    A. 0 期　　　　　　　　　　　　B. Ⅰ 期　　　　　　　　　　　C. Ⅱ 期
    D. Ⅲ 期　　　　　　　　　　　E. Ⅰ A 期

(题 18～20 共用题干)

28 岁女性，出现外阴瘙痒 6 个月，发现外阴肿物 4 个月，一直自用药未就诊。现觉肿物增大而诊。妇检见左阴蒂旁 2cm 结节状隆起，表面呈紫黑色，余无异常。

18. 为确诊应进行的检查是（　　　）
    A. 血、尿常规　　　　　　　　　B. 膀胱镜检查　　　　　　　　C. 阴道分泌物检查
    D. 外阴活检　　　　　　　　　　E. 宫颈 TCT 检查

19. 该患者诊断高度怀疑是（　　　）
    A. 外阴硬化性苔藓　　　　　　　B. 外阴基底细胞癌　　　　　　C. Paget 病
    D. 外阴鳞状细胞癌　　　　　　　E. 外阴黑色素瘤

20. 若患者为 65 岁女性，病理确诊为恶性黑色素瘤，治疗应选择（　　　）
    A. 局部病灶切除　　　　　　　　B. 左侧外阴切除术　　　　　　C. 广泛性外阴切除术

D. 广泛性外阴切除术＋腹股沟淋巴结切除术

E. 广泛性外阴切除术＋腹股沟淋巴结切除术＋放疗

A. 多见于大阴唇，带蒂赘生物，生长缓慢

B. 位于大阴唇或阴阜，肿块质软，呈圆形分叶状

C. 病灶多见于大阴唇，结节状或菜花状，有小溃疡

D. 病灶位于小阴唇，病灶隆起，有色素沉着

E. 病灶位于肛门周围，为散在乳头状突起

21. 外阴纤维瘤 （   ）

22. 外阴恶性黑色素瘤 （   ）

23. 外阴鳞状细胞癌 （   ）

A. 乳头瘤　　　　　　　B. 汗腺瘤　　　　　　　C. 纤维瘤

D. 上皮内病变　　　　　E. 外阴肉瘤

24. 最常见的外阴良性肿瘤是 （   ）

25. 属于外阴恶性肿瘤的是 （   ）

二、简答题

1. 简述外阴鳞状上皮内病变的定义和分类。

2. 简述外阴癌的转移途径。

参考答案

一、选择题

1. D　2. D　3. D　4. B　5. C　6. D　7. E　8. A
9. A　10. C　11. C　12. B　13. C　14. D　15. C
16. B　17. D　18. D　19. E　20. D　21. A
22. D　23. C　24. C　25. E

二、简答题

1. 答：外阴鳞状上皮内病变指与 HPV 感染相关的临床和病理改变，或有进展为浸润癌潜在风险的局限于外阴鳞状上皮内的一组病变。2014 年世界卫生组织（WHO）女性生殖器肿瘤分类将外阴鳞状上皮内病变分为：低级别鳞状上皮内病变、高级别鳞状上皮内病变和分化型外阴上皮内瘤变。其主要病理特征为上皮层内细胞有不同程度的增生伴核异型、核分裂增加，排列紊乱。

2. 答：外阴癌的转移途径中直接浸润、淋巴转移较常见，晚期可经血行播散。

①直接浸润：癌灶逐渐增大，沿皮肤及邻近黏膜浸润至尿道、阴道、肛门，晚期可累及膀胱、直肠等。

②淋巴转移：癌细胞通常沿淋巴管扩散，汇入腹股沟浅淋巴结，再至腹股沟深淋巴结，进入髂外、闭孔和髂内淋巴结，最终转移至腹主动脉旁淋巴结和左锁骨下淋巴结。肿瘤一般向同侧淋巴结转移，但中线部位的癌灶常向两侧转移并可绕过腹股沟浅淋巴结直接至腹股沟深淋巴结，外阴后部及阴道下段癌可避开腹股沟浅层淋巴结而直接转移至盆腔淋巴结。若癌灶累及尿道、阴道、直肠、膀胱可直接转移至盆腔淋巴结。

③血行播散：晚期经血行播散至肺、骨等。

（朱亚飞　谢晓英　赖凤娣）

第二十五章　子宫颈肿瘤

📖 **学习目的**

　　1. 掌握　子宫颈鳞状上皮内病变的定义、诊断依据和治疗原则；子宫颈癌的临床表现、诊断方法及治疗原则。

　　2. 熟悉　子宫颈鳞状上皮内病变与 HPV 的关系；子宫颈癌的临床分期。

　　3. 了解　子宫颈癌的病理类型、转移途径。

📖 **内容精讲**

　　子宫颈肿瘤包括良性肿瘤和恶性肿瘤，子宫颈癌是最常见的妇科恶性肿瘤，起源于子宫颈上皮内瘤变，两者病因相同，均为高危型 HPV 感染所致。

第一节　子宫颈鳞状上皮内病变

　　子宫颈鳞状上皮内病变（cervical squamous intraepithelial lesion，SIL），既往称为宫颈上皮内瘤变（cervical intraepithelial neoplasia，CIN），是与子宫颈浸润癌密切相关的一组子宫颈病变，常发生于 25～35 岁妇女。大部分低级别鳞状上皮内病变（low-grade squamous intraepithelial lesion，LSIL）可自然消退，但高级别鳞状上皮内病变（high-grade squamous intraepithelial lesion，HSIL）具有癌变潜能。SIL 反映了子宫颈癌发生发展中的连续过程，通过筛查发现 SIL，及时治疗高级别病变，是预防子宫颈浸润癌行之有效的措施。

【发病相关因素】

　　流行病学发现 SIL 和子宫颈癌与人乳头瘤病毒（HPV）感染、多个性伴侣、吸烟、性生活过早（＜16 岁）、传播疾病等因素相关。

【子宫颈组织学特点】

　　子宫颈上皮由子宫颈阴道部鳞状上皮和子宫颈管柱状上皮组成。

　　1. 子宫颈阴道部鳞状上皮　由深至浅可分为基底带、中间带及浅表带 3 个带。

　　2. 子宫颈管柱状上皮　柱状上皮为分化良好细胞，而柱状上皮下细胞为储备细胞，具有分化或增殖能力。

　　3. 转化区　也称移行带，为原始鳞-柱交接部和生理鳞-柱交接部之间的区域。

　　转化区表面被覆的柱状上皮被鳞状上皮取代的机制有：①鳞状上皮化生（squamous metaplasia）：暴露于子宫颈阴道部的柱状上皮受阴道酸性影响，柱状上皮下未分化储备细胞开始增殖，并逐渐转化为鳞状上皮，继之柱状上皮脱落，被复层鳞状细胞所替代；②鳞状上皮化（squamous epithelization）：子宫颈阴道部鳞状上皮直接长入柱状上皮与其基底膜之间，直至柱状上皮完全脱落而被鳞状上皮替代。

　　转化区成熟的化生鳞状上皮对致癌物的刺激相对不敏感，但未成熟的化生鳞状上皮代谢活跃，在人乳头瘤病毒等刺激下，发生细胞异常增生、分化不良、排列紊乱、细胞核异常有丝分裂增加，最后形成 SIL。

【病理学诊断和分级】

WHO 女性生殖器肿瘤分类（2014）建议采用与细胞学分类相同的二级分类法（即 LSIL 和 HSIL）。

LSIL：鳞状上皮基底及副基底样细胞增生，细胞核极性轻度紊乱，有轻度异型性，核分裂象少，局限于上皮下 1/3 层，p16 染色阴性或在上皮内散在点状阳性。相当于既往 CIN Ⅰ 和部分 CIN Ⅱ。

HSIL：细胞核极性紊乱，核浆比例增加，核分裂象增多，异型细胞扩展到上皮下 2/3 层甚至全层，p16 在上皮＞2/3 层面内呈弥漫连续阳性。相当于既往 CIN Ⅱ 以上和原位癌。

【临床表现】

无特殊症状。偶有阴道排液增多；也可在性生活或妇科检查后发生接触性出血。检查子宫颈可光滑，或仅见局部红斑、白色上皮，或子宫颈糜烂表现，未见明显病灶。

【诊断】

1. 子宫颈细胞学检查 是 SIL 及早期子宫颈癌筛查的基本方法。也是诊断的必需步骤，其特异性高，但敏感性低。筛查在性生活开始 3 年后开始，或 21 岁以后开始，并定期复查。

2. 高危型 HPV DNA 检测 相对于细胞学检查其敏感性较高，特异性较低。可与细胞学检查联合应用于子宫颈癌筛查。阳性者行阴道镜检查，阴性者 12 个月后行细胞学检查。

3. 阴道镜检查 细胞学检查为不典型鳞状细胞（ASCUS）并高危 HPV DNA 检测阳性，或细胞学 LSIL 及以上者，应作阴道镜检查。

4. 子宫颈活组织检查 是确诊子宫颈鳞状上皮内病变的最可靠方法。若需了解子宫颈管的病变，应行子宫颈管内膜刮取术（ECC）。

【治疗】

1. LSIL 约 60％会自然消退，细胞学检查为 LSIL 及以下者可仅观察随访。在随访过程中病变发展或持续存在 2 年者宜进行治疗。细胞学为 HSIL，阴道镜检查充分者可采用冷冻和激光等消融治疗；若阴道镜检查不充分、或不能排除 HSIL、或 ECC 阳性者采用子宫颈锥切术。

2. HSIL 可发展为浸润癌，需要治疗。阴道镜检查充分者可用子宫颈锥切术或消融治疗；阴道镜检查不充分者宜采用子宫颈锥切术，包括子宫颈环形电切除术（LEEP）和冷刀锥切术。经子宫颈锥切确诊、年龄较大、无生育要求、合并有其他妇科良性疾病手术指征的 HSIL 也可行筋膜外全子宫切除术。

【妊娠合并子宫颈鳞状上皮内病变】

一般认为妊娠期 SIL 仅作观察，产后复查后再处理。

第二节 子宫颈癌

子宫颈癌是最常见的妇科恶性肿瘤。主要组织学类型是鳞癌，腺癌次之。直接蔓延和淋巴转移是子宫颈癌的主要转移途径。接触性出血是外生型子宫颈癌的早期症状。根据 FIGO 临床分期选择治疗方法。一般早期采用手术治疗，晚期采用放射治疗。

【病因】

同"子宫颈鳞状上皮内病变"。

【组织发生和发展】

SIL 形成后继续发展，突破上皮下基底膜，浸润间质，形成子宫颈浸润癌。

【病理】

1. 鳞状细胞浸润癌 占子宫颈癌的 $75\%\sim80\%$。

（1）巨检 镜下早期浸润癌及极早期宫颈浸润癌，肉眼观察无明显异常，随着病变逐步发展，有以下 4 种类型。

① 外生型：病灶向外生长，状如菜花，又称菜花型。

② 内生型：癌灶向子宫颈深部组织浸润。

③ 溃疡型：癌组织感染坏死，脱落后形成溃疡或空洞，似火山口状。

④ 颈管型：癌灶发生于子宫颈管内，侵入宫颈及子宫峡部供血层以及转移到盆壁的淋巴结。

（2）显微镜检

① 微小浸润癌：原位癌基础上，镜下发现小泪滴状、锯齿状癌细胞团穿破基底膜，浸润间质。

② 浸润癌：指癌灶浸润间质的范围已超出可测量的早期浸润癌，呈网状或团块状融合浸润间质。根据细胞分化程度分 3 级：Ⅰ级，即角化性大细胞型，分化较好。Ⅱ级，即非角化性大细胞型，中度分化。Ⅲ级，即小细胞型，多为未分化的小细胞。

2. 腺癌 占 $20\%\sim25\%$。

（1）巨检 来自宫颈管，并浸润宫颈管壁。当癌灶长至一定程度即突向宫颈外口，常侵犯宫旁组织。癌灶呈乳头状、芽状、溃疡或浸润型。病灶向宫颈管内生长，宫颈外观完全正常，但宫颈管膨大如桶状。

（2）显微镜检 有下列 3 型。

① 黏液腺癌：最常见，来源于宫颈柱状黏液细胞，镜下见腺体结构。腺腔内有乳头状突起，腺上皮增生为多层，细胞低矮，异型性明显，见核分裂象。分为高、中、低分化腺癌。

② 恶性腺瘤：又称微偏腺癌。属高分化子宫颈管黏液腺癌。

③ 鳞腺癌：由储备细胞同时向腺癌和鳞癌方向发展故名。

【转移途径】

主要为直接蔓延及淋巴转移，血行转移极少见。

1. 直接蔓延 最常见。癌组织局部浸润，并向邻近器官及组织扩散。

2. 淋巴转移 癌灶侵入淋巴管，形成瘤栓，随淋巴液引流到达局部淋巴结，在淋巴管内扩散。宫颈癌淋巴结转移分为一级组包括宫旁、宫颈旁、闭孔、髂内、髂外、髂总、骶前淋巴结；二级组包括腹股沟深浅淋巴结及腹主动脉旁淋巴结。

3. 血行转移 很少见。晚期可转移至肺、肝或骨骼等。

【临床分期】

采用国际妇产科联盟（FIGO，2009 年）修订的临床分期（表 25-1）。

表 25-1 子宫颈癌临床分期（FIGO，2009 年）

Ⅰ期	肿瘤局限在子宫颈
ⅠA	镜下浸润癌。间质浸润深度最深为≤5mm,宽度≤7mm
ⅠA1	间质浸润深度最深为≤3mm,宽度≤7mm
ⅠA2	间质浸润深度最深为>3mm 且<5mm,宽度≤7mm
ⅠB	癌灶局限在子宫颈,或镜下病灶>ⅠA
ⅠB1	临床病灶≤4cm
ⅠB2	临床病灶>4cm

续表

Ⅱ期	肿瘤超越子宫,但未达骨盆壁或未达阴道下 1/3
ⅡA	肿瘤侵犯阴道上 2/3,无宫旁浸润
ⅡA1	临床可见癌灶≤4cm
ⅡA2	临床可见癌灶>4cm
ⅡB	有明显宫旁浸润,但未达盆壁
Ⅲ期	肿瘤已扩展到骨盆壁,肿瘤累及阴道下 1/3,由肿瘤引起的肾盂积水或肾无功能的病例
ⅢA	肿瘤累及阴道下 1/3,没有扩展到骨盆壁
ⅢB	肿瘤扩展到骨盆壁,或引起肾盂积水或肾无功能
Ⅳ期	肿瘤超出了真骨盆范围,或侵犯膀胱和(或)直肠黏膜
ⅣA	肿瘤侵犯临近的盆腔器官
ⅣB	远处转移

【临床表现】

早期宫颈癌常无症状，也无明显体征，与慢性宫颈炎无明显区别。

1. 症状

（1）阴道流血　年轻患者常表现为接触性出血，发生在性生活后或妇科检查后出血。

（2）阴道排液　多数患者有白色或血性，稀薄如水样或米泔状，有腥臭阴道排液。

（3）晚期癌的症状　根据病灶侵犯范围出现不同继发性症状。如尿频、尿急、便秘、下肢肿痛等；严重时导致输尿管梗阻、肾盂积水，最后引起尿毒症。到了疾病末期，患者出现恶病质。

2. 体征　微小浸润癌可无明显病灶。随着病情发展，可出现不同体征。外生型宫颈癌可见息肉状、菜花样赘生物；内生型则见宫颈肥大、质硬，宫颈管膨大如桶状；癌灶浸润阴道壁见阴道壁有赘生物或阴道壁变硬；宫旁组织受累时，妇科检查扪及两侧增厚，结节状，质硬或形成冰冻骨盆。

【诊断】

早期病例诊断采用宫颈细胞学检查和（或）HPV DNA 检测、阴道镜检查、子宫颈活组织检查的"三阶梯"程序，确诊依据为组织学诊断。

【鉴别诊断】

1. 子宫颈良性病变　子宫颈柱状上皮异位、宫颈息肉、子宫颈子宫内膜异位症和宫颈结核等。

2. 子宫颈良性肿瘤　子宫颈黏膜下肌瘤、子宫颈管肌瘤、子宫颈乳头瘤等。

3. 子宫颈恶性肿瘤　原发性恶性黑色素瘤、肉瘤及淋巴瘤、转移性癌等。

【处理】

根据临床分期、患者年龄、全身情况、设备条件和医疗技术水平决定治疗方案，总原则为采用手术和放疗为主。

1. 手术治疗　手术优点是年轻患者可保留卵巢和阴道。适应证：ⅠA～ⅡA 期患者。①ⅠA1期：无淋巴脉管浸润者行筋膜外子宫切除术，有淋巴脉管浸润者按ⅠA2 期处理；②ⅠA2 期：行改良广泛子宫切除及盆腔淋巴清扫术；③ⅠB1 期和ⅡA1 期：行广泛子宫切除及盆腔淋巴清扫术，必要时行腹主动脉旁淋巴取样；④ⅠB2 期和ⅡA2 期：行广泛子宫切除及盆腔淋巴清扫术和腹主动脉旁淋巴取样。未绝经、<45 岁的鳞癌患者可保留卵巢。对要求保留生育功能年轻患者，

ⅠA1 期可行子宫颈锥切术；ⅠA2 期和肿瘤直径＜2cm 的ⅠB1 期，可行广泛子宫颈切除及盆腔淋巴结清扫术。

2. 放射治疗　适用于：①部分ⅠB2 期和ⅡA2 期和ⅡB～ⅠVA 期患者；②全身情况不宜手术的早期患者；③子宫颈大块病灶的术前放疗；④手术后病理检查发现有高危因素的辅助治疗。放疗包括腔内及体外照射。早期病例以腔内放疗为主，体外照射为辅。晚期则以体外照射为主，腔内放疗为辅。

3. 化疗　主要用于晚期或复发转移的患者。常用的药物有顺铂、卡铂、氟尿嘧啶和紫杉醇等。常采用以铂类为基础的联合化疗方案。靶向药物主要是贝伐珠单抗，常与化疗联合应用。

【预后】

与临床期别、病理类型有关。淋巴结转移者，预后差。

【随访】

治疗后 2 年内每 3～4 个月复查 1 次；3～5 年内，每半年复查 1 次；第 6 年开始每年复查 1 次。

【预防】

子宫颈癌是可以预防的肿瘤。①推广 HPV 预防性疫苗接种（一级预防），通过阻断 HPV 感染预防子宫颈癌的发生；②普及、规范子宫颈癌筛查，早期发现 SIL（二级预防）；及时治疗高级别病变，阻断子宫颈浸润癌的发生（三级预防）；③开展预防子宫颈癌知识宣教，提高预防性疫苗注射率和筛查率，建立健康的生活方式。

【子宫颈癌合并妊娠】

妊娠 20 周之前经锥切确诊的ⅠA 期可延期至产后治疗；妊娠 20 周之前诊断的ⅠA2 期及以上患者应终止妊娠立即治疗。妊娠 28 周后诊断的各期子宫颈癌可以延迟至胎儿成熟再行治疗。对于妊娠 20～28 周诊断的患者，可以根据患者及家属的意愿采用延迟治疗或终止妊娠立即接受治疗，延迟治疗至少不明显影响ⅠA2 期及ⅠB1 期子宫颈癌的预后。ⅠB2 期及以上期别决定延迟治疗者，建议采用新辅助化疗来延缓疾病进展。在延迟治疗期间，应密切观察病情，如肿瘤进展，应及时终止妊娠。除ⅠA1 期外，延迟治疗应在妊娠 34 周前终止妊娠。分娩方式一般采用子宫体部剖宫产。

同步练习

一、选择题

1. 患者中年女性，同房后阴道流血 6 个月。查体：阴道（－），宫颈肥大，重度糜烂，子宫正常，宫旁增厚，未达盆壁。最合适的下一步检查（　　）
   A. 醋白实验　　　　　　　　B. 宫颈锥形切除术　　　　　C. 宫颈活组织检查
   D. 阴道镜检查　　　　　　　E. 宫颈细胞学检查

2. 患者 40 岁，同房后阴道出血半年，白带量多，浑浊，有恶臭，宫颈Ⅱ度糜烂，可见一直径约 4cm 菜花样赘生物，触血阳性。子宫及双附件未及异常。最可能的诊断是（　　）
   A. 子宫颈息肉　　　　　　　B. 宫颈糜烂　　　　　　　　C. 子宫颈癌
   D. 子宫颈结核　　　　　　　E. 宫颈绒癌

3. 55 岁妇女，自诉粉色白带 2 个月。妇检：宫颈糜烂Ⅱ度，子宫附件（－），宫颈活检报告为 HSIL（CINⅢ），进一步处理的方法及确诊为 HSIL（CINⅢ）后的最佳处理是（　　）
   A. 宫颈锥形切除术、全子宫切除术
   B. 宫颈锥形切除术、宫颈锥形切除术

    C. 诊断性刮宫、宫颈锥形切除术

    D. 宫颈刮片、全子宫切除术

    E. 定期随访

4. 45 岁女性，同房后出血已 3 个月。妇检：宫颈呈糜烂状外观，接触性出血。目前采取何种检查最合适（ ）

    A. 宫颈细胞学检查　　　　　　B. 宫颈组织活检　　　　　　C. 阴道镜检查

    D. 宫颈锥切检查　　　　　　　E. 全子宫切除后送石蜡病理检查

5. 患者绝经后少量血水样分泌物 6 个月。妇科检查：宫颈增粗，质硬，未见糜烂病灶，宫颈口见息肉样赘生物，活检病理提示腺癌。哪项检查最适宜（ ）

    A. 宫颈细胞学检查　　　　　　B. 分段诊刮　　　　　　　　C. 盆腔 MRI

    D. 阴道镜检查　　　　　　　　E. 宫颈锥切

6. 46 岁女性，不规则阴道流血 1 年。妇检：宫颈呈火山口样溃烂，阴道前后穹隆消失，宫体大小硬度正常，活动欠佳，两侧宫旁增厚，僵硬，未达盆壁。宫颈活检病理：宫颈鳞状上皮癌。临床分期为（ ）

    A. ⅠB2 期　　　　　　　　　B. ⅡA2 期　　　　　　　　C. ⅡB 期

    D. ⅢA 期　　　　　　　　　　E. ⅢB 期

7. 患者 50 岁，绝经 2 年，阴道流血 2 个月。阴道细胞学检查：ASCUS。为明确诊断，哪项是合适的检查（ ）

    A. 全子宫切除后送石蜡病理检查

    B. 宫腔镜检查

    C. 阴道镜检查

    D. 诊断性刮宫＋宫颈活体组织检查

    E. 宫颈锥形切除术

8. 女性，43 岁，同房后阴道流血 1 年，伴白带异常。妇检：宫颈菜花样，触血阳性，表面可见黄绿色脓性分泌物，有异味，右侧宫旁结节状增厚，未达盆壁。宫颈活检为鳞状上皮癌，其治疗原则为（ ）

    A. 全子宫＋双附件切除术　　　B. 广泛全子宫切除术＋盆腔淋巴结清除术

    C. 手术治疗后追加放射治疗　　D. 根治性放射治疗　　　　E. 化疗

9. 50 岁女性，绝经 2 年，阴道流血半年，量少。查体：子宫颈糜烂Ⅱ度，宫体萎缩，双附件未触及。宫颈细胞学检查 2 次均提示 ASCUS。阴道镜及宫颈活检无特殊。进一步检查，下列哪种检查方法最合适（ ）

    A. 分段诊刮　　　　　　　　　B. 诊断性刮宫　　　　　　　C. 染色体检查

    D. 子宫颈锥形切除　　　　　　E. 宫腔镜检查

10. 下列哪种病毒目前认为与子宫颈癌发病有关（ ）

    A. 单纯疱疹病毒Ⅰ型　　　　　B. 单纯疱疹病毒Ⅱ型　　　　C. 人乳头瘤病毒

    D. A＋D　　　　　　　　　　E. B＋C

11. 子宫颈癌早期症状（ ）

    A. 腹痛　　　　　　　　　　　B. 水肿　　　　　　　　　　C. 阴道出血

    D. 接触性出血　　　　　　　　E. 大量血性脓白带

12. 28 岁妇女，已婚未孕，同房后阴道流血半年。妇查：子宫正常大小，宫颈中度糜烂，子宫、双附件（－），阴道穹隆存在，宫旁组织软。阴道镜下宫颈活检提示宫颈原位癌。该患者合适的治疗方案（ ）

    A. 子宫全切术＋盆腔淋巴结清扫术

B. 广泛全子宫切除术＋盆腔淋巴结清扫术

C. 宫颈锥切术，术后定期随访

D. 广泛全子宫切除术

E. 宫颈锥切术

13. 目前推广筛查子宫颈癌的方法是（　　　）

  A. 阴道镜检查   B. 细胞学检查   C. 宫颈锥切术

  D. HPV-DNA 检测   E. 宫颈活组织检查

14. 宫颈癌患者最不可能出现的临床表现是（　　　）

  A. 同房后阴道出血   B. 白带带血   C. 绝经后阴道出血

  D. 下腹阵痛   E. 阴道排液

15. 子宫颈癌发病与下列哪种情况出现最为密切（　　　）

  A. 多个性伴侣   B. 性生活年龄小于 16 岁 C. 性传播疾病

  D. 男性伴侣生殖器恶性病变 E. HPV 病毒感染

二、名词解释

1. 子宫颈鳞状上皮内病变（SIL）

2. 移行带

3. 鳞状上皮化生

三、简答题

1. 简述 SIL 的三阶梯式诊断程序。

2. 子宫颈癌的转移途径。

3. 简述子宫颈癌临床分期（FIGO，2009 年）。

参考答案

一、选择题

1.C 2.C 3.A 4.A 5.B 6.C 7.D 8.D

9.A 10.D 11.C 12.C 13.B 14.D 15.E

二、名词解释

1. 子宫颈鳞状上皮内病变（SIL）：是与子宫颈浸润癌密切相关的一组子宫颈病变，常发生于 25～35 岁妇女。大部分低级别鳞状上皮内病变（LSIL）可自然消退，但高级别鳞状上皮内病变（HSIL）具有癌变潜能。SIL 反映了子宫颈癌发生发展中的连续过程，通过筛查发现 SIL，及时治疗高级别病变，是预防子宫颈浸润癌行之有效的措施。

2. 移行带：也称转化区，为原始鳞-柱交接部和生理鳞-柱交接部之间的区域。

3. 鳞状上皮化生：暴露于子宫颈阴道部的柱状上皮受阴道酸性影响，柱状上皮下未分化储备细胞开始增殖，并逐渐转化为鳞状上皮，继之柱状上皮脱落，被复层鳞状细胞所替代。

三、简答题

1. 答：①子宫颈细胞学检查：宫颈细胞学检查和高危 HPV 筛查，可发现早期病变。②阴道镜检查：可了解病变区血管情况。③子宫颈活组织检查：为诊断 SIL 的可靠方法。

2. 答：主要为直接蔓延及淋巴转移，血行转移极少见。

①直接蔓延：最常见。癌组织局部浸润，并向邻近器官及组织扩散。

②淋巴转移：癌灶侵入淋巴管，形成瘤栓，随淋巴液引流到达局部淋巴结，在淋巴管内扩散。宫颈癌淋巴结转移分为一级组包括宫旁、宫颈旁、闭孔、髂内、髂外、髂总、骶前淋巴结；二级组包括腹股沟深浅淋巴结及腹主动脉旁淋巴结。

③血行转移：很少见。晚期可转移至肺、肝或骨骼等。

3. 答：参见正文表 25-1。

（朱亚飞 唐海璐）

第二十六章　子宫肿瘤

 内容精讲

第一节　子宫肌瘤

子宫肌瘤是女性生殖器最常见的良性肿瘤，由平滑肌及结缔组织组成。

【发病相关因素】

确切病因尚未明了。因肌瘤好发于生育年龄，青春期前少见，绝经后萎缩或消退，提示其发生可能与女性性激素相关。认为肌瘤组织局部对雌激素的高敏感性，是肌瘤发生的重要因素之一。此外研究证实，孕激素有促进肌瘤有丝分裂活动、刺激肌瘤生长的作用。

【分类】

1. 按肌瘤生长部位　分为宫体肌瘤和宫颈肌瘤。

2. 按肌瘤与子宫肌壁的关系　分为肌壁间肌瘤、浆膜下肌瘤和黏膜下肌瘤。

各种类型的肌瘤可发生在同一子宫，称为多发性子宫肌瘤。

【病理】

1. 巨检　为实质性球形包块，质地较子宫肌层硬，与周围边界清。切面呈灰白色，可见漩涡状或编织状结构。颜色和硬度与纤维组织多少有关。

2. 镜检　主要由梭形平滑肌细胞和不等量纤维结缔组织构成。

【肌瘤变性】

肌瘤变性是肌瘤失去原有的典型结构。常见的变性有：玻璃样变、囊性变、红色样变、肉瘤样变、钙化五种。其中玻璃样变最常见，红色样变见于妊娠期或产褥期，为肌瘤的一种特殊类型坏死，肉瘤样变多见于绝经后伴疼痛和出血的患者。

子宫肌瘤红色变性：多见于妊娠期或产褥期，为肌瘤的一种特殊类型坏死，发生机制不清，可能与肌瘤内小血管退行性变引起血栓及溶血、血红蛋白渗入肌纤维间有关。患者可有剧烈腹痛伴恶心、呕吐、发热，白细胞计数升高，检查发现肌瘤增大、压痛。肌瘤剖面为暗红色，如半熟的牛肉，质软，漩涡状结构消失。镜检见组织高度水肿，假包膜内大静脉及瘤体内小静脉血栓形成，广泛出血伴溶血，肌细胞减少，细胞核常溶解消失，并有较多脂肪小球沉积。

【临床表现】

1. 症状　多无明显症状，症状与肌瘤部位、有无变性相关，常见症状有：①经量增多及经期延长，是子宫肌瘤最常见的症状；②下腹包块；③白带增多；④压迫症状；⑤下腹坠胀、腰酸背痛，经期加重，可引起不孕或流产。

2. 体征　妇科检查子宫增大，表面不规则单个或多个结节状突起。黏膜下肌瘤脱出于宫颈外口者，检查可见子宫颈口处肿物，粉红色，宫颈四周边缘清楚。

【诊断及鉴别诊断】

根据病史及体征，诊断多无困难。B 型超声检查是常用辅助检查。个别患者诊断困难，可选择 MRI、宫腔镜检查、腹腔镜检查、子宫输卵管造影等协助诊断。子宫肌瘤需与妊娠子宫、卵巢囊肿、子宫腺肌病、盆腔炎性肿块、子宫恶性肿瘤、子宫畸形等相鉴别。

【治疗】

治疗应根据患者年龄，生育要求，症状及肌瘤的部位、大小、数目全面考虑。

1. 观察等待　无症状肌瘤一般不需治疗，特别是近绝经期妇女。每 3～6 个月随访一次。

2. 药物治疗　适用于症状轻、近绝经年龄或全身情况不宜手术者。常用药物有促性腺激素释放激素类似物和米非司酮等。

3. 手术治疗　手术适应证：①因肌瘤导致月经过多，致继发贫血；②严重腹痛、性交痛或慢性腹痛、有蒂肌瘤扭转引起的急性腹痛；③肌瘤体积大压迫膀胱、直肠等引起相应症状；④因肌瘤造成不孕或反复流产；⑤疑有肉瘤变。

（1）肌瘤切除术　适用于希望保留生育功能的患者。可经腹、腹腔镜下切除，黏膜下肌瘤可经阴道或宫腔镜下切除。

（2）子宫切除术　不要求保留生育功能或疑有恶变者，可行子宫切除术。术前应行宫颈刮片细胞学检查，排除宫颈恶性病变。

4. 其他治疗　如子宫动脉栓塞术和宫腔镜下子宫内膜切除术。

【子宫肌瘤合并妊娠】

肌瘤合并妊娠占肌瘤患者 0.5%～1%，肌瘤对妊娠及分娩的影响与肌瘤大小及生长部位有关。妊娠期及产褥期肌瘤易发生红色样变，多能自然分娩。若肌瘤阻碍胎儿下降应行剖宫产术，术中需根据肌瘤大小、部位和患者情况决定是否切除肌瘤。

第二节　子宫内膜癌

子宫内膜癌是发生于子宫内膜的一组上皮性恶性肿瘤，以来源于子宫内膜腺体的腺癌最常见。为女性生殖道三大恶性肿瘤之一。

【发病相关因素】

子宫内膜癌可分为雌激素依赖型（Ⅰ型）和非雌激素依赖型（Ⅱ型）两种发病类型，Ⅱ型预后不良。

【病理】

1. 巨检　不同组织学类型的内膜癌肉眼表现无明显区别。大体可分为弥散型和局灶型。局灶型浸润肌层。

2. 镜检及病理类型　有内膜样腺癌、腺癌伴鳞状上皮化生、黏液性癌、浆液性癌、透明细胞癌五种病理类型。按腺癌分化程度分为 3 级，分级越高，预后越差。

【转移途径】

生长缓慢，部分特殊病理类型和低分化癌可发展很快，短期内出现转移。其主要转移途径为直接蔓延、淋巴转移、晚期可有血行转移。

【分期】

采用国际妇产科联盟（FIGO，2009 年）修订的手术病理分期，见表 26-1。

表 26-1　子宫内膜癌手术病理分期（FIGO，2009 年）

Ⅰ期	肿瘤局限于子宫体
ⅠA	肿瘤浸润深度＜1/2 肌层
ⅠB	肿瘤浸润深度≥1/2 肌层
Ⅱ期	肿瘤侵犯宫颈间质,但无宫体外蔓延
Ⅲ期	肿瘤局部和(或)区域扩散
ⅢA	肿瘤累及浆膜层和(或)附件
ⅢB	阴道和(或)宫旁受累
ⅢC	盆腔淋巴结和(或)腹主动脉旁淋巴结转移
ⅢC1	盆腔淋巴结阳性
ⅢC2	腹主动脉旁淋巴结阳性伴(或不伴)盆腔淋巴结阳性
Ⅳ期	肿瘤侵及膀胱和(或)直肠黏膜,和(或)远处转移
ⅣA	肿瘤侵及膀胱和(或)直肠黏膜
ⅣB	远处转移,包括腹腔内和(或)腹股沟淋巴结转移

【临床表现】

1. 症状　约 90% 的患者出现阴道流血或阴道排液、下腹痛等。

2. 体征　早期患者妇科检查可无异常发现。晚期有子宫明显增大,合并宫腔积脓时有明显触痛。癌灶浸润周围组织时,子宫固定或在宫旁扪及不规则结节状物。

【诊断】

除根据临床表现及体征外,结合 B 超检查、CT、宫腔镜检查和诊断性刮宫等辅助手段,确诊依据是病理组织学检查。

【鉴别诊断】

绝经后及绝经过渡期阴道流血为子宫内膜癌最常见的症状,故子宫内膜癌应与异常子宫出血、萎缩性阴道炎、子宫黏膜下肌瘤、子宫内膜息肉、内生型子宫颈癌、子宫肉瘤和输卵管癌等鉴别。

【治疗】

应根据患者全身情况、肿瘤累及范围及组织学类型,选用和制订适宜的治疗方案。

1. 手术治疗　为首选的治疗方法。术中首先留取腹腔积液或盆腔冲洗液行细胞学检查,然后全面探查腹腔内器官。手术切除的标本应常规行雌、孕激素受体检测,Ⅰ期患者行筋膜外全子宫切除及双侧附件切除术。有特殊情况行盆腔及腹主动脉旁淋巴结切除或取样。Ⅱ期行改良广泛子宫切除及双侧附件切除术,同时行盆腔及腹主动脉旁淋巴结切除术。Ⅲ和Ⅳ期手术个体化,行肿瘤细胞减灭手术。

2. 放疗　对有深肌层浸润、淋巴结转移、盆腔及阴道残留病灶的患者术后均需加用放疗。

3. 化疗　为晚期或复发子宫内膜癌综合治疗措施之一。也可用于术后有复发高危因素患者的治疗,以期减少盆腔外的远处转移。

4. 孕激素治疗　用于晚期癌及复发癌,可试用于极早期要求保留生育功能的患者。

【预后】

影响预后的因素有：①肿瘤恶性程度及病变范围,包括手术病理分期、组织学类型、肿瘤分级、肌层浸润深度、淋巴转移及子宫外转移等；②患者全身状况；③治疗方案的选择。

【随访】

治疗后应定期随访，一般术后 2～3 年内每 3 个月随访一次，3 年后每 6 个月 1 次，5 年后每年 1 次。

第三节　子宫肉瘤

【组织发生及病理】

1. 子宫平滑肌肉瘤　分为原发性及继发性者两种。原发性平滑肌肉瘤是最常见的恶性间叶性肿瘤。继发性子宫平滑肌肉瘤的预后比原发性好。

2. 子宫内膜间质肉瘤　来自子宫内膜间质细胞，分为低级别子宫内膜间质肉瘤、高级别子宫内膜间质肉瘤和未分化子宫肉瘤。

3. 腺肉瘤　指含有良性腺上皮成分及肉瘤样间叶成分的恶性肿瘤。

【转移途径】

有血行播散、直接蔓延及淋巴转移。

【临床表现及诊断】

1. 症状　最常见症状为阴道不规则流血伴腹痛，腹部包块、压迫症状。

2. 体征　子宫增大，外形不规则。

3. 诊断　因子宫肉瘤临床表现与子宫肌瘤及其他恶性肿瘤相似，术前诊断较困难。确诊依据为组织病理学检查。

【手术病理分期】

按照标准手术后，可以得到病理分期。与内膜癌分期类似。

【治疗】

治疗原则以手术为主。Ⅰ期和Ⅱ期患者行筋膜外子宫及双侧附件切除术。强调子宫应完整切除并取出，术前怀疑肉瘤者，禁用子宫粉碎器。是否行淋巴结切除尚有争议。根据期别和病理类型，术后化疗或放疗有可能提高疗效。Ⅲ期及Ⅳ期应考虑手术、放疗和化疗综合治疗。低级别子宫内膜间质肉瘤孕激素受体多为高表达，大剂量孕激素治疗有一定效果。

【预后】

复发率高，预后差，5 年生存率 20%～30%。

同步练习

一、选择题

1. 中年妇女，月经量多 3 年，伴随继发进行性痛经，月经周期正常。查体：生命特征平稳，贫血外貌，子宫孕 3 个月大小，子宫球形，均匀增大。诊断考虑（　　）
   A. 子宫腺肌瘤　　　　　　　　B. 卵巢巧克力囊肿　　　　　　C. 盆腔炎性包块
   D. 多发性子宫肌瘤　　　　　　E. 卵巢实质性肿瘤

2. 患者 40 岁，超声检查发现子宫肌瘤 2 年。月经无异常。专科检查：子宫后位，孕 2 个月大小，表面不平，触及数个质硬结节。复查超声，肌瘤无明显变化。以下哪项处理最合适（　　）
   A. 随访观察　　　　　　　　　B. 亮丙瑞林皮下注射　　　　　C. 全子宫切除
   D. 子宫肌瘤挖除　　　　　　　E. 米非司酮口服

3. 患者 60 岁，绝经 10 年，近半年白带增多，水样，近 2 个月出现阴道少量流血。妇检：阴道通

畅，黏膜菲薄，宫颈萎缩，表明光滑，子宫稍大且软，附件未触及。诊断性刮宫，刮出大量碎烂组织。目前诊断最大的可能（　　　）

A. 宫颈管腺癌　　　　　　B. 输卵管癌　　　　　　C. 子宫内膜息肉

D. 子宫内膜癌　　　　　　E. 宫腔积脓

4. 患者女性，48 岁，月经不规则 1 年就诊，予达英-35 行人工周期治疗，症状无改善。妇科检查：外阴阴道正常，宫颈正常，子宫稍大，质软，双侧附件未触及异常。最应进行的下一步检查是（　　　）

A. 阴道镜检查　　　　　　B. 宫颈细胞学检查　　　　C. 宫颈锥切术

D. 分段诊刮　　　　　　　E. 肌内注射黄体酮

5. 中年女性，宫腔镜检查发现子宫黏膜下肌瘤，直径约 2cm，血红蛋白 75g/L。下列哪种治疗方案恰当（　　　）

A. 观察随访　　　　　　　　　　　　　　　　　B. 亮丙瑞林

C. 宫内置入左炔诺孕酮宫内缓释系统　　　　　　D. 子宫全切除术

E. 宫腔镜电切术

6. 患者 40 岁，体检发现子宫肌瘤 8 年。下列哪种情况下，患者可选择继续观察（　　　）

A. 性交不适导致恐惧症　　B. 尿急、尿频症状　　　　C. 反复腹痛、伴阴道流血

D. 超声提示肌瘤大小无变化　E. 浆膜下带蒂肌瘤，突发腹痛

7. 患者绝经 5 年后阴道出血 6 个月，量如月经，此后多少不一。妇检：宫颈常大，糜烂Ⅱ度，子宫正常大小，双侧附件未触及。确诊措施（　　　）

A. 阴道及宫颈细胞学检查　　　　　　　　　　　B. 宫颈细胞学检查

C. 阴道镜检查、宫颈活组织检查　　　　　　　　D. 宫颈活检及分段诊刮

E. 腹腔镜检查

8. 子宫内膜癌侵及附件，最恰当的手术病理分期是（　　　）

A. Ⅲ期　　　　　　　　　B. ⅢA　　　　　　　　　C. ⅢB

D. ⅢC1　　　　　　　　　E. ⅢC2

9. 30 岁女性，孕 4 产 0，人工流产 1 次，自然流产 3 次，超声检查提示子宫前壁可探及直径约 8cm 的稍低回声，边界清楚，附件正常。合适的治疗方法（　　　）

A. 药物保守治疗　　　　　B. 观察等待　　　　　　　C. 子宫肌瘤切除术

D. 子宫全切除术　　　　　E. 宫腔镜电切术

10. 患者 30 岁，妊娠前体检发现子宫肌瘤，现孕 20 周，下腹痛 5 天，体温 37.8℃，无阴道流血流液。血分析正常。诊断可能是（　　　）

A. 子宫肌瘤玻璃样变　　　B. 子宫肌瘤红色变性　　　C. 子宫肌瘤囊性变

D. 子宫肌瘤蒂扭转　　　　E. 妊娠合并阑尾炎

11. 55 岁妇女，诊刮病理确诊子宫内膜癌。宫腔镜检查：宫颈无癌侵犯，宫壁大部分可见癌灶侵犯。腹腔冲洗液无癌细胞，应选用（　　　）

A. 全子宫双附件切除术　　B. 广泛全子宫双附件切除术

C. 放疗　　　　　　　　　D. 化疗

E. 全子宫双附件切除术＋淋巴活检

12. 子宫肌瘤月经量增多的原因不包括（　　　）

A. 子宫肌层肥厚　　　　　B. 子宫静脉充血扩张　　　C. 宫腔面积增大

D. 子宫肌瘤坏死感染　　　E. 子宫肌瘤影响子宫收缩

13. 患者 65 岁，绝经 15 年，期间体检提示子宫肌瘤，近 3 个月腹痛伴阴道不规则流血。妇查：外阴阴道（－），宫颈（－），宫体前位，稍大，形态不规则，活动欠佳，附件（－）。该患

者的诊断首先考虑（　　）

　　A. 子宫肌瘤　　　　　　　B. 子宫内膜癌　　　　　　C. 卵巢癌

　　D. 子宫肉瘤　　　　　　　E. 子宫颈癌

14. 哪种子宫内膜癌预后较好（　　）

　　A. 透明细胞癌　　　　　　B. 角化腺癌　　　　　　　C. 浆液性癌

　　D. 腺棘皮癌　　　　　　　E. 黏液性癌

二、名词解释

　　1. 子宫肌瘤玻璃样变

　　2. 子宫肌瘤红色变性

三、简答题

　　1. 简述子宫肌瘤的治疗原则。

　　2. 简述子宫肌瘤手术治疗的适应证。

　　3. 简述子宫内膜癌手术病理分期（FIGO，2009 年）。

参考答案

一、选择题

　　1. A　2. A　3. D　4. D　5. E　6. D　7. D　8. A
　　9. C　10. B　11. E　12. A　13. D　14. E

二、名词解释

　　1. 子宫肌瘤玻璃样变：又称透明变性，肌瘤剖面漩涡状结构消失，由均与透明样物质取代。

　　2. 子宫肌瘤红色变性：多见于妊娠期或产褥期，为肌瘤的一种特殊类型坏死，发生机制不清，可能与肌瘤内小血管退行性变引起血栓及溶血、血红蛋白渗入肌纤维间有关。患者可有剧烈腹痛伴恶心、呕吐、发热，白细胞计数升高，检查发现肌瘤增大、压痛。肌瘤剖面为暗红色，如半熟的牛肉，质软，漩涡状结构消失。镜检见组织高度水肿，假包膜内大静脉及瘤体内小静脉血栓形成，广泛出血伴溶血，肌细胞减少，细胞核常溶解消失，并有较多脂肪小球沉积。

三、简答题

　　1. 答：治疗应根据患者年龄，生育要求，症状及肌瘤的类型、大小、数目全面考虑。①观察等待：无症状的肌瘤一般不需要治疗，特别是近绝经期妇女。②药物治疗：适用于症状轻、近绝经年龄或全身情况不宜手术者。③手术治疗：肌瘤切除术适用于希望保留生育功能的患者；子宫切除术适用于不要求保留生育功能或疑有恶变者。④ 其他治疗：如子宫动脉栓塞术或宫腔镜子宫内膜切除术。

　　2. 答：①因肌瘤导致月经过多，致继发贫血；②严重腹痛、性交痛或慢性腹痛、有蒂肌瘤扭转引起的急性腹痛；③肌瘤体积大压迫膀胱、直肠等引起相应症状；④因肌瘤造成不孕或反复流产；⑤疑有肉瘤变。

　　3. 答：参见正文表 26-1。

（徐小琴　朱亚飞）

第二十七章　卵巢肿瘤、输卵管肿瘤及原发性腹膜癌

 学习目的

1. **掌握**　卵巢肿瘤的组织学分类、诊断及治疗；卵巢肿瘤并发症的临床表现；卵巢良恶性肿瘤的鉴别诊断。
2. **熟悉**　卵巢肿瘤的病理；卵巢恶性肿瘤的分期及转移途径。
3. **了解**　输卵管肿瘤的临床表现及治疗。

内容精讲

第一节　卵巢肿瘤概论

【组织学分类】

卵巢组织成分复杂，是全身各脏器原发肿瘤类型最多的器官。根据世界卫生组织（WHO）制定的女性生殖器肿瘤组织学分类（2014 版），卵巢肿瘤分为 14 大类，其中主要组织学类型为上皮性肿瘤、生殖细胞肿瘤、性索-间质肿瘤及转移性肿瘤。

【恶性肿瘤的转移途径】

直接蔓延、腹腔种植和淋巴转移是卵巢恶性肿瘤的主要转移途径，血行转移少见，晚期可转移到肺、胸膜及肝实质。

【恶性肿瘤分期】

采用国际妇产科联盟（FIGO）2014 的手术病理分期。

Ⅰ期：病变局限于卵巢或输卵管。

Ⅱ期：肿瘤累及单侧或双侧卵巢并有盆腔内扩散（在骨盆入口平面以下）或原发性腹膜癌。

Ⅲ期：肿瘤累及单侧或双侧卵巢、输卵管或原发性腹膜癌，伴有细胞学或组织学证实的盆腔外腹膜转移或证实存在腹膜后淋巴结转移。

Ⅳ期：超出腹腔外的远处转移。

【临床表现】

1. 卵巢良性肿瘤　肿瘤较小时多无症状，常在妇科检查时发现。肿瘤增大时，感腹胀或腹部可扪及肿块。双合诊和三合诊检查可在子宫一侧或双侧触及圆形或类圆形肿块，多为囊性，表面光滑，活动，与子宫无粘连。

2. 卵巢恶性肿瘤　早期无症状。晚期主要症状为腹胀、腹部肿块、腹腔积液及其他消化道症状；逐渐出现消瘦、贫血等恶病质表现。三合诊检查可在直肠子宫陷凹处触及质硬结节或肿块，肿块多为双侧，实性或囊实性，表面凹凸不平，活动差，与子宫分界不清，常有腹腔积液。有时可在腹股沟、腋下或锁骨上触及肿大的淋巴结。

【并发症】

1. 蒂扭转 为常见的妇科急腹症,约10％卵巢肿瘤可发生蒂扭转。好发于瘤蒂较长、中等大、活动度良好、重心偏于一侧的肿瘤,如成熟畸胎瘤。常在体位突然改变,或妊娠期、产褥期发生。卵巢肿瘤扭转的蒂由骨盆漏斗韧带、卵巢固有韧带和输卵管组成。

2. 破裂 约3％卵巢肿瘤会发生破裂。有自发性破裂和外伤性破裂。

3. 感染 较少见。多继发于蒂扭转或破裂。

4. 恶变 肿瘤迅速生长尤其双侧时,应考虑有恶变可能,应尽早手术。

【诊断】

结合病史和体征,辅以必要的辅助检查确定:①盆腔肿块是否来自卵巢;②卵巢肿块性质是否为肿瘤;③卵巢肿瘤是良性还是恶性;④肿瘤的可能组织学类型;⑤恶性肿瘤的转移范围。常用的辅助检查如下。

1. 影像学检查 ①超声检查:可了解肿块的部位、大小、形态,囊性或实性。②腹部X线摄片:卵巢畸胎瘤可显示牙齿、骨质及钙化囊壁。③MRI、CT、PET检查:MRI可较好显示肿块及肿块与周围的关系;CT可判断周围侵犯及远处转移情况,对于手术方案的制订有较大优势。

2. 肿瘤标志物 ①血清CA125:80％患者的血清CA125水平升高,但近半数的早期病例并不升高,不单独用于早期诊断,更多用于病情监测和疗效评估。②血清AFP:对卵巢卵黄囊瘤有特异性诊断价值。③血清hCG:对非妊娠性绒癌有特异性。④性激素:卵巢颗粒细胞瘤、卵泡膜细胞瘤产生较高水平雌激素,而浆液性、黏液性囊腺瘤或勃勒纳瘤有时也可分泌一定量雌激素。⑤血清HE4:与CA125联合应用来判断盆腔肿块的良、恶性。

3. 腹腔镜检查 可直接观察肿块外观和盆腔、腹腔及横膈等部位,进行多点活检,抽取腹腔积液进行细胞学检查。

4. 细胞学检查 抽取腹腔积液或腹腔冲洗液和胸腔积液进行细胞学检查。

【鉴别诊断】

1. 卵巢良性肿瘤与恶性肿瘤的鉴别 见表27-1。

表 27-1 卵巢良性肿瘤与恶性肿瘤的鉴别

鉴别内容	良性肿瘤	恶性肿瘤
病史	病程长,逐渐增大	病程短,迅速增大
体征	多为单侧,活动,囊性,表面光滑,常无腹腔积液	多为双侧,固定;实性或囊实性,表面结节状,常有腹腔积液,多为血性
一般情况	良好	恶病质
超声	为液性暗区,边界清晰	液性暗区内有杂乱光团、光点,边界不清

2. 卵巢良性肿瘤的鉴别诊断 应与卵巢瘤样病变、输卵管卵巢囊肿、子宫肌瘤、腹腔积液鉴别。

3. 卵巢恶性肿瘤的鉴别诊断 应与子宫内膜异位症、结核性腹膜炎、生殖道以外的肿瘤鉴别。

【治疗】

卵巢肿瘤一经发现,应行手术。手术目的:①明确诊断;②切除肿瘤;③恶性肿瘤进行手术病理分期;④解除并发症。术中不能明确诊断者,应送快速冰冻组织病理检查,进行确诊。良性肿瘤可行腹腔镜手术,恶性肿瘤采用经腹手术。恶性肿瘤患者术后应根据其组织学类型、细胞分化程度、手术病理分期和残余灶大小决定是否进行辅助性治疗,化疗是主要的辅助治疗。

【恶性肿瘤的愈后与随访】

与分期、病理类型和分级、年龄有关，易复发，应该长期随访和监测。

【预防】

积极采取措施对高危人群严密监测随访，可采用以下方法。

1. 筛查 主要应用血清 CA125 检测联合盆腔超声检查。

2. 遗传咨询和相关基因检测 对高风险人群的卵巢癌预防有一定意义。建议有卵巢癌、输卵管癌、腹膜癌或乳腺癌家族史的妇女，需遗传咨询、接受 *BRCA* 基因检测，Lynch Ⅱ型综合征相关的错配修复基因检测。

3. 预防性输卵管切除 在实施保留卵巢的子宫切除术时，建议可同时切除双侧输卵管，以降低卵巢癌的风险。

【妊娠合并卵巢肿瘤】

较常见，但合并恶性肿瘤较少，早期妊娠时，妇科检查可扪及腹腔肿块。中期妊娠以后需依靠病史和超声诊断。中期妊娠时，易并发肿瘤蒂扭转，晚期妊娠时可引起胎位异常。

合并良性卵巢肿瘤的处理原则：早期妊娠者可等待至妊娠 12 周后手术，以免流产。晚期妊娠者，可等待至妊娠足月行剖宫产加肿瘤切除。若考虑为卵巢恶性肿瘤应尽早手术，处理原则同非孕期。

第二节　卵巢上皮性肿瘤

卵巢上皮性肿瘤为最常见的卵巢肿瘤，多见于中老年妇女。根据组织学和生物学行为特征，卵巢上皮性肿瘤分为良性、交界性和恶性。交界性肿瘤的镜下特征为上皮细胞增生活跃、无明显间质浸润，临床特征为生长缓慢、复发迟。

【发病相关因素】

病因尚不清楚。据临床病理和分子遗传学特征，卵巢上皮性癌可分成Ⅰ型和Ⅱ型两类。Ⅰ型肿瘤生长缓慢，临床上多为Ⅰ期，预后较好；组织学类型包括低级别浆液性癌等。Ⅱ型肿瘤生长迅速，临床上多表现为进展期，预后不良；组织学类型主要为高级别浆液性癌和高级别子宫内膜样癌，以 *p53* 基因突变为主要分子遗传学特征。

有 10%～15%的卵巢癌患者可检测到 *BRCA1* 或 *BRCA2* 基因的胚系突变，而高级别浆液性癌者携带的突变比例更高。携带胚系突变妇女的卵巢癌的终身发病风险分别为 39%～46% 和 12%～20%，乳腺癌发病风险为 65%～74%，被称为遗传性乳腺癌-卵巢癌综合征。

【病理】

卵巢上皮肿瘤组织学类型主要有以下几种。

1. 浆液性肿瘤

（1）浆液性囊腺瘤 多为单侧，球形，大小不等，表面光滑，囊性，壁薄，囊内为淡黄色清亮液体。镜下见囊壁为纤维结缔组织，内衬单层柱状上皮。

（2）交界性浆液性肿瘤 中等大小，多为双侧。镜下见乳头分支纤细而密，上皮复层不超过 3 层，细胞核轻度异型，核分裂象<1 个/HP，无间质浸润，预后好。

（3）浆液性囊腺癌 多为双侧，体积较大，囊实性。结节状或分叶状，灰白色，常为多房，腔内充满乳头，质脆，坏死。镜下见囊壁上皮明显增生，复层排列，4～5 层以上。癌细胞为立方形或柱状，细胞异型明显，并向间质浸润。

2. 黏液性肿瘤

（1）黏液性囊腺瘤 多为单侧，圆形或卵圆形，体积较大，表面光滑，灰白色。常为多房，囊腔内为胶冻样黏液。镜下见囊壁为纤维结缔组织，内衬单层柱状上皮。少数卵巢黏液性瘤可破裂继发腹膜黏液瘤。

（2）交界性黏液性囊腺瘤　较大，单侧较多，表面光滑，常为多房。切面见囊壁增厚，有实质区和乳头状形成。镜下见细胞轻度异型性，细胞核大深染，有少量核分裂，上皮细胞不超过3层，无间质浸润。

（3）黏液性囊腺癌　多为单侧，瘤体较大，囊壁可见乳头或实质区，切面为囊实性，囊液混浊或血性。镜下见腺体密集，间质较少，上皮细胞超过3层，有间质浸润。

3. 子宫内膜样肿瘤　良性肿瘤较少见，多为单房，表面光滑，囊壁衬以单层柱状上皮。交界性瘤很少见。卵巢子宫内膜样癌多为单侧，中等大，囊性或实性，有乳头生长，囊液多为血性。镜下特点与子宫内膜癌极相似，多为高分化腺癌或腺棘皮癌，常与子宫内膜癌并存，不易鉴别何者为原发。

【治疗】

1. 良性肿瘤　根据患者年龄、生育要求及对侧卵巢情况，决定手术范围。年轻、单侧肿瘤行患侧卵巢肿瘤剔除术或卵巢切除术；双侧良性肿瘤应行肿瘤剔除术。绝经后妇女可行子宫及双侧附件切除术或单侧附件切除术。

2. 恶性肿瘤　初次治疗原则是手术为主，辅以化疗、放疗等综合治疗。

（1）手术治疗　是治疗卵巢上皮性癌的主要手段。早期（FIGO Ⅰ、Ⅱ期）卵巢上皮性癌应行全面分期手术。

对于年轻的早期患者应考虑其生育问题，但应根据肿瘤的范围仔细讨论其预后、签署知情同意书后方可行保留生育功能手术。手术方式包括全面手术分期、患侧附件切除、保留子宫和对侧附件。适用于肿瘤局限于单侧卵巢的Ⅰ期患者。

晚期卵巢上皮性癌行肿瘤细胞减灭术，主要目的是切除原发灶，尽可能切除转移灶，使残余肿瘤病灶达到最小，必要时切除部分肠管、膀胱、脾脏等脏器。

（2）化学药物治疗　卵巢上皮性癌除ⅠA期和ⅠB期且为G1的患者不需化疗外，其他患者均需化疗。化疗主要用于：①初次手术后辅助化疗，灭杀残留癌灶、控制复发，以缓解症状、延长生存期；②新辅助化疗使肿瘤缩小，为达到满意手术创造条件；③作为不能耐受手术者主要治疗。

常用化疗药物有顺铂、卡铂、紫杉醇、环磷酰胺、依托泊苷等。多采用以铂类为基础的联合化疗，其中铂类联合紫杉醇为"金标准"一线化治疗方案。采用静脉化疗或静脉腹腔联合化疗。早期患者3～6个疗程，晚期患者6～8个疗程。疗程间隔为3周。

（3）放射治疗　对于复发患者可选用姑息性局部放疗。

（4）其他治疗　细胞因子治疗，如白介素-2、干扰素、胸腺素等。

3. 交界性肿瘤　主要采取手术治疗。参照卵巢癌手术方法进行全面分期的手术或肿瘤细胞减灭术。Ⅰ期的患者不行后腹膜淋巴结切除术。对临床Ⅰ期、希望保留生育功能的患者，均可行保守性手术。交界性肿瘤术后只有在腹膜、大网膜有浸润种植或术后短期内复发时考虑给予化疗。

4. 复发性瘤　卵巢上皮性癌一经复发，预后很差，治疗时应优先考虑患者的生活质量。手术治疗应仔细、全面评估后实施，主要用于：① 解除并发症；② 对二线化疗敏感的复发灶再次减灭；③ 孤立复发灶的切除。

化疗是主要的治疗手段，药物的选择应根据一线化疗的方案、疗效、毒副反应及无瘤生存时间综合考虑。

第三节　卵巢非上皮性肿瘤

生殖细胞肿瘤多发生于年轻妇女，大多为恶性。治疗原则基本同上皮性肿瘤，但恶性肿瘤的保留生育功能手术不受期别的限制。性索间质肿瘤大多为良性，少数为低度恶性或恶性，常有内分泌功能。治疗原则基本同上皮性肿瘤。

一、卵巢生殖细胞肿瘤

卵巢生殖细胞肿瘤为来源于原始生殖细胞的一组肿瘤，多发生于年轻妇女及幼女。

【病理】

1. 畸胎瘤　由多胚层组织构成，偶见只含一个胚层成分。

（1）成熟畸胎瘤　又称皮样囊肿，为良性肿瘤，可发生于任何年龄，以 20～40 岁居多。多为单侧，双侧占 10％～17％。中等大小，呈圆形或卵圆形，壁光滑、质韧。多为单房，腔内充满油脂和毛发，有时可见牙齿或骨质。囊壁内层为复层鳞状上皮，囊壁常见小丘样隆起向腔内突出，称为"头节"。肿瘤可含外、中、内胚层组织。

（2）未成熟畸胎瘤　恶性肿瘤，平均年龄 11～19 岁。多为实性，可有囊性区域。含 2～3 胚层，由分化程度不同的未成熟胚胎组织构成，主要为原始神经组织。

2. 无性细胞瘤　好发于青春期及生育期妇女。中度恶性，单侧居多。肿瘤为圆形或椭圆形，中等大，实性，触之如橡皮样。表面光滑或呈分叶状，切面淡棕色。镜下见圆形或多角形大细胞，瘤细胞呈片状或条索状排列。对放疗敏感。

3. 卵黄囊瘤　又名内胚窦瘤。较罕见，常见于儿童及年轻妇女。多为单侧，较大，圆形或卵圆形。切面部分囊性，组织质脆，呈灰红或灰黄色，易破裂。镜下见疏松网状和内皮窦样结构，瘤细胞扁平、立方、柱状或多角形，产生 AFP，故患者血清 AFP 是诊断及病情监测的重要标志物。恶性程度高，生长迅速，易早转移，预后差，但其对化疗十分敏感。

【治疗】

1. 良性生殖细胞肿瘤　行卵巢肿瘤剥除术或患侧附件切除术，绝经后妇女可行全子宫及双侧附件切除术。

2. 恶性生殖细胞肿瘤

（1）手术治疗　行全面分期手术。年轻且希望保留生育功能者，只要对侧卵巢和子宫未被肿瘤浸润，均可行保留生育功能手术。对复发者主张手术。

（2）化学药物治疗　除Ⅰ期无性细胞瘤和Ⅰ期 G1 的未成熟畸胎瘤外，其他患者均需化疗。化疗采用 BEP 或 EP 方案。

（3）放疗　无性细胞瘤对放疗敏感，但会破坏患者卵巢功能，仅用于治疗复发的无性细胞瘤。

二、卵巢性索间质肿瘤

卵巢性索间质肿瘤来源于原始性腺中的性索和间质组织。由性索演化形成的肿瘤为颗粒细胞瘤或支持细胞瘤，由间质演化形成的肿瘤为卵泡膜细胞瘤或间质细胞瘤。此类肿瘤常有内分泌功能，故又称为卵巢功能性肿瘤。

【病理】

1. 颗粒细胞-间质细胞瘤

（1）颗粒细胞瘤　分为成人型或幼年型。成人型颗粒细胞瘤占 95％，属低度恶性肿瘤，多为 45～55 岁，肿瘤能分泌雌激素。多为单侧，圆形或椭圆形，呈分叶状，表面光滑，实性或部分囊性；切面组织脆而软，伴出血坏死灶。镜下见颗粒细胞环绕成小圆形囊腔，菊花样排列。瘤细胞呈小多边形，偶呈圆形或圆柱形。预后较好。幼年型颗粒细胞瘤罕见，多见于青少年，恶性度极高，98%为单侧。镜下呈卵泡样，缺乏核纵沟，胞质丰富，核分裂更活跃，10%～15%呈重度异型性。

（2）卵泡膜细胞瘤　常与颗粒细胞瘤同时存在，也可单一成分。良性多为单侧，圆形、卵圆形或分叶状，表面被覆薄的有光泽的纤维包膜。切面为实性、灰白色。镜下见瘤细胞短梭形，细胞交错排列呈漩涡状。瘤细胞团为结缔组织分隔。恶性较少见，预后好。

（3）纤维瘤　多见于中年妇女，单侧居多，中等大小，实性、坚硬，表面光滑或结节状，切面灰白色。镜下见由梭形瘤细胞组成，排列呈编织状。纤维瘤伴有腹腔积液和（或）胸腔积液者，称为梅格斯综合征，手术切除肿瘤后，胸腔积液、腹腔积液自行消失。

2. 支持细胞-间质细胞瘤　又称睾丸母细胞瘤，罕见，多见于40岁以下妇女，单侧居多，较小，可局限在卵巢门区或皮质区，实性，表面光滑而滑润，切面灰白色伴囊性变，囊内壁光滑，含血性浆液或黏液。镜下见不同分化程度的支持细胞及间质细胞。高分化属良性。中低分化为恶性，具有男性化作用，5年生存率70%～90%。

【治疗】

1. 良性性索间质肿瘤　应行卵巢肿瘤剔除术或患侧附件切除术，绝经后妇女可行子宫及双侧附件切除术。

2. 恶性性索间质肿瘤

（1）手术治疗　手术方法参照卵巢上皮性癌，但可不行后腹膜淋巴切除。

（2）术后辅助治疗　Ⅰ期低危患者术后随访，不需辅助治疗；Ⅰ期高危患者（肿瘤破裂、G3、肿瘤直均超过10～15mm）术后可选择随访或化疗、放疗；Ⅱ期～Ⅳ期患者术后应给予化疗或残余灶放疗。常用化疗方案为BEP或TP（紫杉醇＋卡铂）方案，化疗6个疗程。

三、卵巢转移性肿瘤

体内任何部位如乳腺、肠、胃、生殖道等的原发性癌，均可能转移到卵巢。库肯勃瘤即印戒细胞癌，是一种特殊的卵巢转移性腺癌，原发部位在胃肠道，肿瘤为双侧性，中等大，多保持卵巢原状或呈肾型。一般无粘连，切面实性，胶质样。镜下见典型印戒细胞，能产生黏液。治疗原则是缓解和控制症状。

第四节　输卵管肿瘤

一、输卵管良性肿瘤

输卵管良性肿瘤种类繁多，以腺瘤样居多，其他包括乳头状瘤、血管瘤、平滑肌瘤、脂肪瘤、畸胎瘤等。肿瘤体积小且无症状，术前难以确诊，多数在盆、腹腔手术时发现。可行肿瘤切除或患侧输卵管切除术，预后良好。

二、原发性输卵管癌

较少见，40～65岁居多，多发生于绝经后妇女。

【病理】

单侧居多，好发于输卵管壶腹部，始于黏膜层。早期呈结节状增大，病程逐渐进展，输卵管增粗形似腊肠。切面见输卵管腔扩大且壁薄，有乳头状或菜花状赘生物。伞端有时封闭，内有血性液体，外观类似输卵管积水。镜下为腺癌。

转移途径同卵巢恶性肿瘤转移途径。

【临床表现】

输卵管癌患者常有原发或继发不孕史。典型临床表现为阴道排液、腹痛及盆腔肿块，称为输卵管癌"三联征"。常累及卵巢，故手术前易误诊为卵巢癌。辅助检查方法有：①影像学检查：包括超声、CT、MRI 等；②血清 CA125 测定；③细胞学检查：如有不典型腺细胞，在排除子宫颈癌和子宫内膜癌后，应高度怀疑为输卵管癌；④腹腔镜检查：见输卵管增粗，外观似输卵管积水，呈茄子形态，有时可见到赘生物。

【治疗】

原发性输卵管癌的处理原则参照卵巢上皮性癌，以手术为主，辅以化疗、放疗的综合治疗。输卵管癌的预后相关因素与卵巢上皮性癌相似，但预后更差。Ⅰ期患者 5 年生存率仅 65%，Ⅱ期 50%～60%，而Ⅲ～Ⅳ期为 10%～20%。其随访参照卵巢上皮癌。

同步练习

一、选择题

1. 下列哪项是卵巢肿瘤最常见的并发症（　　）

    A. 蒂扭转   B. 破裂   C. 感染

    D. 恶变   E. 腹膜炎

2. 恶性卵巢肿瘤的主要治疗手段为（　　）

    A. 手术治疗   B. 手术加化疗   C. 手术加放疗

    D. 化疗   E. 手术加免疫治疗

3. 某老年妇女，62 岁，绝经 12 年，少量不规则阴道流血 3 次，查外阴较丰满，阴毛较多，阴道松软，白带稍多，子宫前倾、大小质地正常、活动，右侧扪及儿头大小的肿块，活动，以下诊断以哪项可能性最大（　　）

    A. 颗粒细胞瘤   B. 无性细胞瘤   C. 库肯勃瘤

    D. 畸胎瘤   E. 黏液性囊腺瘤

4. 女性，32 岁，已婚未育，半年前发现子宫右侧有一鸡蛋大小的囊性肿块，活动，诊断为卵巢囊肿，今因停经 2 个月，有恶心、食欲减退复诊。查：宫颈着色，子宫为 2 个月妊娠大小，软，前位，右侧可触及拳头大小之囊性肿块，对患者的正确处理是（　　）

    A. 继续观察   B. 作囊肿摘除术

    C. 人工流产后剖腹囊肿摘除术   D. 妊娠 3 个月后剖腹囊肿摘除

    E. 足月妊娠后剖宫产囊肿摘除术

5. 关于卵巢肿瘤的临床表现，下述哪项正确（　　）

    A. 良性及恶性卵巢肿瘤早期可无自觉症状

    B. 一般不引起月经紊乱

    C. 良性肿瘤可于妇科检查时发现，发生并发症出现症状，恶性者短期生长迅速

    D. 实质性肿瘤均为恶性

    E. 颗粒细胞瘤可产生雌激素，根据不同年龄可引起性早熟或绝经后的阴道流血

6. 有关卵巢肿瘤的手术治疗，下列哪项错误（　　）

    A. 良性肿瘤以手术治疗为主

    B. 恶性肿瘤采用手术＋放疗＋化疗的综合治疗

    C. 卵巢肿瘤蒂扭转手术时，先回复扭转再切除肿瘤

    D. 一旦疑有囊肿破裂，应立即剖宫探查

    E. 合并感染时，先积极抗炎治疗，如短期内不能控制，应及时手术

7. 妊娠合并卵巢肿瘤错误的是（　　）

    A. 妊娠合并卵巢良性肿瘤，以皮样囊肿和浆液性囊腺瘤最多见

B. 早孕时，肿瘤嵌入盆腔可引起流产

C. 分娩时因肿瘤受压易发生破裂

D. 妊娠早期发现卵巢单侧活动的囊肿宜等待至孕3个月后进行手术

E. 妊娠中期发现卵巢肿瘤，不论良恶性可等待胎儿足月行剖宫产同时切除肿瘤

8. 与卵巢恶性肿瘤症状的轻重无关的是（　　　）

A. 患者的年龄　　　　　　　B. 肿瘤的大小位置　　　　　　C. 有无并发症

D. 肿瘤侵犯邻近器官的程度　E. 肿瘤的组织学类型

9. 符合卵巢恶性肿瘤的特点是（　　　）

A. 肿瘤生长迅速　　　　　　B. 肿瘤表面光滑　　　　　　　C. 血沉正常

D. 单侧居多　　　　　　　　E. 多为囊性

10. 能产生雌激素的卵巢肿瘤是（　　　）

A. 库肯勃瘤　　　　　　　　B. 浆液性囊腺瘤　　　　　　　C. 内胚窦瘤

D. 颗粒细胞瘤　　　　　　　E. 黏液性囊腺瘤

11. 对放射治疗极为敏感的卵巢肿瘤是（　　　）

A. 内胚窦瘤　　　　　　　　B. 浆液性囊腺瘤　　　　　　　C. 黏液性囊腺瘤

D. 纤维瘤　　　　　　　　　E. 无性细胞瘤

12. 卵巢成熟畸胎瘤的特点是（　　　）

A. 多为双侧性　　　　　　　B. 通常由2～3个胚层组织组成

C. 成熟畸胎瘤不常见　　　　D. 少数可见外胚层组织　　　　E. 恶变多发生于妊娠妇女

13. 女性，50岁，月经不规律2年，3～4天/2～3个月，妇科普查发现右侧卵巢肿物6cm×5cm×4cm，质硬，活动差，最恰当的处理是（　　　）

A. 短期内严密观察　　　　　B. 定期随访，等待绝经后肿物自行消失

C. 收入院手术治疗　　　　　D. 化疗　　　　　　　　　　　E. 腹腔镜检查进一步确诊

14. 卵巢肿瘤蒂扭转最初典型临床表现是（　　　）

A. 突然发生一侧剧烈腹痛　　B. 发热达39℃　　　　　　　　C. 频繁呕吐

D. 白细胞总数明显上升　　　E. 可叩出移动性浊音

15. 19岁少女，自觉腹部包块半年，月经正常。下腹偏右可触及囊性包块，如儿头大小，活动佳，腹部X线平片见右下腹数块大小不等的钙化影，应诊断为（　　　）

A. 结核性盆腔炎性包块　　　B. 卵巢皮样囊肿　　　　　　　C. 子宫肌瘤

D. 卵巢癌　　　　　　　　　E. 卵巢巧克力囊肿

二、名词解释

1. 交界性肿瘤

2. 梅格斯综合征

3. 库肯勃瘤

4. 皮样囊肿

三、简答题

1. 卵巢良恶性肿瘤如何鉴别？

2. 卵巢肿瘤的并发症有哪些？如何处理？

3. 卵巢肿瘤的手术目的？

参考答案

一、选择题

1. A　2. B　3. A　4. D　5. A　6. C　7. E　8. A

9. A　10. D　11. E　12. E　13. C　14. C　15. B

二、名词解释

1. 交界性肿瘤：根据组织学和生物学行为特征，卵巢上皮性肿瘤分为良性、交界性和恶性。交界性肿瘤的镜下特征为上皮细胞增生活跃、无明显间质浸润，临床特征为生长缓慢、复发迟。

2. 梅格斯综合征：卵巢纤维瘤伴有腹腔积液和（或）胸腔积液者，称为梅格斯综合征，手术切除肿瘤后，胸腔积液、腹腔积液自行消失。

3. 库肯勃瘤：即印戒细胞癌，是一种特殊的卵巢转移性腺癌，原发部位在胃肠道，肿瘤为双侧性，中等大，多保持卵巢原状或呈肾型。一般无粘连，切面实性，胶质样。镜下见典型印戒细胞，能产生黏液。治疗原则是缓解和控制症状。

4. 皮样囊肿：卵巢成熟畸胎瘤又称皮样囊肿，为良性肿瘤，可发生于任何年龄，以 20～40 岁居多。多为单侧，双侧占 10%～17%。中等大小，呈圆形或卵圆形，壁光滑、质韧。多为单房，腔内充满油脂和毛发，有时可见牙齿或骨质。囊壁内层为复层鳞状上皮，囊壁常见小丘样隆起向腔内突出，称为"头节"。肿瘤可含外、中、内胚层组织。

三、简答题

1. 答：参见正文表 27-1。

2. 答：卵巢肿瘤的并发症有蒂扭转、破裂、感染和恶变。当诊断为卵巢肿瘤蒂扭转和破裂时，均应立即手术治疗；卵巢肿瘤感染则应抗感染治疗后手术切除肿瘤；如考虑卵巢肿瘤恶变时应及早手术。

3. 答：卵巢肿瘤手术目的：①明确诊断；②切除肿瘤；③恶性肿瘤进行手术-病理分期；④解除并发症。术中不能明确诊断者，应送快速冰冻组织病理学检查，进行确诊。

（朱亚飞　徐小琴）

第二十八章　妊娠滋养细胞疾病

 内容精讲

妊娠滋养细胞疾病（gestational trophoblastic disease，GTD）是一组来源于胎盘滋养细胞的增生性疾病。在组织学上可分为：①妊娠滋养细胞肿瘤（gestational trophoblastic neoplasia，GTN），包括绒毛膜癌（简称绒癌，choriocarcinoma）、胎盘部位滋养细胞肿瘤（placental site trophoblastic tumor，PSTT）和上皮样滋养细胞肿瘤（epithelial trophoblastic tumor，ETT）；②葡萄胎妊娠（molar pregnancy）包括完全性葡萄胎（complete hydatidiform mole）、部分性葡萄胎（partial hydatidiform mole）和侵蚀性葡萄胎（invasive hydatidiform mole）；③非肿瘤病变（non-neoplastic lesion）；④异常（非葡萄胎）绒毛病变。

第一节　葡萄胎

葡萄胎因妊娠后胎盘绒毛滋养细胞增生、间质水肿，而形成大小不一的水泡，水泡间借蒂相连成串，形如葡萄而名之，也称水泡状胎块。葡萄胎可分为完全性葡萄胎和部分性葡萄胎两类。

【相关因素】

1. 完全性葡萄胎　完全性葡萄胎的染色体核型为二倍体，均来自父系，其中90%为46，XX，系由一个细胞核缺如或失活的空卵与一个单倍体精子受精，经自身复制为2倍体。另有10%核型为46XY，系由一个空卵分别和两个单倍体精子同时受精而成。

2. 部分性葡萄胎　部分性葡萄胎的染色体核型为三倍体，合并存在的胎儿也为三倍体。最常见的核型是69，XXY，其余为69，XXX或69，XYY，系由一看似正常的单倍体卵子和两个单倍体精子受精，或由一看似正常的单倍体卵子（精子）和一个减数分裂缺陷的双倍体精子（卵子）受精而成，一套多余的染色体来自父方。

【病理】

1. 完全性葡萄胎　大体检查水泡状物大小不一，直径数毫米至数厘米不等。镜下见：①可确认的胚胎或胎儿组织缺失；②绒毛水肿；③弥漫性滋养细胞增生；④种植部位滋养细胞弥漫和显著异型性。

2. 部分性葡萄胎　部分绒毛水肿，合并胚胎或胎儿组织，胎儿多已死亡。镜下见：①有胚胎或胎儿组织存在；②局限性滋养细胞增生；③绒毛大小及其水肿程度不一；④绒毛呈显著的扇贝样轮廓、间质内可见滋养细胞包涵体；⑤种植部位滋养细胞局限和轻微异型性。

【临床表现】

1. 完全性葡萄胎　典型症状如下：①停经后阴道流血；②子宫异常增大、变软；③妊娠呕吐；④子痫前期征象；⑤甲状腺功能亢进；⑥腹痛；⑦卵巢黄素化囊肿。

卵巢黄素化囊肿（theca lutein ovarian cyst）：大量 hCG 刺激卵巢卵泡内膜细胞发生黄素化而造成，常为双侧，但也可单侧，大小不等，最小仅在光镜下可见，最大可在直径 20cm 以上。囊肿表面光滑，活动度好，切面为多房，囊壁薄，囊液清亮或琥珀色。光镜下见囊壁为内衬 2~3 层黄素化卵泡膜细胞。黄素化囊肿一般无症状。由于子宫异常增大，在葡萄胎排空前一般较难通过妇科检查发现，多由超声检查作出诊断。黄素化囊肿常在葡萄胎清宫后 2~4 个月自行消退。

2. 部分性葡萄胎　阴道流血常见，子宫多数与停经月份相符甚至更小，一般无子痫前期、卵巢黄素化囊肿等，妊娠呕吐也较轻。

【自然转归】

正常情况下，葡萄胎排空后血清 hCG 逐渐下降，首次降至正常的平均时间约 9 周，最长不超过 14 周。若葡萄胎排空后 hCG 持续异常要考虑滋养细胞肿瘤。当出现下列高危因素之一时应视为高危葡萄胎：①hCG＞100000U/L；②子宫明显大于相应孕周；③卵巢黄素化囊肿直径＞6cm。

【诊断】

凡有停经后不规则阴道流血，子宫大于停经月份者，要考虑葡萄胎可能。常选择下列辅助检查以明确诊断。

1. 超声检查　是诊断葡萄胎的一项可靠和敏感的辅助检查。完全性葡萄胎图像为子宫大于孕周，宫腔内充满不均质密集状或短条状回声，呈"落雪状"或"蜂窝状"。

2. 人绒毛膜促性腺激素（hCG）测定　是诊断葡萄胎另一项重要辅助检查。

3. DNA 倍体分析　完全性葡萄胎的染色体核型为二倍体，部分性葡萄胎的染色体核型为三倍体。

4. 母源表达印迹基因检测　完全性葡萄胎无母源染色体，检测母源表达印迹基因可区别完全性葡萄胎和部分性葡萄胎。

5. 其他检查　如 X 线胸片、血细胞和血小板计数、肝肾功能等。

【鉴别诊断】

1. 流产　葡萄胎病史与流产相同，容易混淆。完全性葡萄胎与先兆流产的鉴别容易，B 超可确诊。部分性葡萄胎与不全流产或过期流产临床表现相似，病理检查也鉴别困难，需通过 DNA 倍体分析等进行鉴别。

2. 双胎妊娠　子宫大于相应孕周，但阴道无流血，B 超可确诊。

【处理】

1. 清宫　葡萄胎诊断一经成立，应及时清宫。但清宫前首先应注意有无休克、子痫前期、甲状腺功能亢进及贫血等合并症，出现时应先对症处理，稳定病情。清宫应由有经验的妇科医师操作。停经大于 16 周的葡萄胎清宫术应在超声引导下进行。一般选用吸刮术，其具有手术时间短、出血少、不易发生子宫穿孔等优点。由于葡萄胎清宫时出血较多，子宫大而软，容易穿孔，所以清宫应在手术室内进行，在输液、备血准备下，充分扩张宫颈管，选用大号吸管吸引。待葡萄胎组织大部分吸出、子宫明显缩小后，改用刮匙轻柔刮宫。为减少出血和预防子宫穿孔，可在充分扩张宫颈管和开始吸宫后静脉滴注缩宫素，应用缩宫素一般不增加发生滋养细胞转移和肺栓塞的风险。通常一次刮宫即可刮净葡萄胎组织。若有持续子宫出血或超声提示有妊娠物残留，需要第二次刮宫。

在清宫过程中，若发生滋养细胞进入子宫血窦造成肺动脉栓塞，甚至出现急性呼吸窘迫、急性右心衰竭时，要及时给予心血管及呼吸功能支持治疗，一般在 72h 内恢复。急性呼吸窘迫也可由甲状腺功能亢进、子痫前期等合并症引起。为安全起见，建议子宫大于妊娠 16 周或有合并症者应转送至有治疗经验的医院进行清宫。

组织学是葡萄胎的最终诊断依据，所以葡萄胎每次刮宫的刮出物，必须送组织学检查。取材应注意选择近宫壁种植部位、新鲜无坏死的组织送检。

2. 卵巢黄素化囊肿的处理　囊肿在葡萄胎清宫后会自行消退，一般不需处理。若发生急性蒂扭转，可在超声引导或腹腔镜下作穿刺吸液，囊肿多能自然复位。如扭转时间长发生坏死，则切除患侧附件。

3. 预防性化疗　不常规推荐。仅适应于有高危因素和随访困难的完全性葡萄胎患者。

4. 子宫切除术　对年龄接近绝经、无生育需求者可行全子宫切除，手术后仍需要定期随访。

【随访】

葡萄胎患者清宫后必须定期随访，以便尽早发现滋养细胞肿瘤并及时处理。随访应包括以下内容：①定期 hCG 测定，葡萄胎清宫后每周 1 次，直至连续 3 次阴性，以后每个月 1 次共 6 个月，然后再每 2 个月 1 次共 6 个月，自第一次阴性后共计 1 年；②询问病史，包括月经状况，有无阴道流血、咳嗽、咯血等症状；③妇科检查，必要时可选择超声、X 线胸片或 CT 检查等。

第二节　妊娠滋养细胞肿瘤

无转移滋养细胞肿瘤的主要表现为异常阴道流血，多继发于葡萄胎妊娠。转移性滋养细胞肿瘤易继发于非葡萄胎妊娠，常经血行播散，肺转移最常见。肝、脑转移者预后不良。血清 hCG 异常升高是主要诊断依据，影像学证据和组织学诊断不是必需的。治疗采用化疗为主、手术和放疗为辅的综合治疗。低危患者首选单一药物化疗，高危患者首选联合化疗。

妊娠滋养细胞肿瘤 60% 继发于葡萄胎妊娠，30% 继发于流产，10% 继发于足月妊娠或异位妊娠，其中侵蚀性葡萄胎全部继发于葡萄胎妊娠，绒癌可继发于葡萄胎妊娠，也可继发于非葡萄胎妊娠。

【病理】

侵蚀性葡萄胎大体检查可见子宫肌壁内有大小不等的水泡状组织，宫腔内可有原发病灶，也可没有原发病灶。病灶接近子宫浆膜层时，子宫表面可见紫蓝结节。镜下见水泡状组织侵入子宫肌层，有绒毛结构及滋养细胞增生和异型性。

绒癌的大体观见肿瘤侵入子宫肌层内，可突向宫腔或穿破浆膜，单个或多个，大小不等，无固定形态，与周围组织分界不清，质地软，海绵样，暗红色，伴出血坏死。镜下见细胞滋养细胞和合体细胞成片状高度增生，明显异型，不形成绒毛或水泡状结构，并侵入子宫肌层造成出血坏死。

【临床表现】

1. 无转移滋养细胞肿瘤　多继发于葡萄胎妊娠。表现为：①阴道流血；②子宫复旧不全或不均匀性增大；③卵巢黄素化囊肿持续存在；④腹痛；⑤假孕症状。

2. 转移滋养细胞肿瘤　多见于非葡萄胎妊娠后经组织学证实的绒癌。肿瘤主要经血播散，转移早且广泛。表现为：①肺转移；②阴道转移；③肝转移；④脑转移；⑤其他转移。

【诊断】

1. 临床诊断　根据葡萄胎排空后或流产、足月分娩、异位妊娠后出现阴道流血和转移灶及其相应症状和体征，结合 hCG 测定等检查，妊娠滋养细胞肿瘤的临床诊断可确定。

（1）血清 hCG 测定　凡符合下列标准之一且排除妊娠物残留或再次妊娠即可诊断为妊娠滋养细胞肿瘤：① hCG 测定 4 次高水平呈平台状态，并持续 3 周或更长时间，即 1，7，14，21 日；② hCG 测定 3 次上升（10%），并至少持续 2 周或更长时间，即 1，7，14 日。

非葡萄胎妊娠后滋养细胞肿瘤的诊断标准：足月产、流产和异位妊娠后超过 4 周血清 hCG 仍持续高水平，或一度下降后有上升，在除外妊娠物残留或再次妊娠后，可确诊妊娠滋养细胞肿瘤。

（2）超声检查　是诊断子宫原发病灶最常用的方法。彩色多普勒超声主要显示丰富的血流信号和低阻力型血流频谱。

（3）X 线胸片　为常规检查。

（4）CT 和磁共振检查　及早发现肺、脑、肝等部位转移灶。

（5）其他检查　血细胞、肝肾功能等。

2. 组织学诊断　在子宫肌层或子宫外转移灶组织中若见到绒毛或退化的绒毛阴影，诊断为侵蚀性葡萄胎；若仅见成片滋养细胞浸润或坏死出血，未见绒毛结构，则诊断为绒癌。

【临床分期】

采用国际妇产科联盟（FIGO）妇科肿瘤委员会制定的临床分期，见表 28-1。

表 28-1　滋养细胞肿瘤解剖学分期（FIGO，2000 年）

Ⅰ期	病变局限于子宫
Ⅱ期	病变扩散,但仍局限于生殖器官
Ⅲ期	病变转移至肺,有或无生殖系统病变
Ⅳ期	所有其他转移

【治疗】

治疗原则以化疗为主、手术和放疗为辅的综合治疗。

1. 化疗　常用一线化疗药物有 MTX、KSM、5-FU、CTX、VCR、VP-16 等。

（1）单一药物化疗　适用于低危患者。

（2）联合化疗　适用高危患者，首选 EMA-CO 方案或氟尿嘧啶为主的联合化疗方案。

（3）疗效评估　每疗程化疗结束至 18 日内，血 hCG 下降至少 1 个对数为有效。

（4）毒副反应防治　主要为骨髓抑制，其次消化道反应、肝肾功能损害及脱发等。

（5）停药指征　hCG 正常后，低危患者至少巩固化疗 1 个疗程，通常为 2～3 个疗程；高危患者继续化疗 3 个疗程，其中第一疗程必须为联合化疗。

2. 手术　主要用于辅助治疗

（1）子宫切除　对于大病灶、耐药病灶或病灶穿孔出血者，可在化疗的基础上行全子宫切除术。

（2）肺叶切除术　对于多次化疗未能吸收的孤立的耐药病灶，血 hCG 水平不高，可考虑肺叶切除术。

3. 放疗　主要应用于肝、脑转移和肺部耐药病灶的治疗。

4. 耐药复发病例的治疗　①治疗前准确分期和评分，给予规范的化疗方案，减少耐药和复发；②采用有效二线化疗方案。

【随访】

治疗结束后严密随访，第一次在出院后 3 个月，然后每 6 个月 1 次至 3 年，此后每年 1 次直至 5 年以后可每 2 年 1 次。

第三节　胎盘部位滋养细胞肿瘤

胎盘部位滋养细胞肿瘤指起源于胎盘种植部位的一种特殊类型的滋养细胞肿瘤。

【病理】

大体检查见肿瘤为突向宫腔的息肉样组织，也可侵入子宫肌层或子宫外扩散，切面呈黄褐色或黄色。镜下见肿瘤几乎完全由中间型滋养细胞组成，无绒毛结构，呈单一或片状侵入子宫肌纤维之间，仅有灶性坏死和出血。

【临床表现】

症状多表现闭经后不规则阴道流血或月经过多。体征为子宫均匀性或不规则增大。

【诊断】

症状、体征不典型，容易误诊。确诊靠组织学诊断，常用的辅助检查如下。

（1）血清 hCG 测定　多数阴性或轻度升高，无评估预后的价值。

（2）hPL 测定　血清 hPL 轻度升高或阴性，但免疫组化阳性。

（3）超声检测。

【临床分期】

参照 FIGO 分期中的解剖学分期。

【处理】

手术是首选的治疗方法，原则是切除一切病灶，手术范围为全子宫及双附件切除术。高危患者术后给予辅助性化疗。

【随访】

随访内容同妊娠滋养细胞肿瘤。由于缺乏肿瘤标志物，随访时临床表现和影像学检查更有价值。

同步练习

一、选择题

1. 关于葡萄胎的临床表现错误的是（　　　）

　A. 葡萄胎患者较正常妊娠早出现呕吐征象

　B. 子宫体积小于妊娠月份即可排除葡萄胎

　C. 多合并卵巢黄素化囊肿

　D. 子宫异常增大

　E. 阴道出血多发生在停经 8～12 周

2. 关于妊娠滋养细胞肿瘤的描述下述哪项是正确的（　　　）

　A. 侵蚀性葡萄胎多继发于足月妊娠后

　B. 绒癌的转移部位多为阴道转移

　C. 异位妊娠后不可能发生滋养细胞肿瘤

　D. 妊娠呕吐患者一定是葡萄胎

　E. 绒癌可继发于葡萄胎、流产及足月妊娠后

3. 葡萄胎患者清宫术后，最佳的避孕方法是（　　　）

　A. 口服避孕药　　　　　　　　　B. 宫内节育器　　　　　　　　C. 皮下埋植剂

D. 紧急避孕药　　　　　　　　E. 工具避孕，如阴茎套、阴道隔膜

4. 绒癌最常见的致死原因是（　　　）

　　A. 肺转移　　　　　　　　　B. 脑转移　　　　　　　　C. 消化道转移

　　D. 阴道转移　　　　　　　　E. 肝转移

5. 以下哪点可鉴别葡萄胎及侵蚀性葡萄胎（　　　）

　　A. 子宫异常增大　　　　　　B. 超声提示卵巢黄素化囊肿　C. 血 hCG 显著升高

　　D. 阴道存在转移病灶　　　　E. 妊娠呕吐出现时间早，且症状严重

6. 诊断葡萄胎最为可靠的指标为（　　　）

　　A. 子宫异常增大　　　　　　B. 停经后阴道流血　　　　C. hCG 测定

　　D. 超声检查　　　　　　　　E. 早期妊娠发生子痫前期

7. 葡萄胎清宫术中错误的是（　　　）

　　A. 应采用吸刮术缩短手术时间

　　B. 应在输液、备血准备下进行

　　C. 吸宫前应充分扩张宫颈，选用大号吸管吸引

　　D. 清宫开始前立即静滴催产素

　　E. 子宫小于孕 12 周应依次刮净

8. 葡萄胎患者确诊后首选的治疗措施是（　　　）

　　A. 清宫术　　　　　　　　　B. 行卵巢黄素化囊肿切除术　C. 行全子宫切除术

　　D. 行预防性化疗　　　　　　E. 行催产素引产

9. 下列哪项是正确的（　　　）

　　A. 侵蚀性葡萄胎多继发于流产、足月妊娠后

　　B. 绒癌阴道转移是其主要的致死原因

　　C. 随访困难的完全性葡萄胎患者是预防性化疗指征

　　D. 侵蚀性葡萄胎患者首选全子宫切除术

　　E. 葡萄胎清宫后选择宫腔中央内容物行病理检查

10. 关于葡萄胎随访，可不需要的是（　　　）

　　A. 随访期间严格避孕 1 年　　B. 避孕措施推荐使用避孕套

　　C. 定期做宫颈细胞学检查　　D. 定期作 hCG 定量检查

　　E. 必要时作 B 超、胸部 X 线检查或 CT 检查

11. 关于妊娠滋养细胞肿瘤错误的是（　　　）

　　A. 侵蚀性葡萄胎恶性程度较绒癌高

　　B. 绒癌可继发于异位妊娠

　　C. 侵蚀性葡萄胎全部继发于葡萄胎妊娠

　　D. 侵蚀性葡萄胎病理检查可见绒毛结构

　　E. 绒癌镜下见高度增生的滋养细胞，不形成绒毛结构

12. 患者已婚女性，人工流产术后 4 个月，不规则持续阴道流血，咳嗽半月。查体：子宫稍大，
　　质软，胸部 CT 见双肺散在粟粒状阴影，该患者诊断为（　　　）

　　A. 葡萄胎　　　　　　　　　B. 侵蚀性葡萄胎　　　　　　C. 绒癌

　　D. 宫内组织残留　　　　　　E. 胎盘残留

13. 下列能经化疗治愈的肿瘤是（　　　）

　　A. 侵蚀性葡萄胎　　　　　　B. 卵巢癌　　　　　　　　　C. 子宫颈癌

　　D. 子宫内膜癌　　　　　　　E. 输卵管癌

14. 女性患者，21 岁，停经 70 天，阴道不规则流血半月。查体：子宫增大，妊娠 3 个月大小，

质软，阴道前壁见 2cm×2cm 紫蓝结节，宫旁无异常。该病患考虑为侵蚀性葡萄胎，其临床分期为（　　　）

A. Ⅰ 期　　　　　　　　　　B. Ⅱ 期　　　　　　　　　　C. Ⅲ 期

D. Ⅳ 期　　　　　　　　　　E. 0 期

15. 下列哪项不属于妊娠滋养细胞疾病（　　　）

A. 葡萄胎　　　　　　　　　B. 侵蚀性葡萄胎　　　　　　C. 绒毛膜癌

D. 胎盘部位滋养细胞肿瘤　　E. 原发性卵巢绒癌

16. 妊娠滋养细胞肿瘤最常见的转移部位是（　　　）

A. 脑　　　　　　　　　　　B. 阴道　　　　　　　　　　C. 肺

D. 肝　　　　　　　　　　　E. 盆腔

17. 妊娠滋养细胞肿瘤的诊断错误的是（　　　）

A. 只要任一组织切片中见到绒毛阴影，均诊断为侵蚀性葡萄胎

B. 妊娠滋养细胞肿瘤需通过病理组织学检查确诊

C. 镜下见子宫肌层滋养细胞浸润、增生，未见绒毛结构，诊断为绒癌

D. 血清 hCG 是诊断妊娠滋养细胞肿瘤的主要依据

E. 侵蚀性葡萄胎只能继发于葡萄胎

18. 关于胎盘部位滋养细胞肿瘤正确的是（　　　）

A. 化疗是首选治疗方法　　　　　　B. 血清 hCG 多数阴性或轻度升高

C. 起源于细胞滋养细胞，预后不良　D. hCG 及影像学检查可确诊

E. hPL 异常升高

19. 胎盘部位滋养细胞肿瘤高危患者术后首选的化疗方案是（　　　）

A. EMA-CO 方案　　　　　　B. 5-Fu 联合 KSM　　　　　C. 5-Fu 联合 MTX

D. 5-Fu 单药　　　　　　　　E. KSM 单药

20. 已婚 25 岁女性，停经 80 天，阴道不规则流血 12 天。妇科检查：子宫如孕 3 个半月大，质软，双侧附件区触及直径 6cm 大囊性肿物，活动好。该患者首先完善的辅助检查是（　　　）

A. 盆腔 X 线摄片　　　　　　B. 盆腔 CT 检查　　　　　　C. 盆腔超声检查

D. 超声多普勒检测胎心　　　　E. 尿 hCG 测定

21. 未婚女性，24 岁，有性生活史。停经 60 天出现阴道流血而诊。妇科检查：宫口未开，见暗红色血性物流出，子宫如孕 3 个月大、软，两侧附件区均触及约女拳大囊性、活动好、无压痛包块。辅助检查示尿 hCG 阳性。本例患者双侧附件区包块最可能是（　　　）

A. 输卵管积水　　　　　　　B. 卵巢恶性肿瘤　　　　　　C. 卵巢浆液性囊腺瘤

D. 卵巢子宫内膜异位囊肿　　E. 卵巢黄素化囊肿

22. 经产妇 38 岁，34 岁生育第二胎。现因胎盘部位滋养细胞肿瘤行子宫全切除术。病理检查：子宫肌层镜下见滋养细胞高度增生并分化不良。本例术后正确处理应是（　　　）

A. 放射治疗　　　　　　　　B. 化学药物治疗　　　　　　C. 放疗联合化疗

D. 免疫治疗　　　　　　　　E. 病灶已切除，给予随访观察

23. 33 岁妇女，人工流产术后 6 个月，持续不规则阴道流血。辅助检查：尿妊娠试验阳性。超声检查示子宫肌层见高回声团块，丰富血流，宫内未见孕囊。胸部 X 线摄片见右下肺棉花团影。本例最可能的诊断为（　　　）

A. 绒毛膜癌　　　　　　　　B. 先兆流产　　　　　　　　C. 稽留流产

D. 侵蚀性葡萄胎　　　　　　E. 宫内组织物残留

二、名词解释

1. 妊娠滋养细胞疾病

2. 卵巢黄素化囊肿

3. 胎盘部位滋养细胞肿瘤

三、简答题

1. 试述葡萄胎的高危因素。

2. 葡萄胎患者的随访内容包括哪些？

3. 试述葡萄胎清宫的处理原则。

4. 请指出妊娠滋养细胞肿瘤停止化疗药物的临床指征。

参考答案

一、选择题

1.B 2.E 3.E 4.B 5.D 6.D 7.D 8.A
9.C 10.C 11.A 12.C 13.A 14.B 15.E
16.C 17.B 18.B 19.A 20.C 21.E
22.B 23.D

二、名词解释

1. 妊娠滋养细胞疾病：是一组来源于胎盘滋养细胞的增生性疾病，包括葡萄胎、侵蚀性葡萄胎、绒毛膜癌和胎盘部位滋养细胞肿瘤。

2. 卵巢黄素化囊肿：由于大量 hCG 刺激卵巢卵泡内膜细胞发生黄素化而形成囊肿，常为双侧性。

3. 胎盘部位滋养细胞肿瘤：是指起源于胎盘种植部位的一种特殊类型的滋养细胞肿瘤。手术是首选的治疗方法，原则是切除一切病灶。

三、简答题

1. 答：高危因素有：① hCG＞100000 U/L；②子宫明显大于相应孕周；③卵巢黄素化囊肿直径＞6cm。

2. 答：葡萄胎患者清宫后必须定期随访，以便尽早发现滋养细胞肿瘤并及时处理。随访应包括以下内容：①定期 hCG 测定，葡萄胎清宫后每周1次，直至连续3次阴性，以后每个月1次共6个月，然后再每2个月1次共6个月，自第一次阴性后共计1年；②询问病史，包括月经状况，有无阴道流血、咳嗽、咯血等症状；③妇科检查，必要时可选择超声、X 线胸片或 CT 检查等。

3. 答：葡萄胎诊断一经成立，应及时清宫。但清宫前首先应注意有无休克、子痫前期、甲状腺功能亢进及贫血等合并症，出现时应先对症处理，稳定病情。清宫应由有经验的妇科医师操作。停经大于16周的葡萄胎清宫术应在超声引导下进行。一般选用吸刮术，其具有手术时间短、出血少、不易发生子宫穿孔等优点。由于葡萄胎清宫时出血较多，子宫大而软，容易穿孔，所以清宫应在手术室内进行，在输液、备血准备下，充分扩张宫颈管，选用大号吸管吸引。待葡萄胎组织大部分吸出、子宫明显缩小后，改用刮匙轻柔刮宫。为减少出血和预防子宫穿孔，可在充分扩张宫颈管和开始吸宫后静脉滴注缩宫素，应用缩宫素一般不增加发生滋养细胞转移和肺栓塞的风险。通常一次刮宫即可刮净葡萄胎组织。若有持续子宫出血或超声提示有妊娠物残留，需要第二次刮宫。

在清宫过程中，若发生滋养细胞进入子宫血窦造成肺动脉栓塞，甚至出现急性呼吸窘迫、急性右心衰竭时，要及时给予心血管及呼吸功能支持治疗，一般在72h 内恢复。急性呼吸窘迫也可由甲状腺功能亢进、子痫前期等合并症引起。为安全起见，建议子宫大于妊娠16周或有合并症者应转送至有治疗经验的医院进行清宫。

组织学是葡萄胎的最终诊断依据，所以葡萄胎每次刮宫的刮出物，必须送组织学检查。取材应注意选择近宫壁种植部位、新鲜无坏死的组织送检。

4. 答：妊娠滋养细胞肿瘤停止化疗药物的临床指征：hCG 正常后，低危患者至少巩固化疗1个疗程，通常为2～3个疗程；高危患者继续化疗3个疗程，其中第一疗程必须为联合化疗。

（朱亚飞　赖凤娣）

第二十九章　生殖内分泌疾病

📖 **学习目的**

1. 掌握　异常子宫出血的定义、分类、临床表现、诊断及治疗；闭经的分类、病因、诊断及治疗；多囊卵巢综合征的内分泌特征、临床表现、诊断标准及治疗。

2. 熟悉　痛经的病因、临床表现、诊断及治疗；经前期综合征的病因、临床表现、诊断及治疗；绝经综合征的内分泌变化、临床表现、诊断及治疗；高催乳素血症的病因、临床表现、诊断及治疗。

3. 了解　各种生殖内分泌疾病的病理生理。

📑 **内容精讲**

女性生殖内分泌疾病是妇科常见病，通常由下丘脑-垂体-卵巢轴功能异常或靶细胞效应异常所致，部分还涉及遗传因素、女性生殖器官发育异常等。

第一节　异常子宫出血

一、概论

异常子宫出血（abnormal uterine bleeding，AUB）按病因分为两大类 9 个类型，按英语首字母缩写为"PALM-COEIN"，"PALM"存在结构性改变、可采用影像学技术和（或）病理学方法明确诊断，而"COEIN"无子宫结构性改变。"PALM-COEIN"具体指：子宫内膜息肉（polyp）所致 AUB（AUB-P）、子宫腺肌病（adenomyosis）所致 AUB（AUB-A）、子宫平滑肌瘤（leiomyoma）所致 AUB（AUB-L）、子宫内膜恶变和不典型增生所致 AUB（AUB-M）；全身凝血相关疾病（coagulopathy）所致 AUB（AUB-C）、排卵障碍（ovulatory dysfunction）相关的 AUB（AUB-O）、子宫内膜局部异常（endometrial）所致 AUB（AUB-E）、医源性（iatrogenic）AUB（AUB-I）、未分类（not yet classified）的 AUB（AUB-N）。导致 AUB 的原因，可以是单一因素，也可多因素并存，有时还存在原发病导致的其他临床表现。

根据中华医学会妇产科学分会内分泌学组 2014 年建议，不再使用"功能失调性子宫出血（功血）"的术语。

AUB 术语范围见表 29-1。

表 29-1　AUB 术语范围

月经临床评价指标	术语	范围
周期频率	月经频发	＜21 日
	月经稀发	＞35 日
周期规律性(近 1 年)	规律月经	＜7 日
	不规律月经	≥7 日
	闭经	≥6 个月无月经

续表

月经临床评价指标	术语	范围
经期长度	经期延长	>7 日
	经期过短	<3 日
经期出血量	月经过多	>80ml
	月经过少	<5ml

根据出血时间，AUB 可分为：经间期出血（intermenstrual bleeding，IMB），不规则子宫出血（metrorrhagia），突破性出血（breakthrough bleeding，BTB）。出血较多者为出血（bleeding），量少者为点滴出血（spotting）。

根据发病急缓，AUB 可分为慢性和急性两类：慢性 AUB 指近 6 个月内至少出现 3 次 AUB，无需紧急临床处理、但需进行规范诊疗的 AUB；急性 AUB 指发生了严重的大出血，需要紧急处理以防进一步失血的 AUB，可见于有或无慢性 AUB 史者。

二、无排卵性异常子宫出血

【病因和病理生理】

正常月经的发生是基于排卵后黄体生命期结束，雌激素和孕激素撤退，使子宫内膜功能层皱缩坏死而脱落出血。正常月经的周期、持续时间和血量，表现为明显的规律性和自限性。

无排卵性 AUB 好发于青春期和绝经过渡期，但也可以发生于生育年龄。在青春期，由于下丘脑-垂体-卵巢轴激素间的反馈调节尚未成熟，无促排卵性 LH 陡直高峰形成而不能排卵；在绝经过渡期，由于卵巢功能衰退及卵子耗竭，卵泡发育受阻而不能排卵；生育年龄妇女有时因应激等因素干扰，也可发生无排卵。各种原因引起的无排卵均可导致子宫内膜受单一雌激素刺激而无孕酮对抗，引起雌激素突破性出血或撤退性出血。

雌激素突破性出血有两种类型：①低水平雌激素维持在阈值水平，可发生间断性少量出血，出血时间延长；②高水平雌激素维持在有效浓度，引起长时间闭经，内膜增厚但不牢固，容易发生急性突破性出血，血量汹涌。

无排卵性 AUB 还与子宫内膜出血自限机制缺陷有关。

【子宫内膜病理改变】

无排卵性 AUB 患者的子宫内膜受雌激素持续作用而无孕激素拮抗，可发生不同程度的增生性改变，少数可呈萎缩性改变。

1. 增生期子宫内膜 在月经周期后半期甚至月经期，仍表现为增生期形态。

2. 子宫内膜增生 根据 2014 年世界卫生组织（WHO）女性生殖系统肿瘤学分类，分为不伴有不典型的增生和不典型增生，前者具体包括单纯型增生和复杂型增生。不典型增生，镜下表现为管状或分支腺体排列拥挤，并伴有细胞不典型（包括细胞核增大、多形性、圆形、极性丧失和核仁），病变区域内腺体比例超过间质，腺体拥挤，仅有少量间质分隔。发生子宫内膜癌的风险较高，属于癌前病变。

3. 萎缩型子宫内膜 子宫内膜菲薄萎缩，腺体少而小。

【临床表现】

无排卵性 AUB 患者可有各种不同的临床表现。临床上最常见的症状是子宫不规则出血，表现为月经周期紊乱，经期长短不一，经量不定或增多，甚至大量出血。一般无腹痛或其他不适，常继发贫血，甚至导致休克。

【诊断】

鉴于 AUB 的定义，AUB 的诊断应采用排除法。主要依据病史、体格检查及辅助检查作出诊断。

1. 病史 详细了解异常子宫出血的类型、时间、经过，是否有停经史及以往治疗史；患者的年龄、月经婚育史和避孕措施，近期有无服用干扰排卵的药物或抗凝药物等；是否存在全身或生殖系统相关疾病如肝病、血液病、糖尿病、甲状腺功能亢进症或减退症等。

2. 体格检查 检查有无贫血、甲状腺功能减退症、甲状腺功能亢进症、多囊卵巢综合征及出血性疾病的阳性体征。妇科检查应排除阴道、宫颈及子宫器质性病变。

3. 辅助检查 根据病史及临床表现常可作出 AUB 的初步诊断。辅助检查的目的是鉴别诊断和确定病情严重程度及是否有合并症。

（1）全血细胞计数 确定有无贫血及血小板减少。

（2）凝血功能检查 凝血酶原时间、出凝血时间等，排除凝血和出血功能障碍性疾病。

（3）尿妊娠试验或血 hCG 检测 有性生活史者，应除外妊娠及妊娠相关疾病。

（4）盆腔超声检查 了解子宫内膜厚度及回声，以明确有无宫腔占位病变及其他生殖道器质性病变等。

（5）基础体温测定（BBT） 有助于判断有无排卵，还可提示黄体功能不足、子宫内膜不规则脱落。基础体温呈单相型，提示无排卵。

（6）血清性激素测定 适时测定孕酮水平可确定有无排卵及黄体功能，但常难以选择测定孕激素的时间。测定血睾酮、催乳素水平及甲状腺功能以排除其他内分泌疾病。

（7）子宫内膜取样

① 诊断性刮宫：简称诊刮。其目的是止血和明确子宫内膜病理诊断。可随时刮宫。诊刮时必须搔刮整个宫腔。疑有子宫内膜癌时，应行分段诊刮。无性生活史患者，若激素治疗失败或疑有器质性病变，应经患者或其家属知情同意后行诊刮术。

② 子宫内膜活组织检查：目前国外推荐使用 Karman 套管或小刮匙等的内膜活检，其优点是创伤小，能获得足够组织标本用于诊断。

（8）宫腔镜检查 在宫腔镜直视下，选择病变区进行活检，可诊断各种宫腔内病变，如子宫内膜息肉、子宫黏膜下肌瘤、子宫内膜癌等。

【鉴别诊断】

在诊断 AUB 前，必须排除生殖器官病变或全身性疾病所导致的生殖器官出血，需注意鉴别的疾病如下：

1. 异常妊娠或妊娠并发症 如流产、异位妊娠、葡萄胎、子宫复旧不良、胎盘残留、胎盘息肉等。

2. 生殖器官肿瘤 如子宫内膜癌、子宫颈癌、滋养细胞肿瘤、子宫肌瘤、卵巢肿瘤等。

3. 生殖器官感染 如急性或慢性子宫内膜炎、子宫颈炎等生殖道炎症。

4. 全身性疾病 如血液病、肝肾衰竭、甲状腺功能亢进症或减退症等。

5. 其他 激素类药物使用不当及宫内节育器或异物引起的子宫不规则出血。

【治疗】

治疗原则是出血期止血并纠正贫血，血止后调整周期预防子宫内膜增生和 AUB 复发，有生育要求者促排卵治疗。青春期少女以止血、调整月经周期为主；生育期妇女以止血、调整月经周期和促排卵为主；绝经过渡期妇女则以止血、调整月经周期、减少经量、防止子宫内膜癌变为主。

1. 止血

（1）性激素 为首选药物，尽量使用最低有效剂量，为尽快止血而药量较大时应及时合理调整剂量。治疗过程严密观察，以免因性激素应用不当而引起医源性出血。

①孕激素：止血机制是使雌激素作用下持续增生的子宫内膜转化为分泌期，停药后内膜脱落较完全，故又称"子宫内膜脱落法"或"药物刮宫"。

②雌激素：也称"子宫内膜修复法"。应用大剂量雌激素可迅速提高血雌激素水平，促使子宫内膜生长，短期内修复创面而止血，适用于血红蛋白低于 80g/L 的青春期患者。

③复方短效口服避孕药：适用于长期而严重的无排卵出血。

④孕激素内膜萎缩法：高效合成孕激素可使内膜萎缩，达到止血目的，此法不适用于青春期患者。

⑤雄激素：雄激素有拮抗雌激素的作用，能增强子宫平滑肌及子宫血管张力，减轻盆腔充血而减少出血量。

⑥GnRH-a：也可用于止血的目的。但如应用 GnRH-a 治疗大于 3 个月，推荐应用雌激素反向添加治疗。

（2）刮宫术 刮宫可迅速止血，并具有诊断价值，适用于大量出血且药物治疗无效需立即止血或需要子宫内膜组织学检查的患者。可了解内膜病理，除外恶性病变，对于绝经过渡期及病程长的生育期患者应首先考虑刮宫术。

2. 调整月经周期 应用性激素止血后，必须调整月经周期。青春期及生育年龄无排卵性 AUB 患者，需恢复正常的内分泌功能，建立正常月经周期；绝经过渡期患者需控制出血及预防子宫内膜增生症的发生，防止 AUB 再次发生。常用方法有：

（1）雌、孕激素序贯法 即人工周期。模拟自然月经周期中卵巢的内分泌变化，序贯应用雌、孕激素，使子宫内膜发生相应变化，引起周期性脱落。适用于青春期及生育年龄 AUB 内源性雌激素水平较低者。连续 3 个周期为 1 个疗程。

（2）雌、孕激素联合法 即同时联合使用雌激素、孕激素。常用口服避孕药，可以很好地控制周期，尤其适用于有避孕需求的患者。应用口服避孕药的潜在风险应予注意，有血栓性疾病、心脑血管疾病高危因素及 40 岁以上吸烟的女性不宜应用。

（3）孕激素法 适用于青春期或活组织检查为增生期内膜 AUB。于月经周期后半期使用合成或天然孕激素，酌情应用 3～6 个周期。

（4）促排卵 AUB 患者经上述调整周期药物治疗几个疗程后，部分患者可恢复自发排卵。青春期一般不提倡使用促排卵药物，有生育要求的无排卵不孕患者，可针对病因采取促排卵。

（5）宫内孕激素缓释系统 可有效治疗 AUB。在宫腔内局部持续微量释放孕激素，抑制内膜生长。常用于治疗严重月经过多。部分患者出现闭经。

3. 手术治疗 对于药物治疗疗效不佳或不宜用药、无生育要求的患者，尤其是不易随访的年龄较大患者，应考虑手术治疗。

（1）子宫内膜切除术 利用宫腔镜下电切割或激光切除子宫内膜、或采用滚动球电凝或热疗等方法，直接破坏大部分或全部子宫内膜和浅肌层，使月经减少甚至闭经。适用于药物治疗无效、不愿或不适合子宫切除术的患者。但术前必须有明确的病理学诊断，排除子宫内膜癌。

（2）子宫切除术 患者经各种治疗效果不佳，并了解所有药物治疗的可行方法后，由患者和家属知情选择后接受子宫切除。

三、排卵性异常子宫出血

分黄体功能不足、子宫内膜不规则脱落和子宫内膜局部异常所致异常子宫出血。

（一）黄体功能不足

月经周期中有卵泡发育及排卵，但黄体期孕激素分泌不足或黄体过早衰退，导致子宫内膜分泌反应不良和黄体期缩短。

【发病机制】

黄体功能不足有多种因素：神经内分泌调节功能紊乱、LH 脉冲峰值不高及排卵峰后 LH 分泌不足、卵巢本身发育不良、高催乳素血症等。此外，生理性因素如初潮、分娩后、绝经过渡期，以及内分泌疾病、代谢展异常等，也可导致黄体功能不足。

【病理】

子宫内膜形态一般表现为分泌期内膜，腺体分泌不良，间质水肿不明显或腺体与间质发育不同步。内膜活检显示分泌反应落后 2 日。

【临床表现】

一般表现为月经周期缩短。有时月经周期虽在正常范围内，但卵泡期延长、黄体期缩短，以致患者不易受孕或在妊娠早期流产。

【诊断】

根据月经周期缩短、不孕或早孕时流产，妇科检查无引起异常子宫出血的生殖器官器质性病变；基础体温双相型，但高温相小于 11 日；子宫内膜活检显示分泌反应至少落后 2 日，可作出诊断。

【治疗】

1. 促进卵泡发育　针对其发生原因，促使卵泡发育和排卵。卵泡期使用低剂量雌激素：低剂量雌激素能协同 FSH 促进卵泡发育。氯米芬：氯米芬通过与内源性雌激素受体竞争性结合，促使垂体释放 FSH 和 LH，达到促进卵泡发育的目的。

2. 促进月经中期 LH 峰形成　当卵泡成熟后，给予绒促性素肌内注射，以加强月经中期 LH 排卵峰，达到不使黄体过早衰退和提高分泌孕酮的目的。

3. 黄体功能刺激疗法　于基础体温上升后开始，隔日肌内注射绒促性素，可使血浆孕酮明显上升，延长黄体期。

4. 黄体功能补充疗法　一般选用天然黄体酮制剂，自排卵后开始每日口服或注射黄体酮，以补充黄体孕酮分泌不足。

5. 口服避孕药　尤其适用于有避孕需求的患者，一般周期性使用口服避孕药 3 个周期，病情反复者酌情延至 6 个周期。

（二）子宫内膜不规则脱落

月经周期有排卵，黄体发育良好，但萎缩过程延长，导致子宫内膜不规则脱落。

【发病机制】

由于下丘脑-垂体-卵巢轴调节功能紊乱，或溶黄体机制失常，引起黄体萎缩不全，内膜持续受孕激素影响，以致不能如期完整脱落。

【病理】

黄体萎缩不全时，月经期第 5～6 日仍能见到呈分泌反应的子宫内膜。常表现为混合型子宫内膜，即残留的分泌期内膜与出血坏死组织及新增生的内膜混合共存。

【临床表现】

表现为月经周期正常，但经期延长，长达 9～10 日。且出血量多。

【诊断】

临床表现为经期延长，基础体温呈双相型，但下降缓慢。在月经第 5～6 日行诊断性刮宫，病理检查作为确诊依据。

【治疗】

1. 孕激素 孕激素通过调节下丘脑-垂体-卵巢轴的反馈功能，使黄体及时萎缩，内膜按时完整脱落。方法：排卵后口服或肌内注射孕激素制剂。无生育要求者也可口服单相口服避孕药。

2. 绒促性素 用法同黄体功能不足，有促进黄体功能的作用。

3. 复方短效口服避孕药 抑制排卵，控制周期。

（三）子宫内膜局部异常所致异常子宫出血（AUB-E）

指原发于子宫内膜局部异常引起的异常子宫出血。当 AUB 发生在有规律且有排卵的周期，特别是经排查未发现其他原因可解释时，则可能是原发于子宫内膜局部异常所致的异常子宫出血。

目前尚无特异方法诊断子宫内膜局部异常，主要基于在有排卵月经的基础上排除其他明确异常后而确定。

治疗上建议先行药物治疗，推荐的治疗顺序为：①左炔诺孕酮宫内缓释系统（LNG-IUS），适合于近 1 年以上无生育要求者；②氨甲环酸抗纤溶治疗或非甾体抗炎药，可用于不愿或不能使用性激素治疗或想尽快妊娠者；③短效口服避孕药；④孕激素子宫内膜萎缩治疗，如炔诺酮 5mg 每日 3 次，从周期第 5 日开始，连续服用 21 日。刮宫术仅用于紧急止血及病理检查。对于无生育要求者，可考虑保守性手术，如子宫内膜切除术。

第二节 闭 经

闭经为常见的妇科症状，表现为无月经或月经停止。根据既往有无月经来潮，分为原发性闭经和继发性闭经两类。原发性闭经（primary amenorrhea）指年龄超过 14 岁，第二性征未发育；或年龄超过 16 岁，第二性征已发育，月经还未来潮。继发性闭经（secondary amenorrhea）指正常月经建立后月经停止 6 个月，或按自身原有月经周期计算停止 3 个周期以上者。

按生殖轴病变和功能失调的部位分类，闭经可为下丘脑性闭经、垂体性闭经、卵巢性闭经、子宫性闭经以及下生殖道发育异常导致的闭经。世界卫生组织（WHO）也将闭经归纳为三型：Ⅰ型为无内源性雌激素产生，卵泡刺激素（FSH）水平正常或低下，催乳素（PRL）正常水平，无下丘脑-垂体器质性病变的证据；Ⅱ型为有内源性雌激素产生，FSH 及 PRL 水平正常；Ⅲ型为 FSH 升高，提示卵巢功能衰竭。

【病因】

正常月经的建立和维持，有赖于下丘脑-垂体-卵巢轴的神经内分泌调节、靶器官子宫内膜对性激素的周期性反应和下生殖道的通畅，其中任何一个环节发生障碍均可导致闭经。

（一）原发性闭经

较少见，多为遗传原因或先天性发育缺陷引起。约 30％患者伴有生殖道异常。根据第二性征的发育情况，分为第二性征存在和第二性征缺乏两类。

1. 第二性征存在的原发性闭经

（1）米勒管发育不全综合征。

（2）雄激素不敏感综合征。

（3）对抗性卵巢综合征　或称卵巢不敏感综合征。

（4）生殖道闭锁。

（5）真两性畸形。

2. 第二性征缺乏的原发性闭经

（1）低促性腺激素性腺功能减退。

（2）高促性腺激素性腺功能减退。①特纳综合征；②46，XX单纯性腺发育不全；③46，XY单纯性腺发育不全。

（二）继发性闭经

发生率明显高于原发性闭经。病因复杂，根据控制正常月经周期的5个主要环节，以下丘脑性最常见，依次为垂体、卵巢、子宫性及下生殖道发育异常闭经。

1. 下丘脑性闭经　最常见，指中枢神经系统及下丘脑各种功能和器质性疾病引起的闭经，以功能性原因为主。

（1）精神应激。

（2）体重下降和神经性厌食。

（3）运动性闭经。

（4）药物性闭经。

（5）颅咽管瘤。

2. 垂体性闭经　主要病变在垂体。腺垂体器质性病变或功能失调，均可影响促性腺激素分泌，继而影响卵巢功能引起闭经。

（1）垂体梗死　常见的为希恩综合征（Sheehan syndrome）。由于产后大出血休克，导致垂体尤其是腺垂体促性腺激素分泌细胞缺血坏死，引起腺垂体功能低下而出现一系列症状：闭经、无泌乳、性欲减退、毛发脱落等，第二性征衰退，生殖器萎缩，以及肾上腺皮质、甲状腺功能减退，出现畏寒、嗜睡、低血压，可伴有严重而局限的眼眶后方疼痛、视野缺损及视力减退等症状，基础代谢率降低。

（2）垂体肿瘤　位于蝶鞍内的腺垂体各种腺细胞均可发生肿瘤。最常见的是分泌PRL的腺瘤。

（3）空蝶鞍综合征　蝶鞍隔因先天性发育不全、肿瘤或手术破坏，使脑脊液流入蝶鞍的垂体窝，使蝶鞍扩大，垂体受压缩小，称空蝶鞍。

3. 卵巢性闭经　闭经的原因在卵巢。卵巢分泌的性激素水平低下，子宫内膜不发生周期性变化而导致闭经。这类闭经促性腺激素升高，属高促性腺素性闭经。

（1）卵巢早衰　40岁前，由于卵巢内卵泡耗竭或医源性损伤发生卵巢功能衰竭，称为卵巢早衰。激素特征为高促性腺激素，特别是FSH升高，FSH＞40U/L，伴雌激素水平下降。

（2）卵巢功能性肿瘤　分泌雄激素的卵巢支持-间质细胞瘤，产生过量雄激素抑制下丘脑-垂体-卵巢轴功能而闭经。分泌雌激素的卵巢颗粒-卵泡膜细胞瘤，持续分泌雌激素抑制排卵，使子宫内膜持续增生而闭经。

（3）多囊卵巢综合征　以长期无排卵及高雄激素血症为特征。临床表现为闭经、不孕、多毛和肥胖。

4. 子宫性闭经　闭经原因在子宫。继发性子宫性闭经的病因包括感染、创伤导致宫腔粘连引起的闭经。月经调节功能正常，第二性征发育也正常。

（1）Asherman综合征　为子宫性闭经最常见原因。多因人工流产刮宫过度或产后、流产后出血刮宫损伤子宫内膜，导致宫腔粘连而闭经。流产后感染、产褥感染、子宫内膜结核感染及各种宫腔手术所致的感染，也可造成闭经。宫颈锥切手术所致的宫颈管粘连、狭窄也可致闭经。当仅有宫颈管粘连时有月经产生而不能流出，宫腔完全粘连时则无月经。

（2）手术切除子宫或放疗　破坏子宫内膜也可闭经。

5. 其他　内分泌功能异常如甲状腺、肾上腺、胰腺等功能紊乱也可引起闭经。常见的疾病有甲状腺功能减退或亢进症、肾上腺皮质功能亢进症、肾上腺皮质肿瘤等。

【诊断】

闭经是症状，诊断时需先寻找闭经原因，确定病变部位，然后再明确是何种疾病所引起。

（一）病史

详细询问月经史，闭经期限及伴随症状等。发病前有无导致闭经的诱因，如精神因素、环境改变、体重增减、饮食习惯、剧烈运动、各种疾病及用药情况等。已婚妇女需询问生育史及产后并发症史。原发性闭经应询问第二性征发育情况，了解生长发育史，有无先天缺陷或其他疾病及家族史。

（二）体格检查

检查全身发育状况，有无畸形，包括智力、身高、体重，第二性征发育情况，有无体格发育畸形，甲状腺有无肿大，乳房有无溢乳，皮肤色泽及毛发分布等。原发性闭经伴性征幼稚者还应检查嗅觉有无缺失。观察精神状态、营养和健康状况。妇科检查应注意内外生殖器发育，有无先天缺陷、畸形。腹股沟区有无肿块。多数解剖异常可以通过体格检查发现。

（三）辅助检查

生育年龄妇女闭经首先需排除妊娠。通过病史及体格检查，对闭经病因及病变部位有初步了解，再通过有选择的辅助检查明确诊断。

1. 功能试验

（1）药物撤退试验 用于评估体内雌激素水平，以确定闭经程度。

① 孕激素试验：口服或肌内注射合成或天然孕激素制剂。停药后出现撤药性出血（阳性反应），提示子宫内膜已受一定水平雌激素影响。停药后无撤药性出血（阴性反应），应进一步行雌孕激素序贯试验。

② 雌孕激素序贯试验：适用于孕激素试验阴性的闭经患者。序贯使用雌孕激素。停药后发生撤药性出血者为阳性，可排除子宫性闭经，引起闭经的原因是患者体内雌激素水平低落，应进一步寻找原因。无撤药性出血为阴性，应重复一次试验，若仍无出血，提示子宫内膜有缺陷或被破坏，可诊断为子宫性闭经。

（2）垂体兴奋试验 又称 GnRH 刺激试验，了解垂体对 GnRH 的反应性。注射 LHRH 后 LH 值升高，说明垂体功能正常，病变在下丘脑；经多次重复试验，LH 值无升高或升高不显著，说明垂体功能减退，如希恩综合征。

2. 激素测定 建议停用雌孕激素药物至少 2 周后行 FSH、LH、PRL、促甲状腺激素（TSH）等激素测定，以协助诊断。血孕酮水平升高，提示排卵；雌激素水平低，提示卵巢功能不正常或衰竭；睾酮水平高，提示可能为多囊卵巢综合征或卵巢支持-间质细胞瘤等。肥胖、多毛、痤疮患者还需行雄激素（血睾酮、硫酸脱氢表雄、酮，尿 17 酮等）测定、口服葡萄糖耐量试验（OGTT）、胰岛素释放试验等，以确定是否存在胰岛素抵抗、高雄激素血症或先天性 21-羟化酶功能缺陷等。Cushing 综合征可测定 24h 尿皮质醇或 1mg 地塞米松抑制试验排除。

3. 影像学检查

（1）盆腔超声检查 观察盆腔有无子宫，子宫形态、大小及内膜厚度，卵巢大小、形态、卵泡数目等。

（2）子宫输卵管造影 了解有无宫腔病变和宫腔粘连。

（3）CT 或磁共振显像 用于盆腔及头部蝶鞍区检查，了解盆腔肿块和中枢神经系统病变性质，诊断卵巢肿瘤、下丘脑病变、垂体微腺瘤、空蝶鞍等。

（4）静脉肾盂造影 怀疑米勒管发育不全综合征时，用以确定有无肾脏畸形。

4. 宫腔镜检查 能精确诊断宫腔粘连。

5. 腹腔镜检查 能直视下观察卵巢形态、子宫大小，对诊断多囊卵巢综合征等有价值。

6. 染色体检查 对鉴别性腺发育不全病因及指导临床处理有重要意义。

7. 其他检查 如靶器官反应检查，包括基础体温测定、子宫内膜取样等。怀疑结核或血吸虫病，应行内膜培养。

（四）闭经的诊断步骤

首先区分是原发性闭经抑或继发性闭经。若为原发性闭经，首先检查乳房及第二性征、子宫的发育情况，然后按定位分析的诊断步骤进行；若为继发性闭经，按妊娠试验、孕激素试验分流的诊断步骤进行。

【治疗】

1. 全身治疗 占重要地位，包括积极治疗全身性疾病，提高机体体质，供给足够营养，保持标准体重。运动性闭经者应适当减少运动量。应激或精神因素所致闭经，应进行耐心的心理治疗，消除精神紧张和焦虑。肿瘤、多囊卵巢综合征等引起的闭经，应进行特异性治疗。

2. 激素治疗 明确病变环节及病因后，给予相应激素治疗以补充体内激素不足或拮抗其过多，达到治疗目的。

（1）性激素补充治疗 目的有：维持女性全身健康及生殖健康，包括心血管系统、骨骼及骨代谢、神经系统等；促进和维持第二性征和月经。主要治疗方法如下：

① 雌激素补充治疗：适用于无子宫者。如妊马雌酮、雌二醇。

② 雌、孕激素人工周期疗法：适用于有子宫者。上述雌激素连服 21 日，最后 10 日同时给予孕激素。

③ 孕激素疗法：适用于体内有一定内源性雌激素水平的 I 度闭经患者，可于月经周期后半期（或撤药性出血第 16～25 日）口服孕激素，共 10 日。

（2）促排卵 适用于有生育要求的患者。对于 FSH 升高的闭经患者，由于卵巢功能衰竭，不建议采用促排卵药物治疗。

① 氯米芬：是最常用的促排卵药物。适用于有一定内源性雌激素水平的无排卵者。不良反应主要包括黄体功能不足、对宫颈黏液的抗雌激素影响、黄素化未破裂卵泡综合征（LUFS）及卵质量欠佳。

② 促性腺激素：适用于低促性腺激素闭经及氯米芬促排卵失败者。促卵泡发育的制剂有：尿促性素（hMG）、卵泡刺激素。促成熟卵泡排卵的制剂为绒促性素（hCG）。常用 hMG 或 FSH 和 hCG 联合用药促排卵。并发症为多胎妊娠和卵巢过度刺激综合征。

③ 促性腺激素释放激素（GnRH）：利用其天然制品促排卵，用脉冲皮下注射或静脉给药，适用于下丘脑性闭经。目前临床很少使用该方法。

（3）溴隐亭 为多巴胺受体激动剂。通过与垂体多巴胺受体结合，直接抑制垂体 PRL 分泌，恢复排卵；溴隐亭还可直接抑制垂体分泌 PRL 肿瘤细胞生长。

（4）其他激素治疗

① 肾上腺皮质激素：适用于先天性肾上腺皮质增生所致的闭经，一般用泼尼松或地塞米松。

② 甲状腺素：如甲状腺片，适用于甲状腺功能减退引起的闭经。

3. 辅助生殖技术 对于有生育要求，诱发排卵后未成功妊娠，或合并输卵管问题的闭经患者或男方因素不孕者可采用辅助生殖技术治疗。

4. 手术治疗 针对各种器质性病因，采用相应的手术治疗。

（1）生殖器畸形 如处女膜闭锁、阴道横隔或阴道闭锁，均可通过手术切开或成形，使经血流畅。宫颈发育不良若无法手术矫正，则应行子宫切除术。

（2）Asherman 综合征 多采用宫腔镜直视下分离粘连，随后加用大剂量雌激素和放置宫腔内支撑的治疗方法。重复用药 3～6 个月。宫颈狭窄和粘连可通过宫颈扩张治疗。

（3）肿瘤 卵巢肿瘤一经确诊，应予手术治疗。垂体肿瘤患者，应根据肿瘤部位、大小及性质确定治疗方案。对于催乳素瘤，常采用药物治疗，手术多用于药物治疗无效或巨腺瘤产生压迫症状者。其他中枢神经系统肿瘤，多采用手术和（或）放疗。含 Y 染色体的高促性腺激素闭经者，性腺易发生肿瘤，应行手术治疗。

第三节 多囊卵巢综合征

多囊卵巢综合征（polycystic ovary syndrome，PCOS）是一种最常见的妇科内分泌疾病之一。在临床上以雄激素过高的临床或生化表现、持续无排卵、卵巢多囊改变为特征，常伴有胰岛素抵抗和肥胖。其病因至今尚未阐明，目前研究认为，其可能是由于某些遗传基因与环境因素相互作用所致。

【内分泌特征与病理生理】

内分泌特征有：①雄激素过多；②雌酮过多；③黄体生成激素/卵泡刺激素（LH/FSH）比值增大；④胰岛素过多。产生这些变化的可能机制涉及如下。

（1）下丘脑-垂体-卵巢轴调节功能异常。

（2）胰岛素抵抗和高胰岛素血症。

（3）肾上腺内分泌功能异常 50%患者存在脱氢表雄酮（DHEA）及脱氢表雄酮硫酸盐（DHEAS）升高。脱氢表雄酮硫酸盐升高提示过多的雄激素来自肾上腺。

【病理】

1. 卵巢变化 大体检查：双侧卵巢均匀性增大，包膜增厚、坚韧，白膜下可见大小不等、≥12个囊性卵泡，直径在2～9mm。镜下见无成熟卵泡生成及排卵迹象。

2. 子宫内膜变化 因无排卵，子宫内膜长期受雌激素刺激，呈现不同程度增殖性改变，如单纯型增生、复杂型增生，甚至不典型增生。长期持续无排卵增加子宫内膜癌的发生概率。

【临床表现】

PCOS多起病于青春期，主要临床表现包括月经失调、雄激素过量和肥胖。

1. 月经失调 为最主要症状。

2. 不孕 生育期妇女因排卵障碍导致不孕。

3. 多毛、痤疮 是高雄激素血症最常见表现。

4. 肥胖 50%以上患者肥胖，且常呈腹部肥胖型。

5. 黑棘皮症 阴唇、颈背部、腋下、乳房和腹股沟等处皮肤皱褶部位出现灰褐色色素沉着，呈对称性，皮肤增厚，质地柔软。

【辅助检查】

1. 基础体温测定 表现为单相型基础体温曲线。

2. 超声检查 见卵巢增大，包膜回声增强，间质回声增强；一侧或两侧卵巢各有12个以上直径为2～9mm无回声区，围绕卵巢边缘，称为"项链征"。

3. 诊断性刮宫 应选在月经前数日或月经来潮6h内进行，刮出的子宫内膜呈不同程度增殖改变，无分泌期变化。

4. 腹腔镜检查 见卵巢增大，包膜增厚，表面光滑，呈灰白色，有新生血管。包膜下显露多个卵泡，无排卵征象；无排卵孔、无血体、无黄体。镜下取卵巢活组织检查可确诊。

5. 内分泌测定

（1）血清雄激素 睾酮水平通常不超过正常范围上限2倍，雄烯二酮常升高，DHEA、DHEAS正常或轻度升高。

（2）血清FSH、LH 血清FSH正常或偏低，LH升高。LH/FSH比值升高多出现于非肥胖型患者，肥胖患者LH/FSH比值也可在正常范围。

（3）血清雌激素 雌酮（E_1）升高，雌二醇（E_2）正常或轻度升高，并恒定于早卵泡期水平，$E_1 / E_2 > 1$，高于正常周期。

（4）尿 17-酮类固醇　正常或轻度升高。正常时提示雄激素来源于卵巢，升高时提示肾上腺功能亢进。

（5）血清催乳素（PRL）　20％～35％的 PCOS 患者可伴有血清 PRL 轻度增高。

（6）其他　腹型肥胖患者，应检测 75g 葡萄糖耐量试验（OGTT）及胰岛素兴奋试验。肥胖型患者可有甘油三酯增高。

【诊断】

PCOS 的诊断为排除性诊断。因临床表型的异质性，诊断标准存在争议。国际上先后制定 NIH、鹿特丹、AES 等多个诊断标准，目前采用较多的是鹿特丹标准：①稀发排卵或无排卵；②高雄激素的临床表现和（或）高雄激素血症；③卵巢多囊改变：超声提示一侧或双侧卵巢直径 2～9mm 的卵泡≥12 个，和（或）卵巢体积≥10ml；④3 项中符合 2 项并排除其他高雄激素病因。为更适应我国临床实际，原卫生部颁布了《多囊卵巢综合征诊断》（WS 330—2011），具体如下：月经稀发、闭经或不规则子宫出血是诊断的必需条件；同时符合下列 2 项中的一项，并排除其他可能引起高雄激素和排卵异常的疾病即可诊断为 PCOS：①高雄激素的临床表现或高雄激素血症；②超声表现为 PCO。

【鉴别诊断】

（1）卵泡膜细胞增殖症。

（2）肾上腺皮质增生或肿瘤。

（3）分泌雄激素的卵巢肿瘤。

（4）其他　催乳素水平升高明显，应排除垂体催乳素腺瘤。

【治疗】

1. 调整生活方式　对肥胖型多囊卵巢综合征患者，应控制饮食和增加运动，可降低胰岛素、睾酮水平，恢复排卵及生育功能。

2. 药物治疗

（1）调节月经周期　定期合理应用药物，对抗雄激素作用并控制月经周期非常重要。

① 口服避孕药：为雌孕激素联合周期疗法，可抑制过高 LH、睾酮水平，抑制子宫内膜过度增生和调节月经周期。常用口服短效避孕药，疗程一般为 3～6 个月。能有效抑制毛发生长和治疗痤疮。

② 孕激素后半周期疗法：可调节月经并保护子宫内膜。亦可达到恢复排卵效果。

（2）降低血雄激素水平

① 糖皮质类固醇：适用于多囊卵巢综合征的雄激素过多为肾上腺来源或肾上腺卵巢混合来源者。常用药物为地塞米松、泼尼松。

② 环丙孕酮：为 17α-羟孕酮类衍生物，具有很强的抗雄激素作用，与炔雌醇组成口服避孕药，对降低高雄激素血症和治疗高雄激素体征有效。

③ 螺内酯：是醛固酮受体的竞争性抑制剂，抑制卵巢和肾上腺合成雄激素，增强雄激素分解，并有在毛囊竞争雄激素受体作用。出现月经不规则，可与口服避孕药联合应用。

（3）改善胰岛素抵抗　对肥胖或有胰岛素抵抗患者常用胰岛素增敏剂，如二甲双胍。通过降低血胰岛素水平达到纠正患者高雄激素状态，改善卵巢排卵功能。

（4）诱发排卵　对有生育要求者在生活方式调整、抗雄激素和改善胰岛素抵抗等基础治疗后，进行促排卵治疗。常用促排卵药物氯米芬、促性腺激素等。诱发排卵时易发生卵巢过度刺激综合征，需严密监测，加强预防措施。

3. 手术治疗

（1）腹腔镜下卵巢打孔术（LOD）　药物治疗效果不佳者使用，对 LH 和游离睾酮升高者效果较好。可获得 90% 排卵率和 70% 妊娠率。LOD 可能出现的问题有治疗无效、复发、盆腔粘连及卵巢功能低下。

（2）卵巢楔形切除术　将双侧卵巢各楔形切除 1/3 可降低雄激素，临床已不常用。

第四节　痛　经

痛经为最常见的妇科症状之一，指行经前后或月经期出现下腹部疼痛、坠胀，伴有腰酸或其他不适，症状严重影响生活质量者。痛经分为原发性和继发性两类，原发性痛经指生殖器官无器质性病变的痛经，占痛经 90% 以上；继发性痛经指由盆腔器质性疾病引起的痛经。本节仅叙述原发性痛经。

【病因】

原发性痛经的发生主要与月经来潮时子宫内膜前列腺素（PG）含量增高有关。PGF_{2a} 含量升高是造成痛经的主要原因，可引起子宫平滑肌过强收缩，血管挛缩，造成子宫缺血、缺氧状态而出现痛经。同时还可引起心血管和消化道等症状。另外痛经还与血管加压素、内源性缩宫素以及 β-内啡肽等物质的增加，精神、神经因素影响，个体痛阈相关。无排卵的增生期子宫内膜所含前列腺素浓度很低，通常不发生痛经。

【临床表现】

主要特点为：①原发性痛经在青春期多见，常在初潮后 1～2 年内发病；②疼痛多自月经来潮后开始，最早出现在经前 12h，以行经第 1 日疼痛最剧烈，持续 2～3 日后缓解，疼痛常呈痉挛性，通常位于下腹部耻骨上，可放射至腰骶部和大腿内侧；③可伴有恶心、呕吐、腹泻、头晕、乏力等症状，严重时面色发白、出冷汗；④妇科检查无异常发现。

【诊断与鉴别诊断】

根据月经期下腹坠痛，妇科检查无阳性体征，临床即可诊断。诊断时需与子宫内膜异位症、子宫腺肌病、盆腔炎性疾病引起的继发性痛经相鉴别。

【治疗】

1. 一般治疗　应重视心理治疗，足够的休息和睡眠、规律而适度的锻炼、戒烟均对缓解疼痛有一定的帮助。疼痛不能忍受时可辅以药物治疗。

2. 药物治疗

（1）前列腺素合成酶抑制剂　通过抑制前列腺素合成酶的活性，减少前列腺素产生，防止过强子宫收缩和痉挛，从而减轻或消除痛经。该类药物治疗有效率可达 80%。月经来潮即开始服用药物效果佳，连服 2～3 日。常用的药物有布洛芬、酮洛芬、甲氯芬那酸、萘普生等。

（2）口服避孕药　通过抑制排卵减少月经血前列腺素含量。适用于要求避孕的痛经妇女，疗效达 90% 以上。

第五节　经前期综合征

经前期综合征是指反复在黄体期出现周期性以情感、行为和躯体障碍为特征的综合征。月经来潮后，症状自然消失。

【病因】

病因尚无定论，可能与精神社会因素、卵巢激素失调和神经递质异常有关。

1. 精神社会因素　社会环境与患者精神心理因素间的相互作用，参与经前期综合征的发生。

2. 卵巢激素失调　可能与黄体后期雌、孕激素撤退有关。临床补充雌、孕激素合剂减少性激素周期性生理性变动，能有效缓解症状。

3. 神经递质异常　黄体后期循环中类阿片肽浓度异常降低，5-羟色胺等活性改变，可影响精神、神经及行为方面的变化。

【临床表现】

多见于25~45岁妇女，症状出现于月经前1~2周，月经来潮后迅速减轻直至消失。主要症状归纳为：①躯体症状：头痛、背痛、乳房胀痛、腹部胀满、便秘、肢体水肿、体重增加、运动协调功能减退；②精神症状：易怒、焦虑、抑郁、情绪不稳定、疲乏以及饮食、睡眠、性欲改变，而易怒是其主要症状；③行为改变：注意力不集中、工作效率低、记忆力减退、神经质、易激动等。周期性反复出现为其临床表现特点。

【诊断与鉴别诊断】

根据经前期出现周期性典型症状，诊断多不困难。诊断时一般需考虑下述3个因素：一是经前期综合征的症状；二是黄体晚期持续反复发生；三是对日常工作、学习产生负面影响。诊断时需与轻度精神障碍及心、肝、肾等疾病引起的水肿相鉴别。

【治疗】

1. 心理治疗　调整患者心理状态，给予心理安慰与疏导，精神放松。症状重者可进行认知-行为心理治疗。

2. 调整生活状态　合理的饮食及营养，戒烟，限制钠盐和咖啡的摄入。适当的身体锻炼，可协助缓解神经紧张和焦虑。

3. 药物治疗

（1）抗焦虑药　适用于有明显焦虑症状者。阿普唑仑经前用药，用至月经来潮第2~3日。

（2）抗忧郁症药　适用于有明显忧郁症状者。氟西汀黄体期用药，能明显缓解精神症状及行为改变，但对躯体症状疗效不佳。

（3）醛固酮受体的竞争性抑制剂　螺内酯可拮抗醛固酮而利尿，减轻水潴留，对改善精神症状也有效。

（4）维生素 B_6　可调节自主神经系统与下丘脑-垂体-卵巢轴的关系，抑制催乳素合成，改善症状。

（5）口服避孕药及促性腺激素释放激素激动剂　通过抑制排卵缓解症状，并可减轻水钠潴留症状，抑制循环和内源性激素波动。

第六节　绝经综合征

绝经综合征指妇女绝经前后出现性激素波动或减少所致的一系列躯体及精神心理症状。绝经分为自然绝经和人工绝经。自然绝经指卵巢内卵泡生理性耗竭所致的绝经；人工绝经指两侧卵巢经手术切除或放射线照射等所致的绝经。人工绝经者更易发生绝经综合征。

【内分泌变化】

绝经前后最明显变化是卵巢功能衰退，随后表现为下丘脑-垂体功能退化。

1. 雌激素　绝经过渡早期雌激素水平波动很大，并非逐渐下降，只在卵泡完全停止生长发育后，雌激素水平迅速下降。绝经后卵巢极少分泌雌激素，循环中低水平雌激素主要来自肾上腺皮质和来自卵巢的雄烯二酮经周围组织中芳香化酶转化的雌酮。绝经后妇女循环中雌酮（E_1）高于雌二醇（E_2）。

2. 孕酮　绝经过渡期卵巢尚有排卵功能，仍有孕酮分泌，但孕酮分泌减少。绝经后无孕酮分泌。

3. 雄激素　绝经后雄激素来源于卵巢间质细胞及肾上腺，总体雄激素水平下降。其中雄烯二酮主要来源于肾上腺。卵巢主要产生睾酮，由于升高的 LH 对卵巢间质细胞的刺激增加，使睾酮水平较绝经前增高。

4. 促性腺激素　绝经过渡期 FSH 水平升高，呈波动型，LH 仍在正常范围。绝经后 FSH 升高较 LH 更显著，FSH/LH＞1。

5. 促性腺激素释放激素　绝经后 GnRH 分泌增加，并与 LH 相平衡。

6. 抑制素　绝经后妇女血抑制素水平下降，较雌二醇下降早且明显，可能成为反映卵巢功能衰退更敏感的指标。

【临床表现】

1. 近期症状

（1）月经紊乱　月经紊乱是绝经过渡期的常见症状，表现为月经周期不规则、经期持续时间长及经量增多或减少。

（2）血管舒缩症状　主要表现为反复出现潮热，出汗，夜间或应激状态易促发，是绝经后期妇女需要性激素治疗的主要原因。

（3）自主神经失调症状　常出现如心悸、眩晕、头痛、失眠、耳鸣等自主神经失调症状。

（4）精神神经症状　围绝经期妇女常表现为注意力不易集中，并且情绪波动大，如激动易怒、焦虑不安或情绪低落、抑郁、不能自我控制等情绪症状。记忆力减退也较常见。

2. 远期症状

（1）泌尿生殖道症状。

（2）骨质疏松。

（3）阿尔茨海默病。

（4）心血管病变。

【诊断】

根据病史及临床表现不难诊断。但需注意除外相关症状的器质性病变及精神疾病，卵巢功能评价等实验室检查有助于诊断。

1. 血清 FSH 值及 E_2 值测定　检查血清 FSH 值及 E_2 值了解卵巢功能。绝经过渡期血清 FSH＞10U/L，提示卵巢储备功能下降。闭经、FSH＞40U/L 且 E_2＜10～20pg/ml，提示卵巢功能衰竭。

2. 抗米勒管激素（AMH）测定　AMH 低至 1.1ng/ml 提示卵巢储备下降；若低于 0.2ng/ml 提示即将绝经；绝经后 AMH 一般测不出。

【治疗】

治疗目标：缓解近期症状，早期发现、有效预防骨质疏松症、动脉硬化等老年性疾病。

1. 一般治疗　心理疏导，了解绝经过渡期的生理过程。可用镇静药以助睡眠，谷维素调节自主神经功能。建立健康生活方式，锻炼身体，健康饮食，增加日晒，摄入足量蛋白质及含钙丰富食物，预防骨质疏松。

2. 激素补充治疗（HRT）　有适应证且无禁忌证时选用。HRT 是针对绝经相关健康问题而采取的一种医疗措施，可有效缓解绝经相关症状，从而改善生活质量。

（1）适应证

① 绝经相关症状：潮热、盗汗、睡眠障碍、疲倦、情绪障碍等。

② 泌尿生殖道萎缩相关的问题：阴道干涩、疼痛、排尿困难、性交痛、反复发作的阴道炎、

反复泌尿系统感染、夜尿多、尿频和尿急。

③ 低骨量及骨质疏松症：有骨质疏松症的危险因素（如低骨量）及绝经后期骨质疏松症。

（2）禁忌证　已知或可疑妊娠、原因不明的阴道流血、已知或可疑患有乳腺癌、已知或可疑患有性激素依赖性恶性肿瘤、最近 6 个月内患有活动性静脉或动脉血栓栓塞性疾病、严重肝及肾功能障碍、血卟啉症、耳硬化症、脑膜瘤（禁用孕激素）等。

（3）慎用情况　慎用情况并非禁忌证，但在 HRT 应用前和应用过程中，应该咨询相关专业的医师，共同确定应用 HRT 的时机和方式，并采取比常规随诊更为严密的措施，监测病情的进展。

（4）制剂及剂量选择　主要药物为雌激素，可辅以孕激素。单用雌激素治疗仅适用于子宫已切除者，单用孕激素适用于绝经过渡期异常子宫出血。剂量和用药方案应个体化，以最小剂量且有效为佳。

① 雌激素制剂：应用雌激素原则上应选择天然制剂。常用雌激素有：戊酸雌二醇、结合雌激素、17β-雌二醇经皮贴膜、尼尔雌醇。

② 组织选择性雌激素活性调节剂：替勃龙，根据靶组织不同，其在体内的 3 种代谢物分别表现出雌激素、孕激素及弱雄激素活性。

③ 孕激素制剂：天然或合成孕激素制剂。

（5）用药途径及方案

① 口服：主要优点是血药浓度稳定，但对肝脏有一定损害。用药方案有：a. 单用雌激素：适用于已切除子宫的妇女；b. 雌、孕激素联合：适用于有完整子宫的妇女，包括序贯用药和联合用药；前者适用于年龄较轻、绝经早期或愿意有月经样定期出血的妇女；后者连续性用药，避免周期性出血，适用于年龄较长或不愿意有月经样出血的绝经后期妇女。

② 胃肠道外途径：能缓解潮热，防止骨质疏松，避免肝脏首过效应，对血脂影响较小。a. 经阴道给药：常用药物有雌三醇栓和雌二醇阴道环及结合雌激素霜。主要用于治疗下泌尿生殖道局部低雌激素症状。b. 经皮肤给药：包括皮肤贴膜及涂胶，主要药物为 17β-雌二醇。可使雌激素水平恒定，方法简便。

（6）用药剂量与时间　选择最小剂量和与治疗目的相一致的最短时期，在卵巢功能开始衰退并出现相关症状时即可应用。需定期评估，明确受益大于风险方可继续应用。停止雌激素治疗时，一般主张应缓慢减量或间歇用药，逐步停药，防止症状复发。

（7）副作用及危险性　①子宫出血；②性激素副作用；③子宫内膜癌；④卵巢癌；⑤乳腺癌；⑥心血管疾病及血栓性疾病；⑦糖尿病。

3. 非激素类药物

（1）选择性 5-羟色胺再摄取抑制剂　盐酸帕罗西汀，可有效改善血管舒缩症状及精神神经症状。

（2）钙剂　氨基酸螯合钙胶囊可减缓骨质丢失。

（3）维生素 D　适用于围绝经期妇女缺少户外活动者，与钙剂合用有利于钙的完全吸收。

第七节　高催乳素血症

各种原因导致血清催乳素（PRL）异常升高，＞1.14nmol/L（25μg/L），称为高催乳素血症。

【病因和发病机制】

1. 下丘脑疾病　颅咽管瘤、炎症等病变影响催乳素抑制因子（PIF）的分泌，导致催乳素升高。

2. 垂体疾病　是引起高催乳素血症最常见的原因，以垂体催乳素瘤最常见。空蝶鞍综合征也可使血清催乳素增高。

3. 原发性甲状腺功能减退症　促甲状腺激素释放激素增多，刺激垂体催乳素分泌。

4. 特发性高催乳素血症　血清催乳素增高，多为 2.73～4.55 nmol/L，但未发现垂体或中枢神经系统疾病。部分患者数年后发现垂体微腺瘤。

5. 其他　多囊卵巢综合征、自身免疫性疾病、创伤（垂体柄断裂或外伤）、长期服抗精神病药、抗忧郁药、抗癫痫药、抗高血压药、抗胃溃疡药和阿片类药物均可引起血清催乳素轻度或明显升高。

【临床表现】

（1）月经紊乱及不育。

（2）溢乳。

（3）头痛、眼花及视觉障碍。

（4）性功能改变。

【诊断】

1. 临床症状　对出现月经紊乱及不育、溢乳、闭经、多毛、青春期延迟者，应考虑本病。

2. 血液学检查　血清催乳素＞1.14 nmol/L（25μg/L）可确诊为高催乳素血症。检测最好在上午 9～12 时。

3. 影像学检查　当血清催乳素＞4.55 nmol/L（100μg/L）时，应行垂体 MRI 检查，明确是否存在垂体微腺瘤或腺瘤。

4. 眼底检查　眼底、视野检查有助于确定垂体腺瘤的大小及部位，尤其适用于孕妇。

【治疗】

确诊后应明确病因，及时治疗。治疗手段有药物治疗、手术治疗及放射治疗。

1. 药物治疗

（1）甲磺酸溴隐亭。

（2）喹高利特为作用于多巴胺 D_2 受体的多巴胺激动剂。多用于甲磺酸溴隐亭副作用无法耐受时。

（3）维生素 B_6 和甲磺酸溴隐亭同时使用起协同作用。

2. 手术治疗　当垂体肿瘤产生明显压迫及神经系统症状或药物治疗无效时，应考虑手术切除肿瘤。

3. 放射治疗　用于不能坚持或耐受药物治疗者，不愿手术者，不能耐受手术者。放射治疗显效慢，可能引起垂体功能低下、视神经损伤、诱发肿瘤等并发症，不主张单纯放疗。

第八节　早发性卵巢功能不全

卵巢储备功能减退（DOR）、早发性卵巢功能不全（POI）、卵巢早衰（POF）代表了卵巢功能逐渐下降的三个不同阶段。半数以上的患者病因不明，目前尚无有效的方法恢复卵巢功能。主要临床表现为原发性闭经或继发性闭经。

【诊断】

根据症状、体征，结合辅助检查做出诊断。

1. 诊断标准

（1）年龄＜40 岁。

（2）月经稀发或停经至少 4 个月及以上。

（3）至少 2 次血清基础 FSH＞25IU/L（间隔＞4 周）。

亚临床期 POI：FSH 值 15～25IU/L，属高危人群。

2. 病因诊断 结合病史、家族史、既往史、染色体及其他辅助检查结果进行遗传性、免疫性、医源性等病因学诊断。

【处理】

1. 心理及生活方式干预 缓解心理压力，健康饮食、规律运动、戒烟，避免生殖毒性物质的接触。适当补充钙剂及维生素 D，尤其是已出现骨密度降低者。

2. 生育咨询 对有 POI 或者早绝经家族史或携带 POI 相关遗传变异的女性建议尽早生育，或适时进行生育力保存。

3. 治疗 POI 的发病机制尚不明确，目前仍无有效的方法恢复卵巢功能。

（1）激素补充治疗（HRT） 不仅可以缓解低雌激素症状，而且对心血管疾病和骨质疏松症起到一级预防作用。若无禁忌证，POI 女性均应给予 HRT。由于诊断 POI 后仍有妊娠概率，对有避孕需求者可以考虑 HRT 辅助其他避孕措施，或应用复方短效口服避孕药；有生育要求的女性则应用天然雌激素和孕激素补充治疗。

① 原发性闭经：从青春期开始至成年期间必须进行持续治疗。因大剂量雌激素可加速骨骼成熟，影响身高，建议从 12～13 岁开始小剂量（成人剂量的 1/8～1/4）开始补充雌激素，必要时可联合生长激素，促进身高生长。根据骨龄和身高的变化，在 2～4 年内逐渐增加雌激素剂量，有子宫并出现阴道流血者应开始加用孕激素以保护子宫内膜。

② 继发性闭经：需长期用药，应遵循以下原则：a. 时机：在无禁忌证、评估慎用证的基础上，尽早开始 HRT；b. 持续时间：鼓励持续治疗至平均自然绝经年龄，之后可参考绝经后激素补充治疗方案继续进行；c. 剂量：使用标准剂量，不强调小剂量，根据需求适当调整；d. 方案：有子宫的女性应添加孕激素，没有子宫或已切除子宫者可单用雌激素。e. 随访：需每年定期随诊，以了解患者用药的依从性、满意度、副作用，必要时调整用药方案、剂量、药物、剂型。

（2）远期健康及并发症管理 POI 女性发生骨质疏松、心血管疾病、认知功能障碍的风险增加，应通过健康生活方式减少危险因素带来的不良影响，包括负重运动、避免吸烟以及维持正常体重等。对于存在阴道干涩不适等泌尿生殖系统症状及性交困难者，可局部使用雌激素或阴道润滑剂。

同步练习

一、名词解释

1. Asherman 综合征
2. 希恩综合征
3. 原发性闭经

二、简答题

1. 简述异常子宫出血的"PALM-COEIN"分类。
2. 简述多囊卵巢综合征诊断的诊断标准。
3. 简述早发性卵巢功能不全的诊断标准。

参考答案

一、名词解释

1. Asherman 综合征：为子宫性闭经最常见原因。多因人工流产刮宫过度或产后、流产后出血刮宫损伤子宫内膜，导致宫腔粘连而闭经。流产后感染、产褥感染、子宫内膜结核感染及各种宫腔手术所致的感染，也可造成闭经。宫颈锥切手术所致的宫颈管粘连、狭窄也可致闭经。当仅有宫颈管粘连时有月经产生而不能流出，宫腔完全粘连时则无月经。

2.希恩综合征：由于产后大出血休克，导致垂体尤其是腺垂体促性腺激素分泌细胞缺血坏死，引起腺垂体功能低下而出现一系列症状：闭经、无泌乳、性欲减退、毛发脱落等，第二性征衰退，生殖器萎缩，以及肾上腺皮质、甲状腺功能减退，出现畏寒、嗜睡、低血压，可伴有严重而局限的眼眶后方疼痛、视野缺损及视力减退等症状，基础代谢率降低。

3.原发性闭经：指年龄超过14岁，第二性征未发育；或年龄超过16岁，第二性征已发育，月经还未来潮。

二、简答题

1.答：异常子宫出血（AUB）按病因分为两大类9个类型，按英语首字母缩写为"PALM-COEIN"，"PALM"存在结构性改变、可采用影像学技术和（或）病理学方法明确诊断，而"COEIN"无子宫结构性改变。"PALM-COEIN"具体指：子宫内膜息肉所致 AUB（AUB-P）、子宫腺肌病所致 AUB（AUB-A）、子宫平滑肌瘤所致 AUB（AUB-L）、子宫内膜恶变和不典型增生所致 AUB（AUB-M）；全身凝血相关疾病所致 AUB（AUB-C）、排卵障碍相关的 AUB（AUB-O）、子宫内膜局部异常所致 AUB（AUB-E）、医源性 AUB（AUB-I）、未分类的 AUB（AUB-N）。导致 AUB 的原因，可以是单一因素，也可多因素并存，有时还存在原发病导致的其他临床表现。

2.答：PCOS 的诊断为排除性诊断。因临床表型的异质性，诊断标准存在争议。国际上先后制定 NIH、鹿特丹、AES 等多个诊断标准，目前采用较多的是鹿特丹标准：①稀发排卵或无排卵；②高雄激素的临床表现和（或）高雄激素血症；③卵巢多囊改变：超声提示一侧或双侧卵巢直径2～9mm 的卵泡≥12个，和（或）卵巢体积≥10ml；④3项中符合2项并排除其他高雄激素病因。为更适应我国临床实际，原卫生部颁布了《多囊卵巢综合征诊断》（WS 330—2011），具体如下：月经稀发、闭经或不规则子宫出血是诊断的必需条件；同时符合下列2项中的一项，并排除其他可能引起高雄激素和排卵异常的疾病即可诊断为 PCOS：①高雄激素的临床表现或高雄激素血症；②超声表现为 PCO。

3.答：早发性卵巢功能不全的诊断标准如下。

① 年龄＜40岁。

② 月经稀发或停经至少4个月及以上。

③ 至少2次血清基础 FSH＞25IU/L（间隔＞4周）。

亚临床期 POI：FSH 值15～25IU/L，属高危人群。

（朱亚飞　周洁莉）

第三十章　不孕症与辅助生殖技术

学习目的

1. **掌握**　不孕症的定义。
2. **熟悉**　女性不孕、男性不育的常见因素、检查、治疗。
3. **了解**　辅助生殖技术及其常见并发症。

内容精讲

　　不孕症是一组由多种病因导致的生育障碍状态，是育龄夫妇的生殖健康不良事件。近几十年来，辅助生殖技术发展迅猛，帮助许多不孕夫妇获得后代，但因技术本身存在一些伦理和法律问题，需要严格管理和规范。

第一节　不孕症

　　女性无避孕性生活至少 12 个月而未孕，称为不孕症，在男性则称为不育症。不孕症分为原发性和继发性两大类，既往从未有过妊娠史，无避孕而从未妊娠者为原发不孕；既往有过妊娠史，而后无避孕连续 12 个月未孕者，称为继发不孕。我国不孕症发病率约为 7%～10%。

【原因】

　　不孕病因可能有女方因素、男方因素或不明原因。

　　1. 女方因素

　　（1）盆腔因素　约占不孕不育症病因的 35%，包括：①输卵管异常、慢性输卵管炎（淋病奈瑟菌、结核分枝杆菌、沙眼衣原体等感染）使输卵管阻塞或功能破坏导致不孕；②盆腔粘连，造成盆腔和输卵管功能和结构的破坏；③子宫内膜异位症；④子宫内膜病变；⑤黏膜下子宫肌瘤、体积较大影响宫腔形态的肌壁间肌瘤可对妊娠产生影响；⑥生殖器肿瘤，与不孕的关系并不确定，有内分泌功能的卵巢肿瘤造成的持续无排卵可影响妊娠；⑦生殖道发育畸形，包括子宫畸形（纵隔子宫和双角子宫较为常见）、先天性输卵管发育异常等，可能引起不孕和流产。

　　（2）排卵障碍　占 25%～35%。主要原因有：①持续性无排卵；②多囊卵巢综合征；③卵巢早衰和卵巢功能减退；④先天性性腺发育不良；⑤低促性腺激素性性腺功能不良；⑥高催乳素血症；⑦黄素化卵泡不破裂综合征等。

　　2. 男方因素　主要是生精障碍与输精障碍。

　　（1）精液异常　性功能正常，先天或后天原因所致精液异常，表现为无精、弱精、少精、精子发育停滞、畸精症等。

　　（2）性功能异常　外生殖器发育不良或勃起障碍、不射精、逆行射精等。

　　（3）免疫因素　在男性生殖道免疫屏障被破坏的条件精子、精浆在体内产生抗精子抗体，使射出的精子产生凝集而不能穿过宫颈黏液。

　　3. 不明原因不孕　属于男女双方均可能同时存在的不孕因素。

【检查步骤与诊断】

通过男女双方全面检查找出不孕原因是诊断不孕症的关键。

1. 男方检查

（1）病史采集 包括不育时间、性生活史、性交频率和时间，有无勃起和（或）射精障碍、近期不育相关检查及治疗经过；既往发育史，疾病史及相关治疗史，手术史，个人职业和环境暴露史，吸烟、酗酒、吸毒史，药物治疗史及家族史。

（2）体格检查 包括全身检查和局部生殖器检查。

（3）精液常规 是不孕症夫妇首选的检查项目。根据《世界卫生组织人类精液检查与处理实验室手册》（第 5 版）进行。初诊时男方一般要进行 2～3 次精液检查，以获取基线数据。

2. 女方检查

（1）病史采集 初诊时，应详细询问与不孕有关的病史。

（2）体格检查 体格发育及营养状况，乳房及甲状腺情况等；注意有无雄激素过多体征（多毛、痤疮、黑棘皮症等）；妇科检查了解内外生殖器；盆腹阳性体征；盆腔包块。

（3）女性不孕特殊检查

① 基础体温测定：可以大致反映排卵和黄体功能，宜结合其他排卵监测的方法辅助使用。

② 超声监测卵泡发育。

③ 基础激素水平测定：一般在排卵异常和高育龄妇女（>35 岁）中进行。包括周期第 2～4 天的性激素测定：FSH、LH、E_2、PRL、T 及 TSH。

④ 输卵管通畅度检查：a. 子宫输卵管 X 线造影。b. 子宫输卵管超声造影。

⑤ 宫腔镜检查：观察子宫腔形态、内膜的色泽和厚度，双侧输卵管开口，是否有宫腔病变。

⑥ 腹腔镜检查：可与宫腔镜同时进行。用于盆腔情况的检查诊断，可以同时进行腹腔镜粘连分离术和异位病灶电灼术、子宫肌瘤剔除术等。输卵管通液试验可在直视下观察输卵管的形态、通畅度及周围有无粘连。

【女性不孕症的治疗】

不孕与年龄的关系，是不孕最重要的因素之一，选择恰当治疗方案应充分估计到女性卵巢的生理年龄、治疗方案合理性和有效性，以及其性能价格比。尽量采取自然、安全、合理的方案进行治疗。首先应改善生活方式，纠正营养不良、贫血、不良生活习惯；掌握性知识，增加受孕机会。

对不孕症的治疗应根据诊断的病因进行。

1. 治疗生殖道器质性病变

（1）输卵管因素不孕的治疗

① 一般疗法：对男方精液指标正常，女方卵巢功能良好、不孕年限<3 年的年轻夫妇，可先试行期待治疗，也可以配合中医药的调整。

② 输卵管成形术：对输卵管不同部位阻塞或粘连，可行腹腔镜下输卵管造口术、整形术、吻合术以及输卵管子宫移植术等，以达到输卵管再通的目的。

（2）卵巢肿瘤 有内分泌功能的卵巢肿瘤可影响卵巢排卵，应予切除；性质不明的卵巢肿块，应尽量于不孕症治疗前得到诊断。

（3）子宫病变 子宫肌瘤、内膜息肉、子宫纵隔、子宫腔粘连等如果影响宫腔环境，干扰受精卵着床和胚胎发育，可行宫腔镜下切除、粘连分离或矫形手术。

（4）子宫内膜异位症 首诊应进行腹腔镜诊断和治疗，对于复发性内异症、卵巢功能明显减退的患者，慎重手术。对中重度病例术后辅以 GnRH-a 治疗 3～6 个周期。重症和复发者可考虑辅助生殖技术。

（5）生殖系统结核 活动期应行抗结核治疗，用药期间应采取避孕措施。

2. 诱发排卵

（1）氯米芬 适用于体内有一定雌激素水平者和下丘脑-垂体轴反馈机制健全的患者。

（2）绒促性素（hCG） 结构与 LH 极相似，常在促排卵周朗卵泡成熟后注射，诱导卵母细胞成熟分裂和排卵发生。

（3）尿促性素（hMG） 系从绝经后妇女尿中提取，又称绝经后促性腺激素，可促使卵泡生长发育成熟。用药期间需经阴道超声和（或）血雌激素水平监测卵泡发育情况，排卵后黄体支持同前。

3. 不明原因不孕的治疗 因病因尚不确定，目前缺乏肯定有效的治疗方法和疗效指标，一般对年轻、卵巢功能良好的夫妇，可行期待治疗，一般不超过 3 年。对卵巢功能减退和年龄＞30 岁的夫妇，一般慎重选择期待。可行宫腔内夫精人工授精 3~6 个周期诊断性治疗。

4. 辅助生殖技术 包括人工授精、体外受精-胚胎移植及其衍生技术等。

第二节　辅助生殖技术

辅助生殖技术（assisted reproductive techniques，ART）指在体外对配子和胚胎采用显微操作技术，帮助不孕夫妇受孕的一组方法，包括人工授精、体外受精-胚胎移植及其衍生技术等。

（一）人工授精

人工授精（artificial insemination，AI）是将精子通过非性交方式注入女性生殖道内，促使其受孕的一种技术。包括使用丈夫精液人工授精（AIH）和供精者精液人工授精（AID）。按国家法规，目前 AID 精子来源一律由国家卫生健康委员会认定的人类精子库提供和管理。

具备正常发育的卵泡、正常范围的活动精子数目、健全的女性生殖道结构、至少一条通畅的输卵管的不孕（育）症夫妇，均可以实施人工授精治疗。目前临床上较常用的方法为宫腔内人工授精：将精液洗涤处理后，去除精浆，取 0.3~0.5ml 精子悬浮液，在女方排卵期间，通过导管经宫颈管注入宫腔内授精。人工授精可在自然周期和促排卵周期进行，在促排卵周期中应控制卵泡数目，在多于 2 个以上卵母细胞排出时，可能增加多胎妊娠发生率，应予取消本周期受孕计划。

（二）体外受精与胚胎移植

体外受精-胚胎移植（in vitro fertilization and embryo transfer，IVF-ET）技术指从妇女卵巢内取出卵子，在体外与精子发生受精并培养 3~5 日，再将发育到卵裂期或囊胚期阶段的胚胎移植到宫腔内，使其着床发育成胎儿的全过程，俗称为"试管婴儿"。1978 年英国学者 Steptoe 和 Edward 采用该技术诞生世界第一例"试管婴儿"。1988 年我国大陆第一例"试管婴儿"在北京诞生。

1. 适应证 临床上对输卵管性不孕症、原因不明的不孕症、子宫内膜异位症、男性因素不育症、排卵异常、宫颈因素等不孕症患者，在通过其他常规治疗无法妊娠，均为 IVF-ET 的适应证。

2. IVF-ET 的主要步骤 药物刺激卵巢、监测卵泡至发育成熟，经阴道超声介导下取卵，将卵母细胞和精子在模拟输卵管环境的培养液中受精，受精卵在体外培养 2~5 日，形成卵裂期或囊胚期胚胎，继而进行子宫腔内胚胎移植，并同时使用黄体酮行黄体支持。胚胎移植 2 周后测血或尿 hCG 水平确定妊娠，移植 4~5 周后阴道超声检查确定临床妊娠。

3. 并发症 体外受精常见的并发症多与诱导排卵有关。

（1）卵巢过度刺激综合征（ovarian hyperstimulation syndrome，OHSS） 指诱导排卵药物刺激卵巢后，导致多个卵泡发育、雌激素水平过高及颗粒细胞的黄素化，引起全身血流动力学改变的病理情况。治疗原则以增加胶体渗透压扩容为主，防止血栓形成，改善症状为辅。近年来逐渐得到重视的卵巢温和刺激和自然周期的方案，可以大大减少该并发症的发生。

（2）多胎妊娠 诱导排卵药物导致的多卵泡发育，及多个胚胎移植，致使多胎妊娠发生率高达30％以上。

（三）卵细胞浆内单精子注射

1992年Palermo等将精子直接注射到卵细胞浆内，诞生人类首例单精子卵胞浆内注射技术的"试管婴儿"。主要用于治疗重度少、弱、畸形精子症的男性不育患者，IVF-ET周期受精失败也是ICSI的适应证。

（四）胚胎植入前遗传学诊断

1990年该技术首先应用于X-性连锁疾病的胚胎性别选择。

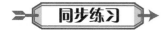

简答题

1. 简述不孕症的定义、分类。不孕症的因素包括哪些？

2. 简述辅助生殖技术的定义。包括哪些技术？辅助生殖技术的并发症有哪些？

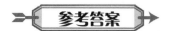

简答题

1. 答：女性无避孕性生活至少12个月而未孕，称为不孕症，在男性则称为不育症。不孕症分为原发性和继发性两大类。不孕病因可能有女方因素、男方因素或不明原因。

2. 答：辅助生殖技术（ART）指在体外对配子和胚胎采用显微操作技术，帮助不孕夫妇受孕的一组方法，包括人工授精、体外受精-胚胎移植及其衍生技术等。辅助生殖技术的并发症包括卵巢过度刺激综合征、多胎妊娠等。

（赵　颖）

第三十一章 计划生育

📖 **学习目的**

1. 掌握 计划生育、避孕的定义；宫内节育器的避孕原理和副作用；避孕药的避孕原理和副作用；人工流产、药物流产的适应证、并发症和处理。

2. 熟悉 妇女各时期避孕措施的选择；宫内节育器放置术和取出术的适应证。

3. 了解 宫内节育器和避孕药的种类。

📖 **内容精讲**

计划生育（family planning）是妇女生殖健康的重要内容，是我国实行计划生育的一项基本国策。我国常用的女性避孕方法有工具避孕、药物避孕及外用避孕法；男性避孕的主要方法有阴茎套避孕及输精管结扎术。本章主要介绍女性避孕节育的各种方法以及避孕失败后的补救措施。

第一节 避 孕

避孕（contraception）是计划生育的重要组成部分，是采用科学手段使妇女暂时不受孕。避孕的关键环节：①抑制精子与卵子产生；②阻止精子与卵子结合；③使子宫环境不利于精子获能、生存，或不适宜受精卵着床和发育。理想的避孕方法应符合安全、有效、简单、实用、经济的原则，对性生活及性生理无不良影响，为男女双方均能接受并乐意持久使用。

一、宫内节育器

宫内节育器（intrauterine device，IUD）是一种安全、有效、简便、经济、可逆的避孕工具，为我国育龄妇女的主要避孕措施。

（一）种类

1. 惰性宫内节育器（第一代 IUD） 由惰性材料如金属、硅胶、塑料等制成。由于金属单环脱落率及带器妊娠率高，1993 年已停止生产使用。

2. 活性宫内节育器（第二代 IUD） 内含有活性物质如铜离子（Cu^{2+}）、激素及药物等，提高避孕效果，减少副作用。分为含铜 IUD 和含药 IUD 两大类。

（1）含铜宫内节育器 是目前我国应用最广泛的 IUD。在宫内持续释放具有生物活性、有较强抗生育能力的铜离子。从形态上分为 T 形、V 形、宫形等形态，避孕效果与含铜表面积呈正比。型号表述方法举例：TCu-220（T 形，含铜表面积 220mm²），VCu-200（V 形，含铜表面积 200mm²），MLCu-375（母体乐，含铜表面积 375mm²）。副作用主要表现为点滴出血。避孕有效率 90％以上。

① 带铜 T 形 IUD（TCu-IUD）：是目前临床常用的宫内节育器。以聚乙烯为支架，在纵臂或横臂上绕有铜丝或铜套，有尾丝，易取出。含铜丝 IUD 一般放置 5～7 年。含铜套 IUD 放置时间可达 10～15 年。

② 带铜 V 形 IUD（VCu-IUD）：是我国常用的宫内节育器之一。有尾丝，放置年限 5～7 年。

③ 母体乐（MLCu-375）：呈伞状，有尾丝，可放置 5～8 年。

④ 宫铜 IUD：无尾丝，可放置 20 年左右。

⑤ 含铜无支架 IUD：又称吉妮 IUD。为 6 个铜套串在一根尼龙线上。有尾丝，可放置 10 年。

⑥ 爱母功能型 IUD：呈 V 形，镍钛合金支架，V 字末端有铜粒，其表面积 115mm^2，有尾丝，可放置 20 年左右。

（2）含药宫内节育器　将药物储存于节育器内，通过每日微量释放提高避孕效果，降低副作用。

① 左炔诺孕酮（levonorgestrel）IUD（LNG-IUD）：每日释放左炔诺孕酮 20μg，避孕有效率达 99% 以上。主要副作用为点滴出血，经量减少甚至闭经。取器后恢复正常。放置时间为 5 年，含有尾丝。

② 含吲哚美辛（indomethacin）IUD：包括 γ 型、宫型和元宫型。其中，活性 γ 型 IUD 是以镍钛记忆合金或不锈钢为支架，绕有 200mm^2 的铜丝，吲哚美辛的硅胶珠咬合在 γ 型横臂的两末端。含吲哚美辛 25mg。

（二）作用机制

宫内节育器的避孕机制复杂，至今尚未完全明了。主要是局部组织对异物的组织反应而影响受精卵着床。活性 IUD 的避孕机制还与活性物质有关。

1. 对精子和胚胎的毒性作用　①局部炎症反应，炎性细胞对胚胎有毒性作用。大量巨噬细胞影响受精卵着床，并吞噬精子及影响胚胎发育。②铜离子使精子头尾分离，精子不能获能。

2. 干扰着床　①长期异物刺激产生前列腺素，改变输卵管蠕动，使受精卵运行速度与子宫内膜发育不同步，受精卵着床受阻。②激活纤溶酶原，局部纤溶酶活性增强，囊胚溶解吸收。③铜离子进入细胞，影响锌酶系统阻碍受精卵着床及胚胎发育；使内膜细胞代谢受到干扰，使受精卵着床及囊胚发育受到影响。

3. 左炔诺孕酮 IUD 的避孕作用　可使一部分妇女抑制排卵。孕激素使子宫内膜的腺体萎缩，间质蜕膜化，间质炎性细胞浸润，不利于受精卵着床；并使宫颈黏液稠厚，不利于精子穿透。

4. 含吲哚美辛 IUD　吲哚美辛抑制前列腺素合成，减少放置 IUD 后出现的出血反应。

（三）宫内节育器放置术

1. 适应证　凡育龄妇女无禁忌证、要求放置 IUD 者。

2. 禁忌证　①妊娠或妊娠可疑；②生殖道急性炎症；③人工流产出血多，怀疑有妊娠组织物残留或感染可能；中期妊娠引产、分娩或剖宫产胎盘娩出后，子宫收缩不良有出血或潜在感染可能；④生殖器官肿瘤；⑤生殖器官畸形如纵隔子宫、双子宫等；⑥宫颈内口过松、重度陈旧性宫颈裂伤或子宫脱垂；⑦严重的全身性疾病；⑧宫腔<5.5cm 或>9.0cm（除外足月分娩后、大月份引产后或放置含铜无支架 IUD）；⑨近 3 个月内有月经失调、阴道不规则流血；⑩有铜过敏史。

3. 放置时间　①月经干净 3～7 日无性交；②人工流产后立即放置；③产后 42 日恶露已净，会阴伤口愈合，子宫恢复正常；④含孕激素 IUD 在月经第 4～7 日放置；⑤自然流产于转经后放置，药物流产 2 次正常月经后放置；⑥哺乳期放置应先排除早孕；⑦性交后 5 日内放置为紧急避孕方法之一。

4. 放置方法　双合诊检查子宫大小、位置及附件情况。外阴阴道部常规消毒铺巾，阴道窥器暴露宫颈后消毒宫颈与宫颈管，以宫颈钳夹持宫颈前唇，用子宫探针顺子宫位置探测宫腔深度。用放置器将节育器推送入宫腔，IUD 上缘必须抵达宫底部，带有尾丝的 IUD 在距宫口 2cm 处剪断尾丝。观察无出血即可取出宫颈钳和阴道窥器。

5. 术后注意事项及随访　①术后休息 3 日，1 周内忌重体力劳动，2 周内忌性交及盆浴，保持外阴清洁；②术后第一年 1，3，6，12 个月进行随访，以后每年随访 1 次直至停用，特殊情况随时就诊；发现问题及时处理，以保证 IUD 的有效性及安全性。

（四）宫内节育器取出术

1. 适应证

（1）生理情况　①计划再生育或已无性生活不再需避孕者；②放置期限已满需更换者；③绝经过渡期停经 1 年内；④拟改用其他避孕措施或绝育者。

（2）病理情况　①有并发症及副作用，经治疗无效；②带器妊娠，包括宫内和宫外妊娠。

2. 禁忌证　①并发生殖道炎症时，先给予抗感染治疗，治愈后再取出 IUD；②全身情况不良或在疾病的急性期，应待病情好转后再取出。

3. 取器时间　①月经干净后 3～7 日为宜；②带器早期妊娠行人工流产同时取器；③带器异位妊娠术前行诊断性刮宫时，或在术后出院前取出 IUD；④子宫不规则出血者，随时可取，取 IUD 同时需行诊断性刮宫，刮出组织送病理检查，排除子宫内膜病变。

4. 取器方法　常规消毒后，有尾丝者，用血管钳夹住尾丝轻轻牵引取出。无尾丝者，按进宫腔操作程序用取环钩或取环钳将 IUD 取出。取器困难可在超声下进行操作，必要时在宫腔镜下取出。

5. 注意事项　①取器前应做超声检查或 X 线检查，确定节育器是否在宫腔内，同时了解 IUD 的类型；②使用取环钩取 IUD 时，应十分小心，不能盲目钩取，更应避免向宫壁钩取，以免损伤子宫壁；③取出 IUD 后核对节育器是否完整，必要时行超声或 X 线检查，同时应落实其他避孕措施。

（五）宫内节育器的副作用

不规则阴道流血是放置 IUD 常见的副作用，主要表现为经量增多、经期延长或少量点滴出血，一般不需处理，3～6 个月后逐渐恢复。少数患者放置 IUD 可出现白带增多或伴有下腹胀痛，应根据具体情况明确诊断后对症处理。

（六）放置宫内节育器的并发症

1. 节育器异位　原因有：①子宫穿孔；②节育器过大、过硬或子宫壁薄而软。确诊节育器异位后，应经腹或在腹腔镜下将节育器取出。

2. 节育器嵌顿或断裂　由于节育器放置时损伤子宫壁或带器时间过长，致部分器体嵌入子宫肌壁或发生断裂。一旦发现应及时取出。必要时在超声下、X 线直视下或在宫腔镜下取出。

3. 节育器下移或脱落　原因有：①IUD 放置未达宫底部；② IUD 与宫腔大小、形态不符；③月经过多；④宫颈内口过松及子宫过度敏感。

4. 带器妊娠　多见于 IUD 下移、脱落或异位。一经确诊，行人工流产同时取出 IUD。

二、激素避孕

激素避孕（hormonal contraception）指女性使用甾体激素达到避孕，是一种高效避孕方法。其激素成分是雌激素和孕激素。

（一）甾体激素避孕药的作用机制

1. 抑制排卵　避孕药中雌、孕激素负反馈抑制下丘脑释放 GnRH，从而抑制垂体分泌 FSH 和 LH，同时直接影响垂体对 GnRH 的反应，不出现排卵前 LH 峰，排卵受到抑制。

2. 改变宫颈黏液性状　孕激素使宫颈黏液量减少，黏稠度增加，拉丝度降低，不利于精子穿透。

3. 改变子宫内膜形态与功能　避孕药抑制子宫内膜增殖变化，使子宫内膜与胚胎发育不同步，不适于受精卵着床。

4. 改变输卵管的功能　避孕药使输卵管上皮纤毛功能、肌肉节段运动和输卵管液体分泌均受到影响，改变受精卵在输卵管内正常运动，干扰受精卵着床。

(二) 甾体激素避孕药的种类

甾体激素避孕药根据药物作用时间分为短效、长效、速效和缓释类。按照给药途径分为口服、注射、经皮肤、经阴道及经宫腔（宫内节育系统）。

1. 口服避孕药 (oral contraception)

（1）复方短效口服避孕药　是雌、孕激素组成的复合制剂。雌激素成分为炔雌醇，孕激素成分各不相同，构成不同配方及制剂。主要作用为抑制排卵，正确使用避孕药的有效率接近100％。

（2）复方长效口服避孕药　我国最初研制的长效口服避孕药激素含量大，副作用多，已渐趋淘汰。

2. 长效避孕针　目前的长效避孕针，有单孕激素制剂和雌、孕激素复合制剂两种。有效率达98％以上。适用于对口服避孕药有明显胃肠道反应者。单孕激素制剂对乳汁的质和量影响小，较适用于哺乳期妇女。

3. 探亲避孕药　适用于短期探亲夫妇。由于含孕激素剂量大，现已很少使用。

4. 缓释避孕药　又称缓释避孕系统，是以具备缓慢释放性能的高分子化合物为载体，一次给药，在体内通过持续、恒定、微量释放孕激素，达到长效避孕。如皮下埋植剂、缓释阴道避孕环、避孕贴片及含药的IUD。

(三) 甾体激素避孕药的禁忌证和慎用情况

①心血管疾病、血栓性疾病不宜应用；②急、慢性肝炎或肾炎；③部分恶性肿瘤、癌前病变；④内分泌疾病如糖尿病、甲状腺功能亢进症；⑤哺乳期不宜使用复方口服避孕药；⑥年龄＞35岁的吸烟妇女不宜长期服用；⑦精神病患者；⑧有严重偏头痛，反复发作者。

(四) 甾体激素避孕药的副作用及处理

1. 类早孕反应　服药初期约10％妇女出现食欲缺乏、恶心、呕吐、乏力、头晕等反应，一般不需特殊处理。症状严重更换其他措施。

2. 不规则阴道流血　又称突破性出血。轻者不用处理；流血似月经量或流血时间已近月经期则停药，作为一次月经来潮，于出血第5日再开始服用下一周期的药物，或更换避孕药；流血偏多者，每晚在服用避孕药同时加服雌激素直至停药。

3. 闭经　约1％～2％妇女发生闭经，常发生于月经不规则妇女。需除外妊娠，停药7日后可继续服药，若连续停经3个月，停药观察。

4. 体重及皮肤变化　早期研制的避孕药的雄激素活性强，使体重增加，极少数妇女面部出现淡褐色色素沉着。目前避孕药的孕激素活性增强，雄激素活性降低，副作用也明显降低，而且能改善皮肤痤疮。新一代的避孕药屈螺酮炔雌醇片有抗盐皮质激素的作用，可减少雌激素引起的水钠潴留。

5. 其他　个别妇女服药后出现头痛、复视、乳房胀痛等，可对症处理。

(五) 长期应用甾体激素避孕药对人体的影响

1. 对机体代谢的影响　①对糖代谢：可出现糖耐量改变，但无糖尿病征象，停药恢复正常。②对脂代谢：雌激素使低密度脂蛋白（LDL）降低，高密度脂蛋白（HDL）升高，也可使甘油三酯升高。孕激素可对抗甘油三酯升高，但高密度脂蛋白降低。③对蛋白质：影响较小。

2. 对心血管系统的影响　由于避孕药对脂代谢的影响，长期应用对血管系统有一定的影响，增加卒中、心肌梗死的发病概率。有心血管疾病发生存在潜在因素的妇女（如年龄较大长期吸烟者、有高血压等心血管疾病者）不宜长期用甾体激素避孕药。目前使用的低剂量甾体激素避孕药对心血管疾病的风险明显降低。

3. 对凝血功能的影响　雌激素可使凝血因子升高，大剂量雌激素可发生血栓性疾病。

4. 对肿瘤的影响 可减少子宫内膜癌、卵巢癌发病概率。是否增加乳腺癌的发生尚有争议，有待进一步研究。

5. 对子代的影响 有证据显示，复方短效口服避孕药停药后即可妊娠，不影响子代生长与发育。长效避药停药后 6 个月妊娠较安全。

三、其他避孕

其他避孕包括紧急避孕、外用避孕与自然避孕法等。

（一）紧急避孕

1. 定义 无保护性生活后或避孕失败后几小时或几日内，妇女为防止非意愿性妊娠的发生采用的补救避孕法，称为紧急避孕（emergency contraception）。包括放置宫内节育器和口服急避孕药。紧急避孕仅对一次无保护性生活有效，避孕有效率明显低于常规避孕方法，且副作用大，不能替代常规避孕。

2. 适应证 ①避孕失败；②性生活未使用任何避孕措施；③遭受性暴力；

3. 方法

（1）宫内节育器 特别适合希望长期避孕而且符合放置育器者及对激素应用有禁忌证者。在无保护性生活后 5 日（120h）之内放入，有效率达 95% 以上。

（2）紧急避孕药种类及用法

① 雌、孕激素复方制剂：复方左炔诺孕酮片，含炔雌醇 $30\mu g$、左炔诺孕酮 $150\mu g$，服用方法：在无保护性生活后 72h 内即服 4 片，12h 再服 4 片。

② 单孕激素制剂：左炔诺孕酮片，含左炔诺孕酮 $0.75\sim1.5mg$。无保护性生活 72h 内服 1 片，12h 重复 1 片。正确使用的妊娠率仅 4%。

③ 抗孕激素制剂：米非司酮片，在无保护性生活 120h 之内服用米非司酮 10mg 或 25mg，1 片即可。有效率达 85% 以上，妊娠率 2%。

4. 副作用 可能出现恶心、呕吐、不规则阴道流血及月经紊乱，一般不需处理。若月经延迟 1 周以上，需除外妊娠。米非司酮片副作用少而轻。

（二）外用避孕

1. 阴茎套 也称避孕套，为男性避孕工具。作为屏障阻止精子进入阴道而达到避孕目的。其为筒状优质薄型乳胶制品，顶端呈小囊状，排精时精液储留在囊内，应全程使用，不能反复使用。正确使用避孕率高达 93%～95%。阴茎套还具有防止性传播疾病的作用。

2. 阴道套 也称女用避孕套，既能避孕，又能防止性传播疾病。目前我国尚无供应。

3. 外用杀精剂 是性交前置入女性阴道，具有灭活精子作用的一类化学避孕制剂。由活性成分壬苯醇醚与基质制成，有栓剂、片剂、胶冻剂、凝胶剂及薄膜等剂型。正确使用外用杀精剂，有效率达 95% 以上，不作为避孕首选药。

4. 安全期避孕 又称自然避孕，是根据女性生殖生理的知识推测排卵日期，在易受孕期禁欲而达到避孕目的。包括日历表法、基础体温法和宫颈黏液观察法。排卵前后 4～5 日为易受孕期。其余时间视为安全期。这种避孕法不十分可靠，不宜推广。

5. 其他避孕 黄体生成激素释放激素类似物避孕、免疫避孕法的导向药物避孕和抗生育疫苗等，目前正在研究中。

第二节　输卵管绝育术

输卵管绝育术（tubal sterilization operation）是一种安全、永久性节育措施，通过手术将输卵管结扎或用药物使输卵管腔粘连堵塞，阻断精子与卵子相遇而达到绝育。可经腹、经腹腔镜或经阴道操作。

一、经腹输卵管结扎术

经腹输卵管结扎术是国内应用最广的绝育方法，具有切口小、组织损伤小、操作简易、安全、方便等优点。

1. 适应证　要求绝育手术且无禁忌证者；患严重全身疾病不宜生育者。

2. 禁忌证　①24h内两次体温达37.5℃或以上；②全身状况不佳，如心力衰竭、血液病等，不能胜任手术；③患严重的神经官能症；④各种疾病急性期；⑤腹部皮肤有感染灶或患有急、慢性盆腔炎。

3. 术前准备

（1）手术时间选择　月经干净后3～4日；人工流产或分娩后48h内；哺乳期或闭经妇女则应排除早孕后再行绝育术。

（2）解除思想顾虑，做好解释和咨询。

（3）询问病史并作体格检查与妇科检查，实验室检测血尿常规、凝血功能、肝功能、阴道分泌物常规等。

（4）按妇科腹部手术前常规准备。

4. 麻醉　局部麻醉或硬膜外麻醉。

5. 手术步骤

（1）排空膀胱，取仰卧位，留置导尿管。

（2）手术野按常规消毒铺巾。

（3）切口　下腹正中耻骨联合上两横指（3～4cm）作2cm长纵或横切口。产后在宫底下2～3cm作切口。

（4）寻找提取输卵管　卵圆钳取管法、指板法、吊钩法，找到输卵管伞端才证实为输卵管。

（5）结扎输卵管　抽芯包埋法、输卵管银夹法、输卵管折叠结扎切除法。

6. 术后并发症　①出血或血肿；②感染：包括全身和局部感染；③脏器损伤：膀胱或肠管损伤；④输卵管再通：绝育有1%～2%再通率。

7. 术后处理　注意观察生命体征，不禁食，早活动，术后2周禁止性交。

二、经腹腔镜输卵管绝育术

1. 禁忌证　主要为腹腔粘连、心肺功能不全、膈疝等，余同经腹输卵管结扎术。

2. 术前准备　同经腹输卵管结扎术。

3. 手术步骤　局部麻醉、硬膜外麻醉或全身麻醉，取头低臀高仰卧位，脐孔下缘作1cm小切口，先用气腹针插入腹腔，充CO_2，插入套管针放置腹腔镜。在腹腔镜直视下电凝烧灼或将弹簧夹或硅胶环置于输卵管峡部，以阻断输卵管通道。电凝术再通率最低，约1.9%。

4. 术后处理　静卧4～6h后可下床活动，注意观察生命体征。

第三节　避孕失败的补救措施

人工流产（artificial abortion）是避孕失败的补救方法。多因意外妊娠、疾病等原因而采用人工方法终止妊娠。终止早期妊娠的人工流产方法包括手术流产和药物流产。

一、手术流产

手术流产（surgical abortion）是采用手术方法终止妊娠，包括负压吸引术和钳刮术。

（一）负压吸引术

利用负压吸引原理，将妊娠物从宫腔内吸出，称为负压吸引术。

1. 适应证 妊娠 10 周内要求终止妊娠而无禁忌证，患有某种严重疾病不宜继续妊娠。

2. 禁忌证 生殖道炎症；各种疾病的急性期；全身情况不良，不能耐受手术；术前两次体温在 37.5℃ 以上。

3. 术前准备 ①详细询问病史，进行全身检查及妇科检查。②血或尿 hCG 测定，超声检查确诊。③阴道分泌物常规、血常规及凝血功能检测。④术前测量体温、脉搏、血压。⑤解除患者思想顾虑。⑥排空膀胱。

4. 手术步骤 受术者取膀胱截石位。常规消毒外阴和阴道，铺无菌巾。做双合诊复查子宫位置、大小及附件。阴道窥器扩张阴道，消毒阴道及宫颈管，用宫颈钳夹持宫颈前唇。顺子宫方向探针探宫腔方向及深度，选择吸管。宫颈扩张器扩张宫颈管，由小号到大号，扩张到比选用吸头大半号或 1 号。将吸管连接到负压吸引器上，将吸管缓慢送入宫底部，遇到阻力略向后退。给予负压一般 400～500mmHg，按顺时针方向吸宫腔 1～2 圈。感到宫壁粗糙提示组织吸净，此时将橡皮管折叠，取出吸管。用小号刮匙轻轻搔刮宫底及两侧宫角，检查宫腔是否吸净。必要时重新放入吸管，再次用低负压吸宫腔 1 圈。取下宫颈钳，用棉球拭净宫颈及阴道血迹，术毕。将吸出物过滤，测量血液及组织容量，检查有无绒毛。未见绒毛需送病理检查。

5. 注意事项 ①正确判别子宫大小及方向，动作轻柔，减少损伤。②扩宫颈管时用力均匀，以防宫颈内口撕裂。③严格遵守无菌操作常规。④目前静脉麻醉应用广泛，应由麻醉医师实施和监护，以防麻醉意外。⑤当孕周＞10 周的早期妊娠应采用钳刮术。该手术应先通过机械或药物方法使宫颈松软，然后用卵圆钳钳夹胎儿及胎盘。由于此时胎儿较大、骨骼形成，容易造成出血多、宫颈裂伤、子宫穿孔等并发症。⑥流产后做好避孕宣教，告知流产的利害关系，立即落实避孕措施，避免再次意外妊娠。

（二）人工流产术并发症及处理

1. 出血 子宫收缩欠佳，出血量多可在扩张宫颈后，宫颈注射缩宫素，并尽快取出绒毛组织。近年来由于剖宫产率升高，种植在瘢痕部位的妊娠发生率明显增加，一旦漏诊，术中出血严重甚至危及生命。

2. 子宫穿孔 是人工流产术的严重并发症。与术者操作技术以及子宫本身情况（如哺乳期妊娠子宫、剖宫产后瘢痕子宫再次妊娠等）有关。手术时突然感到无宫底感觉，或手术器械进入深度超过原来所测得深度，提示子宫穿孔，应立即停止手术。穿孔小，可注射子宫收缩剂保守治疗，并给予抗生素预防感染。同时密切观察血、脉搏等生命体征。若宫内组织未吸净，应由有经验医师避开穿孔部位，也可在超声引导下或腹腔镜下完成手术。如破口大，有内出血或怀疑脏器损伤，则剖腹探查或腹腔镜探查。

3. 人工流产综合反应 指手术时疼痛或局部刺激，使受术者在术中或术毕出现恶心呕吐、心动过缓、心律失常、面色苍白、头昏、胸闷、大汗淋漓，严重者甚至出现血压下降、昏厥、抽搐等迷走神经兴奋症状。发现症状应立即停止手术，给予吸氧，严重者可加用阿托品 0.5～1mg 静脉注射。术前重视精神安慰，术中动作轻柔，吸宫时掌握适当负压，减少不必要的反复吸刮，均能降低人工流产综合反应的发生率。

4. 漏吸或空吸 施行人工流产术未吸出胚胎及绒毛而导致继续妊娠或胚胎停止发育，称为漏吸。误诊宫内妊娠行人工流产术，称为空吸。术毕吸刮出物肉眼未见绒毛，要重复妊娠试验及超声检查，宫内未见妊娠囊，须将刮的组织全部送病理检查，警惕宫外孕。

5. 吸宫不全 指人工流产术后部分妊娠组织物的残留。手术后阴道流血时间长，血量多或流血停止后再现多量流血，应考虑为吸宫不全，血或尿 hCG 检测和超声检查有助于诊断。无明显感染征象，应尽早行刮宫术，刮出物送病理检查。术后给予抗生素预防感染。若同时伴有感染，应控制感染后再行刮宫术。

6. 感染 可发生急性子宫内膜炎、盆腔炎等，术后应预防性应用抗生素。

7. 羊水栓塞　少见，由于宫颈损伤、胎盘剥离使血窦开放，羊水进入。其症状及严重性不如晚期妊娠发病凶猛。

8. 远期并发症　宫颈或宫腔粘连、慢性盆腔炎、月经失调、继发性不孕等。

二、药物流产

药物流产（medical abortion or medical termination）是用药物而非手术终止早孕的一种避孕失败的补救措施。目前临床应用的药物为米非司酮和米索前列醇。米非司酮是一种类固醇类的抗孕激素制剂，具有抗孕激素及抗糖皮质激素作用。米索前列醇是前列腺素类似物，具有子宫兴奋和宫颈软化作用。两者配伍应用终止早孕完全流产率达90％以上。

1. 适应证　①妊娠≤49日可门诊行药物流产，＞49日应酌情考虑，必要时住院流产；②本人自愿，血或尿 hCG 阳性，超声确诊为宫内妊娠；③人工流产术高危因素者，如瘢痕子宫、哺乳期、宫颈发育不良或严重骨盆畸形；④多次人工流产术史，对手术流产有恐惧和顾虑心理者。

2. 禁忌证　①有使用米非司酮禁忌证，如肾上腺及其他内分泌疾病、妊娠期皮肤瘙痒史、血液病、血管栓塞等病史；②有使用前列腺素药物禁忌证，如心血管疾病、青光眼、哮喘、癫痫、结肠炎等；③带器妊娠、宫外孕；④其他：过敏体质、妊娠剧吐、长期服用抗结核药、抗癫痫药、抗抑郁药、抗前列腺素药等。

3. 注意事项　服药前后至少空腹1h。服药后应严密观察，可出现恶心、呕吐、腹痛、腹泻等胃肠道症状。出血时间长、出血多是药物流产的主要副作用，少数人可大量出血而需急诊刮宫。药物流产必须在有正规抢救条件的医疗机构进行。

第四节　避孕节育措施的选择

避孕方法知情选择是计划生育优质服务的重要内容，指通过广泛深入宣传、教育、培训和咨询，育龄妇女根据自身特点（包括家庭、身体、婚姻状况等）选择合适的安全有效的避孕方法。

一、新婚期

应选择使用方便、不影响生育的避孕方法。复方短效口服避孕药列为首选。还可选用阴茎套、外用避孕栓、薄膜等。一般不选用宫内节育器。不适宜用安全期、体外排精及长效避孕药。

二、哺乳期

应选择不影响乳汁质量及婴儿健康的避孕方法。阴茎套是哺乳期选用的最佳避孕方式。也可选用单孕激素制剂长效避孕针剂或皮埋剂，不影响乳汁质量。哺乳期放置宫内节育器，操作要轻柔，防止子宫损伤。由于哺乳期阴道较干燥，不适用避孕药膜。不宜使用雌、孕激素复合避孕药或避孕针以及安全期避孕。

三、生育后期

应选择长效、安全、可靠的避孕方法。各种避孕方法（宫内节育器、皮下埋植剂、复方口服避孕药、避孕针、阴茎套等）均适用，根据个人身体状况进行选择。已生育2个或以上妇女，宜采用绝育术。

四、绝经过渡期

此期仍有排卵可能，应坚持避孕，可选用阴茎套、栓或凝胶型外用杀精剂。原来使用宫内节育器无不良反应可继续使用至绝经后半年。不宜选择避孕药膜、复方避孕药、安全期避孕。

同步练习

一、选择题

1. 下列宫内节育器的避孕机制中不正确的是（　　　）
   - A. 对精子和胚胎的毒性作用
   - B. 干扰着床
   - C. 抑制排卵
   - D. 宫腔形态改变
   - E. 左炔诺孕酮 IUD 改变宫颈黏液性状

2. 下面选项哪个是孕龄女性口服避孕药避孕失败的主要原因（　　　）
   - A. 近期腹泻
   - B. 漏服药物
   - C. 产生耐药
   - D. 性交频繁
   - E. 突然排卵

3. 决定口服避孕药长效或短效的激素是（　　　）
   - A. 雌激素
   - B. 孕激素
   - C. 雌激素＋孕激素
   - D. 孕激素＋雄激素
   - E. 雄激素

4. 以下哪项不属于甾体激素避孕药的副作用（　　　）
   - A. 早孕反应
   - B. 不规则阴道流血
   - C. 闭经
   - D. 体重增加
   - E. 头痛、复视、乳房胀痛

5. 最不可靠的避孕方法是（　　　）
   - A. 阴道套
   - B. 阴茎套
   - C. 宫内节育器
   - D. 体外射精和安全期避孕
   - E. 甾体激素避孕

6. 孕龄女性，有习惯性流产病史，不建议的避孕方案是（　　　）
   - A. 女性避孕套
   - B. 男性避孕套
   - C. 宫内节育器
   - D. 口服短效避孕药
   - E. 男性输精管结扎

7. 不适合放置宫内节育器的时间是（　　　）
   - A. 人工流产术后立即放置
   - B. 月经干净后 3～7 天
   - C. 自然流产转经后当月
   - D. 哺乳期月经未来潮即可
   - E. 性交后 5 日内

8. 哺乳期最佳的避孕方案（　　　）
   - A. 放置宫内节育器
   - B. 阴茎套
   - C. 长效口服避孕药
   - D. 自然避孕
   - E. 口服短效避孕药

9. 关于人工流产，以下不正确的是（　　　）
   - A. 带器妊娠不能行人工流产
   - B. 人工流产包括手术流产及药物流产
   - C. 术后检查吸出物有无胎囊及绒毛
   - D. 妊娠大于 10 周行钳刮术
   - E. 妊娠大于 10 周行负压吸引术

10. 患者人工流产过程中出现心动过缓、心律不齐、面色苍白、胸闷等不适，考虑为人工流产综合反应，导致的直接原因是（　　　）
    - A. 迷走神经兴奋
    - B. 大量出血
    - C. 疼痛刺激
    - D. 精神过度紧张
    - E. 子宫穿孔

11. 手术流产过程中，不正确的是（　　　）
    - A. 子宫过度倾屈易发生吸宫不全
    - B. 子宫过度后屈易发生子宫后壁穿孔
    - C. 流产后过早性交易发生感染
    - D. 体温两次大于 37.5℃，不宜手术

E. 吸管进入深度大于超声检查时的子宫大小，提示子宫穿孔

12. 手术流产过程中，吸管进入后无宫底感觉，不正确的处理是（　　　）

    A. 继续手术　　　　　　　　B. 停止手术　　　　　　　　C. 监测血压、脉搏

    D. 肌内注射缩宫素　　　　　E. 留院观察

13. 下列哪种情况最适合选择药物流产（　　　）

    A. 50 岁妇女，孕 42 天　　　B. 早孕合并妊娠剧吐　　　　C. 带器妊娠，孕 42 天

    D. 急性肝炎，孕 42 天　　　　E. 瘢痕子宫，孕 42 天

14. 请指出输卵管绝育术的正确部位（　　　）

    A. 输卵管伞　　　　　　　　B. 输卵管峡部　　　　　　　C. 输卵管间质部

    D. 输卵管漏斗部　　　　　　E. 输卵管壶腹部

15. 30 岁妇女，5 年前行输卵管绝育术，无其他避孕措施，现血 hCG 大于 2000IU/L，最大的可能是（　　　）

    A. 输卵管绝育术造假　　　　B. 输卵管再通　　　　　　　C. 化验结果假阳性

    D. 妊娠滋养细胞疾病　　　　E. 以上都是

16. 人工流产术，患者突发头晕、胸闷。查体：脉搏 50 次/分，血压 75/55mmHg，正确的处理方案是（　　　）

    A. 地西泮　　　　　　　　　B. 哌替啶　　　　　　　　　C. 毛花苷 C

    D. 阿托品　　　　　　　　　E. 输血

17. 妊娠 9 周行吸宫术后 1 个月，阴道持续流血，量少。妇检：宫口松，子宫如 40 天妊娠大小，较软，血 hCG 阳性，应考虑的诊断为（　　　）

    A. 绒毛膜癌　　　　　　　　B. 侵蚀性葡萄胎　　　　　　C. 子宫内膜炎

    D. 吸宫不全　　　　　　　　E. 子宫复旧不良

18. 口服短效避孕药后，月经第 8 天出现阴道少了流血，正确的处理是（　　　）

    A. 补充大量雌激素　　　　　B. 无需处理　　　　　　　　C. 补充少量孕激素

    D. 补充少量雌性激素　　　　E. 补充少量雄性激素

19. 年轻女性，1 周前行手术流产，突然阴道大量流血，伴腹痛，发热 39.5℃。妇检：阴道可见黄色分泌物，有异味，子宫稍大，软，压痛（＋），附件区可及压痛。该患者诊断为吸宫不全并发急性盆腔炎，正确的处理是（　　　）

    A. 彻底刮宫　　　　　　　　B. 全子宫切除　　　　　　　C. 催产素肌内注射

    D. 立即大剂量抗生素　　　　E. 钳夹出宫内残留组织，同时静滴抗生素

20. 下列方案，哪个不属于激素避孕（　　　）

    A. 避孕贴片　　　　　　　　B. 长效避孕针　　　　　　　C. 探亲避孕药

    D. 缓释阴道避孕环　　　　　E. 外用杀精剂

21. 中年妇女，5 个月前行人工流产术。术后至今无月经来潮，无其他不适。测基础体温呈双相曲线，妇科超声检查无异常，尿 hCG 阴性。最可能引起闭经的原因是（　　　）

    A. 再次妊娠　　　　　　　　B. 宫颈粘连　　　　　　　　C. 子宫内膜功能层损坏

    D. 子宫内膜基底层破坏　　　E. 卵巢功能早衰

二、名词解释

    1. 缓释避孕药

    2. 激素避孕

    3. 紧急避孕

    4. 输卵管绝育术

    5. 手术流产

6. 药物流产

三、简答题

1. 简述宫内节育器的适应证及禁忌证。

2. 新婚期避孕应注意些什么？宜选用哪些方法？

3. 简述手术流产的并发症。

参考答案

一、选择题

1. D 2. B 3. A 4. A 5. D 6. C 7. D 8. E
9. E 10. A 11. B 12. A 13. E 14. B 15. B
16. D 17. D 18. A 19. E 20. E 21. D

二、名词解释

1. 缓释避孕药：又称缓释避孕系统，是以具备缓慢释放性能的高分子化合物为载体，一次给药，在体内通过持续、恒定、微量释放孕激素，达到长效避孕。如皮下埋植剂、缓释阴道避孕环、避孕贴片及含药的 IUD。

2. 激素避孕：女性使用甾体激素达到避孕，是一种高效避孕方法。其激素成分是雌激素和孕激素。

3. 紧急避孕：无保护性生活或避孕失败后几小时或几日内，妇女为防止非意愿妊娠的发生而采用的补救避孕法。包括放置宫内节育器和口服急避孕药。

4. 输卵管绝育术：是一种安全、永久性节育措施，通过手术将输卵管结扎或用药物使输卵管腔粘连堵塞，阻断精子与卵子相遇而达到绝育。

5. 手术流产：采用手术方法终止妊娠，包括负压吸引术和钳刮术。

6. 药物流产：通过药物而非手术终止早孕的一种避孕失败的补救措施。

三、简答题

1. 答：适应证：凡育龄妇女无禁忌证、要求放置 IUD 者。

禁忌证：①妊娠或妊娠可疑；②生殖道急性炎症；③人工流产出血多，怀疑有妊娠组织物残留或感染可能；中期妊娠引产、分娩或剖宫产胎盘娩出后，子宫收缩不良有出血或潜在感染可能；④生殖器官肿瘤；⑤生殖器官畸形如纵隔子宫、双子宫等；⑥宫颈内口过松、重度陈旧性宫颈裂伤或子宫脱垂；⑦严重的全身性疾病；⑧宫腔 $<5.5cm$ 或 $>9.0cm$（除外足月分娩后、大月份引产后或放置含铜无支架 IUD）；⑨近 3 个月内有月经失调、阴道不规则流血；⑩有铜过敏史。

2. 答：新婚期夫妇尚未生育，应选择使用方便、不影响生育的避孕方法。复方短效口服避孕药使用方便，效果好，列为首选。性生活适应后还可选用阴茎套、外用避孕栓、薄膜等。一般不选用宫内节育器。安全期、体外排精效果差不适宜用，长效避孕药激素含量高副作用较多也不宜用。

3. 答：①出血；②子宫穿孔；③人工流产综合反应；④漏吸或空吸；⑤吸宫不全；⑥感染；⑦羊水栓塞；⑧远期并发症。

（施　伟）

第三十二章　性及女性性功能障碍

内容精讲

性是人类的本能之一，也是人类生存和繁衍的基础。人类的性（sexuality）是性别认同、性行为及人与人之间性关系的总和。性是生命健康和幸福的基本要素之一。

第一节　性欲、性行为及其影响因素

一、性欲与性行为

性欲（sexual desire，libido）概念复杂、多层次、多含义，很难用简单的定义加以确切描述。性欲可分为接触欲和胀满释放欲，女性表现为要求抚摸和阴道容纳的欲望。性欲在青春期前不明显，青春期后逐渐增强并成熟。性成熟后的性欲称为成熟性欲，成熟性欲使得性行为具有生殖意义。性欲在绝经后逐渐减弱，但能保持终身。

性行为（sexual behavior）指在满足性欲和获得性快感而出现的动作和活动。狭义性行为专指性交（sexual intercourse），即以男性阴茎和女性阴道交媾方式进行的性行为，具有生殖意义。广义性行为泛指接吻、拥抱、爱抚、手淫、口交、肛交、自慰等各种准备性、象征性及与性有联系的行为。性行为可繁衍后代、获得愉悦、维护健康。符合时代社会道德规范和有利于身心健康的性行为属于正常性行为，反之属于异常性行为，但两者间并无决然分界，可因社会发展而改变。

性行为的连续过程称为性生活。包括双方性信号传递、性交前爱抚、性交及性交后爱抚等过程。性欲是性生活的原始驱动力，而性生活是性欲释放的载体。理想的性生活应是双方自愿的、和谐的和愉快的，是充分的生理释放和心理宣泄，并有愉悦的精神享受。

二、影响性欲和性行为的因素

1. **生理因素**　个体的遗传特征和生殖器解剖结构以及神经内分泌的生理调节。
2. **心理因素**　为人类独有的影响因素，直接决定性行为的动力和方式，也可通过影响性别认同和性取向，间接决定性行为。
3. **社会因素**　人的社会属性决定了人类性行为是特殊的社会行为。社会以它的风俗、宗教、伦理、规章及法律，修饰和制约个人性行为的内容和方式，使人类性行为接受社会的制约。但随着科学发展和人类对自身行为认识的深入，社会对人类性行为多样性的认可度也在不断改变。
4. **遗传因素**　个体长期的性功能水平及性功能障碍的易感性主要受遗传因素影响，而性功能的短期改变主要受环境因素影响。

第二节　女性性反应和性反应周期

性反应（sexual response）指人体在受到性刺激后，身体上出现的可以感觉到、观察到、并能测量到的变化。这些变化不仅发生在生殖器官，也可以发生在身体的其他部位。人类性行为的过程呈现行为、生理及心理的阶段性变化模式，即性反应周期（sexual response cycle）。性反应周期可分为：性欲期、性兴奋期、性持续期、性高潮期和性消退期。女性性反应周期有别于男性，更多地依赖于社会心理基础。

1. 性欲期（sexual desire phase）　心理上受非条件性和条件性刺激后对性的渴望阶段。此期以性幻想和对性渴望为特征，只有心理变化，无明显生理变化。

2. 性兴奋期（sexual arousal phase）　指性欲被唤起后机体开始出现的性紧张阶段。此期主要表现为生殖器充血，以阴道润滑为首要特征，一般在性刺激10～30s后液体从阴道壁渗出，使阴道润滑；出现阴蒂和大小阴唇肿胀及阴道长度增加。全身反应有乳房肿胀和乳头勃起、心率加快、血压轻度升高、呼吸略加快及肌肉紧张等。心理上表现为性兴奋。

3. 性持续期（sexual plateau phase）　指性兴奋不断积聚、性紧张持续稳定在较高水平阶段，又称平台期、高涨期。此期生殖器充血更明显，阴蒂勃起，阴道更润滑，阴道外1/3段呈环状缩窄而内2/3段扩张，子宫提升，乳房进一步肿胀，全身肌肉紧张更明显并出现部分肌强直，心率及呼吸继续加快，血压进一步升高。心理上进入明显兴奋和激动状态。

4. 性高潮期（sexual orgasm phase）　指在性持续期的基础上迅速发生身心极度快感阶段，是性反应周期中最关键最短暂阶段。伴随性高潮到来，阴道和肛门括约肌发生不随意的节律性收缩，约3～12次，由强到弱逐步消失，子宫也发生收缩和提升，同时伴面部扭曲、全身痉挛、呻吟、出汗及短暂神志迷乱。性高潮只持续数秒，在短暂时间里通过强烈的肌肉痉挛使逐渐积累的性紧张迅速释放。心理上感受到极大的愉悦和快感。

5. 性消散期（sexual resolution phase）　指性高潮后性紧张逐步松弛并恢复到性唤起前状态的阶段。此期第一生理变化是乳房肿胀消退，随后生殖器充血、肿胀消退，全身肌张力恢复正常，心率、血压和呼吸均恢复平稳，感觉舒畅，心理满足。女性在消退期后与男性的不同点是不存在不应期，女性具有连续性高潮能力。

女性性欲期可发生在性兴奋之后，因此女性性欲可分为自发性和反应性两类。女性主观性唤起与生殖道性唤起并不一致，一些主诉性唤起障碍的妇女事实上在性刺激时生殖道的充血和润滑反应并无异常。许多妇女性行为的目的并非一定要达到性高潮，一些妇女虽未出现性高潮，但也同样愉悦，所以女性不出现性高潮期也属完整的性反应周期。

第三节　女性性功能的神经内分泌调节

女性性功能依赖于神经及内分泌系统的调控。神经系统的反射性调控是由三级神经中枢调节的。第一级中枢，也就是性功能的初级中枢，位于腰骶部脊髓，来自生殖器或其他性敏感区的刺激，通过感觉神经传入初级中枢，再由传出神经达到性器官引起性兴奋；第二级中枢，位于下丘脑和垂体，下丘脑除对脊髓中枢有直接调控作用外，还通过垂体前后叶分泌各种垂体激素而调节性功能；第三级中枢，位于大脑皮质的边缘系统，包括扣带回、海马、隔核及杏仁等部位。大脑皮质通过接受下级中枢和来自全身外周感觉器官传入的神经冲动，经综合处理后，产生性兴奋或抑制。人类大脑不仅能接受触、视、听、嗅、味等感觉器官的性刺激，还能通过来自自身的性幻想、性回忆等心理活动达到性唤起，甚至性高潮。通常非条件性刺激主要由脊髓低级中枢完成反射，而条件性刺激由大脑皮质高级中枢参与。女性内分泌是通过丘脑下部-垂体-卵巢轴的调节而使生殖器官发生周期性变化，并影响性功能。需要注意的是，雄激素也是调节女性性反应的重要性激素，可激活中枢多巴胺敏感中心，还可通过促进一氧化氮合成引起生殖器血管平滑肌松弛。

第四节　女性性功能障碍

女性性功能障碍（female sexual dysfunction）是指女性性反应周期一个或几个环节发生障碍，或出现与性交有关的疼痛。女性性功能障碍的诊断主要依靠临床判断，需注意的是这种障碍必须已造成患者心理痛苦或双方性生活困难，不存在频率或严重程度方面的最低规定，同时要考虑患者的文化程度、伦理、宗教及社会背景等，这些因素均会影响患者性欲和性期望。

【分类及临床特征】

女性性功能障碍分类较多，基本依据女性性反应周期来划分。1994 年我国（中国）精神疾病分类与诊断标准将其分为性欲减退、性交疼痛、阴道痉挛（性恐惧症）和性高潮缺乏。根据美国精神病协会的《精神病诊断与统计手册（第 5 版）》女性性功能障碍分为 3 类：①性兴趣或性唤起障碍；②性高潮障碍；③生殖道盆腔痛或插入障碍。

1. 性兴趣或性唤起障碍（sexual interest or arousal disorder）　下列各项中至少出现三条：①在性活动中，兴趣低下或缺乏；②性或性欲想法或性幻想缺乏或低下；③主动发起性活动缺乏或减少，也不接受性伙伴的启动；④在性活动中，几乎总是或在 75%～100% 的性接触中，性兴奋或性愉悦缺乏或低下；⑤在任何内在或外部的性暗示（文字、语言或视频）的刺激时，性兴趣或性唤起缺乏或低下；⑥在性活动中，几乎总是或在 75%～100% 的性接触中，生殖道或非生殖道感觉缺乏或低下。

2. 性高潮障碍（sexual orgasmic disorders）　指在性活动中，总是或几乎总是（75%～100% 的场合）出现下列中的任何一条：①性高潮明显延迟、很少发生或缺失；②性高潮的感觉强度明显降低。

3. 生殖道盆腔痛或插入障碍（genitopelvic pain or penetration disorder）　指反复或持续发生下列中的一条或更多：①在性交过程中阴道插入困难；②在性交中或试图插入时，有明显的外阴阴道痛或盆腔痛；③对预期发生的阴道插入、插入过程或由于插入引起的外阴阴道痛或盆腔痛，有明显的恐慌或焦虑；④在试图阴道插入时盆底肌明显紧张或收缩。

上述症状应持续至少 6 个月，不能用性以外的精神疾病、与性伙伴关系不睦或其他值得注意的应激来解释，也不能归咎于物质、药物或其他疾病的影响。每种性功能障碍均分为终身性（原发性）和获得性（继发性）、完全性和境遇性、器质性和功能性。

【相关因素】

1. 社会心理因素　羞怯、忧郁、焦虑、畏惧、紧张、憎恨、悲痛等情感因素，均可唤起。引起这些心理反应的社会或个人原因包括宗教或传统保守文化、既往痛苦或创伤性经历、夫妻关系不睦、过度压力、担心妊娠或性传播疾病等。

2. 年龄和绝经因素　随妇女年龄增加，尤其在绝经后出现的生殖道萎缩、盆腔血流量减少、盆底肌肉张力降低及阴道干燥等，均可影响女性生殖道的性反应。但也有流行病学资料显示绝经对性生活及其满意度并无明显影响，可能与调查人群的人种及社会文化背景等因素有关。

3. 手术因素　最常见的是双侧卵巢切除导致卵巢缺失。外阴根治术直接破坏外生殖器解剖，对性功能影响极大。子宫和阴道手术也可因改变阴道解剖结构和盆腔血流及破坏盆腔神经等原因影响性功能。乳腺癌根治术可因性敏感区和体型破坏或因心理因素影响性功能。

4. 放疗因素　因肿瘤实施放疗，能引起卵巢功能损伤和阴道粘连或顺应性改变，影响性功能。

5. 神经性因素 许多中枢和外周神经系统的疾病和损伤，均可引起女性性功能障碍，如脊髓损伤或退行性病变、癫痫、糖尿病性神经病变等。

6. 血管性因素 高血压病、糖尿病、动脉粥样硬化、心脏病等疾病，能影响盆腔脏器血供，导致性刺激时进入阴道和阴蒂的血流减少，称为阴道充血和阴蒂勃起供血不足综合征。

7. 妊娠和产后因素 妊娠期因对胎儿关心和自身体型改变，产褥期因会阴疼痛、阴道分泌物减少及生殖器尚未复旧等因素，引起女性性功能减退。

8. 妇科和泌尿系统疾病 如子宫内膜异位症、外阴阴道炎症、压力性尿失禁等。

9. 药物性因素 任何能改变人精神状态、神经传导、生殖系统血流和血管舒缩功能及性激素水平的药物（包括酒精），均可能影响女性性功能，发生率在20%左右。

10. 性知识、性技巧缺乏 包括不了解女性性反应特点、缺乏适当性刺激和交流技巧、选择不适宜时间和地点等。

【诊断】

目前女性性功能障碍的诊断主要根据病史、性功能评估及体格检查等。盆腔检查是必需的，以排除生殖道器质性病变。要考虑到患者的文化、宗教、社会习俗等背景。还需注意，症状是否已导致本人的心理痛苦和影响与性伙伴的人际关系。

1. 病史 注意环境的舒适和私密性。主要通过自我评定问卷形式，内容包括患者年龄、文化程度、职业、宗教信仰、性别认同、性取向、既往性经历、月经生育史、精神病及全身其他疾病史、手术史、化放疗史、外伤史、药物应用史及有无吸毒等。

2. 性功能评估 女性性功能积分表内容主要包括4周内性交次数、性欲强度、性高潮次数与强度、性交不适感等。

3. 情感及相关问题评价 对婚姻满意度或与性伴侣情感关系，及在性活动时对自我形体的自信心和其有性需求时与性伴侣交流的能力等作出评价。

4. 心理检查 包括与性有关的各种心理社会状态的评定。

5. 盆腔及全身检查 盆腔检查有助于明确生殖器的发育和有无器质性病变。另外，还应对心血管、呼吸、运动、神经、直肠及泌尿系统检查。

6. 实验室检查 目前用于测定女性性反应的方法主要包括生殖器血流测定，阴道容积、压力和顺应性测定，阴道湿润度测定，盆底肌张力测定，功能磁共振脑部成像等。虽然这些测定方法比较客观甚至量化，但由于女性的主观性唤起和生殖道客观性反应并不始终一致，妇女更多地依据主观感受来评价自身的性生活满意度，所以各种物理测定的临床意义有限。

性激素测定，有关高血压病、糖尿病等全身性疾病的检查及神经系统检查等有助于了解器质性病变。

【治疗】

1. 心理治疗 精神分析法疗、催眠疗法、婚姻疗法及集体疗法等。

2. 一般治疗 提供有关性的基本知识和技巧，建议性生活时双方相互沟通，商量改变性交姿势、性生活时间及地点；尝试性幻想，使用背景音乐、视频；推荐使用润滑剂等。

3. 行为疗法 常用方法有：性感集中训练、自我刺激训练、盆底肌肉锻炼及脱敏疗法（也称阴道扩张法）。

4. 药物治疗 ①外周作用药物通过松弛血管平滑肌和促进血流，促进生殖器充血和阴道湿润，主要药物有磷酸二酯酶-5抑制剂、前列腺素E_1激动剂、L-精氨酸等。②雌激素和雌激素受体调节剂，可改善阴道干燥，全身或局部用药。③抗抑郁药通过增强多巴胺和抑制5-羟色胺、催乳素等作用，提高性欲，如丁胺苯丙酮、曲唑酮、氟西汀等。④多巴胺激动剂：增加多巴胺活性和神经兴奋性。

5. 原发病治疗 积极治疗原发病有助于消除性功能障碍。

第五节　女性性卫生和性健康教育

一、性卫生

性卫生指通过性卫生保健而实现性健康和达到提高生活质量的目的。性卫生包括性心理卫生和性生理卫生。

1. 性心理卫生　要求清楚性生活是人类心理和生理的需要，是人体性功能的正常表现，也是夫妻生活重要的和不可缺少的组成部分；要充分认识男女双方性反应的差异，女性性反应个体差异较大；女性性唤起常滞后于男性，也可出现于性兴奋之后；可以不以性高潮为最终目的，但性高潮体验比男性强烈，并可连续出现，性消退期比较缓慢，无性不应期；性敏感区分布广泛；视觉不及男性，但对触觉敏感；主观和客观性反应不一致等。

2. 性生理卫生　如良好的生活习惯、性器官卫生、性生活卫生、避孕及预防性传播疾病。

二、性健康教育

1. 定义　通过有计划、有组织、有目标的系统教育活动，进行关于性知识和性道德教育，使受教育者具有科学的性知识、正确的性观念、高尚的性道德和健康的性行为。

2. 目的　向各年龄段的人群普及性生理和性心理知识，建立对性的正确态度，确立科学的性观念，重视性道德价值，选择健康的性行为，预防性传播疾病和消除性犯罪。

同步练习

一、名词解释

女性性功能障碍

二、简答题

简述影响性欲和性行为的因素。

参考答案

一、名词解释

女性性功能障碍：是指女性性反应周期一个或几个环节发生障碍，或出现与性交有关的疼痛。女性性功能障碍的诊断主要依靠临床判断，需注意的是这种障碍必须已造成患者心理痛苦或双方性生活困难，不存在频率或严重程度方面的最低规定，同时要考虑患者的文化程度、伦理、宗教及社会背景等，这些因素均会影响患者性欲和性期望。

二、简答题

答：①生理因素：个体的遗传特征和生殖器解剖结构以及神经内分泌的生理调节。

②心理因素：为人类独有的影响因素，直接决定性行为的动力和方式，也可通过影响性别认同和性取向，间接决定性行为。

③社会因素：人的社会属性决定了人类性行为是特殊的社会行为。社会以它的风俗、宗教、伦理、规章及法律，修饰和制约个人性行为的内容和方式，使人类性行为接受社会的制约。但随着科学发展和人类对自身行为认识的深入，社会对人类性行为多样性的认可度也在不断改变。

④遗传因素：个体长期的性功能水平及性功能障碍的易感性主要受遗传因素影响，而性功能的短期改变主要受环境因素影响。

（施　伟）

第三十三章　妇女保健

内容精讲

妇女保健学是以妇女为对象，运用现代医学和社会科学的基本理论、基本技能及基本方法，研究妇女身体健康、心理行为及生理发育特征的变化及其规律，分析其影响因素，制订有效的保健措施。

第一节　妇女保健的意义与组织机构

（一）妇女保健工作的意义

妇女保健是以维护和促进妇女健康为目的，以"保健为中心，临床为基础，保健与临床相结合，以生殖健康为核心，面向基层，面向群体"为工作方针，开展以群体为服务对象，做好妇女保健工作，保护妇女健康，提高人口素质，是国富民强的基础工程。

（二）妇女保健工作目的

妇女保健工作目的是通过积极的预防、普查、监护和保健措施，做好妇女各期保健以降低患病率，消灭和控制某些疾病及遗传病的发生，控制性传播疾病的传播，降低孕产妇和围生儿死亡率，促进妇女身心健康。

（三）妇女保健的服务范围

妇女保健的服务范围为妇女一生的各个时期。包括身体保健及心理社会方面保健。

（四）妇女保健与生殖健康

妇女保健促进生殖健康。

（五）妇女保健工作的组织机构

1. 行政机构　①国家卫生健康委员会设置妇幼健康服务司（简称妇幼司）；②省级（直辖市、自治区）卫生和计划生育委员会下设妇幼健康服务处（简称妇幼处）；③市（地）级卫生和计划生育委员会内设妇幼健康科或预防保健科；④县（区）级卫生和计划生育委员会主要设妇幼健康科或预防保健科负责妇幼健康服务工作。

2. 专业机构　包括各级妇幼保健机构、各级妇产科医院、儿童医院（妇女儿童医院）、综合医院妇产科、儿科、新生儿科、计划生育科、预防保健科，中医医疗机构中的妇产科、儿科，不论其所有制关系（全民、集体、个体）均属妇幼健康服务专业机构。

（六）妇女保健的工作方法

妇女保健工作是一个社会系统工作，应充分发挥各级妇幼保健专业机构及三级妇幼保健网的作用。有计划地组织培训和继续教育，不断提高专业队伍的业务技能和水平。在调查研究基础上，制订工作计划和防治措施，做到群众保健与临床保健相结合，防与治相结合；同时开展广泛的社会宣传和健康教育，提高群众的自我保健意识；同时健全有关法律和法规，保障妇女和儿童的合法权利，加强管理和监督。

第二节　妇女保健工作的任务

妇女保健工作的任务包括妇女各期保健，妇女常见病和恶性肿瘤的普查普治，计划生育技术指导，妇女劳动保护，女性心理保健，社区妇女保健，健康教育与健康促进等。

（一）妇女各期保健

1. 青春期保健　以加强一级预防为重点：①自我保健；②营养指导；③体育锻炼；④健康教育；⑤性知识教育。二级预防包括小儿、妇科常见病的筛查和防治；三级预防包括对青年女性疾病的治疗与康复。

2. 生育期保健　主要是维护生殖功能的正常，保证母婴安全，降低孕产妇死亡率和围生儿死亡率。应以加强一级预防为重点，做好婚前保健，普及孕前保健、孕产期保健和计划生育技术指导；二级预防：使妇女在生育期因孕育或节育导致的各种疾病，能做到早发现、早防治，提高防治质量；三级预防：提高对高危孕产妇的处理水平，降低孕产妇死亡率和围生儿死亡率。

3. 围生期保健　指一次妊娠从妊娠前、妊娠期、分娩期、产褥期、哺乳期为孕产妇和胎儿及新生儿的健康所进行的一系列保健措施，从而保障母婴安全，降低孕产妇死亡率和围生儿死亡率。

4. 围绝经保健　内容有：①合理安排生活，重视蛋白质、维生素及微量元素的摄入，保持心情舒畅，注意锻炼身体；②保持外阴部清洁，预防萎缩的生殖器发生感染；③防治绝经过渡期月经失调，重视绝经后阴道流血；④体内支持组织及韧带松弛，容易发生子宫脱垂及压力性尿失禁，应行肛提肌锻炼，加强盆底组织的支持力；⑤此期是妇科肿瘤的好发年龄，应每年定期体检；⑥在医师指导下，采用激素补充治疗、补充钙剂等方法防治绝经综合征、骨质疏松、心血管疾病等发生；⑦虽然此期生育能力下降，仍应避孕至月经停止12个月以后。

5. 老年期保健　国际老年学会规定65岁以上为老年期，应定期体格检查，加强身体锻炼，合理应用激素类药物，以利于健康长寿。

（二）定期进行妇女常见疾病和恶性肿瘤的普查普治

建立健全妇女疾病及防癌保健网，定期进行妇女疾病及恶性肿瘤的普查普治工作，35岁以上妇女每1～2年普查一次。对妇科恶性肿瘤应早发现、早诊断、早治疗，以降低发病率，提高治愈率。

（三）做好计划生育技术指导

开展计划生育技术咨询，普及节育科学知识，以妇女为中心，大力推广以避孕为主的综合节育措施。

（四）做好妇女劳动保护

采用法律手段，贯彻预防为主的方针，确保女职工在劳动工作中的安全与健康。目前我国已建立较为完善的妇女劳动保护和保健的法律，有关规定如下：

1. 妊娠7个月以上的女职工　用人单位不得延长劳动时间或者安排夜班劳动，并应当在劳动时间内安排一定的休息时间。妊娠女职工在劳动时间内进行产前检查，所需时间计入劳动时间。不得在女职工妊娠期、分娩期、哺乳期降低其基本工资或解除劳动合同；对有两次以上自然流产史，现又无子女的女职工，应暂时调离有可能导致流产的工作岗位。

2. 围生期女职工 顺产假为 98 日，其中产前休息 15 日，难产增加产假 15 日。生育多胞胎的，每多生育 1 个婴儿，增加产假 15 日。女职工妊娠未满 4 个月流产的，享受 15 日产假；妊娠满 4 个月流产的，享受 42 日产假。

3. 哺乳期女职工 调近不调远，哺乳时间为 1 年，不得安排夜班及加班。用人单位应当在每日的劳动时间内为哺乳期女职工安排 1h 哺乳时间；女职工生育多胞胎的，每多哺乳 1 个婴儿每日多增加 1h 哺乳时间。

（五）女性心理保健

1. 月经期心理卫生 月经周期中激素水平变化可能和相应情绪变化有关，经前常情绪消极，经期乏力、烦躁及嗜睡，应根据情绪变化进行调节。

2. 妊娠期和分娩期心理卫生 妊娠期的心理状态分为 3 个时期：较难耐受期、适应期和过度负荷期。应充分休息，进行心理咨询和心理疏导，对孕妇要给予更多的耐心和安慰。

3. 产褥期心理卫生 常见的心理问题是焦虑和产后抑郁症。应及时了解产妇的心理需要和心理问题，鼓励进行母乳喂养和产后锻炼，并进行心理疏导。

4. 辅助生育技术相关的心理卫生 对要进行的各项治疗手段应充分告知，并注意保护其隐私，保护妇女和孩子的利益，不得歧视。

5. 围绝经期及老年期心理卫生 针对这个时期较易出现的抑郁、焦虑、情绪不稳定、身心疲劳、孤独、个性行为改变等从心理咨询、健康教育和激素替代着手，并鼓励从事力所能及的工作，增加社会文体活动。

6. 与妇科手术有关的心理问题 向患者说明手术的必要性及方法，告知术后不影响夫妻生活，卵巢切除的患者可以通过适当补充性激素类药物替代治疗。缓解患者的紧张情绪，减少患者的压力和精神负担。

第三节 妇女保健统计指标、 孕产妇死亡与危重症评审制度

规范妇女保健统计、落实孕产妇死亡和危重症评审制度对提高妇女保健工作水平有重要意义。

一、妇女保健统计指标

（一）妇女常见病筛查的常用统计指标

① 妇女常见病筛查率＝该年该地区妇女常见病实查人数/某年某地区妇女常见病应查人数×100%

② 妇女常见病患病率＝该年该地区妇女常见病患病总人数/某年某地区妇女常见病实查人数×10 万/10 万

③ 妇女病治愈率＝治愈例数/患妇女病总例数×100%

（二）孕产期保健指标

1. 孕产期保健工作指标

① 早孕建册率＝辖区内孕 13 周之前建册并进行第一次产前检查的孕妇人数/该地该时间段内活产数总数×100%

② 产前检查率＝期内产妇产前检查总人数/期内活产总数×100%

③ 产后访视率＝期内接受产后访视的产妇数/期内活产总数×100%

④ 住院分娩数＝期内住院分娩活产数/期内活产总数×100%

2. 孕产期保健质量指标

① 高危孕妇比例＝期内高危孕妇数/期内孕产妇总数×100%

② 剖宫产率＝期内剖宫产活产数/期内活产总数×100％

③ 产后出血率＝期内发生产后出血的产妇人数/期内产妇总数×100％

④ 产褥感染率＝期内产褥感染产妇人数/期内产妇总数×100％

⑤ 会阴侧切率＝期内会阴侧切产妇人数/期内阴道分娩产妇总数×100％

3. 孕产期保健效果指标

① 围生儿死亡率＝（孕28足周以上死胎死产数＋生后7日内新生儿死亡数）/（孕28足周以上死胎死产数＋活产数）×1000‰

② 孕产妇死亡率＝年内孕产妇死亡数/年内活产总数×10万/10万

③ 新生儿死亡率＝期内生后28日内新生儿死亡数/期内活产数×1000‰

④ 早期新生儿死亡率＝期内生后7日内新生儿死亡数/期内活产数×1000‰

（三）人口和计划生育统计指标

① 人口出生率＝某年出生人数/该年平均人口数×1000‰

② 人口死亡率＝某年死亡人数/该年平均人口数×1000‰

③ 人口自然增长率＝年内人口自然增长数/同年平均人口数×1000‰

④ 出生人口性别比＝出生男婴数/出生女婴数

⑤ 出生人流比＝期内人工流产总例数/同期活产总数

⑥ 计划生育手术并发症发生率＝期内该项计划生育手术并发症发生例数/同期该项计划生育手术总例数×100％

二、孕产妇死亡评审制度及孕产妇危重症评审制度

孕产妇死亡指在妊娠期或妊娠终止后42日之内妇女的死亡，但不包括意外或偶然因素所致的死亡。我国孕产妇死亡评审制度是各级妇幼保健机构在相应卫生行政部门领导下，成立各级孕产妇死亡评审专家组，通过对病例进行系统回顾和分析，及时发现在孕产妇死亡过程中各个环节存在的问题，有针对性地提出干预措施，以提高孕产妇系统管理和产科质量、降低孕产妇死亡率。

孕产妇危重症是指在妊娠至产后42日内，孕产妇因患疾病濒临死亡经抢救后存活下来者。国际资料显示，鉴别孕产妇危重症的标准主要有3种：①基于某种特殊的严重疾病的临床标准如子痫、重度子痫前期、肺水肿等；②基于干预措施应用的标准，如进入ICU治疗、需要立即切除子宫、需要输血等；③基于器官功能障碍或衰竭的标准，如心功能不全、肾衰竭等。

孕产妇死亡评审制度及孕产妇危重症评审制度本着"保密、少数服从多数、相关科室参与、回避"等原则，及时发现死亡孕产妇或幸存者诊治过程中保健、医疗、管理诸环节中存在的问题，提出改进意见或干预措施，以达到改进产科服务质量，更有效减少孕产妇死亡病例和孕产妇危急重症的发生。

同步练习

一、名词解释

1. 妇女保健

2. 孕产妇死亡评审制度

二、简答题

1. 简述妇女保健的工作目的。

2. 什么是围生期保健。

参考答案

一、名词解释

1. 妇女保健：是以维护和促进妇女健康为目的，以"保健为中心，临床为基础，保健与临床相结合，以生殖健康为核心，面向基层，面向群体"为工作方针，开展以群体为服务对象，做好妇女保健工作，保护妇女健康，提高人口素质，是国富民强的基础工程。

2. 孕产妇死亡评审制度：孕产妇死亡指在妊娠期或妊娠终止后42日之内妇女的死亡，但不包括意外或偶然因素所致的死亡。我国孕产妇死亡评审制度是各级妇幼保健机构在相应卫生行政部门领导下，成立各级孕产妇死亡评审专家组，通过对病例进行系统回顾和分析，及时发现在孕产妇死亡过程中各个环节存在的问题，有针对性地提出干预措施，以提高孕产妇系统管理和产科质量、降低孕产妇死亡率。

二、简答题

1. 答：妇女保健工作目的是通过积极的预防、普查、监护和保健措施，做好妇女各期保健以降低患病率，消灭和控制某些疾病及遗传病的发生，控制性传播疾病的传播，降低孕产妇和围生儿死亡率，促进妇女身心健康。

2. 答：围生期保健指一次妊娠从妊娠前、妊娠期、分娩期、产褥期、哺乳期为孕产妇和胎儿及新生儿的健康所进行的一系列保健措施，从而保障母婴安全，降低孕产妇死亡率和围生儿死亡率。

（施　伟）

第三十四章　妇产科常用特殊检查

 学习目的

1. 掌握　诊断性宫颈锥切术及诊断性刮宫的适应证及意义；输卵管通畅检查的方法；妇科常用穿刺检查的操作及意义。

2. 熟悉　子宫颈脱落细胞 HPV 检测的意义；妇科肿瘤标志物的临床意义；女性生殖器官活组织检查的适应证；常用女性内分泌激素测定的正常值和意义。

3. 了解　产前筛查和产前诊断常用的检查方法；羊水检查的临床意义；常用生殖道细胞学涂片种类；妇产科常用的影像检查方法及在疾病诊断中的作用。

内容精讲

第一节　产前筛查和产前诊断常用的检查方法

一、产前筛查常用的方法

（一）血清生化筛查

基本原理：是通过生物化学方法检测母体血清中多种生化筛查指标的浓度，并结合孕妇的年龄、体重、孕周等，预测胎儿患 21-三体综合征、13-三体综合征、18-三体综合征、神经管缺陷的风险。根据筛查孕周分为早孕期和中孕期血清生化筛查。早孕期血清生化筛查指标有两项，即妊娠相关血浆蛋白-A（PAPP-A）、β-人绒毛膜促性腺激素（β-hCG）。

检查时间：早孕期血清生化筛查在孕 $11\sim13^{+6}$ 周进行。中孕期血清生化筛查在孕 $15\sim20$ 周进行。

（二）无创产前检查

基本原理：母体血浆中含有胎儿游离 DNA，通过采集孕妇外周血，利用新一代高通量测序技术对母体外周血浆中的游离 DNA 片段（包括胎儿游离 DNA）进行测序，并进行生物信息学分析，预测胎儿患 21-三体、18-三体、13-三体综合征的风险率。准确率 99％以上，且假阳性率低。

检查时间：$12\sim22^{+6}$ 周。

注意事项：

① 无创 DNA 是产前筛查方法，而非产前诊断方法，不能取代传统的产前诊断方法。

② 胎儿游离 DNA 并不是来自胎儿本身，而是来自胎盘，存在一定的假阳性。

③ 对于双卵双胎，只能筛查整体风险，却无法明确具体哪一胎风险高，需进一步入侵性产前诊断明确诊断。

④ 以下情况不建议无创 DNA：染色体异常胎儿分娩史；夫妇一方有明确染色体异常的孕妇；孕妇 1 年内接受过异体输血、移植手术、细胞治疗或接受过免疫治疗等对高通量基因测序产前检查与诊断结果造成干扰的；胎儿影像学检查怀疑胎儿有微缺失微重复综合征或其他染色体异常可能的；各种基因病的高风险人群。

（三）产前筛查超声

早孕期 NT 筛查时间：$11\sim13^{+6}$ 周。

中晚孕期超声检查采取分级检查，分为Ⅰ、Ⅱ、Ⅲ、Ⅳ级产前超声检查。

注意事项：产前超声检查有其局限性，不能检出所有胎儿结构异常，亦不能检测胎儿智力和评价胎儿生理功能。

二、产前诊断常用的方法

（一）胎儿结构异常的常用产前诊断方法

1. 产前诊断超声　产前诊断超声是指针对产前超声筛查发现的胎儿异常进行有系统的、有针对性的检查，并提供影像学诊断。

2. 磁共振成像　3 个月以内的胎儿不做。

（二）胎儿遗传疾病的常用产前诊断方法

1. 取样技术

（1）羊膜腔穿刺术　常在妊娠 16 周后进行。

（2）绒毛穿刺取样　常在妊娠 10 周后进行。

（3）经皮脐血穿刺取样　常在妊娠 18 周后进行。

（4）胎儿组织活检。

（5）胚胎植入前遗传学诊断。

2. 实验室技术

（1）传统染色体核型分析　确诊染色体疾病的"金标准"。

（2）染色体微阵列分析。

（3）荧光原位杂交技术。

（4）DNA 测序技术。

第二节　羊水检查

羊水检查是经羊膜腔穿刺取羊水进行羊水成分分析的一种出生前诊断方法。目前常用于胎儿肺成熟度判断、宫内感染病原体检测和产前诊断。

【适应证】

（1）遗传病的产前诊断和遗传代谢病的产前诊断。

（2）宫内病原体感染的产前诊断。

（3）判断胎儿肺成熟。

【临床应用】

1. 遗传病的产前诊断和遗传代谢病的产前筛查

（1）染色体疾病及基因组疾病　染色体微阵列分析技术的运用。

（2）基因疾病　Sanger 测序是目前基因突变检测的"金标准"。

（3）遗传代谢病的产前筛查　可诊断基因遗传基因突变引起的某种蛋白质或酶的异常或缺陷。

2. 宫内感染的产前诊断　如怀疑孕妇有弓形虫、巨细胞病毒等感染时。

3. 胎儿肺成熟度检查

（1）卵磷脂与鞘磷脂比值（L/S）测定　肺表面活性物质的主要成分为磷脂，羊水 L/S 比值可用于判断胎肺成熟度。

（2）磷脂酰甘油（phosphatidyl glycerol，PG）测定　PG 占肺表面活性物质中总磷脂的

10％，妊娠 35 周后出现，其测定判断胎儿肺成熟度优于 L/S 比值法。

第三节　生殖道脱落细胞学检查

女性生殖道脱落上皮细胞包括阴道上部、子宫颈阴道部、子宫及输卵管及腹腔的上皮细胞。检查生殖道脱落细胞既可反映体内性激素水平，又可协助诊断生殖道不同部位的恶性肿瘤及观察其治疗效果。

一、生殖道细胞学检查取材、制片及相关技术

（一）涂片种类及标本采集

采集标本前 24h 内禁性生活、阴道检查、阴道灌洗及用药，取本的用具必须无菌干燥。

1. 阴道涂片　主要目的是了解卵巢或胎盘功能。有性生活女性在阴道侧壁上 1/3 处取材，对无性生活女性可用消毒棉签蘸生理盐水浸湿后，伸入阴道在其侧壁上 1/3 处取材，在玻片上涂并固定。

2. 宫颈刮片　是筛查早期宫颈癌的重要方法，取材应在宫颈外口鳞-柱状上皮交接处。

3. 宫颈管涂片　先将宫颈表面分泌物拭净，将小型刮板进入宫颈管内，轻刮一周做涂片。

4. 宫腔吸片　怀疑宫腔内有恶性病变时可使用。选择直径 1～5mm 不同型号的塑料管，一端连于干燥消毒的注射器，另一端送入宫腔达宫底部，上下左右转动方向，轻轻抽吸注射器，将吸出物涂片、固定、染色。

（二）染色方法

细胞学染色方法很多，如巴氏染色法、邵氏染色法等。

（三）辅助诊断技术

可采用免疫细胞化学、原位杂交技术、影像分析等。

二、正常生殖道脱落细胞的形态特征

（一）鳞状上皮细胞

1. 底层细胞　相当于细胞学的深棘层，又分为内底层细胞和外底层细胞。

2. 中层细胞　相当于组织学的浅棘层，是鳞状上皮中最厚的一层。

3. 表层细胞　相当于组织学的表层。

（二）柱状上皮细胞

分为子宫颈黏膜细胞和子宫内膜细胞。

（三）非上皮成分

如吞噬细胞、白细胞、淋巴细胞等。

三、生殖道脱落细胞在内分泌检查方面的应用

1. 成熟指数（maturation index，MI）　计算阴道上皮 3 层细胞百分比。按底层/中层/表层顺序写出，一般有雌激素影响的涂片基本上无底层细胞；轻度影响者表层细胞＜20％；高度影响者表层细胞＞60％。

2. 致密核细胞指数（karyopyknotic index，KI）　是计算鳞状上皮细胞中表层致密核细胞的百分率。

3. 嗜伊红细胞指数（eosinophilic index，EI）　是计算鳞状上皮细胞中表层红染细胞的百分率，用以表示雌激素水平。

4. 角化指数（cornification index，CI）　指鳞状上皮细胞中表层嗜伊红致密核细胞的百分

率，用以表示雌激素水平。

四、生殖道脱落细胞涂片用于妇科疾病诊断

（一）闭经

阴道涂片检查见有正常周期性变化，提示闭经的原因在子宫及其以下部位。涂片中见中、底层细胞多，表层细胞少，无周期性变化，提示病变在卵巢。涂片表现呈不同程度雌激素低落，提示垂体或下丘脑或全身性疾病引起的闭经。

（二）异常子宫出血

1. 无排卵性异常子宫出血　涂片多显示中至高度雌激素影响。

2. 排卵性月经失调　涂片显示有周期性变化，排卵期出现高雌激素影响。

（三）流产

1. 先兆流产　表现为 EI 于早孕期增高，经治疗后 EI 稍下降提示好转。

2. 稽留流产　EI 升高，出现圆形致密核细胞，细胞分散，舟形细胞少，多边形细胞增多。

（四）生殖道感染性炎症

1. 细胞性阴道病　常见有乳杆菌、球菌、加德纳菌等。

2. 衣原体性子宫颈炎　宫颈涂片上可见化生的细胞质内有球菌样物及嗜碱性包涵体，感染细胞肥大多核。

3. 病毒感染　常见有人乳头瘤病毒和单纯疱疹病毒Ⅱ型。

五、生殖道脱落细胞用于妇科肿瘤诊断

（一）癌细胞特征

1. 细胞核的改变　核增大，核质比例失常，核大小不等，核深染，核分裂异常。

2. 细胞形态改变　细胞大小不等，形态各异；细胞质减少，若变性其内出空泡。

3. 细胞间关系改变　癌细胞可单独或成群出现，排列紊乱。

（二）子宫颈/阴道细胞学诊断的报告形式

主要有分级诊断及描述性诊断两种。推荐应用描述性诊断，即 TBS 分类法。

1. 子宫颈/阴道细胞学巴氏分类法

巴氏Ⅰ级：正常。

巴氏Ⅱ级：炎症。

巴氏Ⅲ级：可疑癌。

巴氏Ⅳ级：高度可疑癌。

巴氏Ⅴ级：癌。

2. TBS 分类法及其描述性诊断内容

（1）未见上皮内病变细胞和恶性细胞。

（2）上皮细胞异常　包括鳞状上皮细胞异常、腺上皮细胞异常、其他恶性肿瘤。

第四节　子宫颈脱落细胞 HPV 检测

（一）HPV 的生理特性

人乳头瘤病毒（humam papilloma virus，HPV）属乳头多瘤空泡病毒科乳头瘤病毒属，是一种环状双链 DNA 病毒。它具有高度宿主特异性，适于在温暖潮湿环境生长，主要感染人特异部位皮肤、黏膜的复层鳞状上皮。性接触为其主要传染途径。HPV 有多种基因型，其中 30 多种与

生殖道感染相关。根据生物学特征和致癌潜能，分类高危型和低危型。高危型如 HPV16、18、31、33、35、39、45、51、52、56、58、59、66、68 等与癌及癌前病变相关，低危型如 HPV6、11、42、43、44 等与轻度鳞状上皮损伤和泌尿生殖系统疣等相关。

（二）HPV 感染与子宫颈癌及其癌前病变的关系

几乎所有的流行病学资料结合实验室数据都支持高危型 HPV 持续感染是子宫颈癌发生的必要条件。高危型 HPV E6、E7 基因编码的原癌蛋白是导致子宫颈上皮癌变的重要因子。来自世界范围的子宫颈癌组织标本研究发现：检出的所有 HPV 型别中，HPV16 占 50%，HPV18 占 14%，这两型感染很普遍，没有明显地区差异。另外 HPV45 占 8%，HPV31 占 8%，其他型别 HPV 占 23%，它们的感染存在地区差异。HPV 的型别还与子宫颈癌的病理类型相关：鳞癌中 HPV16 感染率约为 56%，腺癌中 HPV18 感染率约为 56%。

（三）HPV 检测方法

1. 传统检测方法　主要通过形态学和免疫学方法对 HPV 进行检测。

2. PCR 检测 HPV-DNA　可检测核酸杂交阳性标本中的 HPV-DNA 片段，不仅可以对 HPV 阳性感染进行确诊，还可能进行 HPV 分型。缺点在于它的高灵敏性，易因样品的交叉污染而导致假阳性结果。

3. 杂交捕获 HPV-DNA 分析　包括核酸印迹原位杂交、斑点印迹、原位杂交、杂交捕获法等。

4. 转录介导的扩增　分为定性检测和定量检测。

5. 病理组织学检查结合原位杂交技术　应用组织或细胞在病理切片上和分子探针进行 HPV-DNA 杂交，可对 HPV 进行分型检测，但目前国内尚缺乏稳定的探针。

（四）HPV 检测的临床价值

（1）与细胞学检查联合用于子宫颈癌初筛，有效减少细胞学检查的假阴性结果。

（2）单独用于子宫颈癌初筛，HPV 检测阳性妇女进一步用细胞学分流。鉴于 HPV 在年轻妇女中感染率高、且多为一过性感染，故不推荐 25 岁以下妇女采用 HPV 初筛。各型别 HPV 对子宫颈上皮的致病力并不相同，如 HPV16 或 HPV18 阳性妇女发生高级别病变的风险显著高于其他型别，所以若 HPV16 或 HPV18 阳性，可直接转诊阴道镜。

（3）用于细胞学初筛为 ASC-US 的分流，以避免因过度诊断和治疗给患者及医师造成的负担。

（4）用于子宫颈高度病变手术治疗后的患者的疗效判断和随访监测，若术后 HPV 检测持续阳性，提示有残余病灶或复发可能，需严密随访。

（五）子宫颈癌查策略

主要筛查策略：细胞学与 HPV 联合筛查，细胞学初筛和 HPV 初筛三种。主要筛查要点是：有性生活妇女于 21 岁开始筛查。细胞学和高危型 HPV 检测均为阴性者，发病风险很低，筛查时间间隔为 3～5 年；细胞学阴性而高危型 HPV 阳性者发病风险偏高，可于 1 年后复查；ASC-US 及以上且 HPV 阳性、或细胞学 LSIL 及以上、或 HPV16/ HPV18 阳性者转诊阴道镜。65 岁以上妇女，若过去 20 年有完善的阴性筛查结果、无高级别病变病史，可终止筛查；任何年龄妇女，若因良性疾病已行全子宫切除、并无高级别病变史，也可终止筛查。

第五节　妇科肿瘤标志物检查与相关基因检测

一、肿瘤相关抗原及胚胎抗原

（一）癌抗原 125

【检测记法及正常值】

癌抗原 125（cancer antigen 125，CA125）检测多选用放射免疫法（RIA）和酶联免疫法。常用血清检测阈值为＜35U/ml。

【临床意义】

CA125 是目前应用最广的卵巢上皮性肿瘤标志物，临床上广泛用于鉴别诊断盆腔肿块，检测治疗后病情进展及判断预后等。CA125 水平高低可反映肿瘤大小。如在治疗开始后 CA125 下降 30%，或在 3 个月内 CA125 下降至正常值，则可视为有效。若经治疗后 CA125 水平持续升高或一度降至正常水平后再次升高，复发转移概率明显上升。CA125 对子宫颈腺癌、子宫内膜癌及子宫内膜异位症的诊断也有一定敏感性。

（二）人附睾蛋白 4

【检测方法及正常值】

人附睾蛋白 4（human epididymis protein 4，HE4）可使用标准试剂盒。常用血清检查阈值为＜150pmol/L。

【临床意义】

HE4 是继 CA125 之后被高度认可的又一卵巢上皮性癌肿瘤标志物。HE4 在正常卵巢表面上皮中是不表达的，而在浆液性卵巢癌和子宫内膜样卵巢癌中明显高表达。HE4 联合 CA125 在卵巢上皮性癌的早期诊断、病情监测和术后复发监测中及与良性肿瘤的鉴别诊断中显示出优越的临床价值。

（三）糖链抗原 19-9

【检测方法及正常值】

糖链抗原 19-9（carbohydrate antigen 19-9，CA19-9）测定方法有单抗或双抗 RIA 法，血清正常值为＜37U/ml。

【临床意义】

CA19-9 是由直肠癌细胞系相关抗原制备的单克隆抗体，除对消化道肿瘤有标记作用外，对卵巢上皮性肿瘤也有约 50% 的阳性表达。子宫内膜癌及子宫颈腺癌也可阳性。

（四）甲胎蛋白

【检测方法及正常值】

甲胎蛋白（alpha-fetoprotein，AFP）是由胚胎肝细胞及卵黄囊产生的一种糖蛋白，通常应用 RIA 或 ELISA 检测，血清正常值为＜20μg/L。

【临床意义】

AFP 是属于胚胎期的蛋白产物，但在出生后部分器官恶性病变时可以恢复合成 AFP 的能力。在卵巢生殖细胞肿瘤中，相当一部分类型肿瘤 AFP 水平明显升高。如卵巢囊瘤（内胚窦瘤）、卵巢胚胎性癌和未成熟畸胎瘤血浆 AFP 水平升高。上述肿瘤患者经手术及化疗后，血浆 AFP 可转阴或消失，若 AFP 持续 1 年保持阴性，患者在长期临床观察中多无复发；若 AFP 升高，即使临床上无症状，也可能有隐性复发或转移，应严密随访，及时治疗。

（五）癌胚抗原

【检测方法及正常值】

癌胚抗原（carcinoembryonic antigen，CEA）检测方法多采用 RIA 和 ELISA。血浆正常值一般＜2.5μg/L，当 CEA＞5μg/L 可视为异常。

【临床意义】

CEA 属于一种肿瘤胚胎抗原，胎儿胃肠道及胰腺、肝脏有合成 CEA 的能力，出生后血浆中含量甚微。多种妇科恶性肿瘤如子宫颈癌、子宫内膜癌、卵巢上皮性癌、阴道癌及外阴癌等均可表达阳性，因此 CEA 对肿瘤类别无特异性标记功能。

（六）鳞状细胞癌抗原

【检测方法及正常值】

鳞状细胞癌抗原（squamous cell carcinoma antigen，SCCA）测定方法为 RIA、ELISA 和化学发光方法。正常阈值为 $<1.5\mu g/L$。

【临床意义】

SCCA 是从子宫颈鳞状上皮细胞癌分离制备得到的一种肿瘤糖蛋白相关抗原，共分子量为 48000kD。70% 以上的子宫颈鳞癌患者血浆 SCCA 升高，对外阴及阴道鳞状上皮细胞癌敏感性为 40%～50%。SCCA 对肿瘤患者有判断预后、监测病情发展的作用。

二、雌激素受体与孕激素受体

【检测方法及正常值】

多采用单克隆抗体组织化学染色定性测定，若从细胞或组织匀浆进行测定，则定量参考阈值 ER 为 20 pmol/mL，PR 为 50pmol/mL。

【临床意义】

激素与受体的结合有专一性强、亲和力高和结合容量低等特点。实验研究表明，ER、PR 在大量激素的作用下，可影响妇科肿瘤的发生和发展。多数作者认为卵巢癌的发生与雌激素的过度刺激有关。不同分化的恶性肿瘤，其 ER、PR 的阳性率也不同。这种变化对子宫内膜癌的发展及转归有较大影响，特别是对指导应用激素治疗具有确定价值。

三、妇科肿瘤相关的癌基因和肿瘤抑制基因

1. *Myc* 基因　在卵巢恶性肿瘤、宫颈癌和子宫内膜癌等妇科恶性肿瘤可发现有 *Myc* 基因的异常表达。*Myc* 基因的过度表达在卵巢肿瘤患者中约占 20%，多发生在浆液性肿瘤。而 30% 的宫颈癌有 *Myc* 基因过度表达。表达量可高于正常 2～40 倍。

2. *ras* 基因　在宫颈癌、子宫内膜癌和部分卵巢癌患者均发现 *ras* 基因突变；其中 *K-ras* 作为判断卵巢恶性肿瘤患者预后的指标之一。宫颈癌 *ras* 基因异常发生率为 40%～100% 不等，在 *ras* 基因异常的宫颈癌患者中，70% 患者同时伴有 *Myc* 基因的扩增或过度表达。提示这两种基因共同影响宫颈癌的预后。

3. *p53* 基因　*p53* 是当今研究最为广泛的人类肿瘤抑制基因。50% 卵巢恶性肿瘤有 *p53* 基因的缺陷，在各期卵巢恶性肿瘤中均发现有 *p53* 异常突变，这种突变在晚期患者中远远高于早期患者，提示预后不良。在子宫内膜癌患者中，20% 样本有 *p53* 的过度表达。

4. *BRCA1/BRCA2* 基因　对于遗传性卵巢癌的防治有着非常大的意义。

5. *HER2* 基因　过度表达可见于卵巢癌、子宫内膜癌等疾病。

6. 血管内皮生长因子　肿瘤的生长、侵袭及转移必须依靠新生血管提供一样物质和氧气支持，抑制血管通路可阻止初始肿瘤细胞生长和转移。

7. *PTEN* 基因　在子宫内膜癌中突变率最高。

8. *MMR* 基因　也称 DNA 错配修复基因，它有消除 DNA 复制错误以及微卫星不稳定性的功能。

9. *hTERC* 基因　在调控端粒酶活性及促使宫颈肿瘤发生、发展中发挥了非常关键的作用。

10. PD-1　其抑制剂治疗 *MMR* 基因缺陷性子宫内膜癌很有价值。

第六节 女性生殖器官活组织检查

一、活组织检查

（一）外阴活组织检查

【适应证】

（1）确定外阴色素减退疾病的类型及排除恶变者。

（2）外阴部赘生物或久治不愈的溃疡需明确诊断及排除恶变者。

（3）外阴特异性感染，如结核、尖锐湿疣等。

【禁忌证】

（1）外阴急性化脓性感染。

（2）月经期。

（3）疑恶性黑色素瘤。

【方法】

受检者取膀胱截石位，常规消毒铺巾，取材部位以 0.5％利多卡因做局部浸润麻醉。小赘生物可自蒂部剪下或用活检钳钳取，局部压迫止血，病灶面积大者行部分切除，并送检。

（二）阴道活组织检查

【适应证】

（1）阴道赘生物、阴道溃疡灶。

（2）阴道特异性感染，如尖锐湿疣等。

（3）阴道镜诊断为高级别病变。

【禁忌证】

（1）急性外阴炎、阴道炎、子宫颈炎、盆腔炎等。

（2）月经期。

【方法】

受检者取膀胱截石位，阴道窥器暴露活检部位并消毒。活检钳咬取可疑部位组织，对表面有坏死的肿物，要取至深层新鲜组织。无菌纱布压迫止血，必要时阴道内放置无菌带尾纱或棉球压迫止血，嘱其 24h 后自行取出。活检组织常规送病理检查。

（三）宫颈活组织检查

【适应证】

（1）阴道镜诊断为子宫颈 HSIL 或可疑癌者。

（2）阴道镜诊断为子宫颈 LSIL，但细胞学为 ASC-H 及以上或 AGC 及以上、或阴道镜检查不充分、或检查者经验不足等。

（3）肉眼检查可疑癌。

【方法】

（1）患者取膀胱截石位，阴道窥器暴露子宫颈，用干棉球揩净子宫颈黏液及分泌物，局部消毒。

（2）活检时，选择病变最严重区，用活检钳多点或单点取材，需注意取材深度，应钳取上皮全层及部分间质，以适合组织学评估。

（3）当病变延伸至子宫颈管或细胞学 AGC 及以上或 3 型转化区时，应同时行子宫颈管搔刮术（ECC）。

（4）子宫颈局部填塞带尾纱布压迫止血，嘱患者 24h 后自行取出。

（四）子宫内膜活组织检查

【适应证】

（1）确定月经失调类型。

（2）检查不孕症病因。

（3）异常阴道流血或绝经后阴道流血，需排除子宫内膜器质性病变者。

【禁忌证】

（1）急性、亚急性生殖道炎症。

（2）可疑妊娠。

（3）急性严重全身性疾病。

（4）体温＞37.5℃者。

【采取时间及部位】

（1）了解卵巢功能通常可在月经期前 1～2 日取，一般多在月经来潮 6h 内取。

（2）若疑为子宫内膜增生症，应于月经前 1～2 日或月经来潮 6h 内取材；疑为子宫内膜不规则脱落时，则应于月经第 5～7 日取材。

（3）原发不孕者，应用月经来潮前 1～2 日取材。如分泌相内膜，提示有排卵；内膜仍呈增生期改变则提示无排卵。

（4）疑有子宫内膜结核，应于经前 1 周或月经来潮 6h 内诊刮。术前 3 日及术后 4 日每日肌内注射链霉素 0.75g 及异烟肼 0.3g 口服，以防结核病灶扩散。

（5）疑有子宫内膜癌者随时可取。

【方法】

（1）受检者排尿后取膀胱截位，查明子宫大小及位置。

（2）常规消毒铺巾。

（3）以宫颈钳夹持宫颈前或后唇，用探针测量宫颈管及宫腔深度。

（4）使用专用活检钳，以取到适量子宫内膜组织为标准。如无专用活检钳也可用小刮匙代替。收集组织送检，并注明末次月经时间。

二、诊断性宫颈锥切术

【适应证】

（1）子宫颈活检为 LSIL 及以下，为排除 HSIL，如细胞学检查为 HSIL 及以上，HPV16 和（或）HPV18 阳性者等。

（2）子宫颈活检为 HSIL，或可疑为早期浸润癌，为明确病变累及程度及决定手术范围者。

（3）子宫颈活检诊断为原位腺癌。

【禁忌证】

（1）阴道、宫颈、子宫及盆腔有急性或亚急性炎症。

（2）有血液病等出血倾向。

【方法】

（1）受检者在蛛网膜下腔或硬膜外阻滞麻醉下取膀胱截石位，外阴阴道常规消毒铺巾，导尿。

（2）宫颈钳钳夹宫颈前唇向外牵引，宫颈涂碘在病灶外或碘不着色区外 0.5cm 处，以尖刀在宫颈表面做环形切口，深约 0.2cm，按 30°～50°向内做宫颈锥形切除。也可用环形电切除术（LEEP）行锥形切除。

（3）于切除标本 12 点处做标志后送检。

（4）创面止血用无菌纱布压迫多可奏效。

（5）要行子宫切除者，最好在子宫颈锥切术后 48h 内进行。若短期内不行子宫切除或无需进一步手术者，应行宫颈成形缝合术或荷包缝合术，术毕探查宫颈管。

【注意事项】

用于诊断者，一般用冷刀，不宜用电刀等。用于治疗者，月经干净后 3～7 日内施行。术后用抗生素预防感染，术后 6 周探查宫颈管有无狭窄，术后禁性生活及盆浴 2 个月。

三、诊断性刮宫

诊断性刮宫简称诊刮，是诊断宫腔疾病最常采用的方法。怀疑同时有宫颈管病变时，需对宫颈管及宫腔分别进行诊断性刮宫，简称分段诊刮。

（一）一般诊断性刮宫

【适应证】

（1）子宫异常出血或阴道排液。

（2）判断月经失调类型。

（3）不孕症者了解有无排卵，并能发现子宫内膜病变。

（4）疑有子宫内膜结核者。

（5）宫腔内有组织残留，反复或多量异常子宫出血时。

【禁忌证】

急性、亚急性生殖器炎症或盆腔炎性疾病。

【方法】

与子宫内膜活组织检查基本相同，一般不需麻醉。

（二）分段诊断性刮宫

先不探查宫腔深度，以免将宫颈管组织带入宫腔混淆诊断。用小刮匙自宫颈内口至外口顺序刮宫颈管一周，将所刮取组织置纱布上，然后刮匙进入宫腔刮取子宫内膜。刮出组织分瓶装、固定、送检。

【适应证】

（1）异常子宫出血可疑子宫内膜癌者。

（2）区分子宫颈癌和子宫内膜癌。

（三）诊刮时注意事项

（1）不孕症或异常子宫出血患者应在月经前或月经来潮 6h 内刮宫，以判断有无排卵或黄体功能不良。

（2）分段诊刮时，若肉眼观察刮出物为可疑癌组织，无需彻底刮宫，只要刮出组织足以组织学诊断即可。

（3）出血、子宫穿孔、感染是刮宫的主要并发症。

（4）疑子宫内膜结核者，注意刮子宫两角部，因该部位阳性率较高。

（5）意避免过度、反复刮宫。

第七节　女性内分泌激素测定

一、下丘脑促性腺激素释放激素（GnRH）测定

（1）GnRH 刺激试验的临床意义　①青春期延迟；②垂体功能减退；③下丘脑功能减退；④卵巢功能不全；⑤多囊卵巢综合征。

（2）氯米芬试验的临床意义　①下丘脑病变；②青春期延迟。

二、垂体促性腺激素测定

【正常值】

血 FSH 参考范围：卵泡期、黄体期 1～9U/L；排卵期 6～26U/L；绝经期 30～118U/L。

血 LH 参考范围：卵泡期、黄体期 1～12U/L；排卵期 16～104U/L；绝经期 16～66U/L。

【临床应用】

（1）鉴别闭经原因。

（2）排卵监测。

（3）协助诊断多囊卵巢综合征。

（4）诊断性早熟。

（5）卵巢早衰。

三、垂体催乳素（PRL）测定

【正常值】

非妊娠期＜1.14mmol/L；妊娠早期＜3.64mmol/L；妊娠中期＜7.28mmol/L；妊娠晚期＜18.20mmol/L。

【临床应用】

（1）闭经、不孕及月经失调者，无论有无泌乳，均应测 PRL，以除外高催乳素血症。

（2）垂体催乳素瘤患者 PRL 水平增高。

（3）性早熟、原发性甲状腺功能减退症、卵巢早衰、黄体功能欠佳等出现 PRL 水平增高；PRL 水平降低多见于垂体功能减退、单纯性催乳素分泌缺乏症等。

（4）10%～15% 的多囊卵巢综合征患者表现为轻度的高催乳素血症。

四、雌激素测定

【临床应用】

（1）监测卵巢功能　①鉴别闭经原因；②诊断有无排卵；③监测卵泡发育；④诊断女性性早熟；⑤协助诊断多囊卵巢综合征。

（2）监测胎儿-胎盘单位功能　妊娠期 E_3 主要由胎儿-胎盘单位产生，测定孕妇尿 E_3 含量可反映胎儿胎盘功能状态。

五、孕激素测定

【临床应用】

（1）排卵监测。

（2）评价黄体功能。

（3）辅助诊断异位妊娠。

（4）辅助诊断先兆流产。

（5）观察胎盘功能。

（6）孕酮替代疗法的监测。

六、雄激素测定

【临床应用】

（1）卵巢男性化肿瘤。

（2）多囊卵巢综合征。

（3）肾上腺皮质增生或肿瘤。

（4）两性畸形。

（5）女性多毛症。

（6）应用雄激素制剂或具有雄激素作用的内分泌药物。

（7）高催乳素血症。

七、人绒毛膜促性腺激素测定

【临床应用】

（1）妊娠诊断。

（2）异位妊娠。

（3）妊娠滋养细胞疾病的诊断和监测　①葡萄胎；②妊娠滋养细胞肿瘤。

（4）性早熟和肿瘤。

八、人胎盘生乳素测定

【临床应用】

（1）监测胎盘功能。

（2）糖尿病合并妊娠。

九、口服葡萄糖耐量试验（OGTT）-胰岛素释放试验

【检测结果】

结果见表 34-1。

表 34-1　OGTT-胰岛素释放试验结果参考范围

75g 口服葡萄糖耐量试验（OGTT）	血糖水平/(mmol/L)	胰岛素释放试验（口服 75g 葡萄糖）	胰岛素水平/(mU/L)
空腹	<5.1	空腹	4.2～16.2
1h	<10.0	1h	41.8～109.8
2h	<8.5	2h	26.2～89.0
		3h	5.2～43.0

【结果分析】

（1）正常反应　正常人基础血浆胰岛素为 5～20mU/L。口服葡萄糖 30～60min 上升至峰值（可为基础值的 5～10 倍，多数为 50～100mU/L），然后逐渐下降，3h 后胰岛素降至基础水平。

（2）胰岛素分泌不足　空腹胰岛素及口服葡萄糖后胰岛素分泌绝对不足，提示胰岛素 β 细胞功能衰竭或遭到严重破坏。

（3）胰岛素抵抗　空腹血糖及胰岛素高于正常值，口服葡萄糖后血糖及胰岛素分泌明显高于正常值。

（4）胰岛素分泌延迟　空腹胰岛素水平正常或高于正常，口服葡萄糖后呈迟缓反应，胰岛素分泌高峰延迟，是 2 型糖尿病的特征之一。

【临床应用】

（1）糖尿病分型。

（2）协助诊断某些妇科疾病。

第八节　输卵管通畅检查

一、输卵管通液术

输卵管通液术是检查输卵管是否通畅的一种方法，且具有一定的治疗功效。

【适应证】

（1）不孕症，男方精液正常，疑有输卵管阻塞者。

（2）检验和评价输卵管绝育术、再通术、成形术的效果。

（3）对输卵管黏膜轻度粘连有疏通作用。

【禁忌证】

（1）内外生殖器急性炎症或慢性炎症急性或亚急性发作。

（2）月经期或有不规则阴道流血。

（3）可疑妊娠。

（4）严重的全身性疾病，不能耐受手术。

（5）体温高于 37.5℃。

【术前准备】

（1）月经干净 3～7 日，术前 3 日禁性生活。

（2）术前半小时肌内注射阿托品 0.5mg 解痉。

（3）患者排空膀胱。

【方法】

（1）患者取膀胱截石位，外阴阴道常规消毒铺巾，双合诊了解子宫位置及大小。

（2）阴道窥器暴露宫颈后，再次消毒阴道穹隆及宫颈，以宫颈钳钳夹宫颈前唇，沿宫腔方向置入宫颈导管。

（3）用 Y 型管将宫颈导管与压力表、注射器相连，并使宫颈导管内充满生理盐水或抗生素溶液（庆大霉素 8 万 U、地塞米松 5mg、透明质酸酶 1500U、注射用水 20ml）。排出空气后沿宫腔方向将其置入宫颈内，缓慢推注液体，压力不超过 160mmHg。

（4）术毕取出宫颈导管，再次消毒宫颈、阴道，取出阴道窥器。

【结果评定】

（1）输卵管通畅　顺利推注 20ml 生理盐水无阻力，压力维持在 60～80mmHg 以下，或开始稍有阻力，随后阻力消失，无液体回流，患者也无不适感。

（2）输卵管阻塞　勉强注入 5ml 生理盐水即感阻力，压力表见压力持续上升而无下降，患者感下腹胀痛，停止推注后液体又回流至注射器内。

（3）输卵管通而不畅　注射液体有阻力，再经加压注入又能推进，说明有轻度粘连已被分离，患者感轻微腹痛。

二、子宫输卵管造影

子宫输卵管造影是通过导管向宫腔及输卵管注入造影剂，行 X 线透视及摄片，根据造影剂在输卵管及盆腔内的显影情况了解输卵管是否通畅、阻塞部位及宫腔形态。

【适应证】

（1）了解输卵管是否通畅及其形态、阻塞部位。

（2）了解宫腔形态，确定有无子宫畸形及类型，有无宫腔粘连、子宫黏膜下肌瘤、子宫内膜息肉及异物等。

（3）内生殖器结核非活动期。

（4）不明原因的习惯性流产，了解宫颈内口是否松弛，宫颈及子宫有无畸形。

【禁忌证】

（1）急性、亚急性生殖器炎症或盆腔炎性疾病。

（2）严重的全身性疾病，不能耐受手术。

（3）妊娠期、月经期。

（4）产后、流产、刮宫术后 6 周内。

（5）碘过敏者禁用子宫输卵管碘油造影。

【术前准备】

（1）造影时间以月经干净 3～7 日为宜，术前 3 日禁性生活。

（2）做碘过敏试验，阴性者方可造影。

（3）术前半小时肌内注射阿托品 0.5mg 触痉。

（4）术前排空膀胱，便秘者术前行清洁灌肠。

【方法】

步骤（1）、（2）同输卵管通液术。

（3）将造影剂充满宫颈导管，排出空气，沿宫腔方向将其置入宫颈管内，徐徐注入碘化油，在 X 线透视下观察碘化油流经输卵管及宫腔情况并摄片。24h 后再摄盆腔平片，以观察腹腔内有无游离碘化油。若为泛影葡胺液造影，应在注射后立即摄片，10～20min 后第二次摄片，观察其流入盆腔情况。

【结果评定】

（1）正常子宫、输卵管　宫腔呈倒三角形，双侧输卵管显影形态柔软，24h 后摄片盆腔内见散在造影剂。

（2）宫腔异常　患子宫内膜结核时子宫失去原有的倒三角形态，内膜呈锯齿状不平；患子宫黏膜下肌瘤时可见宫腔充盈缺损；子宫畸形时有相应显示。

（3）输卵管异常　输卵管结核显示输卵管形态不规则、僵直或呈串珠状，有时可见钙化点；输卵管积水见输卵管远端呈气囊状扩张；24h 后盆腔 X 线摄片未见盆腔内散在造影剂，说明输卵管不通；输卵管发育异常，可见过长或过短、异常扩张的输卵管、输卵管憩室等。

【注意事项】

（1）碘化油充盈宫颈导管时必须排尽空气。

（2）注碘化油时用力不可过大，推注不可过快，防止损伤输卵管。

（3）透视下发现造影剂进入异常通道，同时患者出现咳嗽，应警惕发生油栓，立即停止操作，取头低脚高位，严密观察。

（4）造影后 2 周禁盆浴及性生活，可酌情给予抗生素预防感染。

（5）有时因输卵管痉挛造成输卵管不通的假象，必要时重复进行。

三、妇科内镜输卵管通畅检查

包括腹腔镜直视下输卵管通液检查、宫腔镜下经输卵管口插管通液检查和腹腔镜联合检查等方法。因内镜手术要求高，不推荐作为常规检查方法。

第九节 常用穿刺检查

一、腹腔穿刺检查

（一）经腹壁腹腔穿刺术

通过腹壁穿刺进入腹腔，对被吸出物进行化验或病理检查，以协助诊断。

【适应证】

（1）用于协助诊断腹腔积液的性质。

（2）确定靠近腹壁的肿物性质。

（3）穿刺放出部分腹腔液，缓解腹胀、呼吸困难等症状，使腹壁松软易于做腹部及盆腔检查。

（4）向腹腔内注药行腹腔内化疗。

（5）气腹 X 线造影时，行腹腔穿刺注入二氧化碳气体。

【禁忌证】

（1）疑有腹腔内严重粘连者。

（2）疑为巨大卵巢囊肿者。

（3）大量腹腔积液伴有严重电解质紊乱者禁大量放腹腔积液。

（4）精神异常或不能配合者。

（5）中、晚期妊娠者。

（6）弥散性血管内凝血者。

【方法】

（1）排空膀胱后，积液较多者取仰卧位；积液较少者取半卧位或侧卧位。取脐与左髂前上棘连线中外 1/3 交界处为穿刺点，常规消毒铺巾。

（2）穿刺一般不需麻醉。

（3）7 号穿刺针从穿刺点垂直刺入，通过腹膜时有抵抗消失感，拔去针芯，即有液体溢出，连接注射器，按需要抽取足够数量液体，并送化验或病理检查。

（4）若需放腹腔积液则接导管，导管另一端连接器皿，放液量及导管放置时间依病情决定。若为查明盆腔内有无肿瘤存在，可放至腹壁变松软易于检查为止。

（5）细针穿刺活检常用特制的穿刺针，在超声引导下穿入肿块组织，抽取少量组织送检。

（6）穿刺术毕拔出穿刺针，局部敷以无菌纱布。穿刺引流者须缝合伤口并固定导管。

【穿刺液性质和结果判断】

（1）血液

① 新鲜血液：放置后迅速凝固，为刺伤血管。

② 陈旧性暗红色血液：表明有腹腔内出血。

③ 小血块或不凝固陈旧性血液：多见于陈旧性宫外孕。

④ 巧克力色黏稠液体：多为卵巢子宫内膜异位囊肿破裂。

（2）脓液 呈黄色、黄绿色、淡巧克力色，质稀薄或脓稠，有臭味，提示盆腹或腹腔内有化脓性病变或脓肿破裂。应行细胞学涂片、细菌培养、药敏试验。必要时行切开引流术。

（3）炎性渗出物 呈粉红色、淡黄色混浊液体，提示盆腹腔内有炎症。应行细胞学涂片、细菌培养、药敏试验。

（4）腹腔积液　有血性、浆液性、黏液性等。应送常规化验及细胞学检查，必要时检查抗酸杆菌、结核杆菌培养及动物接种。

【注意事项】

（1）术前注意患者生命体征，测量腹围、检查腹部体征。

（2）控制针头进入深度，以免刺伤血管及肠管。

（3）大量放液时，针头必须固定好，以免针头移动损伤肠管；放液速度不宜过快，不应超过1000ml/h，一次放液量不应超过4000 ml，并注意患者血压、脉搏、呼吸等生命体征。若出现休克征象，立即停止放液。

（4）向腹腔内注入药物应慎重，很多药物不宜腹腔内注入；行腹腔化疗时，注意毒副反应。

（5）术后卧床休息8～12h，必要时给予抗生素预防感染。

（二）经阴道后穹隆穿刺

直肠子宫陷凹是体腔最低的位置。盆、腹腔液体最易积聚于此，通过阴道后穹隆穿刺，吸取标本，可协助明确诊断。

【适应证】

（1）疑有腹腔内出血。

（2）疑盆腔内有积液、积脓时。

（3）盆腔肿块位于直肠子宫陷凹内，经后穹隆穿刺直接抽吸肿块内容物做涂片或细胞学检查以协助诊断。若怀疑恶性肿瘤需明确诊断时，可行细针穿刺活检。

（4）超声引导下行卵巢子宫内膜异位囊肿或输卵管妊娠部位注药治疗。

（5）超声介导下可经阴道后穹隆穿刺取卵，用于各种助孕技术。

【禁忌证】

（1）盆腔严重粘连者。

（2）疑有肠管与子宫后壁粘连，穿刺易损伤肠管或子宫。

（3）异位妊娠准备采用非手术治疗时应避免穿刺，以免引起感染。

【方法】

（1）患者排尿后取膀胱截石位。外阴、阴道常规消毒铺巾，盆腔检查了解子宫、附件情况，注意后穹隆是否膨隆。

（2）放阴道窥器暴露宫颈及阴道后穹隆并消毒，宫颈钳钳夹宫颈后唇，向前提拉，充分暴露后穹隆。

（3）用腰椎穿刺针或22号长针头接5～10ml注射器，于宫颈后唇与阴道后壁之间，取与宫颈平行稍向后的方向刺入2～3cm。有落空感后抽吸，做到边抽吸边拔出针头。若为肿物，则选择最突出或囊性感最明显部位穿刺。

（4）抽吸完毕，拔针。若穿刺点渗血，用无菌纱布填塞压迫止血，待血止后连同阴道窥器取出。

【注意事项】

（1）穿刺方向应是阴道后穹隆中点进针与宫颈管平行的方向，不可过分向前或向后，以免针头刺入宫体或进入肠管。

（2）穿刺深度要适当，一般2～3cm。

（3）有条件时，先行超声检查，协助诊断直肠子宫陷凹有无液体及液体量。

（4）抽吸为鲜血，放置4～5min，血液凝固为血管内血液；若放置6min以上仍为不凝血，则为腹腔内出血。

（5）阴道后穹隆穿刺未抽出血液，不能完全除外宫外孕。

二、经腹壁羊膜腔穿刺术

【适应证】

（1）治疗

① 胎儿异常或死胎需做羊膜腔内注药引产终止妊娠者。

② 胎儿未成熟，因病需终止妊娠，需行羊膜腔内注入地塞米松促胎肺成熟者。

③ 胎儿无畸形而羊水过多，需放出适量羊水者。

④ 胎儿无畸形而羊水过少，需间断向羊膜腔注入适量生理盐水者。

⑤ 胎儿生长受限，需向羊膜腔内注入氨基酸等者。

⑥ 母儿血型不合需给胎儿输血。

（2）产前诊断　羊水细胞染色体核型分析、基因及基因产物检测。

【禁忌证】

（1）用于羊膜腔内注射药物引产时　①心、肝、肺、肾疾病在活动期或功能严重异常；②各种疾病急性阶段；③有急性生殖道炎症；④术前24h内两次体温在37.5℃以上。

（2）用于产前诊断时　①孕妇曾有流产征兆；②术前24h内两次体温在37.5℃以上。

【术前准备】

（1）孕周选择　①引产者宜在妊娠16～26周；②产前诊断者宜在妊娠16～22周。

（2）穿刺部位定位　①手法定位：于宫底下2～3横指中线或两侧选择囊性感明显部位穿刺；②超声定位：穿刺前或穿刺时行胎盘及羊水暗区定位后操作。

（3）中期妊娠引产术前准备　①测血压、脉搏、体温，进行全身检查及妇科检查；②测血、尿常规，出凝血时间，血小板计数和肝功能；③会阴部备皮。

【方法】

孕妇排尿后取仰卧位，腹部皮肤常规消毒铺巾。穿刺点行局部浸润麻，用22号或20号腰穿针垂直刺入腹壁，连感两次阻力消失感表示已达羊膜腔。拔出针芯即有羊水溢出，抽取所需羊水或直接注药。将针芯插入穿刺针内后拔针，无菌干纱加压5min后胶布固定。

【注意事项】

（1）穿刺针应细，穿刺最多不得超过两次。

（2）穿刺时尽量避开胎盘，警惕发生羊水栓塞可能。

（3）用有针芯的穿刺针穿刺可避免穿刺针被羊水中有形物质阻塞。

（4）抽出血液，应立即拔出穿刺针并压迫穿刺点，加压包扎。若胎心无明显改变，1周后再行穿刺。

第十节　产科影像检查

一、超声检查

（一）超声检查途径

①经腹壁超声检查；②经阴道超声检查。

（二）彩色多普勒超声检查

多普勒频谱提供用于评估血流状态的各种参数，其中在产科领域常用的3个参数为阻力指数、搏动指数和收缩期/舒张期比值。

（三）三维超声成像

三维超声可能有助于诊断胎儿面部异常、神经管缺陷、胎儿肿瘤和骨骼畸形，但却不能替代二维超声检查。

（四）超声检查在产科领域中的应用

1. 妊娠早期的超声检查

（1）妊娠 10^{+6} 周前的超声检查　①明确是否为宫内妊娠、评估宫颈、宫体和附件的病理情况；②确定胎儿是否存活；③测定头臀长度。

（2）妊娠 $11\sim13^{+6}$ 周的超声检查　①再次评估胎龄；②评估胎儿解剖结构；③胎儿遗传标志物的评估；④双侧子宫动脉血流的评估。

2. 妊娠中期的超声检查（20～24周）

（1）生物学测量　常用指标为双顶径、头围、腹围和股骨长度，以评估胎儿生长功能。

（2）胎儿大结构畸形筛查　胎头、颜面部、颈部、胸部/心脏、腹部、骨骼、胎盘、羊水、脐带，当有医学指征时判定性别。

（3）胎儿遗传标记物　也称超声遗传标记物或非整倍体标记物、软性标记。这些遗传标记物的出现被认为有可能增加胎儿患有非整倍体染色体异常的风险。

（4）宫颈测量　宫颈长度测量是预防早产的方法之一，妊娠中期宫颈长度＜25mm 时最常用的截断值。推荐测量方法为经阴道超声。

3. 妊娠中、晚期的超声评估（24周之后）

（1）生物学测量　常用指标为 BPD、HC、AC 和 FL。

（2）胎盘定位　协助判断是否存在前置胎盘。

（3）羊水量　AFV≥8cm 为羊水过多，AFV≤2cm 为羊水过少。AFI≥25cm 诊断羊水过多，AFI≤5cm 为羊水过少。

4. 产科彩色多普勒超声检查　可获得母体和胎儿血管血流超声参数。

5. 在先天性心脏病诊断中的应用　通常在妊娠20～24周进行超声心动图检查。

6. 在双胎及多胎妊娠中的应用　可以确定胎儿数量、评估孕龄、绒毛膜性和羊膜性。妊娠早期评估绒毛膜性最准确。如果是单绒毛膜双胎妊娠，则需每2周随访一次超声，以观察是否有相关并发症的发生。

二、磁共振成像（MRI）检查

MRI 能清晰显示肿瘤信号与正常组织的差异，故能准确判断肿瘤大小性质及浸润转移情况，广泛用于妇科肿瘤的诊断及术前评估。MRI 在产科也得到应用，能清晰地显示胎儿解剖细节结构，对复杂病理表现或畸形显像良好，目前认为适合 MRI 检查的胎儿需大于妊娠18周。

第十一节　妇科影像检查

一、超声检查

1. 检查途径　有经腹壁、经阴道（或直肠）及经会阴三种途径。

2. 超声检查在妇科疾病诊疗中的运用　子宫肌瘤、子宫腺肌病和腺肌瘤、盆腔子宫内膜异位症、盆腔炎性疾病、盆底功能障碍性疾病、葡萄胎、子宫内膜癌、子宫肉瘤、子宫颈癌、卵巢肿瘤、卵泡发育监测、宫内节育器探测、介入超声的应用。

3. 超声造影　是利用造影剂增强后散射回声，提高图像分辨率的一种超声诊断技术，可用于妇科肿瘤的早期诊断，卵巢良恶性肿瘤、子宫肌瘤与子宫腺肌病的鉴别诊断等。

二、X 线检查

借助造影剂 X 线是诊断先天性子宫畸形和输卵管通畅程度常用的检查方法。X 线胸片是诊断妇科恶性肿瘤肺转移的重要方法。

三、计算机体层扫描（CT）检查

CT 分辨率高，能显示肿瘤的结构特点、周围侵犯及远处转移情况，用于妇科肿瘤治疗方案的制订、预后评估、疗效观察及术后复发的诊断，但对卵巢肿瘤定位诊断特异性不如 MRI。

四、磁共振成像（MRI）检查

MRI 无放射性损伤，无尾性伪影，对软组织分辨率高，尤其适合盆腔病灶定位及病灶与相邻结构关系的确定。被广泛应用于妇科肿瘤和子宫内膜异位症的诊断和手术前的评估。

五、正电子发射体层显像（PET）

PET 是一种通过示踪原理，以显示体内脏器或病变组织生化和代谢信息的影像技术。被用于妇科恶性肿瘤的诊断、鉴别诊断、预后评价及复发诊断等。

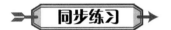 同步练习

一、选择题

单项选择题

1. 下列妊娠试验方法哪种属于生物测定法（　　　）

　　A. 妊娠免疫试验　　　　　　　B. 凝集抑制试验　　　　　　C. 放射免疫试验

　　D. 酶免疫测定法　　　　　　　E. 酶放大化学发光免疫分析

2. 阴道涂片细胞学检查时，取材部位正确的是（　　　）

　　A. 阴道穹隆部　　　　　　　　B. 阴道侧壁上 1/3　　　　　C. 阴道前壁上 1/3

　　D. 阴道后壁上 1/3　　　　　　E. 以上都不对

3. 阴道及宫颈阴道部鳞状上皮细胞由底层向表层逐渐形成的过程错误的是（　　　）

　　A. 细胞由大逐渐变小

　　B. 细胞形态由圆形变为舟形，多边形

　　C. 胞浆染色由蓝染色为粉染，由厚变薄

　　D. 胞核由大变小，由疏松变为致密

　　E. 细胞大小不变，数量增多

4. 关于基础体温测定，以下哪项是正确的（　　　）

　　A. 基础体温指机体通过较长时间（6～8h）睡眠醒来后所测体温

　　B. 双相型基础体温是雌激素作用的结果

　　C. 排卵后产生的雌激素作用于丘脑下部体温中枢，使体温升高 0.3～0.5℃

　　D. 双向型基础体温为月经前半期低，后半期高 0.3～0.5℃，至月经前 1～2 日下降

　　E. 基础体温一般需要连续测定 6 个月经周期以上

5. 有关宫颈黏液的论述，正确的是（　　　）

　　A. 宫颈黏液是宫颈腺体的分泌物，月经前期及增殖早期量最多

　　B. 随雌激素量增多，黏液含水量减少

　　C. 随雌激素量增多，宫颈黏液稀薄，透明延展性增大

　　D. 随孕激素量增多，宫颈黏液含水量增多

　　E. 与激素无关

6. 关于黄体生成素错误的是（　　　）

A. 在卵泡早期处于低水平，以后逐渐上升

B. 至排卵前 24h 左右与 FSH 同时出现高峰

C. 黄体生成素高峰为较 FSH 更高的陡峰

D. 排卵期出现的 LH 陡峰是预测排卵的重要指标

E. 以上都不是

7. 有关催乳素的论述错误的是（   ）

A. 催乳素产生受下丘脑催乳素释放激素的调节

B. 催乳素参与体内多种功能特别是对生殖功能调节

C. 催乳素水平于睡眠、进食、哺乳、服用某些药物、性交、应激等情况下升高

D. 一般以上午 10 时取血测定的结果较稳定

E. 服用避孕药物可引起催乳素升高

8. 妊娠期尿雌三醇减少原因正确的是（   ）

A. 多胎妊娠及巨大儿

B. 糖尿病合并妊娠胎儿过重

C. 胎儿患先天性肾上腺皮质功能亢进

D. 孕妇肝肾功能不全

E. 血激素水平降低

9. 关于孕激素测定的临床应用，错误的是（   ）

A. 了解卵巢有无排卵

B. 了解黄体功能

C. 探讨避孕及抗早孕药物的作用机制

D. 血中孕酮升高，也可见于肾上腺皮质功能亢进症或肾上腺肿瘤

E. 可用于协助诊断多囊卵巢综合征

10. 阴道 B 超检查的临床应用，哪项不正确（   ）

A. 肥胖患者腹部 B 超检查不满意者

B. 疑病变深在盆腔或累及子宫、直肠或原发灶在直肠者

C. 卵巢小包块

D. 若阴道出血量不多，可行阴道 B 超检查，但保护探头的套应消毒

E. 测定子宫肌瘤体积

多项选择题

11. 关于放射免疫法测定 FSH，下述正确的是（   ）

A. FSH 降低可能是下丘脑或垂体性闭经

B. 可用于妊娠滋养细胞肿瘤的诊断及随访

C. 对异常子宫出血及不孕症患者，有助于了解卵巢储备功能

D. FSH 增高可能是卵巢功能减退

E. FSH 正常不可能是子宫性闭经

12. 下面哪些属于羊膜镜检查的主要并发症（   ）

A. 破膜   B. 感染   C. 出血

D. 子宫穿孔   E. 羊水栓塞

13. 诊断早期妊娠的辅助检查包括（   ）

A. 超声多普勒检查   B. B 超   C. 测基础体温

D. 妊娠试验   E. 宫颈黏液涂片

14. 中、晚期妊娠的诊断方法有（   ）

  A. 经腹壁可听到胎心音   B. 四步触诊扪到胎体   C. 自觉胎动

  D. 有早期妊娠的经过   E. 腹部增大

15. 行分段诊刮诊断子宫内膜癌时需要注意哪些方面 （　　　）

  A. 刮出物应分瓶标记送病理学检查

  B. 应尽量将子宫腔内组织刮干净

  C. 轻柔操作避免穿孔

  D. 刮出物只要足够送病理学检查即应停止操作

  E. 应注意子宫角部、宫底部组织的刮取

16. 有助于诊断慢性胎儿窘迫的指标有 （　　　）

  A. 24h 尿 E_3 值 8mg   B. 胎动 7 次/12 小时   C. 胎心监测频发晚期减速

  D. E/C 值为 11   E. 胎心率 126 次/分

17. 诊刮发现无排卵性异常子宫出血的子宫内膜，其病理变化可能有 （　　　）

  A. 不典型增生   B. 萎缩型子宫内膜   C. 子宫内膜复杂型增生

  D. 子宫内膜简单型增生   E. 增生期子宫内膜

18. 2002 年美国 CDC 关于盆腔炎（PID）诊断的特异加标准包括 （　　　）

  A. 宫颈或阴道异常黏液脓性分泌物

  B. C-反应蛋白升高

  C. 实验室证实的宫颈淋病奈瑟菌或衣原体阳性

  D. 腹腔镜检查发现输卵管炎

  E. 子宫内膜活检证实子宫内膜炎

19. 卵巢功能常用的检查方法有 （　　　）

  A. 激素水平测定   B. 阴道脱落细胞检查   C. 宫颈黏液的结晶

  D. 宫颈刮片   E. 基础体温

20. 尿瘘诊断的辅助检查有 （　　　）

  A. 亚甲蓝试验   B. 排泄性尿路造影   C. 靛胭脂试验

  D. 肾显像   E. 膀胱镜、输尿管镜检查

21. 阴道镜检查的适应证有 （　　　）

  A. 有接触性出血、肉眼子宫颈外观无异常

  B. 尖锐湿疣   C. 真性糜烂   D. 阴道腺病

  E. 宫颈息肉

22. 妇科双合诊检查的目的包括 （　　　）

  A. 摸清阴道   B. 摸清宫颈   C. 摸清宫体

  D. 摸清骶骨前方   E. 摸清直肠子宫陷凹

23. 产科的胎儿生物物理监测包括 （　　　）

  A. 肌张力   B. 胎动胎   C. 胎儿呼吸运动

  D. 羊水量   E. 胎心监护

24. 阴道窥器放入后，视诊内容应该包括哪些 （　　　）

  A. 宫颈外口的形状   B. 阴道黏膜及皱襞   C. 宫颈大小、颜色

  D. 分泌物的性状   E. 是否有赘生物

25. 妊娠 35 周羊水检查结果哪些项提示胎儿已成熟 （　　　）

  A. L/S ≤2.0   B. 肌酐 ≤176.8μmol/L   C. 胆红素 <0.02

  D. 泡沫实验阳性   E. 脂肪细胞 <20%

26. 经腹穿刺羊膜腔取羊水检查的并发症包括 （　　　）

A. 损伤胎儿、胎盘及脐带   B. 母体损伤   C. 羊水渗漏

D. 宫内继发感染   E. 流产或早产

27. 属于卵巢妊娠的诊断标准的是（　　　　）

    A. 囊胚必须位于卵巢上，并以卵巢固有韧带与子宫相连

    B. 双侧输卵管必须正常

    C. 囊胚壁上有卵巢组织

    D. 后穹隆穿刺必须抽到不凝固血液

    E. B超检查宫内未见妊娠物

28. 经阴道后穹隆穿刺可以诊断（　　　　）

    A. 宫外孕   B. 卵巢黄体破裂   C. 盆腔脓肿破裂

    D. 卵巢巧克力囊肿破裂   E. 卵巢囊肿蒂扭转

29. CA125升高可以见于哪些妇产科疾病（　　　　）

    A. 卵巢癌   B. 卵巢巧克力囊肿   C. 腹膜肿瘤

    D. 宫外孕   E. 卵巢浆液性囊腺瘤

30. 下列哪些骨盆测量径线符合漏斗型骨盆的特点（　　　　）

    A. 坐骨结节间径<8.0cm   B. 耻骨弓的角度<90°   C. 坐骨切迹<2横指

    D. 坐骨结节间径与后矢状径之和<15.0cm   E. 对角径<11.5cm

31. 下列哪些特殊检查可用于女性不孕症的诊断（　　　　）

    A. 基础体温   B. 造影性交后精子穿透力试验

    C. 子宫输卵管碘油   D. 宫颈黏液、精液相合试验

    E. 腹腔镜检查

32. 阴道炎诊断时阴道分泌物中加10%KOH的目的是（　　　　）

    A. 查找线索细胞   B. 提高假丝酵母菌检出率

    C. 胺臭味试验   D. 提高滴虫检出率

    E. 查找乳酸杆菌

33. 判断胎盘功能的方法包括（　　　　）

    A. 胎动计数   B. 胎儿监护仪检查（如NST、OCT、CST）

    C. 测定尿雌三醇   D. 超声检查   E. 羊膜镜检查

34. 产科遗传筛查的手段有以下哪些（　　　　）

    A. B超检查   B. 胎儿镜检查

    C. 经皮脐静脉穿刺取胎儿血检查   D. 磁共振成像   E. 胎儿心动图

35. 关于盆腔结核患者子宫输卵管碘油造影，说法正确的是（　　　　）

    A. 输卵管管腔呈典型的串珠状

    B. 宫腔狭窄，边缘呈锯齿状

    C. 盆腔内有孤立的钙化点

    D. 输卵管管腔细小而僵直

    E. 子宫腔内有肿物突起

二、名词解释

1. 成熟指数

2. 角化指数

3. 人乳头瘤病毒（HPV）

4. 癌抗原125（CA125）

5. 分段诊断性刮宫

6. 正电子发射体层显像（PET）

三、简答题

1. 简述用于羊膜腔内注射药物引产时的禁忌证。

2. 简述诊断性宫颈锥切术的适应证。

3. 简述疑有子宫内膜结核者子宫内膜活组织检查时间的选择。

4. 简述宫颈活组织检查的适应证。

5. 输卵管通液术的适应证有哪些？

参考答案

一、选择题

单项选择题

1. A　2. B　3. A　4. D　5. C　6. E　7. A　8. D

9. E　10. E

多项选择题

11. ACD　12. ABC　13. ABCDE　14. ABCD

15. ACDE　16. ABC　17. ABCDE　18. CDE

19. ABCE　20. ABCDE　21. ABCD　22. ABC

23. ABCDE　24. ABCDE　25. CD　26. ABCDE

27. ABC　28. ABCD　29. ABCE　30. ABCD

31. ABCDE　32. BC　33. ABCD　34. ABCDE

35. ABCD

二、名词解释

1. 成熟指数：通过阴道涂片来计算阴道上皮各层细胞百分比，来反映雌激素的影响。按底/中/表层顺序写出，一般有雌激素影响的涂片基本上无底层细胞；轻度影响者表层细胞＜20%；高度影响者表层细胞＞60%。

2. 角化指数：通过阴道涂片计算鳞状上皮细胞中表层嗜伊红致密核细胞的百分率，用以表示雌激素水平。雌激素水平越高，角化指数越大。

3. 人乳头瘤病毒（HPV）：是一种环状双链DNA病毒，具有高度宿主特异性，主要感染人特异部位皮肤、黏膜的复层鳞状上皮。其主要传染途径为性传播。HPV有多种基因型，可分为高危型和低危型。高危型如HPV16、18等与宫颈癌及其癌前病变相关，低危型与泌尿生殖系统的疣等有关。

4. 癌抗原（CA125）：是目前应用最广的卵巢上皮性肿瘤标志物，临床上广泛用于鉴别诊断盆腔肿块，监测病情进展及判断预后等。CA125水平高低可反映肿瘤大小。CA125对子宫颈腺癌、子宫内膜癌及子宫内膜异位症的诊断也有一定敏感性。

5. 分段诊断性刮宫：在怀疑同时有宫颈管病变时，需对宫颈管及宫腔分别进行诊断性刮宫，简称分段诊刮。先不探查宫腔深度，以免将宫颈管组织带入宫腔混淆诊断。用小刮匙自宫颈内口至外口顺序刮宫颈管一周，将所刮取组织置纱布上，然后刮匙进入宫腔刮取子宫内膜。刮出组织分瓶装、固定、送检。

6. 正电子发射体层显像（PET）：是一种通过示踪原理，以显示体内脏器或病变组织生化和代谢信息的影像技术。被用于妇科恶性肿瘤的诊断、鉴别诊断、预后评价及复发诊断等。

三、简答题

1. 答：（1）用于羊膜腔内注射药物引产时①心、肝、肺、肾疾病在活动期或功能严重异常；②各种疾病急性阶段；③有急性生殖道炎症；④术前24h内两次体温在37.5℃以上。

（2）用于产前诊断时　①孕妇曾有流产征兆；②术前24h内两次体温在37.5℃以上。

2. 答：① 子宫颈活检为LSIL及以下，为排除HSIL，如细胞学检查为HSIL及以上，HPV16和（或）HPV18阳性者等。

② 子宫颈活检为HSIL需确诊，或可疑为早期浸润癌，为明确病变累及程度及决定手术范围者。

③ 子宫颈活检诊断为原位腺癌。

3. 答：疑有子宫内膜结核，应于经前1周或月经来潮6h内诊刮。术前3日及术后4日每日肌内注射链霉素0.75g及异烟肼0.3g口服，以防结核病灶扩散。

4. 答：① 阴道镜诊断为子宫颈HSIL或可疑癌者。

② 阴道镜诊断为子宫颈LSIL，但细胞学为ASC-H及以上或AGC及以上、或阴道镜检查不充分、或检查者经验不足等。

③ 肉眼检查可疑癌。

5. 答：①不孕症，男方精液正常，疑有输卵管阻塞者；②检验和评价输卵管绝育术、再通术、成形术的效果；③对输卵管黏膜膜轻度粘连有疏通作用。

（朱亚飞　宁　莉　廖凌云）

第三十五章　妇产科内镜

 学习目的

1. **掌握**　胎儿镜、阴道镜、宫腔镜、腹腔镜的适应证。
2. **熟悉**　宫腔镜、腹腔镜的禁忌证、并发症。
3. **了解**　阴道镜的检查方法；宫腔镜的操作步骤。

内容精讲

第一节　胎儿镜

胎儿镜是用直径 2mm 左右的光纤内镜，以套管针从孕妇腹壁穿刺，经过子宫壁进入羊膜腔，观察胎儿形态或行胎儿活组织检查以及对胎儿进行宫内治疗的方法。为有创性操作，临床上未普及使用。

目前主要的适应证为：Quintero Ⅱ-Ⅳ 期及部分 Ⅰ 期的双胎输血综合征病例，最佳手术孕周为 16～26 周。

可用于胎儿严重先天性膈疝、后尿道瓣膜的宫内治疗及羊膜束带的松解等，但疗效有待进一步评估。

第二节　阴道镜

阴道镜（colposcope）是双目体外放大镜式光学窥镜。阴道镜检查（colposcopy）是将充分暴露的阴道和子宫颈光学放大 5～40 倍，直接观察这些部位的血管形态和上皮结构，以发现与癌相关的病变，对可疑部位行定点活检。阴道镜检查也用于外阴、会阴体及肛周皮肤相应病变的观察。

【适应证】

（1）子宫颈细胞学检查 LSIL 及以上、或 ASCUS 伴高危型 HPV 阳性或 AGC 者。

（2）HPV 检测 16 或 18 型阳性者，或其他高危型 HPV 阳性持续 1 年以上者。

（3）子宫颈锥切术前确定切除范围。

（4）可疑外阴皮肤病变；可疑阴道鳞状上皮内病变、阴道恶性肿瘤。

（5）子宫颈、阴道及外阴病变治疗后复查和评估。

【检查方法】

阴道镜检查前应排除急性、亚急性生殖器炎症或盆腔炎性疾病，若有不宜进行检查，应先治疗。检查前 24h 内应避免性生活、阴道冲洗或上药、子宫颈刷片和妇科双合诊。

（1）患者取膀胱截石位，阴道窥器暴露子宫颈阴道部，用生理盐水棉球擦净子宫颈分泌物，肉眼观察子宫颈形态。

（2）移动阴道镜物镜距阴道口 15～20cm（镜头距子宫颈 25～30cm）处，对准子宫颈或病变部位，打开光源，调整阴道镜物镜焦距使物像清晰。

（3）醋酸试验　用3％～5％醋酸棉球浸湿子宫颈表面1min，正常及异常组织中核质比增加的细胞会出现暂时的白色（醋酸白），周围的正常鳞状上皮则保留其原有的粉红色。病变级别越高，醋酸白出现得越快，持续时间也越长。

（4）必要时用绿色滤光镜片并放大20倍观察，可使血管图像更清晰，进行更精确的血管检查。

（5）碘试验　用复方碘溶液（Lugol's碘溶液）棉球浸湿子宫颈，富含糖原的成熟鳞状上皮细胞被碘染成棕褐色。柱状上皮、未成熟化生上皮、角化上皮及不典型增生上皮不含糖原，涂碘后往往不着色。

（6）在醋酸试验及碘试验异常图像部位或可疑病变部位取活检送病理检查。

【诊断术语】

根据国际宫颈病理和阴道镜联盟（IFCPC，2011年）制定的标准，用于阴道镜诊断的术语包括：

1. 一般评价　检查充分或不充分（不充分需注明原因如子宫颈炎症、出血、瘢痕等）。转化区类型：1型转化区全部位于子宫颈外口以外，鳞-柱交界完全可见；2型转化区鳞-柱交界部分延伸入子宫颈管，但通过辅助手段（如子宫颈扩张器等）可完全暴露转化区；3型转化区的鳞-柱交界部分可见或完全不可见。

2. 正常阴道镜所见　原始鳞状上皮成熟或萎缩、柱状上皮异位、鳞状上皮化生（子宫颈腺囊肿、腺体开口）、妊娠期蜕膜。

3. 异常阴道镜所见　①一般描述，即病变描述；②1级病变（次要病变），薄醋酸白上皮、边界不规则地图样、细小镶嵌、细小点状血管；③2级病变（主要病变），厚醋酸白上皮、边界锐利、粗大镶嵌、粗大血管、袖口状腺体开口、病变内部醋白分界、嵴样隆起、快速醋酸反应等；④非特异病变，白斑（角化或过度角化）、糜烂、碘试验染色或不染色。

4. 可疑浸润癌　异型血管，其他：脆性血管、表面不规则、外生型病变、坏死、溃疡、肿瘤和（或）新生肿物等。

5. 杂类　先天性转化区、湿疣、息肉、炎症、狭窄、先天异常、子宫颈治疗后改变、子宫颈内异症等。

第三节　宫腔镜

宫腔镜（hysteroscope）是一种纤维光源的内镜。宫腔镜检查（hysteroscopy）是用光导纤维窥镜入宫腔观察宫颈管、宫颈内口及宫腔内生理及病理变化，对病变组织直观活检；也可直接在宫腔镜下手术治疗。

【检查适应证】

（1）异常子宫出血。

（2）可疑宫腔粘连及畸形。

（3）可疑妊娠物残留。

（4）影像学检查提示宫腔内占位病变。

（5）原因不明的不孕或反复流产。

（6）宫内节育器异常。

（7）宫腔内异物。

（8）宫腔镜术后相关评估。

【手术适应证】

（1）子宫内膜息肉。

（2）子宫黏膜下肌瘤及部分影响宫腔形态的肌壁间肌瘤。

（3）宫腔粘连。

（4）纵隔子宫。

（5）子宫内膜切除。

（6）宫腔内异物取出，如嵌顿节育器及流产残留物等。

（7）宫腔镜引导下输卵管插管通液、注药及绝育术。

【禁忌证】

（1）绝对禁忌证

① 急、亚急性生殖道感染。

② 心、肝、肾衰竭急性期及其他不能耐受手术者。

（2）相对禁忌证

① 体温＞37.5℃。

② 子宫颈瘢痕，不能充分扩张者。

③ 近期（3个月内）有子宫穿孔史或子宫手术史者。

④ 浸润性子宫颈癌、生殖道结核未经系统抗结核治疗者。

【术前准备及麻醉】

检查以月经干净后1周内为宜。术前排除禁忌证。宫腔镜检查无需麻醉或行宫颈局部麻醉，手术多采用硬膜外麻醉。

【操作步骤】

（1）取膀胱截石位，常规消毒，暴露宫颈，再次消毒后宫颈钳夹持宫颈，探宫深，扩张宫颈。打开膨宫泵，排空管内气体，宫腔镜直视下缓缓插入宫腔，冲净宫腔内血液。使用单极电切或电凝时，膨宫液用5％葡萄糖。若双极时用生理盐水。糖尿病者用5％甘露醇。

（2）观察宫腔全貌，宫底、宫腔前后壁、输卵管开口，退出时观察宫颈内口及宫颈管。

（3）短时间、简单的手术如节育器嵌顿、内膜息肉或活检，可立即施行；耗时长、复杂的手术择期手术室麻醉下进行。

【并发症】

子宫穿孔、泌尿系及肠管损伤、出血、过度水化综合征、盆腔感染及术后宫腔粘连等。

第四节　腹腔镜

腹腔镜（laparoscopy）也是内镜的一种。腹腔镜手术指在密闭的盆、腹腔内进行检查或治疗的内镜手术操作。通过注入CO_2气体使盆、腹腔形成操作空间，经脐部切置入穿刺器，将接有冷光源照明的腹腔镜置入腹腔，连接摄像系统，将盆、腹腔内脏器官显示于监视屏幕上。手术腹腔镜（operative laparoscopy）是直视屏幕下、在体外操作进入盆、腹腔的手术器械行手术治疗。

【适应证】

（1）急腹症（如异位妊娠、卵巢囊肿破裂、卵巢囊肿蒂扭转等）。

（2）盆腔包块。

（3）子宫内膜异位症。

（4）确定不明原因急、慢性腹痛和盆腔痛的原因。

（5）不孕症。

（6）计划生育并发症（如寻找和取出异位宫内节育器、子宫穿孔等）。

（7）有手术指征的各种妇科良性疾病。

（8）子宫内膜癌分期手术和早期子宫颈癌根治术。

【禁忌证】

（1）绝对禁忌证

① 严重的心脑血管疾病及肺功能不全。

② 严重的凝血功能障碍。

③ 绞窄性肠梗阻。

④ 大的腹壁疝或膈疝。

⑤ 腹腔大出血。

（2）相对禁忌证

① 盆腔肿块过大。

② 妊娠>16周。

③ 腹腔内广泛粘连。

④ 晚期或广泛转移的妇科恶性肿瘤。

【并发症及预防处理】

（1）出血性损伤

① 血管损伤：如穿刺器所致的腹主动脉、下腔静脉损伤；淋巴结切除过程引起的下腔静脉、髂静脉损伤；第2或第3穿刺部位穿刺过程中发生的腹壁血管损伤等。大血管损伤可危及患者生命，一旦发生，应立即镜下或开腹止血，修补血管。熟练的开腹手术经验、娴熟的腹腔镜手术技巧和熟悉腹膜后血管解剖结构可使损伤概率减少。

② 手术野出血：是腹腔镜手术中最常见的并发症，特别是在子宫切除或重度子宫内膜异位症手术中容易发生。手术者应熟悉手术操作和解剖，熟练掌握各种腹腔镜手术的能源设备及器械的使用方法。

（2）脏器损伤 主要指与内生殖器邻近脏器损伤，如膀胱、输尿管及肠管损伤，多因周围组织粘连导致解剖结构异常、电器械使用不当或手术操作不熟练等所致。发现损伤应及时修补，以免发生并发症。

（3）与气腹相关的并发症 包括皮下气肿、气胸等。皮下气肿一般无需特殊处理，多可自行吸收。气胸较少见，若术中一旦发生，应立即停止充气，穿刺套管停在原处排出胸腔内气体，症状严重者需行胸腔闭式引流。部分患者术后出现上腹部不适及肩痛，是 CO_2 对膈肌刺激所致，术后数日内可自然消失。

（4）其他 如切口疝、腹壁穿刺部位种植子宫内膜异位症或卵巢癌、术后感染等。

腹腔镜手术作为一种微创手术方式，具有创伤小、恢复快、住院时间短等优点，已成为当代妇科疾病诊治的常用手段。

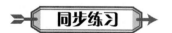
同步练习

一、选择题

单项选择题

1. 关于胎儿镜的适应证下列哪些不正确（　　）

　A. QuinteroⅡ～Ⅳ期及部分Ⅰ期的双胎输血综合征

　B. 最佳手术孕周为16～26周

　C. 可用于胎儿严重先天性膈疝

　D. 可用于后尿道瓣膜的宫内治疗及羊膜束带的松解

　E. 可用于胎膜早破

2. 胎儿镜检查的时间正确的是（　　）

    A. 妊娠 16～26 周　　　　　　　B. 妊娠 13～16 周　　　　　　C. 妊娠 16～20 周

    D. 妊娠 15～22 周　　　　　　　E. 妊娠 22 周后

3. 关于腹腔镜检查的禁忌证哪项不对（　　）

    A. 严重心肺功能不全　　　　　　B. 盆腔肿块过大　　　　　　　C. 凝血系统功能障碍

    D. 膈疝　　　　　　　　　　　　E. 以上都不正确

多项选择题

4. 以下哪些是宫颈癌患者阴道镜下可见到的病变（　　）

    A. 白色上皮　　　　　　　　　　B. 点状血管　　　　　　　　　C. 形态不规则的镶嵌

    D. 异型血管　　　　　　　　　　E. 白斑

5. 碘试验阳性可见于（　　）

    A. 宫颈鳞状上皮　　　　　　　　B. 宫颈癌　　　　　　　　　　C. 宫颈鳞状上皮内瘤病变

    D. 宫颈瘢痕　　　　　　　　　　E. 宫颈囊肿

6. 宫腔镜检查的绝对禁忌证包括（　　）

    A. 急、亚急性生殖道感染　　　　B. 心、肝、肾衰竭急性期及其他不能耐受手术者

    C. 3 个月内子宫穿孔或手术史者　D. 严重心肺功能疾病　　　　　　E. 可疑妊娠

二、名词解释

醋酸试验

三、简答题

简述腹腔镜手术的并发症及其预防。

参考答案

一、选择题

单项选择题

1. E　2. A　3. E

多项选择题

4. ABCDE　5. BCDE　6. AB

二、名词解释

醋酸试验：用 3%～5% 醋酸棉球浸湿子宫颈表面 1min，正常及异常组织中核质比增加的细胞会出现暂时的白色（醋酸白），周围的正常鳞状上皮则保留其原有的粉红色。醋酸效果出现或消失的速度随病变类型的不同而不同。通常情况下，病变级别越高，醋酸白出现得越快，持续时间也越长。

三、简答题

答：（1）出血性损伤

①血管损伤：如穿刺器所致的腹主动脉、下腔静脉损伤；淋巴结切除过程引起的下腔静脉、髂静脉损伤；第 2 或第 3 穿刺部位穿刺过程中发生的腹壁血管损伤等。大血管损伤可危及患者生命，一旦发生，应立即镜下或开腹止血，修补血管。熟练的开腹手术经验、娴熟的腹腔镜手术技巧和熟悉腹膜后血管解剖结构可使损伤概率减少。

②手术野出血：是腹腔镜手术中最常见的并发症，特别是在子宫切除或重度子宫内膜异位症手术中容易发生。手术者应熟悉手术操作和解剖，熟练掌握各种腹腔镜手术的能源设备及器械的使用方法。

（2）脏器损伤　主要指与内生殖器邻近脏器损伤，如膀胱、输尿管及肠管损伤，多因周围组织粘连导致解剖结构异常、电器械使用不当或手术操作不熟练等所致。发现损伤应及时修补，以免发生并发症。

（3）与气腹相关的并发症　包括皮下气肿、气胸等。皮下气肿一般无需特殊处理，多可自行吸收。气胸较少见，若术中一旦发生，应立即停止充气，穿刺套管停在原处排出胸腔内气体，症状严重者需行胸腔闭式引流。部分患者术后出现上腹部不适及肩痛，是 CO_2 对膈肌刺激所致，术后数日内可自然消失。

（4）其他　如切口疝、腹壁穿刺部位种植子宫内膜异位症或卵巢癌、术后感染等。

（宁　莉　谢小红　温华英）

综合测试题

综合测试题（一）

一、单选题（共 30 题，每小题 1 分）

1. 女性外生殖器中，外阴局部受伤易形成血肿的部位是（　　）
   - A. 阴蒂
   - B. 阴阜
   - C. 阴道前庭
   - D. 大阴唇
   - E. 小阴唇

2. 固定宫颈位置的主要韧带是（　　）
   - A. 阔韧带
   - B. 宫骶韧带
   - C. 圆韧带
   - D. 骨盆漏斗韧带
   - E. 主韧带

3. 子痫前期，用硫酸镁解痉治疗，最早出现的中毒反应是下列哪项（　　）
   - A. 呼吸减慢
   - B. 复视
   - C. 心率减慢
   - D. 膝腱反射减弱或消失
   - E. 肌张力减退

4. 较大的子宫肌壁间肌瘤合并妊娠时，出现发热伴腹痛，检查肌瘤迅速增大，应想到是肌瘤发生（　　）
   - A. 玻璃样变
   - B. 囊性变
   - C. 钙化
   - D. 肉瘤样变
   - E. 红色变性

5. 初产妇，孕 36 周，血压 180/120mmHg，突发剧烈腹痛，面色苍白，脉弱，血压下降至 100/70mmHg，阴道少量出血，子宫较妊娠月份大，硬如板状，胎心听不清，应考虑为（　　）
   - A. 前置胎盘
   - B. 先兆子宫破裂
   - C. 重型胎盘早剥
   - D. 先兆早产
   - E. 羊水栓塞

6. 女性，42 岁，经量增多 6 年，经期 6 天，痛经进行性加重，周期尚规则。妇检：子宫增大，如孕两月余，最可能的诊断是（　　）
   - A. 子宫肌瘤
   - B. 子宫内膜癌
   - C. 子宫腺肌病
   - D. 子宫肥大症
   - E. 子宫畸形

7. 确诊前置胎盘，下列哪项为首选（　　）
   - A. 产后检查胎膜破口距胎盘边缘 6cm
   - B. 腹部正位平片，子宫体部无胎盘阴影
   - C. 窥器检查宫颈未见病变
   - D. B 超检查可见胎盘阴影覆盖宫颈口
   - E. 阴道穹隆扣诊，宫颈口周围有软组织

8. 30 岁初孕妇，妊娠 38^{+2} 周，自觉胎动减少 1 天，查胎心率 158 次/分，为了解胎儿在宫内情况首先应做下列哪项检查（　　）
   - A. 胎儿心动图
   - B. CST 试验
   - C. OCT 试验
   - D. 羊膜镜检查
   - E. NST 试验

9. 羊水栓塞的发生与下列哪项因素无关（　　）
   - A. 宫缩过强致胎膜早破
   - B. 高龄产妇
   - C. 急产

D. 前置胎盘　　　　　　　　　　　E. 臀位助产

10. 促使心脏病孕妇死亡的主要因素是（　　　）

A. 孕妇年龄大　　　　　　　　　B. 产后哺乳致心力衰竭

C. 心力衰竭与感染　　　　　　　D. 产程中用力过度致心力衰竭

E. 心脏病病程长

11. 30岁，已婚，停经58天后阴道流血7天来就诊，尿hCG（＋）。诊断为异位妊娠，拟作B超。在异位妊娠的诊断中，哪一项是最具特异性的B超显像图（　　　）

A. 盆腔有积血　　　　　　　　　　　　　　B. 子宫旁见液性暗区

C. 子宫腔外见胚囊样结构及胎心搏动　　　　D. 宫腔内见胚囊样结构

E. 卵巢内侧见液性暗区

12. 导致产褥病率的主要原因是（　　　）

A. 手术切口感染　　　　　　B. 上呼吸道感染　　　　　C. 乳腺炎

D. 产褥感染　　　　　　　　E. 泌尿系统感染

13. 习惯性晚期流产最常见的原因是（　　　）

A. 黄体功能不足　　　　　　B. 孕妇卵发育异常

C. 甲状腺功能不足　　　　　D. 染色体异常

E. 宫颈内口松弛

14. 妊娠期高血压疾病基本病理变化是（　　　）

A. 肝被膜下出血　　　　　　B. 水钠潴留　　　　　C. 胎盘绒毛退行性变

D. 全身小动脉痉挛　　　　　E. 弥散性血管内出血

15. 关于阴道毛滴虫的描述，下列哪项是错误的（　　　）

A. 滴虫的生活史既有滋养体又有包囊期

B. 适宜的生长温度为25～40℃

C. pH值为5.2～6.6的潮湿环境有利滴虫生长

D. 它能吞噬或消耗阴道上皮细胞内糖原，阻碍乳酸生成

E. 它不仅寄生于阴道，还常侵入尿道或尿道旁腺等

16. 卵巢恶性肿瘤最常见的是（　　　）

A. 库肯勃瘤　　　　　　　　B. 恶性畸胎瘤　　　　　C. 浆液性囊腺癌

D. 绒癌　　　　　　　　　　E. 黏液性囊腺癌

17. 关于妊娠合并心脏病，下列说法正确的是（　　　）

A. 心功能Ⅲ级可继续妊娠

B. 听诊闻及舒张期杂音，不应确诊为心脏病

C. 心脏病孕妇的主要死亡原因是产后出血

D. 对阵发性室上性心动过速的孕妇，可确诊为器质性心脏病

E. 心脏病孕妇的胎儿预后比正常孕妇的胎儿差

18. 外阴阴道假丝酵母菌病的典型临床表现是（　　　）

A. 脓性白带，外阴瘙痒　　　　　B. 白色凝乳状或豆渣样白带，外阴瘙痒

C. 白色水样白带，不痒　　　　　D. 黄色泡沫状白带，外阴瘙痒

E. 稀薄匀质的白带，外阴瘙痒

19. 侵袭性葡萄胎的治疗原则是（　　　）

A. 手术＋放疗　　　　　　　B. 化疗为主，手术和放疗为辅

C. 单纯放疗　　　　　　　　D. 单纯化疗

E. 全子宫切除术

20. 绒癌最常见的转移部位依次是（　　）
　　A. 阴道、肺、肝、脑　　　　　　　　B. 肺、脑、肝、阴道
　　C. 肺、阴道、脑、肝　　　　　　　　D. 肝、脑、阴道、肺
　　E. 肝、肺、阴道、脑

21. 胎儿成熟度检查中，若（　　）达 20%，提示胎儿皮肤已成熟。
　　A. 羊水胆红素测定　　　　　　　　　B. 羊水细胞学检查
　　C. 羊水泡沫试验　　　　　　　　　　D. 羊水肌酐测定
　　E. 羊水中含脂肪细胞出现率

22. ⅠA 期子宫内膜癌，较理想的治疗方法是（　　）
　　A. 放射治疗　　　　　　　B. 孕酮治疗　　　　　　　C. 化疗
　　D. 手术治疗　　　　　　　E. 放疗加手术

23. 宫颈癌筛查的主要方法是（　　）
　　A. 宫颈脱落细胞学检查　　　　　　　B. 碘试验
　　C. 阴道镜检查　　　　　　　　　　　D. HPV 监测　　　　　E. 宫颈活检

24. 早期确诊子宫内膜癌的主要方法是（　　）
　　A. 诊断性刮宫　　　　　　　B. 分段诊断性刮宫　　　　　C. 阴道脱落细胞检查
　　D. 宫腔冲洗液诊断　　　　　E. 宫腔镜

25. 子宫内膜异位症的典型症状是（　　）
　　A. 痛经　　　　B. 继发生痛经　　　C. 继发性进行性加重的痛经
　　D. 剧烈痛经　　　　　　　　　E. 以上都不是

26. 患者，37 岁，闭经，伴有潮热，出汗。查体：子宫、附件无异常所见，曾做雌激素试验阳
　　性。该患者的诊断首先考虑为（　　）
　　A. 子宫性闭经　　　　　　　B. 下丘脑性闭经　　　　　　C. 多囊卵巢综合征
　　D. 垂体性闭经　　　　　　　E. 卵巢功能早衰

27. 副中肾管衍化物发育不全所致的女性生殖器官发育异常是（　　）
　　A. 阴道纵隔　　　　　　　　B. 处女膜闭锁　　　　　　　C. 双子宫
　　D. 无子宫　　　　　　　　　E. 纵隔子宫

28. 细菌性阴道病的主要致病菌为（　　）
　　A. 厌氧杆菌　　　　　　　　B. 大肠杆菌　　　　　　　　C. 加德纳尔菌
　　D. 溶血性链球菌　　　　　　E. 葡萄球菌

29. 28 岁初孕妇，孕 32 周因全身水肿及头痛来诊，妊娠前即有面部及下肢水肿。查血压 160/
　　110mmHg，尿蛋白（＋＋＋），可见颗粒管型，经治疗孕 37 周自然分娩，产后 6 周，血压
　　降至 128/75mmHg，尿蛋白（＋＋），水肿（＋）。下列诊断以哪种可能性大（　　）
　　A. 子痫前期　　　　　　　　B. 妊娠合并原发性高血压
　　C. 妊娠合并肾炎　　　　　　D. 慢性肾炎基础上并发子痫前期
　　E. 原发性高血压基础上并发子痫前期

30. 下列哪项符合早产的定义（　　）
　　A. 妊娠＞28，＜37 孕周终止者　　　　　　　　B. 妊娠 28～36 周终止者
　　C. 妊娠 28～38 周终止者　　　　　　　　　　D. 妊娠 28～39 周终止者
　　E. 妊娠＜35 周终止者

二、名词解释（共 5 题，每题 2 分）
　　1. 原发性闭经
　　2. 输卵管癌三联征

3. 黑加征

4. 活跃期

5. 恶露

三、简答题（共 5 题，每题 6 分）

1. 子宫颈癌的临床表现是什么？

2. 胎盘剥离有哪些征象？

3. 如何划分产程？

4. 简述卵巢良、恶性肿瘤的鉴别。

5. 简述妊娠期高血压疾病的治疗基本原则。

四、病案分析题（共 2 题，每题 15 分）

病案一

某女，35 岁，已婚经产妇。因停经 33 周，双下肢水肿 2 个月，头痛、头昏 5 天，于 2008 年 8 月 7 日入院。患者平素月经规则，末次月经 2007 年 12 月 30 日，停经 40 余天感恶心，呕吐不适。孕早期无感冒、病毒感染史，无放射线接触史。停经 4 个月余感胎动至今，未定期产检。孕 6 个月余始双下肢水肿，渐加剧，5 天前感头痛、头昏，休息时减轻，无恶心呕吐，无腹痛，无阴道流水流血，急诊入院。既往身体健康，$G_3P_1A_1$，家族中无遗传病史。入院查体：T 36.6℃，P 100 次/分，R 20 次/分，Bp 160/110mmHg，皮肤黏膜稍苍白，无黄染，双肺呼吸音清、两肺底未闻及啰音；心率 100 次/分，心尖区未闻及明显杂音。腹膨隆，腹部皮肤发亮，腹肌紧张，无压痛，移动性浊音阳性，肠鸣音弱，双下肢水肿（＋＋＋）。专科情况：宫高 30 cm，腹围 110cm，头位，浮，胎心 170 次/分。肛诊：宫颈管未消，宫口未开，水囊未及，先露头，S－3。辅助检查：门诊尿常规 PRO ＋＋＋；胎心监护 NST 示基线变异减弱。

1. 该病例的诊断有哪些？（4 分）

2. 入院后应做的主要检查有哪些？（4 分）

3. 入院后该患者如何处理？（3 分）

4. 妊娠期高血压疾病的预测方法有哪些？（4 分）

病案二

某女，25 岁，已婚，平时月经规则，停经 42 天后，阴道少量流血 8 天，突感下腹剧痛，头晕 1h。查体：面色苍白，BP 82/53mmHg，P 120 次/分，腹部有压痛，反跳痛，移动性浊音阳性。妇科检查：阴道后穹隆饱满，宫颈举痛，宫体后位，增大不明显，右附件可触及直径约 3.5cm 的触痛性包块，质中。

1. 该患者最可能的诊断是什么？（3 分）

2. 诊断依据是什么？（3 分）

3. 还需完善哪些检查？（4 分）

4. 处理原则有哪些？（5 分）

综合测试题（一） 答案

一、选择题（共 30 题，每题 1 分）

1. D　2. E　3. D　4. E　5. C　6. C　7. D　8. E
9. B　10. C　11. C　12. D　13. D　14. D　15. A
16. C　17. B　18. B　19. B　20. C　21. E　22. D
23. A　24. B　25. C　26. E　27. D　28. A　29. D
30. A

二、名词解释（共 5 题，每题 2 分）

1. 原发性闭经：指年龄超过 14 岁，第二性征未发育；或年龄超过 16 岁，第二性征已发育，月经还未来潮。

2. 输卵管癌三联征：输卵管癌患者典型临床表现为阴道排液、腹痛及盆腔肿块，称为输卵管癌三联征。

3. 黑加征：妊娠 6～8 周时，双合诊检查子宫峡部极软，感觉宫颈与宫体之间似不相连，称为黑加征。

4. 活跃期：从活跃期起点（4～6cm）至宫颈口开全称为活跃期。

5. 恶露：产后随子宫蜕膜脱落，含有血液、坏死蜕膜等组织经阴道排出，称为恶露。

三、简答题（共 5 题，每题 6 分）

1. 答：早期表现为：①阴道排液；②阴道流血；③晚期癌的症状：根据病灶侵犯范围出现不同继发性症状。如尿频、尿急、便秘、下肢肿痛等；严重时导致输尿管梗阻、肾盂积水，最后引起尿毒症。到了疾病末期，患者出现恶病质。

2. 答：①宫体变硬呈球形，下段被扩张，宫体呈狭长形被推向上，宫底升高达脐上；②剥离的胎盘降至子宫下段，阴道口外露的一段脐带自行延长；③阴道少量流血；④接产者用手掌尺侧在产妇耻骨联合上方轻压子宫下段时，宫体上升而外露的脐带不再回缩。

3. 答：分娩全过程指从开始出现规律宫缩直到胎儿胎盘娩出的全过程，简称总产程，临床上一般分为三个产程。

① 第一产程：从规律宫缩开始到子宫颈口开全，初产妇约需 11～12h，经产妇约需 6～8h。

② 第二产程：从子宫颈口开全到胎儿娩出，初产妇需 1～2h，经产妇一般数分钟内即可完成，但也有长达 1h 者。

③ 第三产程：从胎儿娩出到胎盘胎膜娩出，约需 5～15min，不超过 30min。

4. 答：卵巢良、恶性的鉴别如下：

鉴别内容	良性肿瘤	恶性肿瘤
病史	病程长，逐渐增大	病程短，迅速增大
体征	多为单侧，活动，囊性，表面光滑，常无腹腔积液	多为双侧，固定；实性或囊实性，表面结节状，常有腹腔积液，多为血性
一般情况	良好	恶病质
超声	为液性暗区，边界清晰	液性暗区内有杂乱光团、光点，边界不清

5. 答：妊娠期高血压疾病的治疗基本原则：休息、镇静、解痉，有指征的降压、利尿，密切监测母胎情况，适时终止妊娠。

四、病案分析题（共 2 题，每题 15 分）

病案一

1. ①重度子痫前期；②低蛋白血症；③胎儿窘迫；④孕 3 产 1，孕 33 周，头位。

2. 血液检查、肝肾功能、尿总蛋白、眼底检查。

3. 解痉、降压、镇静、促胎儿肺成熟后终止妊娠。

4. ①平均动脉压；②翻身试验；③血液流变学实验；④尿钙测定。

病案二

1. ①右侧输卵管妊娠破裂出血；②失血性休克。

2. ① 病史：平时月经规则，停经 42 天后，阴道少量流血 8 天，突感下腹剧痛，头晕 1h。②查体：面色苍白，BP 82/53mmHg，P 120 次/分，腹部有压痛，反跳痛，移动性浊音阳性。③妇科检查：阴道后穹隆饱满，宫颈举痛，宫体后位，增大不明显，右附件可触及直径约 3.5cm 的触痛性包块，质中。

3. B 型超声检查、妊娠试验、腹腔穿刺、腹腔镜检查。

4. 快速备血、建立静脉通道、输血、吸氧等抗休克治疗，并尽快手术。

综合测试题（二）

一、选择题（每题 1 分，共 40 分）

1. 早产新生儿，胎龄 31^{+6} 周，出生后呼吸慢而不规则，四肢稍屈曲，有轻微喉反射，心率 95 次/分，全身皮肤青紫，Apgar 评分应为（　　）

    A. 5 分　　　　　　　　　　B. 4 分　　　　　　　　　　C. 6 分

    D. 7 分　　　　　　　　　　E. 3 分

2. 27 岁孕妇，孕 32 周，入院后测 24h 内尿蛋白定量为 15g，血压 180/110mmHg，尿分析：蛋白（＋＋＋），考虑目前诊断（　　）

    A. 重度子痫前期　　　　　　　　B. 妊娠合并慢性高血压

    C. 轻度子痫前期　　　　　　　　D. 子痫

    E. 妊娠期高血压

3. 40 岁女性，闭经 3 月余，性激素六项提示：FSH 67IU/L，E_2 0.42pg/ml　P 0.37ng/ml，LH 24IU/L，考虑目前诊断（　　）

    A. 卵巢功能下降　　　　　　　　B. 卵巢早衰　　　　　　　C. 妊娠

    D. 卵巢过度刺激综合征　　　　　E. 多囊卵巢综合征

4. 35 岁孕妇，孕 35^{+4} 周，胎心监护出现以下什么情况拟急诊剖宫产（　　）

    A. 胎儿储备功能正常　　　　　　B. 早期减速　　　　　　　C. 变异减速

    D. 晚期减速　　　　　　　　　　E. 无激惹试验反应型

5. 关于胎儿电子监测正确的是（　　）

    A. 胎心率基线 110～130 次/分为正常范围　　　　B. 变异减速是胎儿缺氧的表现

    C. 无应激试验阳性提示胎儿宫内储备能力良好　　D. 早期减速是胎儿缺氧的表现

    E. OCT 阴性提示胎儿窘迫

6. 妊娠中期筛查唐氏综合征常采用三联法，其血清学指标包括（　　）

    A. AFP、hCG、E_3　　　　　　　B. AFP、β-hCG、E_3

    C. CEA、hCG、E_3　　　　　　　D. AFP、hCG、E_2

    E. CEA、β-hCG、E_2

7. 女性，28 岁，因停经 2 个月，阴道流血 2 天，下腹痛 1 天就诊。妇科检查提示子宫增大如女拳大。为确诊，下列哪项检查最有意义（　　）

    A. 尿妊娠试验　　　　　　　　B. 后穹隆穿刺术　　　　　C. 诊断性刮宫

    D. B 超　　　　　　　　　　　E. 子宫内膜活检术

8. 患者女性，25 岁，未婚，妇科检查发现右侧附件区直径 6cm 的囊性包块，活动度好。血 CA125：260U/ml，B 型超声显示为囊性肿物，内见细小光点，内未见血流信号。此例最可能的诊断是（　　）

    A. 输卵管卵巢囊肿　　　　　　B. 卵巢子宫内膜异位囊肿

    C. 卵巢滤泡囊肿　　　　　　　D. 输卵管积水

    E. 卵巢癌

9. 阴道及宫颈阴道部鳞状上皮细胞由底层向表层逐渐形成的过程错误的是（　　）

    A. 细胞由大逐渐变小

    B. 细胞形态由圆形变为舟形，多边形

    C. 胞浆染色由蓝染色为粉染，由厚变薄

D. 胞核由大变小，由疏松变为致密

E. 以上都不对

10. 有关宫颈黏液的论述，正确的是（　　　）

A. 宫颈黏液是宫颈腺体的分泌物，月经前期及增殖早期量最多

B. 随雌激素量增多，黏液含水量减少

C. 随雌激素量增多，宫颈黏液稀薄，透明延展性增大

D. 随孕激素量增多，宫颈黏液含水量增多

E. 以上都不对

11. 女性，25 岁，因"渐进性痛经 1 年，体检发现盆腔包块 3 个月"入院。CA125：256IU/L，子宫均匀增大，呈球形。拟初步诊断（　　　）

A. 卵巢子宫内膜异位囊肿　　　B. 卵巢系膜囊肿　　　C. 卵巢恶性肿瘤

D. 子宫腺肌病　　　E. 子宫内膜癌

12. 女性，35 岁，育 1 子 1 女，宫颈 TCT 示 ASCUS，HPV 示 HPV16（＋），建议进一步检查排外宫颈病变，下列哪一项处理合适（　　　）

A. 阴道镜检查＋宫颈活检　　　B. 半年后复查 HPV

C. 半年后复查阴道镜　　　D. LEEP 术

E. 宫颈冷刀锥切术

13. 女性，12 岁，自觉腹胀半年，查阴道彩超示：右附件区见一约 12cm×13cm 混合性包块，内见丰富血流信号，RI：0.39，AFP＞1000U/L，考虑目前诊断（　　　）

A. 卵巢上皮癌　　　B. 卵巢未成熟畸胎瘤

C. 卵巢内胚窦瘤　　　D. 卵巢支持-间质肿瘤

E. 卵巢良性囊肿

14. 女性，32 岁，既往体健，妊娠 37 周，突发头痛、视物不清 3 天，今晨头痛加剧，恶心、呕吐 3 次来院。查体：体温 36.3℃，呼吸 20 次/分，脉搏 96 次/分，血压 144/92mmHg，瞳孔等大，对光反射好，水肿（＋＋＋），神经系统检查无定位性体征及病理反射。宫高 32cm，腹围 101cm，胎位左枕前，胎心 156 次/分。眼底检查：A：V 为 1：2，无出血及渗出，脑 CT（－），尿蛋白（＋＋），入院后突然牙关紧闭，双眼上翻，面部肌肉抽动，四肢肌肉强直，随后剧烈抽搐，约 1min 后逐渐清醒，血压 166/110mmHg。最可能的诊断为（　　　）

A. 妊娠合并癫痫　　　B. 高血压危象　　　C. 产前子痫

D. 妊娠合并脑出血　　　E. 妊娠合并蛛网膜下腔出血

15. 初产妇，32 岁，孕 39 周，胎位左枕前位，胎心为 142 次/分，先露半固定，骨盆测量出口横径 7cm，后矢状径 6.5cm，估计胎儿体重在 2500～3000g，应选择何种分娩方式（　　　）

A. 会阴侧切　　　B. 产钳助产　　　C. 剖宫产术

D. 自然分娩　　　E. 等待自然分娩

16. 女性，36 岁，发现左卵巢肿物 6 年，近半年肿物增长快，伴尿频。妇科检查：子宫正常大小，子宫左侧可及 10cm×8cm×7cm 肿物，囊实性，活动稍差。B 超提示肿物多房，可见实性区，中等量腹水，血 CA125：200μg/L。若手术，术中探查右卵巢正常，子宫表面可见粟粒状结节，肿瘤在手术过程中包膜破裂，流出胶冻样物，术中冰冻报告恶性，下面哪项处理最恰当（　　　）

A. 全子宫＋双附件切除术，术后化疗

B. 全子宫＋双附件＋大网膜切除术，术后化疗

C. 广泛性全子宫切除术＋盆腔淋巴结清扫术

D. 全子宫＋双附件＋大网膜＋阑尾切除术，术后化疗

E. 全子宫＋双附件＋大网膜＋阑尾切除术＋盆腔淋巴结清扫术，术后辅助化疗

17. 女性，27岁，因"痛经3年，未避孕未孕2年"就诊。平素月经规律，多次测BBT为双相型。妇科检查：子宫直肠陷凹扪及触痛性结节；子宫正常大小；右附件区扪及一直径6cm大小囊性包块，张力高，固定，与子宫分界不清；左附件区（一）。B超：子宫未见异常，右附件区见6.7cm×5.4cm大小囊实性包块，其内见致密光点。曾行子宫输卵管碘油造影：双侧输卵管通畅，盆腔弥散欠佳。血CA125:68.3U/ml。腹腔镜探查见子宫骶韧带见多个紫蓝色小点，右卵巢有直径6cm大小囊实性包块，色白，包块与子宫右侧壁、阔韧带后叶粘连，其内为巧克力样液体，适宜的手术方式为（　　）

A. 右附件切除术

B. 右卵巢切除术

C. 卵巢子宫内膜异位囊肿剥除＋盆腔子宫内膜异位灶电灼术

D. 全子宫＋双附件切除术

E. 双附件切除术

18. 28岁孕妇，孕2产0，孕34周，出现双下肢水肿，休息后不能缓解，现停经36周，有头痛，无恶心、呕吐及视物不清史。检查：血压164/108mmHg，双下肢水肿（＋＋），尿常规示尿蛋白（＋＋）～（＋＋＋），管型红细胞1~2个/HP，白细胞2~5个/HP，无管型。产科检查：小动脉与小静脉比例为1：2，视网膜水肿，心电图正常。应考虑的诊断是（　　）

　　A. 慢性高血压合并重度子痫前期　　　　　　　　B. 重度子痫前期

　　C. 慢性肾炎合并妊娠　　　　　　　　　　　　　D. 肾盂肾炎合并妊娠

　　E. 妊娠合并高血压疾病

19. 29岁初产妇，妊娠32周，因乏力、胸闷、气急1周入院。过去无心脏病病史。检查：面色苍白，血压110/65mmHg，心率120次/分，心尖区闻及Ⅱ级收缩期杂音，双侧肺底可闻及少许湿啰音，胎心率138次/分，血红蛋白70g/L，白细胞和血小板计数正常，尿蛋白阴性。最可能的诊断是（　　）

　　A. 先天性心脏病、心力衰竭　　　　　　　　　　B. 风湿性心脏病、心力衰竭

　　C. 围生期心脏病、心力衰竭　　　　　　　　　　D. 贫血性心脏病、心力衰竭

　　E. 肺部感染

20. 初产妇，28岁，孕40周临产，规律宫缩12h，阴道流水8h。肛查：宫口开大5cm，先露棘下1cm，下列诊断哪项恰当（　　）

　　A. 潜伏期延长　　　　　　　B. 胎膜早破　　　　　　　C. 正常活跃期

　　D. 正常潜伏期　　　　　　　E. 滞产

21. 27岁初产妇，妊娠38^{+2}周，日常体力劳动自觉疲劳、心悸、气短来院就诊。检查血压120/80mmHg，脉搏90次/分，呼吸18次/分。叩诊心浊音界稍向左扩大，心尖部闻及Ⅱ级柔吹风样收缩期杂音，右肺部听及湿啰音，咳嗽后消失，踝部轻度水肿。本例最可能的诊断应是（　　）

　　A. 心脏病合并妊娠，性质待查　　　　　　　　　B. 风湿性心脏病合并妊娠

　　C. 子痫心脏病　　　　　　　　　　　　　　　　D. 正常妊娠改变

　　E. 以上都不是

22. 女性，29岁，2010年1月15日因阴道大量出血13天伴头晕4天入院。既往月经5/30天，量中，无痛经，有性生活史，孕0产0。前次月经2009年12月7日，正常。2010年1月2日始阴道少量出血，2天后血量增多，有大血块，口服止血药不好转，出现食欲差、头晕、眼花。门诊检查：血压105/60mmHg，脉搏120次/分，消瘦，面色苍白。妇科检查：外阴

阴道（一），宫颈光，外口松，有活动性出血，子宫前位正常大小，无压痛，双附件（一）。化验：Hb 34g/L，WBC 27.1×10⁹/L，中性粒细胞 87.54%，血小板 62×10⁹/L。B超：子宫前位 4.0cm×4.2cm×3.1cm，内膜 0.4cm，双卵巢 3cm×2cm×2cm，多泡，最大 0.8cm。最可能的诊断是（　　）

A. 排卵性异常子宫出血　　　　B. 无排卵性异常子宫出血

C. 不全流产　　　　D. 异位妊娠

E. 血小板减少所致出血

23. 女性，37岁，5年前人工流产放环，以后出现痛经，日益加重，曾药物治疗，病情缓解，停经后痛经又复出现。2天前月经来潮，1天前突然出现腹痛伴恶心呕吐。体检：体温 39℃，全腹压痛，子宫后位、大小不清，后方可及豆大结节，右侧触及 8cm 直径大小块状物，活动受限，白细胞 15×10⁹/L，中性粒细胞 0.92。下列哪项诊断最为可能（　　）

A. 慢性盆腔炎急性发作　　　　B. 子宫肌瘤红色变性

C. 子宫卵巢蒂扭转　　　　D. 卵巢囊肿破裂

E. 卵巢子宫内膜异位囊肿破裂

24. 女性，40岁，因外阴瘙痒就诊。妇科检查：外阴皮肤变白、便薄、失去弹性，阴蒂萎缩，阴道畅、无异常分泌物，宫颈柱状、光滑，子宫前位、常大，双附件（一）。外阴活检病理检查提示：表皮层过度角化，表皮萎缩变薄，伴基底细胞液化变性，黑素细胞减少。白带常规：清洁度Ⅱ度，未见滴虫、真菌。目前诊断考虑（　　）

A. 硬化性苔藓　　　　B. 外阴鳞状上皮细胞增生

C. 不典型增生　　　　D. 混合性外阴色素减退疾病

E. 外阴阴道假丝菌酵母病

25. 女性，27岁，孕2产0，因腹痛伴肛门坠8h入院。既往月经正常，末次月经9月26日，9月30日晚10点开始腹痛，以下腹部为主，呈持续性渐加重，伴肛门坠胀。查体：T 38℃，P 108 次/分，下腹压痛，有反跳痛及肌紧张，外阴正常，阴道内少量血性分泌物，宫颈中度糜烂，举痛明显，子宫前位，大小正常，活动欠佳，双附件区压痛，未扪及包块，后穹隆较饱满。血常规提示：WBC 13×10⁹/L，中性粒细胞80%，考虑可能的诊断是（　　）

A. 急性盆腔炎　　　　B. 宫外孕　　　　C. 宫颈炎

D. 阑尾炎　　　　E. 黄体破裂

26. 患者，女性，23岁，未婚。闭经8个月，溢乳半年，首选的检查是（　　）

A. B型超声检查　　　　B. 血清 PRL 测定　　　　C. 诊断性刮宫

D. 孕激素试验　　　　E. 蝶鞍区 CT 检查

27. 子宫内膜异位症最主要的临床特点（　　）

A. 经期腹痛，肛门坠胀感　　　　B. 双下肢疼痛　　　　C. 不规则阴道出血

D. 痛经进行性加重　　　　E. 腹痛于经前1~2天开始

28. Ⅱ、Ⅲ度子宫脱垂，年轻、宫颈较长，需保留生育功能者选择何种术式（　　）

A. 曼氏手术　　　　B. 经阴道全子宫切除　　　　C. 子宫悬吊术

D. 子宫托　　　　E. 阴道封闭术

29. 人工流产手术，患者突发头晕、胸闷。查体：脉搏50次/分，血压75/55mmHg，正确的处理方案（　　）

A. 地西泮　　　　B. 哌替啶　　　　C. 毛花苷 C

D. 阿托品　　　　E. 输血

30. 关于子宫腺肌病的症状，下列哪项是错误的（　　）

A. 月经量过多、经期延长　　　　B. 阴道排液增多

C. 进行性加重的痛经   D. 不孕

E. 可无任何症状

31. 先兆流产保胎所用的孕激素是（   ）

A. 黄体酮   B. 甲羟孕酮   C. 甲地孕酮

D. 炔诺酮   E. 以上均不是

32. 中晚期输卵管癌临床表现的三联征是（   ）

A. 腹痛、盆腔包块、阴道排液   B. 腹痛、盆腔包块、阴道流血

C. 腹胀、盆腔包块、阴道流血   D. 腹痛、盆腔胀痛、阴道排液

E. 腹胀、盆腔包块、阴道排液

33. 下述哪项不是卵巢肿瘤的并发症（   ）

A. 卵巢肿物蒂扭转   B. 卵巢肿物破裂   C. 卵巢肿物红色变性

D. 卵巢肿物继发感染   E. 卵巢肿物恶性变

34. 下列描述不属于异常子宫出血范畴的是（   ）

A. 单纯型增生过长   B. 复杂型增生过长   C. 不典型增生过长

D. 增生期子宫内膜   E. 萎缩型子宫内膜

35. 位于阔韧带内的一组韧带是（   ）

A. 主韧带   B. 阔韧带   C. 骨盆漏斗韧带

D. 圆韧带   E. 宫骶韧带

36. 葡萄胎彻底清宫后，血 hCG 达正常的时间最迟不应超过（   ）

A. 6 周   B. 8 周   C. 10 周

D. 12 周   E. 14 周

37. NT 筛查的最佳孕周是（   ）

A. 妊娠 $11\sim13^{+6}$ 周   B. 妊娠 $10\sim12^{+6}$ 周   C. 妊娠 $8\sim10$ 周

D. 妊娠 $14\sim16$ 周   E. 妊娠 $16\sim20$ 周

38. 四维彩超检查的最佳孕周是（   ）

A. 妊娠 $11\sim13$ 周   B. 妊娠 $32\sim36$ 周   C. 妊娠 $22\sim26$ 周

D. 妊娠 $24\sim28$ 周   E. 妊娠 $16\sim20$ 周

39. 用硫酸镁治疗妊娠期高血压疾病时，最早出现的中毒症状是（   ）

A. 心率减慢   B. 呼吸次数减少   C. 血压降低

D. 尿量减少   E. 膝反射消失

40. 临产开始的标志，错误的是（   ）

A. 规律宫缩   B. 子宫颈管展平   C. 宫颈扩张

D. 见红   E. 胎先露部下降

二、名词解释（每题 6 分，共 30 分）

1. 前置胎盘

2. 先兆临产

3. 不孕症

4. 生殖道瘘

5. PCOS

三、简答题（每题 10 分，共 30 分）

1. 子痫的处理原则是什么？

2. 胎儿成熟度的检查方法有哪些？

3. 葡萄胎患者的随访内容包括哪些？

综合测试题（二） 答案

一、选择题（每题 1 分，共 40 分）

1. A　2. A　3. B　4. D　5. C　6. B　7. D　8. B

9. A　10E　11. D　12. A　13. C　14. C　15. C

16. E　17. C　18. B　19. A　20. D　21. B

22. E　23. E　24. D　25. A　26. B　27. D

28. A　29. D　30. B　31. A　32. A　33. C

34. C　35. C　36. E　37. A　38. C　39. E

40. D

二、名词解释（每题 6 分，共 30 分）

1. 前置胎盘：妊娠 28 周后（2 分），胎盘位置低于胎先露部，（2 分）附着于子宫下段、下缘达到或覆盖宫颈内口（2 分），称为前置胎盘。

2. 先兆临产：分娩发动前，往往出现一些预示即将临产的症状（2 分），如不规律宫缩、胎儿下降感（2 分）以及阴道少量淡血性分泌物（2 分），称为先兆临产。

3. 不孕症：女性无避孕性生活（3 分）至少 12 个月（3 分）而未孕，称为不孕症。

4. 生殖道瘘：由于各种原因（2 分）导致生殖器与其毗邻器官之间（2 分）形成异常通道（2 分），称为生殖道瘘。

5. PCOS：多囊卵巢综合征是一种最常见的妇科内分泌疾病之一。在临床上以雄激素增高的临床或生化表现（2 分）、持续无排卵（2 分）、卵巢多囊改变（1 分）为特征，常伴有胰岛素抵抗和肥胖（1 分）。

三、简答题（每题 10 分，共 30 分）

1. 答：① 控制抽搐：硫酸镁。（2 分）

② 降低颅压：20％甘露醇 250ml。（2 分）

③ 控制血压：硝普钠、硝酸甘油等。（2 分）

④ 纠正缺氧和酸中毒：4％碳酸氢钠纠正酸中毒。（1 分）

⑤ 终止妊娠：抽搐控制后可考虑终止妊娠。（2 分）

⑥ 一般处理：保持气道通畅，避免声光刺激，防坠床及唇舌咬伤。（1 分）

2. 答：① 胎儿肺成熟度的检查：卵磷脂与鞘磷脂比值（L/S）测定（2 分）、羊水震荡试验（1 分）、磷脂酰甘油测定。（1 分）

② 胎儿肾成熟度的检查：主要是测定羊水肌酐值。（2 分）

③ 胎儿肝成熟度的检查：主要是测定羊水胆红素值。（2 分）

④ 胎儿皮肤成熟度的检查：脂肪细胞。（2 分）

3. 答：① 定期 hCG 测定（2 分），葡萄胎清宫后每周 1 次，直至连续 3 次阴性（1 分），以后每个月 1 次共 6 个月（1 分），然后再每 2 个月 1 次共 6 个月，自第一次阴性后共计 1 年（1 分）。

② 询问病史，包括月经状况（1 分），有无阴道流血（1 分）、咳嗽、咯血等症状（1 分）。

③ 妇科检查，必要时可选择超声、X 线胸片或 CT 检查等。（2 分）